王付经方新思维

——经方合方、"十八反"临证精要

王付　编著

河南科学技术出版社

·郑州·

内容提要

本书是全国著名经方大师王付教授使用经方合方、"十八反"用方经验的专著，介绍了260首经方在临床上的使用经验，其中方歌、功用、主治、解读方药、案例导读等突出新理念、新视野、新境界、新领域、新典范；"解读方药"突出王付教授在经方使用中的新思维，"案例导读"和"案例示范"则是经方合方、"十八反"用方在临床上的具体应用，体现了王付教授娴熟的经方使用经验和高超的临床诊疗能力。本书是中医、中西医结合院校在校师生及临床医生学习、掌握、运用经方合方、"十八反"配伍用药辨治各科杂病的重要参考书。

图书在版编目（CIP）数据

王付经方新思维：经方合方、"十八反"临证精要/王付编著. —郑州：河南科学技术出版社，2024.1
ISBN 978-7-5725-1328-2

Ⅰ.①王…　Ⅱ.①王…　Ⅲ.①经方-临床应用　Ⅳ.①R289.2

中国国家版本馆CIP数据核字（2023）第196601号

出版发行：河南科学技术出版社
地址：郑州市郑东新区祥盛街27号　　邮编：450016
电话：（0371）65788613　　65788629
网址：www.hnstp.cn

策划编辑：邓　为
责任编辑：许　静
责任校对：龚利霞
封面设计：张　伟
责任印制：徐海东
印　　刷：河南省环发印务有限公司
经　　销：全国新华书店
开　　本：720 mm×1020 mm　1/16　　印张：31.5　　字数：530千字
版　　次：2024年1月第1版　　2024年1月第1次印刷
定　　价：88.00元

如发现印、装质量问题，影响阅读，请与出版社联系并调换。

前　言

　　学习经方的核心就是为了更好地应用经方，应用经方的目的就是取得更好的疗效，欲取得最佳疗效的捷径就是必须拥有新的理论思维和新的临床诊治技能，只有拥有新的理论思维才能更好地指导临床，取得最佳疗效。研究经方重点突出五大新的理论，就是把临床运用经方治病的经验体会总结并提炼上升为指导应用经方的理论典范，以形成指导临床应用经方的纲领性示范性的研究成果。

　　第一，经方方歌新新的理念。只有拥有新的理念才能构建新的理论框架，才能拥有更广阔的视野，如桂枝汤新的方歌：调补气血桂枝汤，芍药甘草姜枣同，气血虚弱夹寒证，内外兼治有奇功。又如麻黄汤新的方歌：麻黄汤中用桂枝，杏仁甘草四般施，寒郁夹湿诸般证，各科杂病因人宜。更如大承气汤新的方歌：大承气汤用大黄，枳实厚朴与芒硝，各科杂病郁热结，泻热调气病可消。可见，研究经方新的方歌，一是能够改变原有的僵化学习思维模式，二是能够开拓应用经方治病领域，三是能够提升理论认识境界和提高临床诊治技能。

　　第二，经方功用新新的视野。只有拥有新的视野才能创立新的理论基石，才能拥有更务实的学用境界，如研究桂枝汤功用是补益气血，调和营卫，温通散寒；又如研究麻黄汤功用是宣通血脉，降泄浊逆，温经散寒，补益中气；复如研究大承气汤功用是清泻热结，软坚祛瘀，行气降逆，温通化湿。研究桂枝汤功用重点突出补益调和温通，研究麻黄汤功用重点突出宣通降逆散寒，研究大承气汤功用重点突出清泻行气温通，用新的功用武装头脑便于指导临床治病需要，通过深入学习经方新的功用可以进一步拓展学习思路与应用方法。

　　第三，经方主治新新的境界。只有拥有新的境界才能实施新的理论体系，才能拥有更前沿的应用领域，如研究桂枝汤主证是气血虚夹寒证、太阳中风证，从一个新的境界研究桂枝汤主治即明白桂枝汤是主治气血虚夹寒证即包括太阳中风证证型，从而达到选用桂枝汤拥有更灵活的思辨能力；又如研究麻黄汤主证是寒郁夹湿证、太阳伤寒证，从一个新的境界研究麻黄汤主治即明白麻黄汤是主治寒郁夹湿证即包括太阳伤寒证证型，从而达到选用麻黄汤能够拥有更灵活的思辨能力，通过学习经方新的主治才能够更好地指导临床辨治各科常见病、多发病、疑难病及疫病。

第四，解读经方新新的领域。只有拥有新的领域才能运用完善新的理论典范，才能拥有更理想的理论指导临床治病，如解读桂枝汤有5味药，由芍药甘草汤、桂枝甘草汤、甘草汤为基础方所组成，这三个基础方的主要作用都不是解表。桂枝、生姜既是辛温解表药，又是温里散寒药；桂枝、生姜既是辨治表证的重要用药，又是辨治里证的重要用药；芍药、大枣、甘草既是调补营卫的重要用药，又是补益气血的重要基本用药。从方中用药用量及调配关系进一步得知桂枝汤是治疗气血虚夹寒证的重要基础用方，应用桂枝汤可治疗各科常见病、多发病、疑难病属于气血虚夹寒证者，以此解读运用桂枝汤常常能取得预期治疗效果，通过学习经方新的解读能够提高理论认识水平和临床诊治技能。

第五，经方案例新新的典范。只有拥有新的典范才能拥有完备的临床理论体系，才能具备更完整的临床治病能力。研究经方案例，务必认清治病提高疗效的基本原则是优先选择经方，优化选用经方合方，重点突出提升提高疗效的关键是经方合方、"十八反"配伍用药；务必明白自王怀隐《太平圣惠方》、张子和《儒门事亲》等提出"十八反"配伍禁忌之后，中医界广泛畏而不用，殊不知王怀隐、张子和在理论上既强调"十八反"配伍禁忌的重要性又在临床治病中仍配伍用"十八反"配伍禁忌药物治疗各科杂病，这样自相矛盾、自欺欺人的荒谬行为至今中医界未能醒悟且仍在坚守错误的结论。经方案例以经方合方、"十八反"配伍用方以彰显疗效的确切性、可靠性，从根源上找到彻底推翻"十八反"配伍禁忌的荒谬言论并为临床治病奠定扎实的理论基础，对提高治病疗效并能够更好地运用"十八反"配伍治病清除道路上的障碍。

研究、探索、发现与实现提高经方治病疗效，务必从西医角度研究疾病的致病原因、疾病分类，主要症状，以及主要并发症，务必研究经方辨治诸多疾病的症状必须符合中医治病的基本病变证型。如研究桂枝汤尽管可以治疗西医诸多疾病如呼吸系统、消化系统、循环系统、内分泌系统等病变，但在临床中必须做到运用桂枝汤治疗西医诸多疾病的症状必须符合气血虚夹寒证；再如研究大承气汤尽管可以治疗西医诸多疾病如呼吸系统、消化系统、循环系统、内分泌系统等病变，但在临床中必须做到运用大承气汤治疗西医诸多疾病的症状必须符合热结气滞夹寒证，以此用之常常能取得预期治疗效果。通过学习经方新的案例能够更好地指导临床辨治各科常见病、多发病、疑难病及疫病，从而实现在临床中以中医辨证为主并借鉴西医辨病为次，娴熟并掌握中医证与西医病之间的内在特有关系，达到提高中医治病的疗效性、准确性与可靠性的目的。

再则，研究经方必须娴熟地掌握经方6大基本特性，即基础性、原则性、灵活性、变通性、疗效性和可靠性，只有从六位一体中深入地、全面地、系统地研究探索经方应用的基本思路与最佳应用方法，才能从解决问题的本质上认清应用经方的最佳技术、最佳技能、最佳技巧，才能真正拥有实现经方治病达到最佳疗效的目的。若仅仅从一个方面研究经方有很大的局限性和片面性，同时还要明确指出学用经方必须从陈旧的原有的固定思维中和原有的认识中彻底解脱出来，立足学习经方拥有新的高度，落实应用经方拥有新的视野，践行经方合方、"十八反"拥有新的理论，用全新的理论思维、全新的认识方法并能够更好地运用经方合方、"十八反"辨治各科常见病、多发病、疑难病和疫病。

经方具有基础性。即研究经方及运用经方务必认清，经方中用什么样的药就有什么样的治疗作用，用量调配奠定方药治病的基本应用点和至高切入点，如研究甘草麻黄汤的基础性，麻黄尽管有诸多作用，并可治疗诸多病证，但决定麻黄治病的本质则以散寒为主，所治疾病特点以寒邪郁结为主；甘草作用尽管有很多，并可治疗诸多病证，但决定甘草治病的本质则以补益为主，所治疾病特点以正气虚弱为主，以此理解与应用甘草麻黄汤治疗的基本证型是以寒郁夹虚证为基本最佳切入，这就是研究经方具有重要的基础性。

经方具有原则性。即研究经方用药气味和用药特性并结合用量调配决定方药治病的原则性。如药物拥有什么样的气味就有什么样的作用，如麻黄气属于温，温必定能温通散寒，味属于辛，辛必定能行散，以此研究经方用药治病并根据药用气味的原则性就能娴熟掌握经方，更好地辨治各科疾病；如研究麻黄汤根据药物气味及用量调配即能进一步得知麻黄汤是治疗寒郁夹湿证的重要基础用方，针对临床各科疾病只要病变证机属于寒郁夹湿者，以此选用即可取得预期治疗效果，这就是研究经方具有重要的原则性。

经方具有灵活性。即经方用药不同的气味和不同的用药特性并结合用量调配的有机结合决定经方治病具有极强的灵活性，如麻黄之温可与石膏之寒配伍如麻杏石甘汤，附子之热可与黄连之寒配伍如附子泻心汤，人参之温补可与石膏之清泻配伍如木防己汤。以此研究经方配伍治病的灵活性能够更好地指导运用经方合方及"十八反"辨治各科疑难病，如"十八反"半夏泻心汤与乌头汤合方可以治疗慢性胃炎（寒热夹虚）与腰椎膨出突出增生病变（寒夹气血虚）夹杂性病变；又如研究大黄附子汤，根据其药物气味组成及用量调配进一步得知大黄附子汤既是治疗寒结不通证的重要基础用方，又是治疗寒结夹热证的重要基础用方，以此研究应用经方配伍及用量调配具有极强的灵活性。

经方具有变通性。即经方用药因病变证机而调配用量具有极强的变通性，如桂枝汤中用桂枝三两，重点研究桂枝旨在温通散寒；桂枝汤中用桂枝五两就不是桂枝汤，而是桂枝加桂汤，重点研究桂枝温通降逆作用；桂枝汤中用芍药六两就不是桂枝汤，而是桂枝加芍药汤，重点研究芍药缓急止痛作用。以此研究经方并调整用量的变通性能够更好地运用经方合方及"十八反"辨治各科疑难病，如"十八反"温经汤与干姜附子汤合方治疗寒瘀虚内结证，"十八反"温经汤与藜芦人参汤合方治疗寒瘀虚动风证，以此研究应用经方具有极强的变通性。

经方具有疗效性。即经方组成用药定量具有极强的疗效性，特别是在用药定量方面既重视选择治病具有最佳最强的药又重视选择用量调配因人制宜，如麻黄汤治疗太阳伤寒证，方中用麻黄为第一发汗要药；麻黄汤治疗肺寒证，方中用麻黄为第一宣肺要药；麻黄汤治疗寒郁夹湿证，方中用麻黄为第一宣发要药。再如四逆汤治疗寒证，方中用附子为第一散寒要药；四逆汤治疗瘀血证，方中用附子为第一活血消癥要药；四逆汤治疗阳虚证，方中附子为第一温阳之要药。再则，人参为补气第一要药，经方诸多治疗气虚的代表方常常选用人参，如小柴胡汤、半夏泻心汤、桂枝人参汤、竹叶石膏汤等等是也。以此研究经方用药及用量调配即可明白经方具有非凡的疗效性，经方组成用药定量善于用第一要药，第一要药必定决定经方治病的疗效性。

经方具有可靠性。即经方用药的准确性、用量的切机性、配伍的严谨性、治病的针对性，以此决定经方治病具有可靠性。如四逆汤的基本作用是温通化瘀益气，基本证型是寒瘀夹虚证，以此决定四逆汤无论是治疗太阳病，还是治疗阳明病、少阳病、太阴病、少阴病、厥阴病，只要基本证型符合寒瘀夹虚证，用之即有良好的治疗效果；再如四逆汤无论是治疗西医炎症病变，还是治疗肿瘤病变、免疫病变、血液病变、代谢病变、精神病变、神经病变等，只要其症状特点符合中医寒瘀夹虚证，用之皆能取得良好治疗效果，以此深入全面研究经方，掌握经方，应用经方必定能取得最佳疗效的可靠性。

学习经方应用经方必须拥有三大基本思路与方法：①学习经方是治病入门的最佳途径，非学经方，理论认识水平始终不能提高；②学用经方合方是治病入室的最佳捷径，非用经方合方，临床治病水平始终不能提升；③学用经方合方、"十八反"是治病统揽全局的最优选择，非用经方合方、"十八反"，理论认识与临床治病始终在低谷中徘徊。面对临床治病的客观需要，只有学好用活经方合方、"十八反"，才能在临床中辨治各科常见病、多发病、疑难病及疫病取得应有之疗效，才能真正实现治病救人拥有最佳手段与方法，才能真正实现中医治病救人的优势与特色。

历经数十年，潜心研读《伤寒杂病论》原文要旨，精心研判经方用药用量秘旨，系统剖析原文及经方精神，全面权衡原文及经方旨意，细心钻研原文及经方难点，始有所得。编写此书，以新的思维开辟传道授业，以新的境界开创释疑解惑，以新的视野开拓应用经方治病的技术、技能、技巧，撰写此书虽已尽了最大努力，但仍难免有不足，恳请读者提出宝贵意见，以便今后修订与提高。

王付

2023 年 2 月 21 日

目 录
CONTENTS

一 画

一物瓜蒂散 / 1

二 画

十枣汤 / 3

三 画

三物白散 / 6
三物备急丸 / 8
干姜人参半夏丸 / 9
干姜附子汤 / 11
干姜黄连黄芩人参汤 / 13
土瓜根汁方 / 15
土瓜根散 / 16
下瘀血汤 / 18
大半夏汤 / 20
大青龙汤 / 22
大承气汤 / 23
大乌头煎（乌头煎）/ 25
大柴胡汤 / 27
大陷胸汤 / 28
大陷胸丸 / 30
大黄黄连泻心汤 / 32

大黄甘草汤 / 34
大黄甘遂汤 / 35
大黄牡丹汤 / 37
大黄附子汤 / 39
大黄硝石汤 / 40
大黄䗪虫丸 / 42
大建中汤 / 44
己椒苈黄丸 / 46
小半夏汤 / 47
小半夏加茯苓汤 / 49
小青龙汤 / 51
小青龙加石膏汤 / 53
小柴胡汤 / 55
小承气汤 / 57
小建中汤 / 58
小陷胸汤 / 60
小儿疳虫蚀齿方 / 62

四 画

五苓散 / 64
天雄散 / 65
王不留行散 / 67
木防己汤 / 69
木防己去石膏加茯苓芒硝汤 / 71

文蛤散 / 73

文蛤汤 / 74

风引汤 / 76

乌头汤 / 78

乌头桂枝汤 / 81

乌头赤石脂丸 / 83

乌梅丸 / 85

升麻鳖甲汤 / 87

升麻鳖甲去雄黄蜀椒汤 / 88

白通汤 / 127

白通加猪胆汁汤 / 128

白术散 / 130

瓜蒂散 / 132

头风摩散 / 134

半夏泻心汤 / 136

半夏散及汤 / 138

半夏干姜散 / 140

半夏厚朴汤 / 141

半夏麻黄丸 / 143

五 画

四逆汤 / 91

四逆加人参汤 / 93

四逆散 / 95

甘草汤 / 97

甘草干姜汤 / 99

甘草附子汤 / 100

甘草泻心汤 / 103

甘草麻黄汤 / 105

甘草粉蜜汤 / 107

甘麦大枣汤 / 109

甘姜苓术汤 / 111

甘遂半夏汤 / 113

生姜泻心汤 / 114

生姜半夏汤 / 116

白头翁汤 / 118

白头翁加甘草阿胶汤 / 120

白虎汤 / 122

白虎加人参汤 / 123

白虎加桂枝汤 / 125

六 画

当归散 / 146

当归芍药散 / 148

当归四逆汤 / 150

当归四逆加吴茱萸生姜汤 / 152

当归生姜羊肉汤 / 154

当归贝母苦参丸 / 156

竹叶石膏汤 / 157

竹叶汤 / 159

竹皮大丸 / 161

红蓝花酒 / 163

防己地黄汤 / 165

防己茯苓汤 / 167

防己黄芪汤 / 168

百合知母汤 / 171

百合洗方 / 172

百合地黄汤 / 174

百合滑石散 / 176

百合鸡子汤 / 177

芍药甘草汤 / 179

芍药甘草附子汤 / 181

七 画

赤丸 / 184

赤石脂禹余粮汤 / 185

赤小豆当归散 / 187

吴茱萸汤（茱萸汤）/ 189

牡蛎泽泻散 / 191

附子汤 / 193

附子泻心汤 / 194

附子粳米汤 / 196

鸡屎白散 / 198

诃梨勒散 / 199

皂荚丸 / 201

杏子汤 / 203

麦门冬汤 / 204

八 画

抵当丸 / 207

抵当汤 / 209

苦酒汤 / 210

苦参汤 / 212

炙甘草汤 / 214

泽泻汤 / 216

泽漆汤 / 218

泻心汤 / 220

矾石汤 / 221

矾石丸 / 223

奔豚汤 / 225

苓甘五味姜辛汤 / 227

苓甘五味加姜辛半夏杏仁汤 / 229

苓甘五味加姜辛半杏大黄汤 / 231

肾气丸 / 233

九 画

茵陈蒿汤 / 235

茵陈五苓散 / 236

茯苓甘草汤 / 238

茯苓四逆汤 / 240

茯苓桂枝甘草大枣汤（苓桂草枣汤）/ 242

苓桂术甘汤 / 244

茯苓戎盐汤 / 245

茯苓泽泻汤 / 247

茯苓杏仁甘草汤 / 249

柏叶汤 / 251

枳术汤 / 253

枳实芍药散 / 254

枳实栀子豉汤 / 256

枳实薤白桂枝汤 / 258

栀子豉汤 / 260

栀子甘草豉汤 / 261

栀子生姜豉汤 / 263

栀子柏皮汤 / 265

栀子厚朴汤 / 267

栀子干姜汤 / 268

栀子大黄汤 / 270

厚朴生姜半夏甘草人参汤 / 272

厚朴七物汤 / 274

厚朴三物汤 / 276

厚朴大黄汤 / 277

厚朴麻黄汤 / 279

侯氏黑散 / 281

禹余粮丸 / 283

十 画

真武汤 / 286

桂枝汤 / 288

桂枝二麻黄一汤 / 290

桂枝二越婢一汤 / 292

桂枝麻黄各半汤 / 293

桂枝人参汤 / 295

桂枝甘草汤 / 297

桂枝甘草龙骨牡蛎汤 / 299

桂枝附子汤 / 301

桂枝茯苓丸 / 303

桂枝生姜枳实汤 / 306

桂枝芍药知母汤 / 307

桂苓五味甘草汤（茯苓桂枝
　五味甘草汤）/ 309

桂苓五味甘草去桂加姜辛夏汤/ 311

桂枝去芍药加附子汤 / 313

桂枝去芍药加蜀漆牡蛎龙骨救逆汤 / 315

桂枝去芍药加麻黄附子细辛汤 / 317

桂枝去芍药汤 / 319

桂枝去桂加茯苓白术汤 / 321

桂枝附子去桂加白术汤（白
　术附子汤）/ 323

桂枝加桂汤 / 325

桂枝加芍药汤 / 327

桂枝加大黄汤 / 329

桂枝新加汤（桂枝加芍药生姜
　一两人参三两新加汤）/ 330

桂枝加附子汤 / 333

桂枝加葛根汤 / 335

桂枝加厚朴杏仁汤 / 336

桂枝加黄芪汤 / 338

桂枝加龙骨牡蛎汤 / 340

桃花汤 / 342

桃核承气汤 / 344

桔梗汤 / 346

栝楼桂枝汤 / 347

栝楼薤白白酒汤 / 349

栝楼薤白半夏汤 / 351

栝楼瞿麦丸 / 353

栝楼牡蛎散 / 355

柴胡桂枝汤 / 356

柴胡桂枝干姜汤 / 358

柴胡加芒硝汤 / 360

柴胡加龙骨牡蛎汤 / 362

调胃承气汤 / 364

胶艾汤 / 366

胶姜汤 / 369

狼牙汤 / 371

射干麻黄汤 / 373

烧裈散 / 374

通脉四逆汤 / 376

通脉四逆加猪胆汁汤 / 378

十一画

理中丸（人参汤）/ 382

黄芩汤 / 384

黄芩加半夏生姜汤 / 385

黄连汤 / 387

黄连粉方 / 389

黄连阿胶汤 / 391

黄土汤 / 393

黄芪建中汤 / 394

黄芪桂枝五物汤 / 396

黄芪芍桂苦酒汤 / 398

猪苓汤 / 400

猪苓散 / 402

猪肤汤 / 404

猪胆汁方 / 405

猪膏发煎 / 407

排脓汤 / 408

排脓散 / 410

旋覆花汤 / 412

旋覆代赭汤 / 414

蛇床子散 / 415

麻黄汤 / 417

麻黄加术汤 / 419

麻黄连轺赤小豆汤 / 421

麻黄附子细辛汤 / 423

麻黄附子甘草汤（麻黄附子汤）/ 425

麻黄杏仁石膏甘草汤（麻杏石甘汤）/ 427

麻黄杏仁薏苡甘草汤（麻杏薏甘汤）/ 428

麻黄升麻汤 / 431

麻子仁丸 / 433

十二画

葛根汤 / 436

葛根加半夏汤 / 438

葛根芩连汤 / 440

温经汤 / 441

滑石代赭汤 / 443

滑石白鱼散 / 445

硝石矾石散 / 447

雄黄熏方 / 449

紫参汤 / 450

越婢汤 / 452

越婢加术汤 / 454

越婢加半夏汤 / 456

葶苈大枣泻肺汤 / 458

葶苈丸 / 459

葵子茯苓散 / 461

十三画

蜀漆散 / 464

蒲灰散 / 465

十四画

蜜煎导 / 468

蜘蛛散 / 469

酸枣仁汤 / 471

十六画

薏苡附子散 / 474

薏苡附子败酱散 / 475

橘皮汤 / 477

橘枳姜汤 / 479

橘皮竹茹汤 / 481

薯蓣丸 / 482

十八画

藜芦甘草汤 / 486

十九画

鳖甲煎丸 / 488

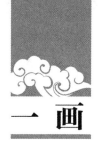

一物瓜蒂散

【方歌】仲景一物瓜蒂散，治心治肺治喉咽，脘腹诸疾气逆乱，湿热蕴结病可安。

【组成】瓜蒂二十个（2g）

【用法】上锉，以水一升，煮取五合，去滓。顿服。

注：本方既可用散剂又可用汤剂，用汤剂可以选择1g、3g、6g等。

【功用】清热燥湿，利水降逆，涌吐痰食。

【主治】湿热水气痰食证。

【解读方药】一物瓜蒂散仅有1味药。《神农本草经》认为，瓜蒂"味苦寒。主大水。身面四肢浮肿，下水，杀蛊毒，咳逆上气，及食诸果，病在胸腹中，皆吐下之。生平泽"。瓜蒂既是清热药又是燥湿药，还是利水药，更是涌吐痰结食积毒物药。从方中用药用量及调配关系可知一物瓜蒂散是治疗湿热水气痰食证的重要基础用方，各科常见病、多发病、疑难病属于湿热水气痰食证者，选用一物瓜蒂散常能取得预期治疗效果。

【案例导读】一物瓜蒂散是治疗真菌性皮肤病的重要基础用方，同时还能治疗诸多病种，其病变证机必须切合湿热水气痰食证，始可用之。

真菌性皮肤病是临床中非常难治的疾病之一，临床中分为皮肤真菌病、皮下组织真菌病、骨骼真菌病、系统性真菌病，主要症状有皮肤黏膜瘙痒、丘疹样皮损、湿疹样皮损、皮肤增厚、皮肤无光泽、脱发、脱屑、疼痛等，并发症主要有皮肤感染性炎症、皮肤溃烂、皮肤皲裂等。

一物瓜蒂散的主要作用有：①清热燥湿；②利水降逆；③涌吐痰食。一物瓜蒂散治疗真菌性皮肤病的主要病变证机是：①湿热蕴结；②水气浸淫。一物瓜蒂散是治疗真菌性皮肤病属于湿热水气证的重要基础用方，欲取得最佳治疗效果必须重视经方合方。

【案例示范】真菌性手癣

许某，男，56岁。主诉：有多年真菌性手足癣，经多家医院诊断为真菌性手癣，但内服外用中西药均未能取得预期治疗效果，经病友介绍前来诊治。

刻诊： 两手指间呈多发性散在性水疱，瘙痒剧烈，心胸烦热，手指端冰凉，口干不欲饮水，舌质淡红，苔黄厚腻夹白，脉沉弱。

中医辨证： 湿热阳虚风痰证。

治疗原则： 清热燥湿，温阳化痰，益气祛风。

治疗方药一： 一物瓜蒂散、苦参汤、黄连粉方、狼牙汤、矾石汤、雄黄熏方与藜芦甘草汤合方。

瓜蒂 5g，苦参 24g，黄连 24g，狼牙 24g，矾石 6g，雄黄 2g，藜芦 3g，炙甘草 10g。

每天一剂，以水 1500～2000mL，浸泡 30 分钟，大火烧开，小火煎煮 30 分钟，去滓取药液，每日分早晚 2 次外洗。

治疗方药二： 一物瓜蒂散、黄连粉方、半夏泻心汤、附子花粉汤与藜芦甘草汤合方。

瓜蒂 1.5g，黄连 24g，生半夏 12g，枯芩 10g，红参 10g，干姜 10g，制附子 5g，天花粉 24g，藜芦 1.5g，生姜 10g，大枣 12 枚，炙甘草 10g。6 剂，以水 1000～1200mL，浸泡 30 分钟，大火烧开，小火煎煮 50 分钟，去滓取药液，每日分早中晚 3 次服。

二诊： 瘙痒减轻，仍有水疱，前方变藜芦为 2g，6 剂。

三诊： 瘙痒较前明显减轻，水疱好转，仍有手指冰凉，前方二变制附子为 9g，13 剂。

四诊： 心胸烦热基本消除，仍有口干，前方二变天花粉为 30g，13 剂。

五诊： 诸症状明显缓解，又以前方治疗 50 剂，水疱、瘙痒消除。随访 1 年，一切尚好。

用方体会： 根据瘙痒比较明显辨为风，水疱、心胸烦热辨为湿热，手指端冰凉辨为阳虚，苔黄腻夹白辨为湿热夹寒，脉沉弱辨为气虚，以此辨为湿热阳虚风痰证。选用一物瓜蒂散清热燥湿，通利降逆；黄连粉方清热燥湿；半夏泻心汤清热燥湿，温阳化湿，补益正气；附子花粉汤温阳清热；藜芦甘草汤祛风化痰益气。又，外洗药旨在清热燥湿，温化寒湿，祛风益气，相互为用，以奏其效。

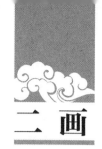

十枣汤

【方歌】十枣大戟遂芫花，内外杂病皆可医，痰饮水湿诸般疾，汤散合用因人宜。

【组成】芫花熬　甘遂　大戟各等分　大枣10枚

【用法】上三味，等分，分别捣为散，以水一升半，先煮大枣肥者十枚，取八合，去滓。内药末，强人服一钱匕（1.5～1.8g），羸人服半钱，温服之，平旦服。若下少病不除者，明日更服，加半钱，得快下利后，糜粥自养。

注：大戟、甘遂、芫花既可用散剂又可用汤剂，用汤剂可以选择各1g、3g、6g等。

【功用】荡涤痰湿，攻逐水饮，补益正气。

【主治】痰湿胶结夹虚证。

【解读方药】十枣汤有4味药。大戟、甘遂、芫花既是荡涤痰湿药又是攻逐水饮药，大戟偏于攻逐脏腑之痰湿水饮，甘遂偏于攻逐经隧之痰湿水饮，芫花偏于攻逐胸胁脘腹之痰湿水饮；大枣既是益气药又是补血药，还是缓急解毒药。从方中用药用量及调配关系可知十枣汤是治疗痰湿胶结夹虚证的重要基础用方，各科常见病、多发病、疑难病属于痰湿胶结夹虚证者，选用十枣汤常能取得预期治疗效果。

【案例导读】十枣汤是治疗肥胖的重要基础用方，同时还能治疗诸多病种，其病变证机必须切合痰湿胶结夹虚证，始可用之。

体重超过正常标准体重20%称为肥胖，根据肥胖程度又分为轻度肥胖、中度肥胖、重度肥胖。肥胖是临床中比较常见的难治病变之一，其中遗传因素、内分泌代谢紊乱、不良饮食习惯、药物因素等是引起肥胖的主要原因，临床上分为单纯性肥胖、病理性肥胖和特殊性肥胖。肥胖可能引起皮肤病、糖尿病、高血压、心血管疾病、关节疾病、癌症，以及胆囊、胰脏等方面的疾病。

十枣汤的主要作用有：①荡涤痰湿；②攻逐水饮；③补益正气。十枣汤治疗肥胖的主要病变证机是：①痰湿阻滞；②水饮停留；③正气虚弱。十枣汤是治疗肥胖属于痰湿胶结夹虚证的重要基础用方，欲取得最佳治疗效果必须重视经方合方。

【案例示范】肥胖、高脂血症

夏某，女，54岁。主诉：肥胖，体重123kg，经检查诊断为高脂血症，血清总胆固醇8.3mmol/L，甘油三酯2.9mmol/L，低密度脂蛋白胆固醇5.6mmol/L，高密度脂蛋白胆固醇0.79mmol//L。经多家医院中西药治疗均未能取得预期疗效，服药期间体重虽有减轻，但停药后又反弹，经病友介绍前来诊治。

刻诊：肥胖（体重123kg），四肢烦重抽筋，下肢怕冷，脘腹胸中烦热，嗜卧，倦怠乏力，便秘、腹泻交替出现，舌质淡红，苔厚腻黄白夹杂，脉沉弱。

中医辨证：痰湿寒热夹虚证。

治疗原则：化痰燥湿，清热温阳，补益正气。

治疗方药一：十枣汤、甘草海藻汤与藜芦甘草汤合方。

芫花5g，大戟5g，甘遂5g，羊栖藻5g，藜芦5g，炙甘草5g。每天3g，分早中晚3次服，以生姜10g，大枣12枚煮水送服。

治疗方药二：十枣汤、半夏泻心汤、大黄附子汤、桃花汤、甘草海藻汤与藜芦人参汤合方。

大戟3g，芫花3g，甘遂3g，生半夏12g，枯芩10g，黄连3g，红参10g，干姜10g，制附子15g，大黄10g，赤石脂50g，粳米15g，藜芦1.5g，羊栖藻24g，生姜10g，大枣12枚，炙甘草10g。6剂，以水1000～1200mL，浸泡30分钟，大火烧开，小火煎煮50分钟，去滓取药液，每日分早中晚3次服。

二诊：下肢怕冷好转，仍有四肢烦重，前方变大戟、芫花、甘遂为各4g，6剂。

三诊：四肢烦重较前好转，仍有脘腹胸中烦热，前方变黄连为10g，6剂。

四诊：脘腹胸中烦热较前减轻，仍有苔黄腻，前方变黄连、枯芩为各12g，6剂。

五诊：诸症状较前好转，又以前方治疗150余剂，体重由123kg减少为97kg；后又以前方治疗90余剂，体重由97kg减少为76kg，经复查血清总胆固醇、甘油三酯、低密度脂蛋白胆固醇、高密度脂蛋白胆固醇各项指标均恢复正常。随访1年，一切尚好。

用方体会：根据肥胖、怕冷辨为寒，四肢烦重、脘腹胸中烦热辨为湿热，便秘、腹泻交替出现辨为虚实夹杂，苔厚腻黄白夹杂辨为痰夹寒热，脉沉弱辨为气虚，四肢抽筋、苔腻辨为风痰，以此辨为痰湿寒热夹虚证。选用十枣汤荡涤痰湿，攻逐水饮，补益正气；半夏泻心汤清热燥湿，温阳化湿，补益正气；大黄附子汤温阳通下；桃花汤温补固涩；甘草海藻汤软坚散结益气；藜芦甘草汤祛风化痰益气。又，散剂旨在化痰软坚散结益气，相互为用，以奏其效。

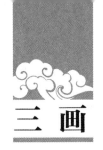

三 画

三物白散

【方歌】三物白散豆桔贝，脏腑筋脉诸般疾，温通清热能涤痰，痰夹寒热服之宜。

【组成】桔梗三分（9g） 巴豆去皮尖，熬黑，研如脂，一分（3g） 贝母三分（9g）

【用法】上三味，为散，内巴豆，更于白中杵之，与白饮和服。强人半钱匕，羸者减之。病在膈上必吐，在膈下必利，不利，进热粥一杯，利过不止，进冷粥一杯。身热皮粟不解，欲引衣自覆，若以水潠之、洗之，益令热劫不得出，当汗而不汗，则烦。假令汗出已，腹中痛，与芍药三两，如上法。

【功用】温化寒痰，清化热痰，温通经脉。

【主治】痰夹寒热证。

【解读方药】三物白散有 3 味药。巴豆既是温通散寒药又是涤痰利水药，既是行气散结药又是活血消癥药；贝母既是清热药又是化痰药，还是通乳利咽，消疮解痉药；桔梗既是宣利化痰药又是平调气机药。从方中用药用量及调配关系可知三物白散是治疗痰夹寒热证的重要基础用方，治疗各科常见病、多发病、疑难病属于痰夹寒热证者，选用三物白散常常能取得预期治疗效果。

【案例导读】三物白散是治疗胸膜肥厚的重要基础用方，同时还能治疗诸多病种，但其病变证机必须切合痰夹寒热证，始可用之。

胸膜肥厚是临床中比较常见的难治病变之一，胸膜炎、肺炎、肺结核、肺脓肿等是引起胸膜肥厚的主要原因，其主要症状有胸闷、胸痛、气短、呼吸困难、口唇指甲发紫、心脏拘紧等，并发症主要有呼吸衰竭、低氧血症等。

三物白散的主要作用有：①温化寒痰；②清化热痰；③温通经脉。三物白散治疗胸膜肥厚的主要病变证机是：①痰湿阻滞；②寒滞经脉；③热结经气。三物白散是治疗胸膜肥厚属于痰夹寒热证的重要基础用方，欲取得最佳治疗效果必须重视经方合方。

【案例示范】结核性胸膜炎、胸膜肥厚症

杨某，男，47 岁。主诉：3 年前因胸闷经检查诊断为结核性胸膜炎，住院出院诊断为结核性胸膜炎、胸膜肥厚症，服用中西药均未能有效控制症状，经病友介绍前来诊治。

刻诊： 胸闷如物堵塞，心胸拘紧不畅，胸痛，胸中烦热，倦怠乏力，手足不温，怕冷，呼吸不利，情绪低落，口唇指甲青紫，舌质淡红，苔厚腻黄白夹杂，脉沉弱。

中医辨证： 痰瘀寒热郁虚证。

治疗原则： 化痰化瘀，清热温阳，益气行气。

治疗方药： 三物白散、小柴胡汤、附子白及汤、橘枳姜汤、甘草海藻汤与藜芦人参汤合方。

桔梗 10g，巴豆 3g，浙贝 10g，生半夏 12g，枯芩 10g，柴胡 24g，红参 10g，制附子 10g，白及 10g，陈皮 50g，枳实 10g，藜芦 1.5g，羊栖藻 24g，生姜 10g，大枣 12 枚，炙甘草 10g。6 剂，以水 1000 ~ 1200mL，浸泡 30 分钟，大火烧开，小火煎煮 50 分钟，去滓取药液，每日分早中晚 3 次服。

二诊： 怕冷减轻，仍有胸中烦热，前方变桔梗、浙贝、枯芩为各 15g，6 剂。

三诊： 胸中烦热较前明显好转，仍有倦怠乏力，前方变红参为 12g，6 剂。

四诊： 手足不温基本消除，仍有胸闷，前方变枳实为 15g，6 剂。

五诊： 诸症状较前好转，又以前方治疗 120 余剂，经复查胸膜肥厚较前明显减轻；后又以前方继续治疗 100 余剂，经复查胸膜肥厚基本消除，结核转为阴性；复以前方治疗 50 余剂巩固疗效。随访 2 年，一切尚好。

用方体会： 根据胸闷如物堵塞辨为痰，胸痛、口唇青紫辨为瘀，心胸烦热、手足不温辨为寒热夹杂，倦怠乏力、脉沉弱辨为气虚，情绪低落辨为气郁，以此辨为痰瘀寒热郁虚证。选用三物白散温化寒痰，清化热痰，温通经脉；小柴胡汤调理气机，平调寒热，补益正气；附子白及汤温阳化瘀；橘枳姜汤行气解郁；甘草海藻汤软坚散结益气；藜芦人参汤化痰益气。方药相互为用，以奏其效。

三物备急丸

【方歌】仲景三物备急丸，大黄巴豆与干姜，温通化痰能泻热，寒痰夹热病可康。

【组成】大黄　干姜　巴豆各等分（各3g）

【用法】上皆须精新，多少随意。先捣大黄、干姜，下筛为散。别研巴豆，如脂，内散中，合捣千杵。即尔用之，为散亦好，下蜜为丸，密器贮之，莫令歇气。若中恶客忤，心腹胀满刺痛，口噤气急，停尸卒死者，以暖水、苦酒服大豆许三枚，老小量之，扶头起，令得下喉，须臾未醒，更与三枚，腹中鸣转，得吐利便愈。若口已噤，可先和成汁，倾口中令从齿间得入至良。

注：在临床中既可用丸剂又可用汤剂，汤剂根据病情可选用大黄、干姜、巴豆各3g或各5g等。

【功用】温通化痰，活血消癥，清泻郁热。

【主治】寒痰郁结夹热证。

【解读方药】三物备急丸有3味药。巴豆既是温通散寒药又是活血消癥药，还是行气散结、涤痰利水药；大黄既是通泻热结药又是活血化瘀药；干姜既是温阳散寒药又是调理气机升降药。从方中用药用量及调配关系可得知三物备急丸是治疗寒痰郁结夹热证的重要基础用方，治疗各科常见病、多发病、疑难病属于寒痰郁结夹热证者，选用三物备急丸常常能取得预期治疗效果。

【案例导读】三物备急丸是治疗肠粘连的重要基础用方，同时还能治疗诸多病种，而这诸多病种的病变证机必须切合寒痰郁结夹热证，始可用之。

肠粘连是临床中比较难治疾病之一，腹腔内创伤、出血、感染、异物刺激等是引起肠粘连的主要原因。肠粘连主要分为原发性肠粘连和继发性肠粘连，又分为纤维性粘连和纤维蛋白性粘连，主要症状有不大便、腹痛、腹胀、恶心、呕吐等，并发症主要有肠梗阻、肠坏死等。

三物备急丸的主要作用有：①温通化痰；②活血消癥；③清泻郁热。三物备急丸治疗肠粘连的主要病变证机是：①寒痰阻滞；②血脉不行；③郁热内生。三物备急丸是治疗肠粘连属于寒痰郁结夹热证的重要基础用方，欲取得最佳治疗效果必须重视经方合方。

【案例示范】肠粘连

徐某，女，53 岁。主诉：4 年前因腹痛剧烈经检查诊断为狭窄性肠梗阻，住院进行手术，出院诊断为肠梗阻术后肠粘连，经住院治疗之后仍腹胀腹痛，屡屡服用中西药均未能有效控制症状，经病友介绍前来诊治。

刻诊：腹痛，腹中沉闷坠胀，时而恶心，时而呕吐，大便干结，倦怠乏力，腹部怕冷，手足不温，舌质暗红夹紫，苔黄腻夹白，脉沉弱。

中医辨证：寒痰热瘀夹虚证。

治疗原则：温化寒痰，清化热痰，益气化瘀。

治疗方药：三物备急丸、半夏泻心汤、附子白及汤、橘枳姜汤、甘草海藻汤与藜芦细辛汤合方。

大黄 3g，巴豆 3g，干姜 10g，黄连 3g，生半夏 12g，枯芩 10g，红参 10g，制附子 10g，白及 10g，陈皮 50g，枳实 10g，细辛 10g，藜芦 1.5g，羊栖藻 24g，生姜 10g，大枣 12 枚，炙甘草 10g。6 剂，以水 1000 ~ 1200mL，浸泡 30 分钟，大火烧开，小火煎煮 50 分钟，去滓取药液，每日分早中晚 3 次服。

二诊：大便较前通畅，仍有恶心呕吐，前方变生半夏为 24g，6 剂。

三诊：恶心呕吐基本消除，仍有腹部怕冷，前方变干姜、制附子各为 12g，6 剂。

四诊：腹痛未再发作，大便溏泻，前方变巴豆为 1g，6 剂。

五诊：诸症状较前明显好转，又以前方治疗 30 余剂，诸症状基本消除；后又以前方治疗 80 余剂，经复查肠粘连基本消除。随访 1 年，一切尚好。

用方体会：根据腹中沉闷坠胀、腹部怕冷辨为寒痰，舌质暗红夹紫辨为瘀热，苔黄腻夹白辨为寒热夹痰，倦怠乏力、脉沉弱辨为气虚，以此辨为寒痰热瘀夹虚证。选用三物备急丸温通化痰，活血消癥，清泻郁热；半夏泻心汤平调寒热，补益正气；附子白及汤温阳化瘀；橘枳姜汤行气降逆；甘草海藻汤软坚散结益气；藜芦细辛汤化痰益气，温阳止痛。方药相互为用，以奏其效。

干姜人参半夏丸

【方歌】干姜人参半夏丸，脏腑阳虚夹寒湿，气虚气逆皆可治，经方合方增效力。

【组成】干姜 人参各一两（3g） 半夏二两（6g）

【用法】 上三味，末之，以生姜汁糊为丸，如梧桐子大，饮服十丸，日三服。

注：张仲景在《伤寒杂病论》中设干姜人参半夏丸为丸剂，用汤剂治疗效果更为明显，汤剂用量可在原方用量基础之上乘以 2 或 3。

【功用】 温中散寒，补益中气，燥湿降逆。

【主治】 阳虚痰湿证。

【解读方药】 干姜人参半夏丸有 3 味药，由半夏干姜散为基础方所组成。干姜既是温通阳气药又是调理气机升降药；人参既是补气第一要药又是生津药；半夏既是醒脾升清药又是和胃降逆药，还是燥湿化痰药。从方中用药用量及调配关系可知干姜人参半夏丸是治疗阳虚痰湿证的重要基础用方，治疗各科常见病、多发病、疑难病属于阳虚痰湿证者，选用干姜人参半夏丸常常能取得预期治疗效果。

【案例导读】

（1）干姜人参半夏丸是治疗慢性浅表性胃炎的重要基础用方，同时还能治疗诸多病种，而这诸多病种的病变证机必须切合阳虚痰湿证，始可用之。

慢性浅表性胃炎是临床中比较常见的难治疾病之一，分为浅表性全胃炎和以胃窦为主的浅表性胃炎。幽门螺杆菌感染，十二指肠胃反流，自身免疫病变，理化因子损伤，以及心脏病变、肝脏病变等是引起慢性浅表性胃炎的主要原因，慢性浅表性胃炎的主要症状有胃胀、胃痛、不思饮食、嗳气、泛酸、恶心、呕吐，以及健忘、焦虑、抑郁等，主要并发症有胃溃疡、胃出血、贫血等。

（2）干姜人参半夏丸是治疗妊娠呕吐的重要基础用方。

妊娠呕吐是女子在妊娠之后出现的难治的症状之一，在妊娠第 6 ~ 12 周最为多见，有的女子在妊娠 2 周即出现呕吐或剧烈呕吐，有的女子在 12 周后仍然呕吐或剧烈呕吐。临床中又将妊娠呕吐分为精神心理因素引起的呕吐和病理性引起的呕吐，有的女子妊娠呕吐可能伴随嗜睡、意识模糊，语言错乱，小便短少，甚至出现肝肾功能损伤。

干姜人参半夏丸的主要作用有：①温中散寒；②补益中气；③燥湿降逆。干姜人参半夏丸治疗慢性浅表性胃炎 / 妊娠呕吐的主要病变证机是：①中气虚弱；②阴寒内盛；③浊气上逆。同时干姜人参半夏丸是治疗慢性浅表性胃炎 / 妊娠呕吐属于阳虚痰湿证的重要基础用方，欲取得最佳治疗效果必须重视经方合方。

【案例示范】妊娠呕吐

马某，女，35岁。主诉：自妊娠第2周即出现恶心呕吐，于第3周吃什么吐什么，未吃胃中无物时也吐，住院及门诊治疗，服用中西药，可恶心呕吐仍呈进行性加重，经病友介绍前来诊治。

刻诊：恶心不止，呕吐剧烈，吃什么吐什么，呕吐痰涎及胆汁，不思饮食，面色不荣，倦怠乏力，手足不温，舌质淡，苔黄腻夹白，脉沉弱。

中医辨证：寒痰虚夹热证。

治疗原则：温阳化痰，益气清热。

治疗方药：干姜人参半夏汤、半夏泻心汤和干姜附子汤合方。

黄连3g，枯芩10g，红参12g，生半夏24g，干姜12g，生附子5g，生姜24g，大枣12枚，炙甘草10g。6剂，以水1000～1200mL，浸泡30分钟，大火烧开，小火煎煮50分钟，去滓取药液，每日分早中晚3次服。

二诊：恶心减轻，仍呕吐，前方加陈皮30g、砂仁10g，6剂。

三诊：恶心、呕吐较前均有明显减轻，仍不思饮食，前方加山楂24g，6剂。

四诊：手足温和，仍倦怠乏力，前方变炙甘草为15g，6剂。

五诊：诸症状较前均有好转，又以前方治疗20余剂，诸症状消除。随访1年，其所生男孩生长发育一切正常。

用方体会：根据恶心、呕吐痰涎辨为寒痰，倦怠乏力、脉沉弱辨为气虚，苔黄腻夹白辨为湿热夹寒，以此辨为寒痰虚夹热证。选用干姜人参半夏汤温中散寒，补益中气，燥湿降逆；半夏泻心汤平调寒热，降泄浊逆，补益正气；干姜附子汤温壮阳气。方药相互为用，以奏其效。

干姜附子汤

【方歌】温阳干姜附子汤，温壮阳气能化瘀，脏腑寒瘀诸般证，治内治外病可除。

【组成】干姜一两（3g）　附子生用，去皮，切八片，一枚（5g）

【用法】上二味，以水三升，煮取一升，去滓。顿服。

【功用】温壮阳气，化瘀消癥。

【主治】寒凝瘀阻证。

【解读方药】干姜附子汤有2味药。干姜既是温阳散寒药又是调理脾胃药；附子既是温壮阳气药又是温通行散药，还是化瘀消癥药。从方中用药用量及调配关系可知，干姜附子汤是治疗寒凝瘀阻证的重要基础用方，治疗各科常见病、多发病、疑难病属于寒凝瘀阻证者，选用干姜附子汤常常能取得预期治疗效果。

【案例导读】干姜附子汤是治疗心动过缓的重要基础用方，同时还能治疗诸多病种，而这诸多病种的病变证机必须切合寒凝瘀阻证，始可用之。

心动过缓即每分钟心率低于60次，是临床中比较常见的心律失常类型的疾病之一，心动过缓分为生理性心动过缓和病理性心动过缓，又分为窦性心动过缓、房室传导阻滞、窦性停搏。生理性心动过缓没有任何症状，所以不需要治疗；病理性心动过缓主要有窦房结功能障碍、房室传导阻滞、心脏炎症病变、药物等原因，主要症状有头晕目眩，倦怠乏力，胸闷气短，心绞痛，严重者出现昏厥、心力衰竭等，主要并发症有心力衰竭和休克等。

干姜附子汤的主要作用有：①温壮阳气；②化瘀消癥。干姜附子汤治疗心动过缓的主要病变证机是：①阴寒内生；②阳气不温；③血脉瘀滞。干姜附子汤是治疗心动过缓属于寒凝瘀阻证的重要基础用方，欲取得最佳治疗效果必须重视经方合方。

【案例示范】心动过缓

孙某，男，65岁。主诉：有多年心律失常病史，2年前又诊断为心动过缓，心率45次/分，住院及门诊治疗，服用中西药，心率仍未达到50次/分，停药后则心率又在45次/分左右，经病友介绍前来诊治。

刻诊：心悸，头晕目眩，倦怠乏力，时有晕厥，恶心，呕吐，面色不荣，怕冷，手足不温，下肢沉重，口苦，舌质暗红夹紫，苔腻黄白夹杂，脉沉弱。

中医辨证：寒热瘀痰虚夹风证。

治疗原则：温阳化瘀，益气清热，息风化痰。

治疗方药：干姜附子汤、半夏泻心汤、小半夏汤与藜芦甘草汤合方。

干姜12g，生附子5g，黄连3g，枯芩10g，红参10g，生半夏24g，藜芦1.5g，生姜24g，大枣12枚，炙甘草10g。6剂，以水1000～1200mL，浸泡30分钟，大火烧开，小火煎煮50分钟，去滓取药液，每日分早中晚3次服。煎煮生附子的具体方法：煎药40分钟左右，把火关上，把附子加入药中，浸泡5分钟左右，把火打开，大火烧开后再以小火煎煮10分钟即可。

二诊：恶心呕吐明显减轻，仍有倦怠乏力，前方变生红参为12g，6剂。

三诊：倦怠乏力明显好转，仍有手足不温，前方变干姜为15g、生附子为6g，6剂。

四诊：下肢沉重明显减轻，仍有口苦，前方变黄连为6g，6剂。

五诊：诸症较前均有好转，又以前方治疗40余剂，心率56次/分；后又以前方治疗50余剂，心率61次/分。随访1年，一切尚好。

用方体会：根据心悸、倦怠乏力、怕冷辨为虚寒，舌质暗红夹紫辨为瘀热，苔腻黄白夹杂辨为寒热夹痰，晕厥、肢体困重辨为风痰，以此辨为寒热瘀痰虚夹风证。选用干姜附子汤温阳散寒，活血化瘀；半夏泻心汤平调寒热，补益正气；小半夏汤降逆燥湿化痰；藜芦甘草汤息风化痰益气。方药相互为用，以奏其效。

干姜黄连黄芩人参汤

【方歌】干姜连芩人参汤，寒热夹虚基础方，清热温补能化湿，各科杂病效非常。

【组成】干姜三两（9g）　黄连三两（9g）　黄芩三两（9g）　人参三两（9g）

【用法】上四味，以水六升，煮取二升，去滓。分温再服。

【功用】温阳散寒，清热燥湿，补益正气。

【主治】寒热夹虚证。

【解读方药】干姜黄连黄芩人参汤有4味药。干姜既是温阳散寒药又是调理脾胃气机药；黄连、黄芩既是清热燥湿药又是降泻药；人参既是补气第一要药又是温阳药，还是生津药。从方中用药用量及调配关系可知干姜黄连黄芩人参汤是治疗寒热夹虚证的重要基础用方，治疗各科常见病、多发病、疑难病属于寒热夹虚证者，选用干姜黄连黄芩人参汤常常能取得预期治疗效果。

【案例导读】干姜黄连黄芩人参汤是治疗十二指肠球部溃疡的重要基础用方，同时还能治疗诸多病种，而这诸多病种的病变证机必须切合寒热夹虚证，始可用之。

十二指肠球部溃疡是临床中比较常见的难治疾病之一，幽门螺杆菌感染、胃酸侵蚀、胃蛋白酶侵蚀、十二指肠动力异常、十二指肠黏膜化生、遗传因素、药物因素等是引起十二指肠球部溃疡的主要原因，其主要症状有节律性周期性上腹部隐痛，或钝痛，或烧灼样痛，饥饿加重疼痛，泛酸，烧心，恶心，呕吐，饮食不佳，并发症主要有出血、穿孔、幽门梗阻、水电解质紊乱等。

干姜黄连黄芩人参汤的主要作用有：①温阳散寒；②清热燥湿；③补益正气。干姜黄连黄芩人参汤治疗十二指肠球部溃疡的主要病变证机是：①阴寒内生；②湿热蕴结；③正气虚弱。干姜黄连黄芩人参汤是治疗十二指肠球部溃疡属于寒热夹虚证的重要基础用方，欲取得最佳治疗效果必须重视经方合方。

【案例示范】胃及十二指肠球部溃疡

蒋某，男，51岁。主诉：有多年胃及十二指肠球部溃疡病史，近1年来症状加重，住院及门诊治疗，服用中西药，但未能有效控制症状，经病友介绍前来诊治。

刻诊： 胃脘烧灼样痛，饥饿时加重，泛酸，烧心，恶心，呕吐，不思饮食，倦怠乏力、手足不温，小腿抽筋，舌质淡夹瘀紫，苔黄腻夹白，脉沉弱。

中医辨证： 寒热瘀虚夹风证。

治疗原则： 温阳化瘀，清热燥湿，益气息风。

治疗方药： 干姜黄连黄芩人参汤、半夏泻心汤、栀子豉汤、附子白及汤与藜芦甘草汤合方。

黄连12g，枯芩20g，红参10g，生半夏12g，干姜10g，制附子5g，白及6g，栀子30g，淡豆豉10g，藜芦1.5g，生姜24g，大枣12枚，炙甘草10g。6剂，以水1000～1200mL，浸泡30分钟，大火烧开，小火煎煮50分钟，去滓取药液，每日分早中晚3次服。

二诊： 胃痛减轻，仍有泛酸、烧心，前方变黄连为20g，6剂。

三诊： 泛酸、烧心明显好转，仍有恶心、呕吐，前方加陈皮40g，6剂。

四诊： 倦怠乏力好转，仍有小腿抽筋，前方变藜芦为2g，6剂。

五诊： 诸症较前均有减轻，又以前方治疗60余剂，诸症基本消除，经复查胃及十二指肠球部溃疡痊愈。随访1年，一切尚好。

用方体会： 根据胃脘烧灼样痛、泛酸、烧心辨为热，手足不温、舌质淡夹瘀紫辨为寒瘀，小腿抽筋辨为风，倦怠乏力辨为气虚，苔黄腻夹白辨为湿热夹寒，以此辨为寒热瘀虚夹风证。选用干姜黄连黄芩人参汤温阳散寒，清热燥湿，补益正气；半夏泻心汤平调寒热，降泄浊逆，补益正气；栀子豉汤清热燥湿，宣散郁热；附子白及汤温阳化瘀生肌；藜芦甘草汤息风化痰益气。方药相互为用，以奏其效。

土瓜根汁方

【方歌】仲景土瓜根汁方，清热润燥能化瘀，脏腑热结血不利，瘀热津少病可愈。

【组成】土瓜根二十两（60g）（编者注：剂量乃编者所加，仲景方无剂量）

【用法】上一味，以水四升，煮取二升，去滓。本方之用有二法：温服一升，分二服。又纳灌肛门内，急抱，欲大便时乃去之。又，此方既可作为外用方，又可作为内服方，内服既可作为散剂又可作为汤剂，临床中可根据治病需要酌情选择用量。（编者注：用法乃编者所加，仲景方无用法）

【功用】清泻热结，活血化瘀，生津化阴。

【主治】瘀热伤津证。

【解读方药】土瓜根汁方仅有1味药。土瓜根既是清泻热结药又是活血化瘀药，还是生津化阴药。从方中用药用量及调配关系可知土瓜根汁方是治疗瘀热伤津证的重要基础用方，治疗各科常见病、多发病、疑难病属于瘀热伤津证者，选用土瓜根汁方常常能取得预期治疗效果。

【案例导读】土瓜根汁方是治疗糖尿病大便难的重要基础用方，同时还能治疗诸多病种，而这诸多病种的病变证机必须切合瘀热伤津证，始可用之。

糖尿病大便难又称为糖尿病大肠瘫，是临床中比较难治疾病之一，主要原因为糖尿病引起血糖过高损伤大肠自主神经，导致传入神经通路敏感性降低，引起大肠蠕动功能降低，进而演变为大肠无力蠕动，主要症状有的人以大便干结不通为主，有的人以大便困难为主，有的人以无便意为主，常常伴有腹痛、腹胀等，并发症主要有肠梗阻、肠坏死等。

土瓜根汁方的主要作用有：①清泻热结；②活血化瘀；③生津化阴。土瓜根汁方治疗糖尿病大便难的主要病变证机是：①热结不通；②血脉不利；③阴津受损。土瓜根汁方是治疗糖尿病大便难属于瘀热伤津证的重要基础用方，欲取得最佳治疗效果必须重视经方合方。

【案例示范】糖尿病大便难

郑某，女，53岁。主诉：有13年糖尿病病史，每日皮下注射胰岛素42U，血糖为8～9mmol/L，近3年来伴有大便非常困难（1次/5～6天），服用中西药但未能有效改善大便困难，经病友介绍前来诊治。

刻诊：大便干结困难（1次 /6 ～ 7天），每次欲大便非用手掏则不能排出，腹胀，腹痛，倦怠乏力，肌肤粗糙干涩，小腿抽筋，手足不温，怕冷，口渴欲饮水，口苦，舌质暗红夹瘀紫，苔腻黄白夹杂，脉沉弱。

中医辨证：瘀热伤津夹寒夹虚证。

治疗原则：清热化瘀，益气温阳。

治疗方药：土瓜根汁方、半夏泻心汤、黄连粉方、附子花粉汤、藜芦甘草汤和大黄附子汤合方。

土瓜根 6g，黄连 24g，枯芩 10g，生半夏 12g，干姜 10g，红参 10g，大黄 10g，制附子 15g，细辛 6g，天花粉 24g，生姜 20g，藜芦 1.5g，大枣 1 枚，炙甘草 10g。6 剂，以水 1000 ～ 1200mL，浸泡 30 分钟，大火烧开，小火煎煮 50 分钟，去滓取药液，每日分早中晚 3 次服。

二诊：大便较前通畅，仍有腹痛，前方变细辛为 9g，6 剂。

三诊：大便较前更通畅，仍有口苦，前方变枯芩为 30g，6 剂。

四诊：小腿抽筋未再发作，仍有轻微腹痛，前方变细辛为 10g，6 剂。

五诊：诸症较前均有好转，又以前方治疗 60 余剂，大便正常，每日皮下注射胰岛素 32U，血糖为 8 ～ 9mmol/L；复以前方治疗 60 余剂，大便正常，每日皮下注射胰岛素 32U，血糖为 6 ～ 7mmol/L；复以前方治疗 60 余剂，大便正常，每日皮下注射胰岛素 24U，血糖为 6 ～ 7mmol/L。随访 1 年，一切正常。

用方体会：根据大便干结、舌质暗红夹瘀紫辨为瘀热，肌肤粗糙干涩、倦怠乏力辨为津气两虚，小腿抽筋、苔腻辨为风痰，手足不温、怕冷辨为寒，以此辨为瘀热伤津夹寒夹虚证。选用土瓜根汁方清泻热结，活血化瘀，生津化阴；黄连粉方清热燥湿；半夏泻心汤清热燥湿，温阳降逆，补益正气；附子花粉汤温阳益阴生津；藜芦甘草汤益气化痰息风。方药相互为用，以奏其效。

土瓜根散

【方歌】土瓜根散䗪虫芍，桂枝通阳能化瘀，瘀热血虚夹寒证，各科杂病效非常。

【组成】土瓜根　芍药　桂枝　䗪虫各三两（各9g）

【用法】上四味，杵为散，酒服方寸匕，日三服。

注：在临床中根据治病需要，既可选用散剂又可用汤剂，根据症状病变证

机可能酌情调整方中用药用量。

【功用】清泻瘀热，通利血脉，温通经脉。

【主治】瘀热血虚夹寒证。

【解读方药】土瓜根散有 4 味药。土瓜根、䗪虫既是清热药又是降泄药，还是活血化瘀消癥药；芍药既是补血药又是活血药，还是清热敛阴药；桂枝既是温阳散寒药又是温经通脉药，还是活血化瘀药。从方中用药用量及调配关系可知土瓜根散是治疗瘀热血虚夹寒证的重要基础用方，治疗各科常见病、多发病、疑难病属于瘀热血虚夹寒证者，选用土瓜根散常常能取得预期治疗效果。

【案例导读】土瓜根散是治疗闭经的重要基础用方，同时还能治疗诸多病种，而这诸多病种的病变证机必须切合瘀热血虚夹寒证，始可用之。

闭经是临床中比较常见的妇科难治疾病之一，分为原发性闭经和继发性闭经，其中子宫发育异常、卵巢病变、下丘脑病变、垂体病变、药物因素、遗传因素、精神因素等是引起闭经的主要原因，症状主要有闭经，还常常伴有痤疮、多毛、小腹疼痛、小腹坠胀、潮热、心悸、性情急躁、注意力不集中、头痛、倦怠乏力、多尿、多饮等，主要并发症是不孕症。

土瓜根散的主要作用有：①清泻瘀热；②通利血脉；③温通经脉。土瓜根散治疗闭经的主要病变证机是：①瘀热阻结；②血脉不通；③阳不温通。土瓜根散是治疗闭经属于瘀热血虚夹寒证的重要基础用方，欲取得最佳治疗效果必须重视经方合方。

【案例示范】卵巢早衰、闭经

任某，女，37 岁。主诉：西医诊断为卵巢早衰，闭经 16 个月，服用激素类西药月经即来，但月经量非常少，停用西药月经又未至，服用中药也未能取得预期治疗效果，经病友介绍前来诊治。

刻诊：闭经 16 个月，大便干结，小腹时时轻微刺痛，两颧部色素斑，手足不温，倦怠乏力，口渴不欲饮水，舌质暗红夹瘀紫，苔黄腻夹白，脉沉弱。

中医辨证：寒痰虚夹热证。

治疗原则：益气温阳，清热化瘀。

治疗方药：土瓜根散、温经汤和附子花粉汤合方。

治疗方药一：土瓜根 40g，桂尖 40g，白芍 40g，土元 40g，打粉为散剂，每次 2g，每日分早中晚 3 次服，加酒 10mL 服用。

治疗方药二：吴茱萸 10g，桂尖 6g，红参 6g，生半夏 12g，当归 6g，白芍

6g，川芎 6g，阿胶珠 6g，牡丹皮 6g，麦冬 24g，生半夏 12g，制附子 5g，天花粉 12g，生姜 24g，大枣 12 枚，炙甘草 10g。6 剂，以水 1000～1200mL，浸泡 30 分钟，大火烧开，小火煎煮 50 分钟，去滓取药液，每日分早中晚 3 次服。以温经汤与附子花粉汤合方煎液加酒送服土瓜散。

二诊：口渴不欲饮水明显减轻，仍有手足不温，前方二变制附子为 10g，6 剂。

三诊：大便基本正常，仍有颧部色素斑，前方二变红参、当归、白芍、川芎、牡丹皮为各 10g，6 剂。

四诊：手足温和，仍有倦怠乏力，前方二变红参为 12g，6 剂。

五诊：口渴不欲饮水基本消除，又以前方二治疗 60 余剂，月经来临；复以前方二治疗 50 余剂，月经正常。随访 2 年，第二胎男孩已出生 6 个月，一切正常。

用方体会：根据闭经、刺痛辨为瘀，倦怠乏力、脉沉弱辨为气虚，手足不温辨为寒，口渴不欲饮食辨为热夹寒，以此辨为寒瘀虚夹热证。选用土瓜根散清泻瘀热，通利血脉，温通经脉；温经汤益气温阳，益阴清热，补益正气；附子花粉汤温阳化瘀益阴。方药相互为用，以奏其效。

下瘀血汤

【方歌】下瘀血汤用大黄，桃仁蟅虫合成方，脏腑瘀热诸般疾，清泻瘀热病可康。

【组成】大黄二两（6g） 桃仁二十枚（4g） 蟅虫熬，去足，二十枚（10g）

【用法】上三味，末之，炼蜜和为四丸，以酒一升，煎一丸，取八合，顿服之，新血下如豚肝。

【功用】清泻热结，化瘀消癥。

【主治】瘀热胶结证。

【解读方药】下瘀血汤有 3 味药。大黄既是重要泻热药又是重要通降药，还是祛瘀药；桃仁、蟅虫既是活血化瘀药又是散结消癥药。从方中用药用量及调配关系可知下瘀血汤是治疗瘀热胶结证的重要基础用方，治疗各科常见病、多发病、疑难病属于瘀热胶结证者，选用下瘀血汤常常能取得预期治疗效果。

【案例导读】下瘀血汤是治疗女子输卵管阻塞的重要基础用方，同时还能治疗诸多病种，而这诸多病种的病变证机必须切合瘀热胶结证，始可用之。

输卵管阻塞是临床中比较常见的妇科难治疾病之一，输卵管阻塞按病因分为疾病因素引起的输卵管阻塞和非疾病因素引起的输卵管阻塞，按阻塞程度分为输卵管完全性阻塞和输卵管不完全阻塞，按阻塞部位分为输卵管近端阻塞、输卵管中段阻塞和输卵管远端阻塞。输卵管阻塞在一般情况下没有特殊的临床症状，女子以多年不孕而就诊，有的人以腹痛为主，有的人以月经异常为主，有的人以带下异常为主。

下瘀血汤的主要作用有：①清泻热结；②化瘀消癥。下瘀血汤治疗输卵管阻塞的主要病变证机是：①郁热内生；②血脉瘀结。下瘀血汤是治疗输卵管阻塞属于瘀热胶结证的重要基础用方，欲取得最佳治疗效果必须重视经方合方。

【案例示范】双侧输卵管阻塞

孙某，女，36 岁。主诉：欲生育 2 胎且 3 年未孕，经检查诊断为双侧输卵管阻塞，服用中西药但未能取得治疗效果，经病友介绍前来诊治。

刻诊：月经不规律，月经量少夹血块，情绪低落，心烦，急躁易怒，大便干结，小腹怕冷，倦怠乏力，口干口苦，舌质淡红夹瘀紫，苔黄腻夹白，脉沉弱。

中医辨证：瘀热伤气、气郁夹寒证。

治疗原则：清热化瘀，行气温阳，补益中气。

治疗方药：下瘀血汤、小柴胡汤、桃核承气汤、当归四逆汤与附子半夏汤合方。

大黄 12g，桃仁 10g，土元 10g，柴胡 24g，枯芩 10g，生半夏 12g，红参 10g，芒硝 6g，当归 10g，桂尖 10g，细辛 10g，白芍 10g，通草 6g，制附子 5g，藜芦 1.5g，生姜 10g，大枣 20 枚，炙甘草 10g。6 剂，以水 1000 ~ 1200mL，浸泡 30 分钟，大火烧开，小火煎煮 50 分钟，去滓取药液，每日分早中晚 3 次服。

二诊：大便较前通畅，仍有口苦，前方变枯芩为 12g，6 剂。

三诊：大便基本正常，口苦明显减轻，仍有小腹怕冷，前方变制附子为 9g，6 剂。

四诊：倦怠乏力好转，仍有心烦，前方变枯芩为 15g，6 剂。

五诊：诸症状较前明显减轻，又以前方治疗 60 余剂，经复查双侧输卵管通而不畅；复以前方治疗 60 余剂，又复查双侧输卵管通而不畅较前又有好转；

继以前方治疗 20 余剂，告知其已妊娠。随访 2 年，男婴已出生，一切正常。

用方体会：根据月经不规律、舌质暗红夹瘀紫辨为瘀热，情绪低落、急躁易怒辨为郁，小腹怕冷辨为寒，倦怠乏力辨为气虚，以此辨为瘀热伤气、气郁夹寒证。选用下瘀血汤清泻热结，化瘀消癥；小柴胡汤平调寒热，疏达气机，补益正气；桃核承气汤清泻瘀热，温通经气；当归四逆汤温通补血，益气活血；附子半夏汤温阳降逆。方药相互为用，以奏其效。

大半夏汤

【方歌】大半夏汤蜜人参，胃反呕吐最相宜，寒痰浊逆夹气虚，呃逆嘈杂皆能医。

【组成】半夏（洗完用）二升（48g）　人参三两（9g）　白蜜一升（60mL）

【用法】上三味，以水一斗二升，和蜜，扬之二百四十遍，煮取二升半，温服一升，余分再服。

【功用】降逆化痰，补益正气，益阴缓急。

【主治】寒痰浊逆气虚证。

【解读方药】大半夏汤有 3 味药。半夏既是温暖降逆药又是醒脾化痰药，人参既是大补元气药又是生津安神药，白蜜既是补气药又是缓急化阴药。从方中用药用量及调配关系可知大半夏汤是治疗寒痰浊逆气虚证的重要基础用方，治疗各科常见病、多发病、疑难病属于寒痰浊逆气虚证者，选用大半夏汤常常能取得预期治疗效果。

【案例导读】大半夏汤是治疗顽固性膈肌痉挛即呃逆的重要基础用方，同时还能治疗诸多病种，而这诸多病种的病变证机必须切合寒痰浊逆气虚证，始可用之。

顽固性膈肌痉挛是临床中比较常见的顽固性难治性疾病之一，临床中分为生理性膈肌痉挛和病理性膈肌痉挛，生理性膈肌痉挛不需要治疗，病理性膈肌痉挛则需要治疗，有时即使积极治疗也不能取得良好效果。膈肌痉挛的主要症状以频繁呃逆为主，有的人以频繁呃声响亮为主，有的人可能伴随消化道症状，有的人因呃逆影响人际交流，有的可能影响正常休息。

大半夏汤的主要作用有：①降逆化痰；②补益正气；③益阴缓急。大半夏汤治疗膈肌痉挛的主要病变证机是：①痰浊气逆；②正气虚弱；③阴津受损。

同时大半夏汤是治疗膈肌痉挛属于寒痰浊逆气虚证的重要基础用方，欲取得最佳治疗效果必须重视经方合方。

【案例示范】顽固性膈肌痉挛

梁某，男，37岁。主诉：有多年顽固性膈肌痉挛病史，近半年来呃逆频繁，影响正常工作与休息，服用中西药但未能有效控制症状，经病友介绍前来诊治。

刻诊：呃逆频繁，因食冷食热加重，倦怠乏力，手足不温，口腔颊部烧热发麻，口苦口腻，舌质淡红夹瘀紫，苔白厚腻夹黄，脉沉弱。

中医辨证：寒痰夹热、虚瘀夹风证。

治疗原则：温化寒痰，益气活血，息风化痰。

治疗方药：大半夏汤、半夏泻心汤、橘皮竹茹汤、附子白及汤与藜芦甘草汤合方。

半夏48g，红参10g，白蜜60mL，干姜12g，枯芩10g，黄连3g，陈皮50g，竹茹50g，制附子10g，白及6g，藜芦1.5g，生姜24g，大枣30枚，炙甘草15g。6剂，以水1000~1200mL，浸泡30分钟，大火烧开，小火煎煮50分钟，去滓取药液，每日分早中晚3次服。

二诊：呃逆明显减轻减少，仍有口苦口腻，前方变黄连为10g，6剂。

三诊：呃逆较前又有明显减轻减少，仍有口腔颊部烧热发麻，前方变枯芩、黄连为各15g，藜芦为2g，6剂。

四诊：手足不温好转，仍有倦怠乏力，前方变红参为12g，6剂。

五诊：呃逆偶尔发作，以前方治疗50余剂，呃逆消除。随访1年，一切尚好。

用方体会：根据呃逆频繁、因食冷食热加重辨为寒热，苔白厚腻夹黄辨为寒痰夹热，口腔颊部烧热发麻辨为热夹风，倦怠乏力、脉沉弱辨为虚，舌质淡红夹瘀紫辨为寒热夹瘀，以此辨为寒痰夹热、虚瘀夹风证。选用大半夏汤降逆化痰，补益正气，益阴缓急；半夏泻心汤平调寒热，调理气机，降泄浊气；橘皮竹茹汤益气降逆，行气化痰；附子白及汤温阳化瘀结散；藜芦甘草汤益中息风化痰。方药相互为用，以奏其效。

大青龙汤

【方歌】大青龙汤桂麻黄,杏草石膏大枣姜,寒郁热伏夹气虚,温宣寒清补益方。

【组成】麻黄去节,六两(18g) 桂枝去皮,二两(6g) 甘草炙,二两(6g) 杏仁去皮尖,四十枚(7g) 生姜切,三两(9g) 大枣擘,十枚 石膏碎,如鸡子大(48g)

【用法】上七味,以水九升,先煮麻黄,减二升,去上沫,内诸药,煮取三升,去滓,温服一升。取微似汗,汗出多者,温粉粉之。一服汗者,停后服。若复服,汗多亡阳,遂虚,恶风,烦躁,不得眠也。

【功用】温宣散寒,清泻郁热,降泄浊逆,补益中气。

【主治】寒郁热伏夹虚证。

【解读方药】大青龙汤有7味药,由甘草汤、杏子汤、桂枝甘草汤、甘草麻黄汤、麻黄汤为基础方所组成,温宣药有3味,降泄药有1味,清热药有1味,补益药有2味。麻黄、桂枝、生姜既是重要治表温宣药又是重要治里温通药;杏仁既是降泄药又是化痰药,还是润燥药;石膏既是清热药又是生津药;大枣、甘草既是补益营卫药又是补益脏腑药。从方中用药用量及调配关系可知大青龙汤是治疗寒郁热伏夹虚证的重要基础用方,各科常见病、多发病、疑难病及疫病属于寒郁热伏夹虚证者,选用大青龙汤常常能取得预期治疗效果。

【案例导读】大青龙汤是治疗鼻窦炎的重要基础用方,同时还能治疗诸多病种,而这诸多病种的病变证机必须切合寒郁热伏夹虚证,始可用之。

鼻窦炎是临床中比较常见的难治疾病之一,鼻窦炎包括颌窦炎、筛窦炎、额窦炎、蝶窦炎等,临床中将鼻窦炎分为急性鼻窦炎和慢性鼻窦炎,主要症状有鼻塞、流鼻涕、嗅觉障碍、头痛等。

大青龙汤的主要作用有:①温宣散寒;②清泻郁热;③降泄浊逆;④补益中气。大青龙汤治疗鼻窦炎的主要病变证机是:①寒邪肆虐;②郁热浸淫;③鼻窍壅滞;④正气虚弱。大青龙汤是治疗鼻窦炎属于寒郁热伏夹虚证的重要基础用方,欲取得最佳治疗效果必须重视经方合方。

【案例示范】慢性鼻窦炎、慢性鼻炎

马某,女,37岁。主诉:有多年慢性鼻窦炎、慢性鼻炎病史,服用中西药但未能有效控制症状,经病友介绍前来诊治。

刻诊：头痛，鼻塞，流鼻涕，鼻痒，嗅觉不敏感，受凉加重，口干口渴，心烦，急躁易怒，倦怠乏力，大便干结，舌质淡红，苔黄腻夹白，脉沉弱。

中医辨证：寒热气郁、气虚夹痰证。

治疗原则：散寒清热，益气行气，降逆化痰。

治疗方药：大青龙汤、小柴胡汤、大黄甘草汤、附子半夏汤与藜芦芍药汤合方。

麻黄18g，桂尖6g，杏仁10g，石膏50g，柴胡24g，枯芩10g，红参10g，生半夏24g，大黄12g，制附子10g，藜芦1.5g，白芍12g，生姜10g，大枣12枚，炙甘草10g。6剂，以水1000～1200mL，浸泡30分钟，大火烧开，小火煎煮50分钟，去滓取药液，每日分早中晚3次服。

二诊：鼻塞减轻，仍有头痛，前方变麻黄为20g、白芍为24g，6剂。

三诊：头痛明显减轻，仍有受凉鼻塞，前方变制附子为12g，6剂。

四诊：大便正常，仍有口渴，前方变炙甘草10g为生甘草12g，6剂。

五诊：诸症较前均有好转，以前方治疗30余剂，诸症基本消除；后又以前方治疗40余剂，诸症消除。随访1年，一切尚好。

用方体会：根据头痛、鼻塞、受凉加重辨为寒，心烦、急躁易怒辨为气郁，口干口渴、大便干结辨为热结，倦怠乏力辨为气虚，流鼻涕、鼻痒、苔黄腻夹白辨为寒热夹风痰，以此辨为寒热气郁、气虚夹痰证。选用大青龙汤温宣散寒，清泻郁热，降泄浊逆，补益中气；小柴胡汤平调寒热，行气解郁；大黄甘草汤益气泻热；附子半夏汤温阳燥湿化痰；藜芦芍药汤缓急止痛，息风化痰。方药相互为用，以奏其效。

大承气汤

【方歌】大承气汤用大黄，枳实厚朴与芒硝，各科杂病郁热结，泻热调气病可消。

【组成】大黄酒洗，四两（12g）　厚朴炙，去皮，半斤（24g）　枳实炙，五枚（5g）　芒硝三合（8g）

【用法】上四味，以水一斗，先煮二物，取五升，去滓，内大黄，更煮取二升，去滓。内芒硝，更上微火一两沸，分温再服。得下，余勿服。

【功用】清泻热结，软坚祛瘀，行气降逆，温通化湿。

【主治】热结气滞夹寒证。

【解读方药】大承气汤有 4 味药，泻热软坚药有 2 味，行气药有 2 味，由小承气汤、厚朴大黄汤、厚朴七物汤为基础方所组成。大黄、芒硝既是重要泻热药又是重要软坚祛瘀药；枳实既是行气药又是降逆药，还是清热药；厚朴既是行气药又是化湿药，还是温通药。从方中用药用量及调配关系可知大承气汤是治疗热结气滞夹寒证的重要基础用方，应用大承气汤并不局限于阳明热结证，更可辨治各科常见病、多发病、疑难病及疫病属于热结气滞夹寒证者。

【案例导读】大承气汤是治疗顽固性复发性肠梗阻的重要基础用方，同时还能治疗诸多病种，而这诸多病种的病变证机必须切合热结气滞夹寒证，始可用之。

顽固性复发性肠梗阻是临床中比较常见的难治疾病之一，在临床中将顽固性复发性肠梗阻分为机械性肠梗阻、动力性肠梗阻和缺血性肠梗阻，主要症状有腹痛、呕吐、腹胀、大便不通。

大承气汤的主要作用有：①清泻热结；②软坚祛瘀；③行气降逆；④温通化湿。大承气汤治疗顽固性复发性肠梗阻的主要病变证机是：①郁热内结；②血脉不利；③浊气壅滞；④或夹寒郁。大承气汤是治疗顽固性复发性肠梗阻属于热结气滞夹寒证的重要基础用方，欲取得最佳治疗效果必须重视经方合方。

【案例示范】顽固性复发性肠梗阻

夏某，男，41 岁。主诉：有多年顽固性复发性肠梗阻病史，多次住院及门诊治疗但未能有效控制病情，经病友介绍前来诊治。

刻诊： 腹痛，腹胀，大便困难（1 次 /4 天），呕吐，腹中烦热，口苦，下肢冰凉麻木，倦怠乏力，舌质淡红，苔白腻夹黄，脉沉弱。

中医辨证： 寒热夹痰、虚滞夹风证。

治疗原则： 泻热温阳，息风化痰，益气行气。

治疗方药： 大承气汤、半夏泻心汤、大黄附子汤、橘皮汤与藜芦甘草汤合方。

大黄 12g，芒硝 8g，枳实 5g，厚朴 24g，生半夏 12g，黄连 3g，红参 10g，枯芩 10g，干姜 10g，制附子 15g，细辛 6g，陈皮 24g，藜芦 1.5g，生姜 24g，大枣 20 枚，炙甘草 10g。6 剂，以水 1000 ~ 1200mL，浸泡 30 分钟，大火烧开，小火煎煮 50 分钟，去滓取药液，每日分早中晚 3 次服。

二诊： 腹胀减轻，大便仍困难，前方变大黄为 20g，6 剂。

三诊：大便通畅，仍有口苦，前方变黄连为10g，6剂。

四诊：腹中烦热基本消除，仍有下肢麻木，前方变藜芦为2g，6剂。

五诊：诸症较前均有好转，以前方治疗30余剂，腹痛腹胀基本消除，大便正常；后又以前方治疗50余剂，诸症消除。随访1年，一切尚好。

用方体会：根据腹痛、大便困难，腹中烦热辨为热结，下肢冰凉辨为寒，下肢麻木、苔腻辨为风痰，倦怠乏力辨为气虚，以此辨为寒热夹杂、虚滞夹风证。选用大承气汤清泻热结，软坚祛瘀，行气降逆，温通化湿；半夏泻心汤平调寒热，益气降逆；大黄附子汤温通降泻；橘皮汤行气降逆；藜芦甘草汤益气息风化痰。方药相互为用，以奏其效。

大乌头煎（乌头煎）

【方歌】 大乌头煎治阴寒，乌头蜂蜜要同煎，脏腑筋骨诸般病，散寒益气病可安。

【组成】 乌头熬，去皮，不㕮咀，大者五枚（15g）　蜜二升（48g）

【用法】 上以水三升，煮取一升，去滓。内蜜二升，煎令水气尽，取二升。强人服七合；弱人服五合。不差，明日更服，不可日再服。

【功用】 温阳散寒，益气化阴，缓急止痛。

【主治】 寒凝伤气阴证。

【解读方药】 大乌头煎仅有2味药，《神农本草经》认为，乌头"味辛温。主中风，恶风，洗洗出汗，除寒湿痹，咳逆上气，破积聚，寒热"。《金匮要略》中说："寒疝绕脐痛，若发则白汗出，手足厥冷，其脉沉弦者，大乌头煎主之。"乌头既是治风寒湿痹药又是治脏腑积聚药，更是降逆止汗药；蜜既是益气药又是滋阴药，还是缓急解毒药。从方中用药用量及调配关系可知大乌头煎是治疗寒凝伤气阴证的重要基础用方，治疗临床各科常见病、多发病、疑难病属于寒凝伤气阴证者，合理选用大乌头煎常常能取得预期治疗效果。

【案例导读】 大乌头煎是治疗肩周炎的重要基础用方，同时还能治疗诸多病种，而这诸多病种的病变证机必须切合寒凝伤气阴证，始可用之。

肩周炎又称为粘连性肩关节囊炎、肩关节周围炎等，是临床中常见难治疾病之一，分为原发性肩周炎和继发性肩周炎，还分为创伤性肩周炎和自发性肩周炎，主要症状有肩关节疼痛、按压加重疼痛、活动受限、梳头困难、怕冷等，并发症主要有三角肌萎缩、肩关节变形等。

大乌头煎的主要作用有：①温阳散寒；②益气化阴；③缓急止痛。大乌头煎治疗肩周炎的主要病变证机是：①寒凝筋骨；②气阴受损。大乌头煎是治疗肩周炎属于寒凝伤气阴证的重要基础用方，欲取得最佳治疗效果必须重视经方合方。

【案例示范】肩周炎

徐某，女，37岁。主诉：有多年肩周炎病史，服用中西药但未能有效控制症状，经病友介绍前来诊治。

刻诊： 肩关节困重疼痛，按压加重疼痛，活动受限，梳头困难，倦怠乏力，怕冷，手足麻木酸困怕冷，夜间心烦，盗汗，舌质淡红，苔腻黄白夹杂，脉沉弱。

中医辨证： 寒凝夹痰、气阴两伤证。

治疗原则： 温阳化痰，益气化阴，缓急止痛。

治疗方药： 大乌头煎、麻黄加术汤、小陷胸汤、桂枝人参汤、附子花粉汤与藜芦甘草汤合方。

制川乌10g，麻黄10g，桂尖12g，白术12g，杏仁15g，黄连3g，生半夏12g，全栝楼30g，红参10g，干姜10g，天花粉24g，制附子5g，藜芦1.5g，生姜10g，大枣20枚，炙甘草10g。6剂，以水1000～1200mL，浸泡30分钟，大火烧开，小火煎煮50分钟，去滓取药液，每日分早中晚3次服。服药时加蜂蜜20mL。

二诊： 疼痛减轻，仍有困重，前方变白术为20g，6剂。

三诊： 困重略有减轻，仍有麻木，前方变藜芦为3g，6剂。

四诊： 怕冷明显好转，仍有倦怠乏力，前方变红参为12g，6剂。

五诊： 诸症较前均有好转，以前方治疗40余剂，困重麻木疼痛基本消除；后又以前方治疗60余剂，诸症消除。随访1年，一切尚好。

用方体会： 根据肩关节困重疼痛辨为寒痰，倦怠乏力、盗汗辨为气阴两虚，手足麻木、苔腻辨为风痰，苔腻黄白夹杂辨为痰夹寒热，以此辨为寒凝夹痰、气阴两伤证。选用大乌头煎温阳散寒，益气化阴，缓急止痛；麻黄加术汤宣发散寒，益气燥湿；桂枝人参汤益气温阳散寒；小陷胸汤清热化痰，温阳降逆；附子花粉汤温阳散寒益阴；藜芦甘草汤益气息风。方药相互为用，以奏其效。

大柴胡汤

【方歌】大柴胡汤用大黄，枳实芩夏芍枣姜，少阳阳明及杂病，清泻疏理效优良。

【组成】柴胡半斤（24g） 黄芩三两（9g） 芍药三两（9g） 半夏洗，半升（12g） 生姜切，五两（15g） 枳实炙，四枚（4g） 大枣擘，十二枚 大黄二两（6g）

【用法】上八味，以水一斗二升，煮取六升，去滓。再煎，温服一升，日三服。一方，加大黄二两，若不加，恐不为大柴胡汤。

注：方药用法后10字，可能是叔和批注文。

【功用】清泻郁热，调理气机，温中散寒，补益气血。

【主治】寒热气滞夹虚证。

【解读方药】大柴胡汤有8味药，由生姜半夏汤、枳实芍药散为基础方所组成。柴胡、枳实既是清热药又是行气药，更是调理气机升降药；黄芩既是清热药又是燥湿药；大黄既是泻热药又是祛瘀药；芍药既是补血药又是活血药，还是缓急止痛药；半夏、生姜既是温脾和胃药又是调理气机升降药；大枣既是补益气血药又是缓急药。从方中用药用量及调配关系可知大柴胡汤是治疗寒热气滞夹虚证的重要基础用方，治疗各科常见病、多发病、疑难病属于寒热气滞夹虚证者，选用大柴胡汤常常能取得预期治疗效果。

【案例导读】大柴胡汤是治疗胆结石的重要基础用方，同时还能治疗诸多病种，而这诸多病种的病变证机必须切合寒热气滞夹虚证，始可用之。

胆结石是临床中比较常见的难治疾病之一，胆结石分为胆囊结石、肝外胆管结石、肝内胆管结石、胆固醇类结石、胆色素类结石，以及碳酸钙、磷酸钙等结石，主要症状有右上腹隐痛，或剧痛，或阵痛，恶心，呕吐，泛酸，腹胀，腹泻，厌食，以及高热，寒战，甚至黄疸，并发症主要有急性胆管炎、急性胰腺炎、Mirizzi 综合征、胆肠内瘘、结石性肠梗阻等。

大柴胡汤的主要作用有：①清泻郁热；②调理气机；③温中散寒；④补益气血。大柴胡汤治疗胆结石的主要病变证机是：①郁热内生；②气血不利；③正气虚弱。大柴胡汤是治疗胆结石属于寒热气滞夹虚证的重要基础用方，欲取得最佳治疗效果必须重视经方合方。

【案例示范】胆结石、胆囊炎

蒋某，男，52 岁。主诉：有多年胆结石、胆囊炎病史，服用中西药但未能有效控制症状，经病友介绍前来诊治。

刻诊： 脘腹隐隐作痛，腹胀，时而剧痛，恶心，呕吐痰涎，便秘溏泻交替出现，不思饮食，心胸烦热，口苦，食凉则加重呕吐及大便溏泻，倦怠乏力，舌质淡红，苔腻黄白夹杂，脉沉弱。

中医辨证： 寒热气滞、气虚夹痰证。

治疗原则： 泻热行气，益气温阳，降逆化痰。

治疗方药： 大柴胡汤、栀子豉汤、桂枝人参汤、橘皮汤、甘草海藻汤与附子半夏汤合方。

柴胡 24g，枯芩 10g，白芍 10g，生半夏 24g，枳实 5g，大黄 6g，栀子 30g，淡豆豉 10g，红参 10g，桂尖 12g，干姜 10g，白术 10g，制附子 10g，陈皮 24g，羊栖藻 24g，生姜 15g，大枣 12 枚，炙甘草 10g。6 剂，以水 1000 ~ 1200mL，浸泡 30 分钟，大火烧开，小火煎煮 50 分钟，去滓取药液，每日分早中晚 3 次服。

二诊： 疼痛明显减轻，仍腹胀，前方变陈皮为 40g，6 剂。

三诊： 大便正常，仍心胸烦热，前方变枯芩为 15g，6 剂。

四诊： 口苦、恶心消除，仍有轻微脘腹疼痛，前方变白芍为 24g，6 剂。

五诊： 诸症状较前均有好转，以前方治疗 50 余剂，诸症状基本消除；后又以前方治疗 80 余剂，经复查胆结石消除。随访 1 年，一切尚好。

用方体会： 根据腹痛、腹胀，心胸烦热辨为热，便秘腹泻交替出现、苔腻黄白夹杂辨为寒热夹痰，恶心呕吐辨为痰阻气逆，倦怠乏力辨为气虚，以此辨为寒热气滞、气虚夹痰证。选用大柴胡汤清泻郁热，调理气机，温中散寒，补益气血；栀子豉汤清宣郁热；桂枝人参汤益气温阳；橘皮汤行气降逆散结；甘草海藻汤益气软坚散结；附子半夏汤温阳化痰，燥湿化痰。方药相互为用，以奏其效。

大陷胸汤

【方歌】 大陷胸汤芒大黄，甘遂为末效力彰，通泻热结能逐水，痰热水结病可康。

【组成】大黄去皮，六两（18g）　芒硝一升（24g）　甘遂一钱匕（1.5g）

【用法】上三味，以水六升，先煮大黄，取二升，去滓。内芒硝，煮一两沸，内甘遂末，温服一升。得快利，止后服。

【功用】清泻热结，攻逐痰水，软坚消癥。

【主治】痰热水结证。

【解读方药】大陷胸汤有3味药。大黄既是攻泻热结药又是通降燥湿药，还是泻热祛瘀药；芒硝既是清热降泄药又是软坚散结药；甘遂既是清热药又是通利消癥药，既可通利大便又可通利小便。从方中用药用量及调配关系可知大陷胸汤是治疗痰热水结证的重要基础用方，治疗各科常见病、多发病、疑难病及疫病属于痰热水结证者，选用大陷胸汤常常能取得预期治疗效果。

【案例导读】大陷胸汤是治疗胸腔积液的重要基础用方，同时还能治疗诸多病种，而这诸多病种的病变证机必须切合痰热水结证，始可用之。

胸腔积液是临床中比较难治疾病之一，分为原发性胸膜积液和继发性胸腔积液。心血管病变、肺系病变、肾系病变、肝系病变、肿瘤病变、胸膜病变等是引起胸腔积液的主要原因。胸腔积液的症状以呼吸困难为主，常常伴有发热、咳嗽、咳痰、胸痛、胸闷、气急气促、倦怠乏力等。

大陷胸汤的主要作用有：①清泻热结；②攻逐痰水；③软坚消癥。大陷胸汤治疗胸腔积液的主要病变证机是：①热结不通；②痰水肆虐；③血脉不利。大陷胸汤是治疗胸腔积液属于痰热水结证的重要基础用方，欲取得最佳治疗效果必须重视经方合方。

【案例示范】缩窄性心包炎、胸腔积液

詹某，女，52岁。主诉：有多年缩窄性心包炎、胸腔积液病史，服用中西药但未能有效控制症状，经病友介绍前来诊治。

刻诊：呼吸困难，时时发热，咳嗽，咳痰，胸痛，胸中憋闷，胸中烦热，头晕头蒙，急躁易怒，倦怠乏力，腹胀，大便干结，下肢水肿，手足不温，颈静脉怒张，经检查有肝脏肿大，舌质暗红，苔黄腻夹白，脉沉弱。

中医辨证：寒热水气、气虚痰瘀证。

治疗原则：散寒清热，益气利水，活血化痰。

治疗方药：大陷胸汤、小柴胡汤、麻黄汤、附子白及汤与藜芦芍药汤合方。

大黄18g，芒硝24g，甘遂1.5g，柴胡24g，枯芩10g，红参10g，生半夏

24g，麻黄 10g，桂尖 6g，杏仁 15g，制附子 10g，白及 6g，藜芦 1.5g，白芍 12g，生姜 10g，大枣 12 枚，炙甘草 10g。6 剂，以水 1000 ~ 1200mL，浸泡 30 分钟，大火烧开，小火煎煮 50 分钟，去滓取药液，每日分早中晚 3 次服。

二诊：大便通畅，仍有咳嗽、咳痰，前方变麻黄为 15g、桂尖为 9g、杏仁为 20g，6 剂。

三诊：咳嗽明显减轻，大便略有溏泻，前方变大黄为 12g、芒硝为 12g，6 剂。

四诊：胸痛基本消除，仍有手足不温，前方变桂尖为 10g，6 剂。

五诊：大便正常，其余症状较前好转，以前方治疗 60 余剂，经复查胸腔积液基本消除；后又以前方治疗 100 余剂，经复查胸腔积液消除，缩窄性心包炎基本正常。随访 1 年，一切尚好。

用方体会：根据呼吸困难、胸中烦热、手足不温辨为寒热夹杂，下肢水肿辨为水气内结，大便干结、腹胀、苔腻辨为痰热郁结，急躁易怒、倦怠乏力辨为气郁夹虚，头晕头蒙辨为风痰，以此辨为寒热水气、气虚痰瘀证。选用大陷胸汤清泻热结，攻逐痰水，软坚消癥；小柴胡汤平调寒热，行气解郁；麻黄汤宣降肺气，温化利水；附子白及汤温阳化瘀；藜芦芍药汤缓急止痛，息风化痰。方药相互为用，以奏其效。

大陷胸丸

【方歌】大陷胸丸用大黄，芒硝杏仁葶苈子，甘遂研末加白蜜，泻热降逆功效奇。

【组成】大黄半斤（25g） 葶苈子熬，半升（12g） 芒硝半升（12g） 杏仁去皮尖，熬黑，半升（12g） 甘遂一钱匕（1.5g） 白蜜二合（5g 或 15mL）

【用法】上四味，捣筛二味，内杏仁、芒硝，合研如脂，和散，取如弹丸一枚，别捣甘遂一钱匕，白蜜二合，水二升，煮取一升，温，顿服之。一宿乃下，如不下，更服，取下为效，禁如药法。

【功用】清泻热结，攻逐痰水，软坚消癥，益气化阴。

【主治】痰热水结伤阴证。

【解读方药】大陷胸丸有 6 味药，由大陷汤为基础方所组成。大黄既是攻泻热结药又是通降燥湿药，还是泻热祛瘀药；芒硝既是清热降泄药又是软坚散结药；甘遂既是清热药又是通利消癥药，既可通利大便又可通利小便；杏仁、葶苈子既是降泻药又是化痰利水药，杏仁还是滋润药；白蜜既是益气药又是生津化阴药，还是缓急药。从方中用药用量及调配关系可知大陷胸丸是治疗痰热水结伤阴证的重要基础用方，治疗各科常见病、多发病、疑难病及疫病属于痰热水结伤阴证者，选用大陷胸丸常常能取得预期治疗效果。

【案例导读】 大陷胸丸是治疗腹膜炎的重要基础用方，同时还能治疗诸多病种，而这诸多病种的病变证机必须切合痰热水结伤阴证，始可用之。

腹膜炎是临床中比较难治疾病之一，分为原发性腹膜炎和继发性腹膜炎，主要症状为持续性剧烈腹痛，体位改变疼痛加重，恶心，呕吐，高热，呼吸浅快，大汗，眼窝凹陷，皮肤干燥，口干，心慌，呼吸急促，口唇发绀。其并发症主要有脓毒症、感染性休克、多器官功能衰竭等。

大陷胸丸的主要作用有：①清泻热结；②攻逐痰水；③软坚消癥；④益气化阴。大陷胸丸治疗腹膜炎的主要病变证机是：①热结不通；②痰水肆虐；③血脉不利；④气阴受损。大陷胸丸是治疗腹膜炎属于痰热水结伤阴证的重要基础用方，欲取得最佳治疗效果必须重视经方合方。

【案例示范】原发性腹膜炎

李某，男，47 岁。主诉：有多年原发性腹膜炎病史，但服用中西药未能有效控制症状，经病友介绍前来诊治。

刻诊： 腹胀满痛，体位改变加重疼痛，恶心，呕吐，时有高热，呼吸浅快，皮肤干燥，口干，倦怠乏力，心烦易怒，口唇暗紫，大便干结，腹部肌肉蠕动，手足不温，舌质淡红夹瘀紫，苔厚腻黄白夹杂，脉沉弱。

中医辨证： 寒热郁痰、气虚夹瘀证。

治疗原则： 散寒清热，益气调气，活血化痰。

治疗方药： 大陷胸丸、半夏泻心汤、麻杏石甘汤、附子半夏汤与藜芦甘草汤合方。

大黄 24g，葶苈子 12g，芒硝 12g，杏仁 12g，甘遂 1.5g，白蜜 15mL，黄连 3g，枯芩 10g，红参 10g，生半夏 24g，干姜 10g，麻黄 12g，石膏 24g，制附子 10g，藜芦 1.5g，生姜 10g，大枣 12 枚，炙甘草 10g。6 剂，以水 1000 ~ 1200mL，浸泡 30 分钟，大火烧开，小火煎煮 50 分钟，去滓取药液，每日分早中晚 3 次服。

二诊： 大便通畅，仍时有高热，前方变石膏为 50g，6 剂。

三诊：时有高热未再出现，大便溏泻，前方变大黄为 12g，芒硝为 6g，6 剂。

四诊：呼吸浅快基本消除，仍有心烦，前方变枯芩为 15g，6 剂。

五诊：大便基本正常，其余症状较前明显好转，以前方治疗 30 余剂，诸症状基本消除；后又以前方治疗 70 余剂，经复查原发性腹膜炎痊愈。随访 1 年，一切尚好。

用方体会：根据腹痛、口干、手足不温辨为寒热夹杂，恶心呕吐辨为气逆，口唇暗紫辨为瘀，倦怠乏力辨为气虚，腹部肌肉蠕动、苔厚腻辨为风痰，以此辨为寒热郁痰、气虚夹瘀证。选用大陷胸丸清泻热结，攻逐痰水，软坚消癥，益气化阴；半夏泻心汤平调寒热，益气燥湿，降逆和中；麻杏石甘汤清宣降逆；附子半夏汤温阳化瘀，燥湿化痰；藜芦甘草汤益气息风化痰。方药相互为用，以奏其效。

大黄黄连泻心汤

【**方歌**】大黄黄连泻心汤，清泻郁热能燥湿，调整用量最重要，各科杂病服之宜。

【**组成**】大黄二两（6g）　黄连一两（3g）

【**用法**】上二味，以麻沸汤二升，渍之，须臾，绞去滓。分温再服。

【**功用**】清泻热郁，燥湿祛瘀。

【**主治**】湿热郁结证。

【**解读方药**】大黄黄连泻心汤有 2 味药，由黄连粉方为基础方所组成。大黄既是清泻郁热药又是降泄燥湿药，黄连既是清热解毒药又是燥湿除烦药。从方中用药用量及调配关系可知大黄黄连泻心汤是治疗湿热郁结证的重要基础用方，治疗各科常见病、多发病、疑难病属于湿热郁结证者，选用大黄黄连泻心汤常常能取得预期治疗效果。

【**案例导读**】大黄黄连泻心汤是治疗口腔溃疡的重要基础用方，同时还能治疗诸多病种，而这诸多病种的病变证机必须切合湿热郁结证，始可用之。

口腔溃疡是临床中比较常见的难治疾病之一，代谢因素、免疫因素、遗传因素、系统性疾病因素、精神因素、饮食因素、创伤性因素等是引起口腔溃疡的主要原因，临床分为轻型口腔溃疡、重型口腔溃疡、疱疹性口腔溃疡。其主要症状有口唇、脸颊、软腭，以及牙龈等处红肿，疼痛剧烈，溃烂等，主要并发症有口臭、慢性咽炎、便秘、慢性牙龈炎、淋巴结肿大等。

大黄黄连泻心汤的主要作用有：①清泻热郁；②燥湿祛瘀。大黄黄连泻心汤治疗口腔溃疡的主要病变证机是：①热伤脉络；②湿蕴经脉。大黄黄连泻心汤是治疗口腔溃疡属于湿热郁结证的重要基础用方，欲取得最佳治疗效果必须重视经方合方。

【案例示范】复发性口腔溃疡

仝某，女，38岁。主诉：有多年复发性口腔溃疡病史，近3年来几乎是天天口腔溃疡，但服用中西药未能有效控制症状，经病友介绍前来诊治。

刻诊：舌头、口唇、口腔颊部、软腭、咽部、牙龈等处交替出现红肿溃烂，疼痛，心烦易怒，大便干结，口流涎水，牙齿麻木，怕冷，舌质淡红夹瘀紫，苔白腻夹黄，脉沉弱。

中医辨证：寒热风痰、气虚夹瘀证。

治疗原则：散寒清热，息风化痰，益气活血。

治疗方药：大黄黄连泻心汤、半夏泻心汤、栀子豉汤、附子白及汤与藜芦甘草汤合方。

大黄6g，黄连6g，枯芩10g，红参10g，生半夏24g，干姜10g，栀子30g，淡豆豉10g，制附子10g，白及6g，藜芦1.5g，生姜10g，大枣12枚，炙甘草10g。6剂，以水1000~1200mL，浸泡30分钟，大火烧开，小火煎煮50分钟，去滓取药液，每日分早中晚3次服。

二诊：怕冷减轻，仍有溃烂，前方变黄连、枯芩为各20g，6剂。

三诊：口腔溃烂明显减轻，仍有大便干结，前方变大黄为10g，6剂。

四诊：口腔溃疡未再发作，仍有牙齿麻木，前方变藜芦为2g，6剂。

五诊：大便基本正常，口腔溃烂基本消退，为了巩固疗效，又以前方治疗30余剂。随访1年，一切尚好。

用方体会：根据口腔溃烂、红肿辨为热，怕冷、口流涎水辨为寒水，脉沉弱辨为虚，舌质淡红夹瘀紫辨为寒热夹瘀，牙齿麻木、苔腻辨为风痰，以此辨为寒热风痰、气虚夹瘀证。选用大黄黄连泻心汤清泻郁热；半夏泻心汤平调寒热，益气和中，降逆燥湿；栀子豉汤清宣郁热；附子白及汤温阳化瘀消肿；藜芦甘草汤益气息风化痰。方药相互为用，以奏其效。

大黄甘草汤

【方歌】仲景大黄甘草汤，泻热益气基础方，脏腑营卫诸般疾，各科杂病用之良。

【组成】大黄四两（12g）　甘草一两（3g）

【用法】上二味，以水三升，煮取一升，分温再服。

【功用】清泻热郁，益气生津。

【主治】湿热夹气虚证。

【解读方药】大黄甘草汤有2味药。大黄既是清泻郁热药又是降泄燥湿药，还是通利血脉药；甘草既是清热药又是益气生津药，还是缓急药。从方中用药用量及调配关系可知大黄甘草汤是治疗湿热夹气虚证的重要基础用方，治疗各科常见病、多发病、疑难病属于湿热夹气虚证者，选用大黄甘草汤常常能取得预期治疗效果。

【案例导读】大黄甘草汤是治疗贲门失弛缓症的重要基础用方，同时还能治疗诸多病种，而这诸多病种的病变证机必须切合湿热夹气虚证，始可用之。

贲门失弛缓症是食管动力障碍性疾病，属于临床中非常难治疾病之一，神经源性病变、抑制性神经元受累、迷走神经功能异常等可能是引起贲门失弛缓症的主要病变原因。其主要症状有吞咽困难、食物反流呕吐、胸部不适或疼痛、消瘦、贫血等，主要并发症有食管炎、食管扩张、呼吸道病变、肿瘤等。

大黄甘草汤的主要作用有：①清泻热郁；②益气生津。大黄甘草汤治疗贲门失弛缓症的主要病变证机是：①郁热内扰；②气虚津少。大黄甘草汤是治疗贲门失弛缓症属于湿热夹气虚证的重要基础用方，欲取得最佳治疗效果必须重视经方合方。

【案例示范】原发性贲门失弛缓症

孙某，男，29岁。主诉：有多年原发性贲门失弛缓症病史，近2年来进食呕吐症状加重，住院及门诊治疗，服用中西药但未能有效控制症状，经病友介绍前来诊治。

刻诊：吞咽不利，如有物阻，食物反流性呕吐，胸中怕冷，形体消瘦，倦怠乏力，大便干结，腹中烦热，舌质红，苔白厚腻夹黄，脉沉弱。

中医辨证：寒热蕴结、气虚夹痰证。

治疗原则：平调寒热，益气化痰，降逆和中。

治疗方药：大黄甘草汤、半夏泻心汤、橘皮汤、附子半夏汤与甘草海藻汤合方。

大黄12g，黄连3g，枯芩10g，红参10g，生半夏24g，干姜10g，制附子10g，羊栖藻24g，陈皮24g，生姜24g，大枣12枚，炙甘草10g。6剂，以水1000～1200mL，浸泡30分钟，大火烧开，小火煎煮50分钟，去滓取药液，每日分早中晚3次服。

二诊：吞咽不利如有物阻略有减轻，仍有腹中烦热，前方变黄连、枯芩为各15g，6剂。

三诊：大便较前通畅，仍有胸中怕冷、呕吐，前方变干姜、制附子为各12g，陈皮40g，6剂。

四诊：吞咽不利如有物阻较前又好转，仍有食物反流性呕吐，前方变生半夏为36g，6剂。

五诊：诸症状较前好转，以前方治疗150余剂，诸症状明显减轻；后又以前方治疗60余剂，诸症状基本消除。随访1年，一切尚好。

用方体会：根据吞咽不利、胸中怕冷辨为寒，大便干结、腹中烦热辨为热，苔腻、如有物阻辨为痰，倦怠乏力、脉沉弱辨为虚，以此辨为寒热蕴结、气虚夹痰证。选用大黄甘草汤益气清泻热结；半夏泻心汤平调寒热，益气和中，降逆燥湿；橘皮汤降逆行气；附子半夏汤温阳化瘀，降逆化痰；甘草海藻汤益气软坚散结。方药相互为用，以奏其效。

大黄甘遂汤

【方歌】大黄甘遂汤阿胶，泻热逐水治血虚，脏腑筋脉诸般疾，辨治杂病病可除。

【组成】大黄四两（12g）　甘遂二两（6g）　阿胶二两（6g）

【用法】上三味，以水三升，煮取一升，顿服之。其血当下。

【功用】泻热燥湿，攻逐水饮，补血化阴。

【主治】热结水饮夹虚证。

【解读方药】大黄甘遂汤有3味药。大黄既是泻热药又是燥湿药，还是祛瘀药；甘遂既是攻逐水饮药又是消肿散结药；阿胶既是补血药又是止血药，还是化阴药。从方中用药用量及调配关系可知大黄甘遂汤是治疗热结水饮夹虚证的重要基础用方，治疗各科常见病、多发病、疑难病属于热结水饮夹虚证者，选用大黄甘遂汤常常能取得预期治疗效果。

【案例导读】大黄甘遂汤是治疗卵巢巧克力囊肿的重要基础用方，同时还能治疗诸多病种，而这诸多病种的病变证机必须切合热结水饮夹虚证，始可用之。

卵巢巧克力囊肿是临床中比较常见的难治疾病之一，其主要原因有内分泌失调、自主神经功能紊乱，主要症状有痛经、月经提前、月经量多、经期延迟等，主要并发症有不孕症、周期性膀胱刺激症状、周期性直肠刺激症状、周期性少腹小腹刺激症状、腹膜炎等。

大黄甘遂汤的主要作用有：①泻热燥湿；②攻逐水饮；③补血化阴。大黄甘遂汤治疗卵巢巧克力囊肿的主要病变证机是：①湿热郁结；②水饮浸淫；③阴血损伤。大黄甘遂汤是治疗卵巢巧克力囊肿属于热结水饮夹虚证的重要基础用方，欲取得最佳治疗效果必须重视经方合方。

【案例示范】卵巢巧克力囊肿

郑某，女，37岁。主诉：有多年卵巢巧克力囊肿病史，结婚6年未孕，经检查诊断为卵巢巧克力囊肿，服用中西药近5年但仍未怀孕，经病友介绍前来诊治。

刻诊：痛经，每次月经提前6天，月经量多似水状且夹血块，经期延迟12天左右，大便不畅、小腹如鼓状且怕冷，倦怠乏力，手足烦热，口渴欲饮热水，舌质淡红，苔腻黄白夹杂，脉沉弱。

中医辨证：寒热水结、气虚夹痰证。

治疗原则：温阳散寒，清热逐水，益气活血。

治疗方药：大黄甘遂汤、温经汤、附子半夏汤与甘草海藻汤合方。

大黄12g，甘遂6g，阿胶珠6g，吴茱萸10g，红参6g，生半夏24g，桂尖6g，当归6g，白芍6g，川芎6g，牡丹皮6g，麦冬24g，制附子10g，羊栖藻24g，生姜10g，大枣12枚，炙甘草10g。6剂，以水1000～1200mL，浸泡30分钟，大火烧开，小火煎煮50分钟，去滓取药液，每日分早中晚3次服。

二诊：大便较前通畅，仍有口渴、怕冷、倦怠乏力，前方变桂尖为10g，牡丹皮为12g，红参为10g，6剂。

三诊：口渴、怕冷、倦怠乏力略有减轻，月经来临血块减少但仍似水状，前方变甘遂为9g，6剂。

四诊：痛经明显减轻，仍有月经量少，前方变当归、川芎为各24g，6剂。

五诊：口渴、怕冷、倦怠乏力等较前均又有减轻，以前方治疗120余剂，月经基本正常；后又以前方治疗50余剂，诸症状基本消除，并告诉已妊娠。随访1年半，其子已出生，母子一切正常。

用方体会：根据月经量多似水状且夹血块辨为水血郁结，小腹如鼓状且怕冷辨为寒，手足烦热，口渴欲饮热水辨为寒热夹杂伤阴，舌质淡红，苔腻黄白夹杂辨为寒热夹痰，倦怠乏力、脉沉弱辨为虚，以此辨为寒热水结、气虚夹痰证。选用大黄甘遂汤泻热逐水益血；温经汤温阳散寒，清热益阴，补益中气，补血活血；附子半夏汤温阳化瘀，燥湿化痰；甘草海藻汤益气软坚散结。方药相互为用，以奏其效。

大黄牡丹汤

【方歌】仲景大黄牡丹汤，桃仁瓜子与芒硝，热结瘀血诸般疾，各科杂病病可消。

【组成】大黄四两（12g）　牡丹一两（3g）　桃仁五十个（8.5g）　瓜子半升（12g）　芒硝三合（8g）

【用法】上五味，以水六升，煮取一升，去滓。内芒硝，再煎沸。顿服之。有脓当下，如无脓，当下血。

【功用】清泻热结，软坚散结，消痈排脓。

【主治】瘀热痈脓证。

【解读方药】大黄牡丹汤有5味药。大黄既是泻热药又是通降药，还是祛瘀药；芒硝既是泻热药又是软坚散结药；牡丹皮既是活血消癥药又是清热药，还是消痈敛疮药；桃仁既是活血药又是滋润药；瓜子既是清热药又是消痈排脓药。从方中用药用量及调配关系可知大黄牡丹汤是治疗瘀热痈脓证的重要基础用方，治疗各科常见病、多发病、疑难病属于瘀热痈脓证者，选用大黄牡丹汤常常能取得预期治疗效果。

【案例导读】大黄牡丹汤是治疗阑尾炎的重要基础用方，同时还能治疗诸多病种，而这诸多病种的病变证机必须切合瘀热痈脓证，始可用之。

阑尾炎是临床中比较难治疾病之一，临床中分为急性阑尾炎和慢性阑尾炎。其主要症状有腹痛、腹泻、便秘、恶心、呕吐，以及中毒症状、膀胱刺激症状等，并发症主要有弥漫性腹膜炎、腹腔脓肿、麻痹性肠梗阻、化脓性门静脉炎、肝脓肿等。

大黄牡丹汤的主要作用有：①清泻热结；②软坚散结；③消痈排脓。大黄牡丹汤治疗阑尾炎的主要病变证机是：①湿热郁结；②血脉瘀阻；③痈脓内生。大黄牡丹汤是治疗阑尾炎属于瘀热痈脓证的重要基础用方，欲取得最佳治疗效果必须重视经方合方。

【案例示范】慢性阑尾炎、慢性盆腔炎、慢性阴道炎

商某，女，40岁。主诉：有多年慢性阑尾炎、慢性盆腔炎病史，服用中西药但症状仍反复发作，经病友介绍前来诊治。

刻诊：少腹小腹有时热痛，有时冷痛，腹泻、便秘交替出现，时时恶心，带下色黄量多夹异味，阴中瘙痒，情绪低落，急躁易怒，倦怠乏力，舌质淡红夹瘀紫，苔黄腻夹白，脉沉弱。

中医辨证：寒热瘀结、气虚夹痰证。

治疗原则：温阳散寒，清热燥湿，益气行气，活血化痰。

治疗方药：大黄牡丹汤、小柴胡汤、半夏泻心汤、薏苡附子败酱散与藜芦甘草汤合方。

大黄12g，牡丹皮3g，桃仁10g，瓜子12g，芒硝8g，生半夏12g，枯芩20g，红参10g，干姜10g，黄连3g，柴胡24g，制附子6g，薏苡仁30g，败酱草15g，藜芦1.5g，生姜10g，大枣12枚，炙甘草10g。6剂，以水1000~1200mL，浸泡30分钟，大火烧开，小火煎煮50分钟，去滓取药液，每日分早中晚3次服。

二诊：大便基本正常，仍有带下量多、阴中瘙痒，前方变藜芦为3g、败酱草为30g，牡丹皮为12g，6剂。

三诊：少腹小腹疼痛较前减轻，带下量多减少、阴中瘙痒基本消除，仍有苔黄腻夹白，前方变黄连为10g，6剂。

四诊：情绪低落较前明显好转，仍有怕冷，前方变制附子为10g，6剂。

五诊：诸症状较前均有减轻，以前方治疗60余剂，诸症状基本消除；后又以前方治疗40余剂，诸症状消除。随访1年，一切正常。

用方体会：根据少腹小腹有时热痛、有时冷痛辨为寒热夹杂，舌质淡红夹瘀紫辨为寒热夹瘀，带下色黄量多夹异味、阴中瘙痒辨为湿热夹风，情绪低

落、倦怠乏力辨为气虚气郁，以此辨为寒热痰结、气虚夹痰证。选用大黄牡丹
汤泻热化瘀；小柴胡汤平调寒热，益气调气；半夏泻心汤温阳散寒，清热燥
湿，补益中气，补血活血；薏苡附子败酱散温阳化瘀，清热利湿；藜芦甘草汤
益气息风化痰。方药相互为用，以奏其效。

大黄附子汤

【方歌】大黄附子汤细辛，寒结夹瘀夹热方，各科杂病诸般证，寒热并用
效非常。

【组成】大黄三两（9g）　附子炮，三枚（15g）　细辛二两（6g）

【用法】上三味，以水五升，煮取二升。分温三服。若强人煮取二升半，
分温三服。服后如人行四五里，进一服。

【功用】温阳化瘀，通降泻热，行散止痛。

【主治】寒结夹瘀夹热证。

【解读方药】大黄附子汤有 3 味药，由头风摩散为基础方所组成。附子既
是温通散寒药又是化瘀消癥药，大黄既是通利降逆药又是泻热燥湿药，细辛既
是温通散寒药又是行散止痛药。从方中用药用量及调配关系可知大黄附子汤是
治疗寒结夹瘀夹热证的重要基础用方，治疗各科常见病、多发病、疑难病属于
寒结夹瘀夹热证者，选用大黄附子汤常常能取得预期治疗效果。

【案例导读】大黄附子汤是治疗习惯性便秘的重要基础用方，同时还能治
疗诸多病种，而这诸多病种的病变证机必须切合寒结夹瘀夹热证，始可用之。

习惯性便秘是临床中比较常见的顽固性难治性病变之一，分为功能性便
秘和器质性便秘，功能性便秘的主要原因有结肠直肠蠕动功能减弱或迟缓，以
及不良生活习惯、心理因素、社会压力等，器质性便秘的主要原因有消化道病
变、脊髓病变、神经病变、内分泌代谢病变、免疫系统病变、妇科病变、男科
病变等。习惯性便秘的主要症状有大便干结、排便困难，以及腹痛腹胀，并发
症主要有肛裂、痔疮等。

大黄附子汤的主要作用有：①温阳化瘀；②通降泻热；③行散止痛。大黄
附子汤治疗习惯性便秘的主要病变证机是：①寒结不通；②血脉瘀滞；③郁热
内生。大黄附子汤是治疗习惯性便秘属于寒结夹瘀夹热证的重要基础用方，欲
取得最佳治疗效果必须重视经方合方。

【案例示范】习惯性便秘

郑某,男,89岁。主诉:有多年习惯性便秘病史,30年来服用中西药但未能有效改善症状,每次排大便必须用手掏出,痛苦不堪,经病友介绍前来诊治。

刻诊: 大便干结(1次/5～6天),排便困难,腹痛,腹胀,恶心呕吐,下肢沉重,手足不温,身体瘙痒,怕冷,情绪低落,伴有肛裂,倦怠乏力,心胸烦热,夜间盗汗,舌质红夹瘀紫,少苔,脉沉细弱。

中医辨证: 阳虚阴伤、气虚郁瘀证。

治疗原则: 温阳益阴,益气行气,活血化瘀。

治疗方药: 大黄附子汤、小柴胡汤、百合地黄汤、下瘀血汤与藜芦甘草汤合方。

大黄10g,制附子15g,细辛6g,柴胡24g,生半夏12g,枯芩10g,红参10g,百合15g,生地黄50g,桃仁5g,土元10g,藜芦1.5g,生姜10g,大枣12枚,炙甘草10g。6剂,以水1000～1200mL,浸泡30分钟,大火烧开,小火煎煮50分钟,去滓取药液,每日分早中晚3次服。

二诊: 怕冷减轻,大便仍干结(1次/3天),前方变大黄为15g,6剂。

三诊: 大便较前通畅(1次/2天),腹痛、腹胀基本消除,肛裂明显减轻,仍有恶心,前方变生半夏为15g,6剂。

四诊: 下肢沉重好转、盗汗消除,仍有身体瘙痒,前方变藜芦为2g,6剂。

五诊: 大便基本正常,其余诸症状基本趋于正常,以前方治疗50余剂,30年习惯性便秘得以解除。随访1年,一切正常。

用方体会: 根据排便困难、怕冷辨为寒,舌质红夹瘀紫辨为瘀热,心胸烦热、盗汗辨为阴虚,情绪低落、倦怠乏力辨为气虚气郁,身体瘙痒、下肢沉重辨为痰风,以此辨为阳虚阴伤、气虚郁瘀证。选用大黄附子汤温阳通便泻热;小柴胡汤平调寒热,益气调气;百合地黄汤滋阴凉血;下瘀血汤泻热活血化瘀;藜芦甘草汤益气息风化痰。方药相互为用,以奏其效。

大黄硝石汤

【方歌】 大黄硝石栀黄柏,辨治湿热夹血瘀,脏腑营卫诸般疾,清热化瘀病可除。

【组成】大黄四两（12g） 黄柏四两（12g） 硝石四两（12g） 栀子十五枚（32g）

【用法】上四味，以水六升，煮取二升，去滓，内硝，更煮取一升，顿服。

【功用】清泻热结，燥湿化湿，活血消癥。

【主治】湿热内结夹瘀证。

【解读方药】大黄硝石汤有4味药。大黄既是泻热燥湿药又是祛瘀退黄药；黄柏、栀子既是清热药又是燥湿化湿药，还是降泻药；硝石既是清热药又是化湿药，还是活血化瘀、消积消癥药。从方中用药用量及调配关系可知大黄硝石汤是治疗湿热内结夹瘀证的重要基础用方，治疗各科常见病、多发病、疑难病属于湿热内结夹瘀证者，选用大黄硝石汤常常能取得预期治疗效果。

【案例导读】大黄硝石汤是治疗肝血管瘤的重要基础用方，同时还能治疗诸多病种，而这诸多病种的病变证机必须切合湿热内结夹瘀证，始可用之。

肝血管瘤是临床中比较顽固难治疾病之一，在临床中多数患者没有明显症状，有的人以脘腹胀满为主，有的人以脘腹疼痛为主，有的人以不思饮食为主，有的人以食后不消化为主等。但肝血管瘤并发症对人的危害性比较大，如肝血管瘤破裂引起内脏出血、血小板减少症、低纤维蛋白原血症、肝脏肿大、肝囊肿等。

大黄硝石汤的主要作用有：①清泻热结；②燥湿化湿；③活血消癥。大黄硝石汤为主治疗肝血管瘤的主要病变证机是：①热结不通；②湿热蕴结；③血脉不利。大黄硝石汤是治疗肝血管瘤属于湿热内结夹瘀证的重要基础用方，欲取得最佳治疗效果必须重视经方合方。

【案例示范】肝血管瘤术后复发、脂肪肝

尚某，女，57岁。主诉：在3年前进行过肝血管瘤手术，又在1年前复查时发现，肝血管瘤术后复发（大小为4.2cm×3.7cm），西医建议手术治疗，可患者拒绝第二次手术，欲用中医治疗，但服用中西药未能控制肝血管瘤，近经病友介绍前来诊治。

刻诊：脘腹胀满，胁下拘急，时而针刺样痛，时而气窜样痛，不思饮食，大便干结，时而恶心呕吐，肢体沉重，夜间小腿抽筋，心胸烦热，情绪低落，倦怠乏力，舌质暗红夹瘀紫，苔白腻夹黄，脉沉弱。

中医辨证：郁瘀热结、气虚风痰证。

治疗原则：行气化瘀，益气泻热，息风化痰。

治疗方药： 大黄硝石汤、小柴胡汤、附子白及汤、甘草海藻汤与藜芦芍药汤合方。

大黄12g，黄柏12g，硝石12g，栀子32g，柴胡24g，生半夏12g，枯芩10g，红参10g，羊栖藻24g，制附子10g，白及6g，白芍24g，藜芦1.5g，生姜10g，大枣12枚，炙甘草10g。6剂，以水1000～1200mL，浸泡30分钟，大火烧开，小火煎煮50分钟，去滓取药液，每日分早中晚3次服。

二诊： 脘腹胀满减轻，仍有疼痛，前方变白芍为24g，6剂。

三诊： 疼痛较前减轻，大便基本通畅，仍有小腿抽筋，前方变藜芦为3g，6剂。

四诊： 倦怠乏力基本消除，仍有心胸烦热，前方变枯芩为15g，6剂。

五诊： 诸症状较前均有减轻，以前方治疗180余剂，经复查肝血管瘤大小为3.6cm×3.2cm；之后又以前方治疗200余剂，经复查肝血管瘤基本消除。随访2年，经复查一切正常。

用方体会： 根据针刺样痛、气窜样痛辨为瘀郁，肢体沉重、小腿抽筋辨为风痰，心胸烦热、情绪低落辨为郁热，苔白腻夹黄辨为寒痰夹热，倦怠乏力辨为气虚，以此辨为郁瘀热结、气虚风痰证。选用大黄硝石汤泻热化瘀；小柴胡汤平调寒热，益气调气；附子白及汤温阳化瘀消癥；甘草海藻汤益气软坚散结；藜芦芍药汤息风化痰，缓急止痛。方药相互为用，以奏其效。

大黄䗪虫丸

【方歌】 大黄䗪虫甘草芩，桃仁杏仁芍药地，干漆蛴螬虻水蛭，攻泻兼补消癥积。

【组成】 大黄蒸，十分（7.5g）　黄芩二两（6g）　甘草三两（9g）　桃仁一升（24g）　杏仁一升（24g）　芍药四两（12g）　干地黄十两（30g）　干漆一两（3g）　虻虫一升（24g）　水蛭百枚（200g）　蛴螬一升（24g）　䗪虫半升（12g）

【用法】 上十二味，末之，炼蜜和丸小豆大，酒饮服五丸，日三服。

【功用】 清泻郁热，化瘀消癥，补血滋阴，益气和中。

【主治】 瘀热伤阴血证。

【解读方药】 大黄䗪虫丸有12味药，由大黄甘草汤、芍药甘草汤、抵当汤、抵当丸为基础方所组成。大黄既是泻热燥湿药又是泻热祛瘀药，䗪虫、水蛭、虻虫、蛴螬既是活血化瘀药又是消癥消积药，桃仁既是活血化瘀药又是滋润药，干漆既是活血消癥药又是补中益髓药，芍药既是补血药又是活血药，干地黄既是清热凉血药又是滋阴生津药，杏仁既是降泻药又是润燥药，黄芩既是清热燥湿药又是降泻药，甘草既是益气生津药又是缓急药。从方中用药用量及调配关系可知大黄䗪虫丸是治疗瘀热伤阴血证的重要基础用方，治疗各科常见病、多发病、疑难病属于瘀热伤阴血证者，选用大黄䗪虫丸常常能取得预期治疗效果。

【案例导读】大黄䗪虫丸是治疗肝性脑病的重要基础用方，同时还能治疗诸多病种，而这诸多病种的病变证机必须切合瘀热伤阴血证，始可用之。

肝性脑病是临床中非常难治疾病之一，肝脏疾病、门静脉–体循环分流异常是引起肝性脑病的主要原因。其主要症状有记忆力减退、注意力不集中、嗜睡、昏睡、失眠、烦躁、震颤、意识障碍、行为障碍、思维障碍，以及精神症状等。其并发症主要有电解质紊乱、酸碱平衡紊乱、脑水肿、肾功能不全等。

大黄䗪虫丸的主要作用有：①清泻郁热；②化瘀消癥；③补血滋阴；④益气和中。大黄䗪虫丸为主治疗肝性脑病的主要病变证机是：①热结不通；②瘀血阻滞；③阴血受损；④正气不足。大黄䗪虫丸是治疗肝性脑病属于瘀热伤阴血证的重要基础用方，欲取得最佳治疗效果必须重视经方合方。

【案例示范】乙肝、肝硬化、肝性脑病

许某，男，59岁。主诉：有40年乙肝病史、5年肝硬化病史，1年前经复查又诊断为肝性脑病，多次住院及门诊治疗，但未能有效控制病情发展变化，近经病友介绍前来诊治。

刻诊：嗜睡，昏睡，烦躁，记忆力减退，注意力不集中，肌肉震颤，小腿抽筋，大便干结，自汗，盗汗，有时发热，有时怕冷，倦怠乏力，舌质暗红夹瘀紫，苔腻黄白夹杂，脉沉弱。

中医辨证：瘀热伤阴、阳虚风痰证。

治疗原则：泻热化瘀，益阴温阳，息风化痰。

治疗方药：大黄䗪虫丸、附子半夏汤与藜芦人参汤合方。

大黄10g，枯芩6g，桃仁24g，杏仁24g，白芍12g，生地黄30g，干漆3g，虻虫5g，水蛭6g，蛴螬6g，土元12g，制附子10g，生半夏12g，红参10g，藜芦1.5g，生姜10g，大枣12枚，炙甘草10g。6剂，以水1000～1200mL，浸泡30分钟，大火烧开，小火煎煮50分钟，去滓取药液，每日分早中晚3次服。

二诊：大便基本通畅，仍有嗜睡、昏睡，前方变制附子 10g 为生附子 6g，6 剂。

三诊：嗜睡、昏睡略有好转，仍有倦怠乏力、小腿抽筋，前方变红参为 12g、藜芦为 3g，6 剂。

四诊：小腿抽搐未再发作，仍有盗汗，前方变白芍为 30g，6 剂。

五诊：诸症状较前均有好转，以前方治疗 50 余剂，诸症状基本消除；后又以前方治疗 100 余剂，病情稳定，之后仍以前方巩固疗效。随访 2 年，一切尚好。

用方体会：根据嗜睡、盗汗、舌质瘀紫辨为瘀热，昏睡、自汗、怕冷辨为阳虚，肌肉抽搐、苔腻辨为风痰，倦怠乏力、脉沉弱辨为虚，以此辨为瘀热伤阴、阳虚风痰证。选用大黄䗪虫丸泻热化瘀，补血化阴；附子半夏汤温阳化痰，燥湿化痰；藜芦人参汤补益中气，息风化痰，缓急止痛。方药相互为用，以奏其效。

大建中汤

【方歌】大建中汤参干姜，蜀椒胶饴合成方，心胸脘腹诸寒痛，温补止痛功效强。

【组成】蜀椒去汗，二合（5g） 干姜四两（12g） 人参二两（6g）

【用法】上三味，以水四升，煮取二升，去滓。内胶饴一升，微火煎取一升半，分温再服。如一炊顷，可饮粥二升，后更服，当一日食糜，温服之。

【功用】温阳散寒，宣通阳气，大补元气。

【主治】阴寒阳虚伤阴证。

【解读方药】大建中汤有 4 味药。蜀椒既是重要温暖脏腑药又是重要温阳止痛药，干姜既是温阳散寒药又是宣通上下药，胶饴既是补益气血药又是缓急止痛药，人参既是重要补气第一要药又是重要生津安神药，蜀椒、干姜旨在温通宣通脏腑阳气，人参、胶饴旨在温补阳气化生阴血。从方中用药用量及调配关系可知大建中汤是治疗阴寒阳虚伤阴证的重要基础用方，应用大建中汤可以治疗各科常见病、多发病、疑难病属于阴寒阳虚伤阴证者。

【案例导读】大建中汤是治疗心肌缺血的重要基础用方，同时还能治疗诸多病种，而这诸多病种的病变证机必须切合阴寒阳虚伤阴证，始可用之。

心肌缺血是临床中比较常见的难治疾病之一，其主要典型症状为劳累或精神紧张时出现胸骨后或心前区闷痛，或紧缩样疼痛，心悸，气短，呼吸困难，休息后可自行缓解，有的患者可能出现咽喉痛及烧灼感、紧缩感、牙痛，可能伴随的症状有心律失常、心力衰竭、消化系统症状，以及发热、休克等。

大建中汤的主要作用有：①温阳散寒；②宣通阳气；③大补元气；④化生阴血。大建中汤治疗心肌缺血的主要病变证机是：①阴寒内生；②阳气虚弱；③经脉拘急；④阴血受损。大建中汤是治疗心肌缺血属于阴寒阳虚伤阴证的重要基础用方，欲取得最佳治疗效果必须重视经方合方。

【案例示范】冠心病、心肌缺血

孙某，男，65岁。主诉：有多年冠心病、心肌缺血病史，近2年症状加重，但服用中西药未能有效控制症状，近经病友介绍前来诊治。

刻诊： 心前区有时闷痛，有时刺痛，有时胀痛，因受凉加重，心悸，气短，呼吸困难，怕冷，手足不温，夜间心胸发热如火烤，夜间时时手指抽搐，倦怠乏力，舌质淡红夹瘀紫，苔白腻夹黄，脉沉弱。

中医辨证： 寒热夹瘀、虚郁风痰证。

治疗原则： 温阳清热，益气活血，行气解郁，息风化痰。

治疗方药： 大建中汤、小柴胡汤、乌头汤、黄连粉方、乌头白及汤与藜芦甘草汤合方。

红参10g，花椒5g，干姜12g，胶饴24g，柴胡24g，枯芩10g，黄连10g，生半夏12g，制川乌10g，白芍10g，黄芪10g，麻黄10g，白及6g，藜芦1.5g，生姜10g，大枣12枚，炙甘草10g。6剂，以水1000～1200mL，浸泡30分钟，大火烧开，小火煎煮50分钟，去滓取药液，每日分早中晚3次服。

二诊： 疼痛减轻，仍有手指抽搐，前方变藜芦为3g，6剂。

三诊： 怕冷、手足不温好转，仍有倦怠乏力、心胸发热如火烤，前方变红参为12g，枯芩、黄连为各15g，6剂。

四诊： 呼吸困难明显减轻，仍有轻微疼痛，前方变花椒为10g，6剂。

五诊： 诸症状较前均有好转，以前方治疗30余剂，心前区闷痛、刺痛、胀痛基本消除；后又以前方治疗100余剂，经复查心肌缺血基本消除。随访1年，一切尚好。

用方体会： 根据心前区闷痛、刺痛、胀痛辨为痰瘀郁结，手足不温、受凉加重辨为寒，手指抽搐、苔腻辨为风痰，倦怠乏力、脉沉弱辨为虚，舌质淡红夹瘀紫辨为瘀，以此辨为寒热夹瘀、虚郁风痰证。选用大建中汤益气散寒止痛；小柴胡汤平调寒热，调理气机；乌头汤益气补血，宣通散寒；黄连粉方清热燥湿；乌头白及汤温阳化瘀散结；藜芦甘草汤益中息风化痰。方药相互为用，以奏其效。

己椒苈黄丸

【方歌】仲景己椒苈黄丸，水热蕴结夹阳郁，脏腑营卫诸般疾，治表治里病可除。

【组成】防己 椒目 葶苈子熬 大黄各一两（各3g）

【用法】上四味，末之，蜜丸如梧子大，先食，饮服一丸，日三服。稍增，口中有津液。渴者，加芒硝半两。

【功用】清泻热结，通利水道。

【主治】水热郁结证。

【解读方药】己椒苈黄丸有4味药。防己既是清热药又是通利降泻药，椒目既是通利行水药又是行散药，葶苈子既是清热药又是行散降泻药，大黄既是通泻热结药又是活血祛瘀药。从方中用药用量及调配关系可知己椒苈黄丸是治疗水热郁结证的重要基础用方，治疗各科常见病、多发病、疑难病属于水热郁结证者，选用己椒苈黄丸常常能取得预期治疗效果。

【案例导读】己椒苈黄丸是治疗肝硬化腹水的重要基础用方，同时还能治疗诸多病种，而这诸多病种的病变证机必须切合水热郁结证，始可用之。

肝硬化腹水又称肝腹水，是临床中比较难治疾病之一，分为原发性肝硬化腹水和继发性肝硬化腹水。肝硬化腹水的主要症状有腹部胀大如鼓、青筋暴露、小便短少、身体面目发黄、进行性消瘦、发热、食欲不佳、倦怠乏力等，并发症主要有右心衰竭、心包积液、肝癌、肝静脉阻塞等。

己椒苈黄丸的主要作用有：①清泻热结；②通利水道。己椒苈黄丸治疗肝硬化腹水的主要病变证机是：①郁热内结；②水气浸淫。己椒苈黄丸是治疗肝硬化腹水属于水热郁结证的重要基础用方，欲取得最佳治疗效果必须重视经方合方。

【案例示范】肝硬化腹水

贾某，男，49岁。主诉：乙肝病史、饮酒史20余年，5年前经复查诊断

为肝硬化，肝脏硬度指数 21.6kPa，近 1 年又有肝硬化腹水，多次住院治疗，可腹水症状未能得到有效控制，经病友介绍前来诊治。

刻诊： 腹胀如鼓有水声，青筋暴露，形体消瘦，情绪低落，心胸烦热，食凉加重腹胀，怕冷，大便不畅，小便短少，小腿肌肉抽动，倦怠乏力，口干口苦，舌质暗红夹瘀紫，苔腻黄白夹杂，脉沉弱。

中医辨证： 水热伤气、气郁夹寒、瘀血夹风证。

治疗原则： 清热泻水，行气温阳，益气息风。

治疗方药： 己椒苈黄丸、小柴胡汤、理中丸、附子花粉汤、甘草海藻汤与藜芦甘草汤合方。

大黄 6g，椒目 6g，葶苈子 6g，防己 6g，柴胡 24g，枯芩 10g，生半夏 12g，红参 10g，干姜 10g，白术 10g，海藻 24g，天花粉 24g，制附子 5g，藜芦 1.5g，生姜 10g，大枣 20 枚，炙甘草 10g。6 剂，以水 1000～1200mL，浸泡 30 分钟，大火烧开，小火煎煮 50 分钟，去滓取药液，每日分早中晚 3 次服。

二诊： 腹胀减轻，仍大便不畅、小便短少，前方变大黄、椒目、葶苈子、防己各为 9g，6 剂。

三诊： 大便通畅，小便较前增多，仍怕冷，前方变制附子为 10g，6 剂。

四诊： 情绪低落明显好转，仍有小腿抽筋，前方变藜芦为 2g，6 剂。

五诊： 诸症状较前均有好转，以前方治疗 50 余剂，腹水基本消除；后又以前方治疗 150 余剂，经复查肝脏硬度指数为 15.2kPa；复以前方治疗 120 余剂，经复检肝脏硬度指数为 9.3kPa，继续以前方巩固疗效治疗。随访 2 年，一切尚好。

用方体会： 根据腹胀如鼓有水声、心胸烦热辨为水热郁结，情绪低落、急躁易怒、小腿肌肉抽筋辨为郁夹风，食凉加重腹胀辨为寒，倦怠乏力辨为气虚，舌质暗红夹瘀紫辨为瘀，以此辨为水热伤气、气郁夹寒、瘀血夹风证。选用己椒苈黄丸清泻水热；小柴胡汤平调寒热，疏达气机，补益正气；理中丸益气温阳；附子花粉汤温阳化瘀益阴；甘草海藻汤益气软坚利水；藜芦甘草汤益气息风。方药相互为用，以奏其效。

小半夏汤

【方歌】 小半夏汤用生姜，寒痰郁结基础方，各科杂病皆可用，临证合方效非常。

【组成】半夏一升（24g） 生姜半斤（24g）

【用法】上二味，以水七升，煮取一升半。分温再服。

【功用】温化寒湿，辛开苦降，调理气机。

【主治】寒湿郁结证。

【解读方药】小半夏汤有2味药。半夏既是醒脾和胃药又是燥湿化痰药，还是辛开苦降调理气机药；生姜既是温通行散药又是温阳降逆药。从方中用药用量及调配关系可知小半夏汤是治疗寒湿郁结证的重要基础用方，治疗各科常见病、多发病、疑难病属于寒湿郁结证者，选用小半夏汤常常能取得预期治疗效果。

【案例导读】小半夏汤是治疗呕吐的重要基础用方，同时还能治疗诸多病种，而这诸多病种的病变证机必须切合寒湿郁结证，始可用之。

呕吐是急性胃炎、慢性胃炎、幽门梗阻、消化性溃疡、消化道肿瘤，以及肝胆疾病、胰腺疾病、神经系统疾病、脑血管疾病、癫痫、尿毒症、糖尿病酮症酸中毒、肾上腺皮质功能不全、中毒、焦虑抑郁等疾病引起的比较常见的难治症状之一。呕吐的主要并发症有电解质紊乱、消化道出血、窒息、吸入性肺炎、营养不良等。

小半夏汤的主要作用有：①温化寒湿；②辛开苦降；③调理气机。小半夏汤治疗呕吐的主要病变证机是：①寒湿郁结；②气机逆乱。小半夏汤是治疗呕吐属于寒湿郁结证的重要基础用方，欲取得最佳治疗效果必须重视经方合方。

【案例示范】呕吐、焦虑症

詹某，女，57岁。主诉：有多年焦虑症病史，3年来以呕吐症状为主，数次住院治疗但未能有效控制呕吐，服用抗焦虑药之初尚能明显缓解呕吐，服用抗焦虑药2个月后，再服用抗焦虑药则加重呕吐，近经病友介绍前来诊治。

刻诊：呕吐频繁，因受凉及情绪异常变化加重，情绪低落，淡漠人生，失眠多梦，梦多险恶，倦怠乏力，夜间小腿麻木，手足不温，夜间潮热盗汗，舌质淡红夹瘀紫，苔白腻夹黄，脉沉弱。

中医辨证：寒痰夹郁、阴虚夹风证。

治疗原则：温化寒痰，行气解郁，滋阴潜阳，息风化痰。

治疗方药：小半夏汤、小柴胡汤、百合地黄汤、桂枝加龙骨牡蛎汤、橘皮汤、附子白及汤与藜芦甘草汤合方。

生半夏 36g，红参 10g，枯芩 10g，柴胡 24g，百合 15g，生地黄 50g，制附子 10g，白及 6g，陈皮 24g，藜芦 1.5g，桂尖 10g，白芍 10g，龙骨 24g，牡蛎 24g，生姜 24g，大枣 12 枚，炙甘草 10g。6 剂，以水 1000 ~ 1200mL，浸泡 30 分钟，大火烧开，小火煎煮 50 分钟，去滓取药液，每日分早中晚 3 次服。

二诊： 呕吐减轻，仍有情绪低落、失眠多梦，前方变陈皮为 40g，龙骨、牡蛎各为 30g，6 剂。

三诊： 呕吐较前又有减轻，仍有小腿麻木、夜间盗汗，前方变牡蛎为 50g、白芍为 30g，6 剂。

四诊： 盗汗基本消除，仍有失眠多梦，前方变牡蛎为 45g，6 剂。

五诊： 呕吐较前明显减轻，以前方治疗 60 余剂，呕吐完全消除；后又以前方为基础方根据病变酌情调整用药 150 余剂治疗焦虑症，焦虑症状基本消除。随访 2 年，一切尚好。

用方体会： 根据呕吐、因受凉及情绪异常加重辨为寒郁，呕吐、舌质淡红夹瘀紫、苔白腻夹黄辨为痰瘀，情绪低落、淡漠人生辨为郁，因失眠多梦、梦多险恶辨为阴虚阳亢，因夜间潮热盗汗辨为阴虚，以此辨为寒痰夹郁、阴虚夹风证。选用小半夏汤降逆化痰；小柴胡汤平调寒热，行气解郁，补益中气；百合地黄汤滋阴凉血；桂枝加龙骨牡蛎汤温通补益，潜阳安神；橘皮汤行气降逆；附子白及汤温阳化瘀；藜芦甘草汤益中息风化痰。方药相互为用，以奏其效。

小半夏加茯苓汤

【方歌】 小半夏加茯苓汤，生姜半斤合成方，温化寒湿能益气，脏腑杂病效非常。

【组成】 半夏一升（24g）　生姜半斤（24g）　茯苓三两（9g）

【用法】 上三味，以水七升，煮取一升五合。分温再服。

【功用】 温化寒湿，降逆燥湿，利湿益气。

【主治】 寒湿郁结夹气虚证。

【解读方药】 小半夏加茯苓汤有 3 味药，由小半夏汤为基础方所组成。半夏既是燥湿药又是化痰药，还是辛开苦降调理气机药；生姜既是温化寒湿药又是温阳降逆药，还是调理气机药；茯苓既是益气药又是利湿药，还是通利降泄药。从方中用药用量及调配关系可知小半夏加茯苓汤是治疗寒湿郁结夹气虚证的重要基础用方，治疗各科常见病、多发病、疑难病属于寒湿郁结夹气虚证者，选用小半夏加茯苓汤常常能取得预期治疗效果。

【案例导读】小半夏加茯苓汤是治疗神经性呕吐的重要基础用方，同时还能治疗诸多病种，而这诸多病种的病变证机必须切合寒湿郁结夹气虚证，始可用之。

神经性呕吐是临床中比较常见的难治疾病之一，分为内源性神经性呕吐和外源性神经性呕吐。其症状以呕吐为主，可能伴有失眠、记忆力减退、头痛、焦虑、注意力不集中，主要并发症有水电解质紊乱、营养不良等。

小半夏加茯苓汤的主要作用有：①温化寒湿；②降逆燥湿；③利湿益气。小半夏加茯苓汤治疗神经性呕吐的主要病变证机是：①寒湿内生；②气化不利；③正气虚弱。小半夏加茯苓汤是治疗神经性呕吐属于寒湿郁结夹气虚证的重要基础用方，欲取得最佳治疗效果必须重视经方合方。

【案例示范】神经性呕吐

马某，女，41岁。主诉：有多年神经性呕吐病史，近1年来呕吐症状加重，经检查未发现明显器质性病变，但服用中西药未能有效控制症状，经病友介绍前来诊治。

刻诊： 呕吐痰涎黏稠胶结，口水比较多，因食冷受凉及情绪异常变化加重，倦怠乏力，面肌麻木，手足不温，舌质红，苔白腻夹黄，脉沉弱。

中医辨证： 寒痰夹郁、气虚夹风证。

治疗原则： 温化寒痰，益气行气，息风化痰。

治疗方药： 小半夏加茯苓汤、小柴胡汤、附子贝母汤与藜芦甘草汤合方。

生半夏36g，茯苓10g，红参10g，枯芩10g，柴胡24g，制附子10g，浙贝12g，藜芦1.5g，生姜24g，大枣12枚，炙甘草10g。6剂，以水1000～1200mL，浸泡30分钟，大火烧开，小火煎煮50分钟，去滓取药液，每日分早中晚3次服。

二诊： 呕吐减轻，仍有痰涎黏稠，前方变浙贝为15g，6剂。

三诊： 呕吐较前又有减轻，仍有手足不温，前方变制附子为12g，6剂。

四诊： 口水多基本消除，仍有面肌麻木，前方变藜芦为3g，6剂。

五诊： 呕吐较前又有明显减轻，以前方治疗40余剂，呕吐消除。随访1年，一切尚好。

用方体会：根据呕吐、因食冷加重辨为寒，呕吐、因情绪异常加重辨为气郁，面肌麻木、苔腻辨为风痰，倦怠乏力、脉沉弱辨为虚，苔白腻夹黄辨为寒痰夹热，以此辨为寒痰夹郁、气虚夹风证。选用小半夏加茯苓汤降逆化痰，利湿降浊；小柴胡汤平调寒热，行气解郁，补益中气；附子贝母汤温阳化痰；藜芦甘草汤益中息风化痰。方药相互为用，以奏其效。

小青龙汤

【方歌】小青龙汤治寒饮，内外夹杂皆可医，桂姜麻黄芍药甘，细辛半夏兼五味。

【组成】麻黄去节，三两（9g） 芍药三两（9g） 细辛三两（9g） 干姜三两（9g） 甘草炙，三两（9g） 桂枝去皮，三两（9g） 五味子半升（12g） 半夏洗，半升（12g）

【用法】上八味，以水一斗，先煮麻黄，减二升，去上沫，内诸药，煮取三升，去滓。温服一升。若渴，去半夏，加栝楼根三两；若微利，去麻黄，加荛花，如一鸡子，熬令赤色；若噎者，去麻黄，加附子一枚，炮；若小便不利，少腹满者，去麻黄，加茯苓四两；若喘，去麻黄，加杏仁半升，去皮尖。且荛花不治利，麻黄主喘，今此语反之，疑非仲景意。（编者注：后20字恐是叔和按语混入正文，当删）

【功用】宣肺散寒，降肺化痰，调理心脾，补益中气。

【主治】寒饮夹虚证。

【解读方药】小青龙汤有8味药，由甘草干姜汤、芍药甘草汤、桂枝甘草汤、甘草麻黄汤、半夏干姜散、半夏麻黄丸、甘草汤为基础方所组成。又，解表药有3味，治里有8味。麻黄、桂枝、细辛既是治表药又是治里药；桂枝、细辛、干姜既是温肺药又是温心药，更是调理脾胃药；半夏、干姜既是调理脾胃药又是治疗心肺药；芍药、五味子、甘草既是益阴生津药又是补益气血药。从方中用药用量可知小青龙汤既可治疗内外夹杂性病变以寒为主又可治疗内伤夹杂性病变以寒为主，还可治疗虚实夹杂性病变以寒为主，所以应用小青龙汤必须要有足够的认识，用小青龙汤辨治常见病、多发病、疑难病及疫病常常能取得预期治疗效果。

【案例导读】小青龙汤是治疗慢性阻塞性肺疾病的重要基础用方，同时还能治疗诸多病种，而这诸多病种的病变证机必须切合寒饮夹虚证，始可用之。

慢性阻塞性肺疾病是临床中比较常见的难治疾病之一，临床以咳嗽、哮喘、咳痰、烦躁、胸满、憋气为主，甚则面色晦暗，唇紫甲青，心悸，水肿，或神志昏迷，或出血等危重病症。

小青龙汤的主要作用有：①宣肺散寒；②降肺化痰；③调理心脾；④补益中气。小青龙汤治疗慢性阻塞性肺疾病的主要病变证机是：①寒气内郁；②浊气上逆；③痰饮内生；④正气虚弱。小青龙汤是治疗慢性阻塞性肺疾病属于寒饮夹虚证的重要基础用方，欲取得最佳治疗效果必须重视经方合方。

【案例示范】肺大疱、支气管哮喘、慢性阻塞性肺疾病

夏某，女，60岁。主诉：有多年支气管哮喘病史，3年前又诊断为慢性阻塞性肺疾病，肺大疱，经多家医院住院及门诊中西药治疗均未能有效改善症状，经病友介绍前来诊治。

刻诊：哮喘，不能平卧，步行约100m即胸闷，烦躁，气喘不足一息，因受凉及情绪异常即加重，咳嗽较轻，咯白痰夹泡沫，情绪低落，口渴欲饮热水，倦怠乏力，手足不温，舌质淡红，苔腻黄白腻夹杂，脉沉弱。

中医辨证：寒痰气虚、气郁夹风证。

治疗原则：温化寒痰，补益中气，行气解郁，息风化痰。

治疗方药：小青龙汤、小柴胡汤、附子贝母汤、橘皮汤与藜芦甘草汤合方。

麻黄10g，白芍10g，细辛10g，干姜10g，桂尖10g，五味子12g，生半夏12g，柴胡24g，枯芩10g，红参10g，制附子10g，浙贝12g，陈皮24g，藜芦1.5g，生姜24g，大枣12枚，炙甘草10g。6剂，以水1000～1200mL，浸泡30分钟，大火烧开，小火煎煮50分钟，去滓取药液，每日分早中晚3次服。

二诊：咳痰减少，仍有胸闷，前方变陈皮为40g，6剂。

三诊：胸闷较前又有减轻，仍有活动加重哮喘，前方变红参为12g，6剂。

四诊：哮喘较前减轻，仍有口渴欲饮热水，前方变浙贝为15g，6剂。

五诊：哮喘较前又有减轻，以前方治疗30余剂，病情基本稳定；又以前方治疗100余剂，诸症状基本消除；后又以前方因病情变化并酌情调整用药巩固疗效。随访2年，一切尚好。

用方体会：根据哮喘、因受凉加重辨为寒，哮喘、因活动及情绪异常加重辨为气虚气郁，咳痰夹泡沫辨为风痰，倦怠乏力、脉沉弱辨为虚，口渴欲饮热水、舌质淡红辨为寒热夹杂，以此辨为寒痰气虚、气郁夹风证。选用小青龙汤温宣降逆，补益化痰；小柴胡汤平调寒热，行气解郁，补益中气；附子贝母汤温阳益阴化痰；橘皮汤温通行气降逆；藜芦甘草汤益中息风化痰。方药相互为用，以奏其效。

小青龙加石膏汤

【方歌】小青龙汤加石膏，肺寒气逆夹郁热，寒热夹虚调用量，温肺兼补能清热。

【组成】麻黄去节，三两（9g）　芍药三两（9g）　细辛三两（9g）　干姜三两（9g）　甘草炙，三两（9g）　桂枝去皮，三两（9g）　五味子半升（12g）　半夏洗，半升（12g）　石膏二两（6g）

【用法】上九味，以水一斗，先煮麻黄，去上沫，内诸药，煮取三升。强人服一升，羸者减之，日三服，小儿服四合。

【功用】宣肺散寒，降肺化痰，调理心脾，补益中气，清泻郁热。

【主治】寒饮夹虚夹热证。

【解读方药】小青龙加石膏汤有9味药，由甘草干姜汤、芍药甘草汤、桂枝甘草汤、甘草麻黄汤、半夏干姜散、半夏麻黄丸、甘草汤、小青龙汤为基础方所组成。麻黄、桂枝、细辛既是解表散寒药又是温里散寒药；半夏既是降逆药又是燥湿化痰药，还是醒脾升清药；干姜既是温阳散寒药又是调理气机升降药；芍药既是补血药又是敛阴药，还是活血药；五味子既是敛阴生津药又是益气药；甘草既是益气药又是生津药。从方中用量及调配关系可知小青龙加石膏汤既可治疗寒饮夹虚夹热证的重要基础用方，治疗各科常见病、多发病、疑难病属于寒饮夹虚夹热证者，选用小青龙加石膏汤常常能取得预期治疗效果。

【案例导读】小青龙加石膏汤是治疗过敏性哮喘的重要基础用方，同时还能治疗诸多病种，而这诸多病种的病变证机必须切合寒饮夹虚夹热证，始可用之。

过敏性哮喘是临床中比较常见的难治疾病之一。其主要症状在发作前以打喷嚏、流鼻涕、流眼泪等为主，发作时以呼吸困难、喘息、气促为主，伴有胸闷、咳嗽、咳痰、不能平卧、端坐呼吸、痰多呈泡沫样、口唇发紫，并发症主要有慢性阻塞性肺疾病、慢性肺源性心脏病、呼吸衰竭、气胸等。

小青龙加石膏汤的主要作用有：①宣肺散寒；②降肺化痰；③调理心脾；④补益中气；⑤清泻郁热。小青龙加石膏汤治疗过敏性哮喘的主要病变证机是：

①阴寒内生；②痰饮肆虐；③浊气逆乱；④正气虚弱；⑤郁热内扰；⑥阴血受损。小青龙加石膏汤是治疗寒饮夹虚夹热证的重要基础用方，欲取得最佳治疗效果必须重视经方合方。

【案例示范】过敏性哮喘、肺磨玻璃样结节、过敏性鼻炎

蒋某，男，56岁。主诉：有多年过敏性哮喘、肺结节、过敏性鼻炎病史，1年前经复查肺结节为肺磨玻璃样结节，虽服用中西药，可结节仍在增大，西医建议进一步观察及手术治疗，经病友介绍前来诊治。

刻诊：咳嗽，气喘，胸闷，鼻塞，鼻涕清稀，因受凉及活动即加重，倦怠乏力，痰多色白夹泡沫，咳痰不利，口苦口腻，怕冷，舌质红，苔腻黄白夹杂，脉沉弱。

中医辨证：寒痰气虚、湿热夹风证。

治疗原则：温化寒痰，补益中气，行气解郁，息风化痰。

治疗方药：小青龙加石膏汤、半夏泻心汤、附子半夏汤、橘皮汤、甘草海藻汤与藜芦甘草汤合方。

麻黄10g，白芍10g，细辛10g，干姜10g，桂尖10g，五味子12g，生半夏24g，石膏6g，黄连3g，枯芩10g，红参10g，制附子10g，陈皮24g，羊栖藻24g，藜芦1.5g，生姜24g，大枣12枚，炙甘草10g。6剂，以水1000~1200mL，浸泡30分钟，大火烧开，小火煎煮50分钟，去滓取药液，每日分早中晚3次服。

二诊：怕冷减轻，仍有口苦口腻，舌质红，前方变黄连为10g、石膏为50g，6剂。

三诊：口苦口腻较前减轻，舌质红基本消除，仍有气喘、鼻塞，前方变麻黄、细辛为各12g，6剂。

四诊：气喘、鼻塞较前明显减轻，仍有倦怠乏力，前方变红参为12g，6剂。

五诊：诸症状较前减轻，以前方治疗150余剂，经复查肺磨玻璃样结节较前减小；后又以前方治疗150余剂，又经复查肺磨玻璃样结节基本消除。随访2年，一切尚好。

用方体会：根据咳嗽、气喘、因受凉加重辨为寒，咳嗽、气喘、因活动加重辨为气虚，痰多色白夹泡沫辨为风痰，倦怠乏力、脉沉弱辨为虚，口苦口腻、舌质红辨为湿热，以此辨为寒痰气虚、湿热夹风证。选用小青龙加石膏汤温宣清热，降逆化痰；半夏泻心汤温阳散寒，清热燥痰，补益中气；附子半夏汤温阳燥湿化痰；橘皮汤温通行气降逆；甘草海藻汤益气软坚散结；藜芦甘草汤益中息风化痰。方药相互为用，以奏其效。

小柴胡汤

【方歌】小柴胡汤治杂病，半夏人参甘草方，更有黄芩大枣姜，清温疏益效非常。

【组成】柴胡半斤（24g） 黄芩三两（9g） 人参三两（9g） 半夏洗，半升（12g） 甘草炙三两（9g） 生姜切，三两（9g） 大枣擘，十二枚

【用法】上七味，以水一斗二升，煮取六升，去滓。再煎取三升，温服一升，日三服。若胸中烦而不呕者，去半夏、人参，加栝楼实一枚；若渴，去半夏，加人参合前成四两半，栝楼根四两；若腹中痛者，去黄芩，加芍药三两；若胁下痞硬，去大枣，加牡蛎四两；若心下悸，小便不利者，去黄芩，加茯苓四两；若不渴，外有微热者，去人参，加桂枝三两，温覆微汗愈；若咳者，去人参、大枣、生姜，加五味子半升，干姜二两。

【功用】辛散解表，清热燥湿，行气解郁，温阳散寒，调理气机，补益正气。

【主治】寒热郁夹虚证。少阳寒热郁夹虚证。

【解读方药】小柴胡汤有7味药，治表药有2味，治里药有7味。柴胡、生姜既是重要治表药又是重要调气理气药，柴胡、黄芩既是重要清热药又是重要燥湿药，半夏、生姜既是辛开苦降调理气机药又是温阳散寒药，人参、大枣、甘草既是重要补益营卫药又是重要补益脏腑之气药。从方中用药用量及调配关系可知小柴胡汤是治疗寒热郁夹虚证的重要基础用方，治疗临床各科常见病、多发病、疑难病及疫病属于寒热郁夹虚证者，选用小柴胡汤常常能取得预期治疗效果。

【案例导读】小柴胡汤是治疗肝硬化的重要基础用方，同时还能治疗诸多病种，而这诸多病种的病变证机必须切合寒热郁夹虚证，始可用之。

肝硬化是临床中比较常见的难治疾病之一，是诸多慢性肝病在演变过程中渐渐出现的一种特殊病变。肝硬化的主要症状有消化道症状、营养不良症状、血液系统症状、呼吸系统症状、皮肤症状、内分泌系统症状、糖代谢症状、电解质代谢症状、肝脾症状、腹水症状、胸腔积液症状、神经精神症状，晚期可

出现上消化道出血、肝性脑病、继发性感染等并发症。

小柴胡汤的主要作用有：①辛散解表；②清热燥湿；③行气解郁；④温阳散寒；⑤调理气机；⑥补益正气。小柴胡汤治疗肝硬化的主要病变证机是：①寒热夹杂；②气机壅滞；③正气虚弱。小柴胡汤是治疗肝硬化属于寒热郁夹虚证的重要基础用方，欲取得最佳治疗效果必须重视经方合方。

【案例示范】肝硬化、乙肝、脾大

郑某，女，66岁。主诉：有多年乙肝、肝硬化病史，近2年来病情加重，经复查肝脏硬度指数为18.7kPa，服用中西药但未能有效控制病情发展，经病友介绍前来诊治。

刻诊：胸胁脘腹胀闷，情绪低落，急躁易怒，不思饮食，恶心呕吐，下肢水肿，皮肤瘙痒，肢体困重，倦怠乏力，面色萎黄，大便干结，时有便血，口苦口干，怕冷，舌质暗红夹瘀紫，苔腻黄白夹杂，脉沉弱。

中医辨证：郁瘀夹虚、寒热风痰证。

治疗原则：行气解郁，平调寒热，补益中气，活血化瘀，息风化痰。

治疗方药：小柴胡汤、抵当汤、橘皮汤、泽泻汤、附子半夏汤、甘草海藻汤与藜芦芍药汤合方。

柴胡24g，枯芩10g，红参10g，生半夏12g，水蛭5g，虻虫6g，大黄6g，桃仁6g，陈皮24g，白术12g，泽泻30g，制附子10g，羊栖藻24g，白芍24g，藜芦1.5g，生姜24g，大枣12枚，炙甘草10g。6剂，以水1000～1200mL，浸泡30分钟，大火烧开，小火煎煮50分钟，去滓取药液，每日分早中晚3次服。

二诊：口苦减轻，仍有下肢水肿，前方变泽泻为40g，6剂。

三诊：下肢水肿减轻，仍有胸胁脘腹胀闷，前方变陈皮为40g，6剂。

四诊：恶心呕吐基本消除，仍有怕冷，前方变制附子为12g，6剂。

五诊：诸症状较前好转，以前方治疗150余剂，诸症状基本消除，经复查肝脏硬度指数为12.6kPa；又以前方治疗150余剂，又经复查肝脏硬度指数为8.4kPa，继续巩固疗效。随访2年，一切尚好。

用方体会：根据胸胁脘腹胀闷、情绪低落辨为郁，舌质暗红夹瘀紫辨为瘀，皮肤瘙痒、苔腻辨为风痰，倦怠乏力、下肢水肿辨为气虚夹水，口苦口干、怕冷辨为寒热夹杂，以此辨为郁瘀夹虚、寒热风痰证。选用小柴胡汤平调寒热，行气解郁，补益中气；抵当汤活血化瘀；橘皮汤行气消胀；泽泻汤益气利水消肿；附子半夏汤温阳燥湿化痰；甘草海藻汤益气软坚散结；藜芦芍药汤益中息风化痰。方药相互为用，以奏其效。

小承气汤

【方歌】小承气汤用大黄，枳实厚朴合成方，辨治杂病诸般证，行气泻热效非常。

【组成】大黄酒洗，四两（12g）　厚朴炙，去皮，二两（6g）　枳实大者，炙，三枚（5g）

【用法】上三味，以水四升，煮取一升二合，去滓。分温二服。初服当更衣，不尔者，尽饮之，若更衣者，勿服之。

【功用】清泻热结，清热行气，温通降气。

【主治】热夹寒气滞证。

【解读方药】小承气汤有3味药，由厚朴三物汤、厚朴大黄汤为基础方所组成。大黄既是清泻脏腑之热药又是清泻营卫之热药，还是泻热祛瘀药；厚朴、枳实既是行气降泄药又是化湿化饮药，厚朴行气降气偏于温通，枳实行气降气偏于清泻。从方中用药用量及调配关系可知小承气汤是治疗热夹寒气滞证的重要基础用方，合理应用小承气汤可以治疗临床各科常见病、多发病、疑难病及疫病属于热夹寒气滞证者。

【案例导读】小承气汤是治疗口角炎的重要基础用方，同时还能治疗诸多病种，而这诸多病种的病变证机必须切合热夹寒气滞证，始可用之。

口角炎是临床中比较常见的难治疾病之一，临床中分为营养不良性口角炎、维生素缺乏性口角炎、感染性口角炎、接触性口角炎、创伤性口角炎、口腔疾病引起的口角炎。口角炎的主要表现有口角潮红、脱屑、糜烂、皲裂、干燥、疼痛、张口困难。

小承气汤的主要作用有：①清泻热结；②清热行气；③温通降气。小承气汤治疗口角炎的主要病变证机是：①热结浸淫；②浊气壅滞；③寒郁气机。小承气汤是治疗口角炎属于热夹寒气滞证的重要基础用方，欲取得最佳治疗效果必须重视经方合方。

【案例示范】口角炎、口腔溃疡

许某，女，26岁。主诉：有多年口角炎、复发性口腔溃疡病史，近1年来口角炎症状加重，服用中西药但未能有效控制症状，经病友介绍前来诊治。

刻诊：口角皲裂，干燥，潮红，脱屑，瘙痒，口腔溃烂，大便灼热干结 1 次 /3 天，口苦口腻，倦怠乏力，手足不温，舌质红，苔黄腻夹白，脉沉弱。

中医辨证：热结夹虚、寒热夹风证。

治疗原则：清泻热结，益气生津，平调寒热，息风化痰。

治疗方药：小承气汤、竹叶石膏汤、半夏泻心汤、附子花粉汤与藜芦甘草汤合方。

大黄 12g，厚朴 6g，枳实 5g，竹叶 20g，石膏 50g，生半夏 12g，麦门冬 24g，红参 10g，粳米 12g，黄连 3g，枯芩 10g，制附子 10g，天花粉 24g，藜芦 1.5g，生姜 10g，大枣 12 枚，炙甘草 10g。6 剂，以水 1000 ～ 1200mL，浸泡 30 分钟，大火烧开，小火煎煮 50 分钟，去滓取药液，每日分早中晚 3 次服。

二诊：口角皲裂干燥明显减轻，仍有大便干结，前方变大黄为 15g，6 剂。

三诊：大便基本正常，仍有口角瘙痒，前方变藜芦为 3g，6 剂。

四诊：口角症状基本消除，仍有口苦，前方变黄连为 10g，6 剂。

五诊：诸症状较前明显好转，以前方治疗 50 余剂，口角口腔症状基本消除，为了巩固疗效又以前方治疗 30 余剂。随访 1 年，一切尚好。

用方体会：根据口角干燥、大便干结辨为热结伤阴，口腔溃烂、口苦口腻辨为湿热，口角瘙痒、苔腻辨为风痰，倦怠乏力、手足不温辨为阳虚，以此辨为热结夹虚、寒热夹风证。选用小承气汤清泻热结；竹叶石膏汤益气清热生津；半夏泻心汤温阳降逆，清热燥湿；附子花粉汤温阳益阴；藜芦甘草汤益中息风化痰。方药相互为用，以奏其效。

小建中汤

【方歌】小建中汤六两芍，桂枝甘草枣饴姜，气血俱补能温阳，各科杂病病可康。

【组成】桂枝去皮，三两（9g）　甘草炙，二两（6g）　芍药六两（18g）　生姜切，三两（9g）　大枣擘，十二枚　胶饴一升（70mL）

【用法】上六味，以水七升，煮取三升，去滓。内饴，更上微火消解。温服一升，日三服。呕家不可与建中汤，以甜故也。

【功用】补益正气，化生阴血，温通阳气。

【主治】气血虚伤阴夹寒证。

【解读方药】小建中汤有6味药,由桂枝甘草汤、芍药甘草汤、桂枝汤、桂枝加芍药汤、桂枝加桂汤为基础方所组成。桂枝、生姜既是解表散药又是温里散寒药,还是温通血脉药;芍药既是补血药又是化阴敛阴药;胶饴既是补气药又是补血化阴药;大枣、甘草既是益气药又是生津补血药。从方中用药用量及调配关系可知小建中汤是治疗气血虚伤阴夹寒证的重要基础用方,合理应用小建中汤可以治疗各科常见病、多发病、疑难病及疫病属于气血虚伤阴夹寒证者。

【案例导读】小建中汤是治疗心肌劳损的重要基础用方,同时还能治疗诸多病种,而这诸多病种的病变证机必须切合气血虚伤阴夹寒证,始可用之。

心肌劳损是临床中比较常见的难治疾病之一,高血压、肥胖、冠状动脉痉挛是引起心肌劳损的主要原因。心肌劳损的主要症状有胸闷、心前区疼痛、心悸、气喘、呼吸困难、倦怠乏力,活动后加重,并发症主要有冠心病、心肌梗死、扩张性心肌病、心功能不全、心功能衰竭。

小建中汤的主要作用有:①补益正气;②化生阴血;③温通阳气。小建中汤治疗心肌劳损的主要病变证机是:①正气虚弱;②阴血受损;③阴寒内生。小建中汤是治疗心肌劳损属于气血虚伤阴夹寒证的重要基础用方,欲取得最佳治疗效果必须重视经方合方。

【案例示范】心肌劳损、心肌缺血、冠心病

詹某,女,58岁。主诉:有多年冠心病病史,2年前经复查又诊断为心肌劳损、心肌缺血,服用中西药但未能有效控制症状,经病友介绍前来诊治。

刻诊:心悸,胸闷,心痛受凉加剧,气喘,面色不荣,倦怠乏力,活动后加重,心胸烦热,手足麻木不温,口苦口腻,舌质红,苔黄腻夹白,脉沉弱。

中医辨证:气血虚弱、寒热风痰证。

治疗原则:补益气血,温阳散寒,清热燥湿,息风化痰。

治疗方药:小建中汤、乌头汤、半夏泻心汤、橘皮汤与藜芦甘草汤合方。

桂枝10g,白芍20g,胶饴24g,制川乌10g,麻黄10g,黄芪10g,生半夏12g,黄连3g,红参10g,枯芩10g,陈皮24g,藜芦1.5g,生姜24g,大枣12枚,炙甘草10g。6剂,以水1000~1200mL,浸泡30分钟,大火烧开,小火煎煮50分钟,去滓取药液,每日分早中晚3次服。

二诊:心悸减轻,仍有胸闷,前方变陈皮为40g,6剂。

三诊:心痛减轻,仍有心胸烦热,前方变黄连、枯芩为各12g,6剂。

四诊：心悸、心痛明显减轻，仍有手足麻木，前方变藜芦为2g，6剂。

五诊：诸症状较前明显减轻，以前方治疗60余剂，诸症状基本消除；为了巩固疗效又以前方治疗120余剂，诸症状消除，经复查冠心病、心肌缺血、心肌劳损较前均有明显减轻。随访1年，一切尚好。

用方体会：根据心痛受凉加剧辨为寒凝，心悸、面色不荣、活动后加重辨为气血虚弱，手足麻木、苔腻辨为风痰，口苦口腻、舌质红辨为湿热，以此辨为气血虚弱、寒热风痰证。选用小建中汤补益气血，温阳散寒；乌头汤温阳宣通，补益气血；半夏泻心汤温阳降逆，清热燥湿；橘皮汤行气降逆；藜芦甘草汤益中息风化痰。方药相互为用，以奏其效。

小陷胸汤

【方歌】小陷胸汤夏连楼，清热涤痰能降逆，痰热气郁夹寒证，各科杂病服之宜。

【组成】黄连一两（3g）　半夏洗，半升（12g）　栝楼实大者一枚（40g）

【用法】上三味，以水六升，先煮栝楼，取三升，去滓。内诸药，煮取二升，去滓。分温三服。

【功用】清热燥湿，行气化痰，温化降逆。

【主治】痰热郁夹寒证。

【解读方药】小陷胸汤有3味药。黄连既是清热药又是燥湿药，还是降泄药；栝楼实既是清热化痰药又是行气宽胸药，还是生津润燥药；半夏既是醒脾燥湿药又是和胃降逆药，还是辛开苦降调理气机升降药。从方中用药用量及调配关系可知小陷胸汤是治疗痰热郁夹寒证的重要基础用方，治疗各科常见病、多发病、疑难病属于痰热郁夹寒证者，选用小陷胸汤常常能取得预期治疗效果。

【案例导读】小陷胸汤是治疗胸膜炎的重要基础用方，同时还能治疗诸多病种，而这诸多病种的病变证机必须切合痰热郁夹寒证，始可用之。

胸膜炎是临床中比较常见的难治疾病之一，胸膜炎分为结核性胸膜炎、真菌性胸膜炎、胆固醇性胸膜炎、结缔组织病胸膜炎、肿瘤性胸膜炎，主要症状有胸痛、胸闷、气短、呼吸困难、发热、头痛、肌肉酸痛、盗汗、不思饮食、消瘦等，主要并发症有胸膜粘连、胸膜肥厚、气胸、败血症等。

小陷胸汤的主要作用有：①清热燥湿；②行气化痰；③温化降逆。小陷胸汤治疗胸膜炎的主要病变证机是：①湿热蕴结；②痰热胶结；③阳不化湿。小陷胸汤是治疗胸膜炎属于痰热郁夹寒证的重要基础用方，欲取得最佳治疗效果必须重视经方合方。

【案例示范】胸膜炎、胸膜增厚

李某，女，43岁。主诉：有多年胸膜炎病史，虽服用中西药但病情还是反复发作，多次检查仍未发现明显致病原因，1年前复查又有胸膜增厚，经病友介绍前来诊治。

刻诊：胸痛，胸闷压迫如物阻塞，气短，呼吸不利，时时发热，时时怕冷，头痛，全面肌肉酸困胀痛，情绪低落，急躁易怒，不思饮食，形体消瘦，倦怠乏力，口苦口腻，舌质淡红，苔黄腻夹白，脉沉弱。

中医辨证：痰热夹虚、气郁夹寒证。

治疗原则：清热化痰，益气行气，软坚散结。

治疗方药：小陷胸汤、麻杏石甘汤、小柴胡汤、橘皮汤、附子花粉汤与甘草海藻汤合方。

黄连3g，生半夏12g，全栝楼40g，麻黄12g，杏仁10g，石膏50g，柴胡24g，枯芩10g，红参10g，制附子10g，陈皮24g，天花粉12g，藜芦1.5g，生姜24g，大枣12枚，炙甘草10g。6剂，以水1000～1200mL，浸泡30分钟，大火烧开，小火煎煮50分钟，去滓取药液，每日分早中晚3次服。

二诊：胸痛减轻，仍有口苦口腻，前方变黄连、枯芩为各12g，6剂。

三诊：头痛未再发作，仍有胸中压迫阻塞感、不思饮食，前方变陈皮为40g，6剂。

四诊：时时发热、时时怕冷基本消除，仍有全身肌肉酸困胀痛，前方变制附子为12g、天花粉为24g，6剂。

五诊：诸症状较前明显好转，以前方治疗50余剂，诸症状基本消除；后又以前方治疗60余剂，诸症状消除，经复查胸膜炎、胸膜增厚基本痊愈。随访1年，一切尚好。

用方体会：根据胸闷压迫如物阻塞、口苦口腻辨为痰热，形体消瘦、倦怠乏力辨为气虚，全面肌肉酸困胀痛、苔腻辨为痰结，情绪低落、急躁易怒辨为气郁，以此辨为痰热夹虚、气郁夹寒证。选用小陷胸汤清热化痰，温化降逆；麻杏石甘汤宣通阳气，益气清热；小柴胡汤平调寒热，调理气机，益气和中；橘皮汤行气降逆；附子花粉汤温阳散结，益阴化痰；甘草海藻汤益中软坚散结。方药相互为用，以奏其效。

小儿疳虫蚀齿方

【方歌】小儿疳虫蚀齿方，猪脂槐枝葶雄黄，温化寒痰能清热，合理调配效非常。

【组成】雄黄　葶苈子　猪脂　槐枝

【用法】上二味，末之，取腊日猪脂熔，以槐枝绵裹头四五枚，点药烙之。

注：张仲景设方没有记载方药用量，根据治病需要可用雄黄、葶苈子各等分，研为粉末，以猪脂熔化并将雄黄、葶苈子制为糊状物，用槐枝涂上糊状药烧烤后，稍凉敷于龋齿。

【功用】清热燥湿，温化寒毒，滋阴润燥。

【主治】湿热夹寒伤阴证。

【解读方药】小儿疳虫蚀齿方有4味药。雄黄既是温通药又是燥湿化痰药，还是消疮药；葶苈子既是清热药又是利水化痰药；槐枝既是活血消肿药又是治痈消疮药；猪脂既是滋补阴血药又是通利血脉药，还是清血热药。从方中用药用量及调配关系可知小儿疳虫蚀齿方是治疗湿热夹寒伤阴证的重要基础用方，治疗牙科常见病、多发病、疑难病属于湿热夹寒伤阴证者，选用小儿疳虫蚀齿方常常能取得预期治疗效果。

【案例导读】小儿疳虫蚀齿方是治疗龋齿病的重要基础用方，同时还能治疗诸多病种，而这诸多病种的病变证机必须切合湿热夹寒伤阴证，始可用之。

龋齿病又称蛀牙，是临床中比较难治的牙科疾病之一。长期不注重口腔卫生者，长期高糖饮食，抗龋能力低下是引起龋齿病的主要原因。其主要症状是牙齿表面呈白垩色，牙龈因食冷、热、酸、甜食物刺激酸麻痒痛，龋洞。其并发症主要有牙髓炎、牙根尖周病、颌骨炎等。

小儿疳虫蚀齿方的主要作用有：①清热燥湿；②温化寒毒；③滋阴润燥。小儿疳虫蚀齿方治疗龋齿病的主要病变证机是：①湿热浸淫；②寒毒肆虐；③阴津受损。小儿疳虫蚀齿方是治疗龋齿病属于湿热夹寒伤阴证的重要基础用方，欲取得最佳治疗效果必须重视经方合方。

【案例示范】龋齿病

徐某，女，15岁。其母代诉：有4年龋齿病史，虽经牙科手术治疗但未能有效改善其病理变化，牙科主张重新植牙，其父母经病友介绍前来诊治。

刻诊： 牙齿表面呈白垩色，牙龈因食冷、热、酸、甜食物刺激酸麻痒痛，手足不温，嗜卧，口苦口干，舌质淡红，苔腻黄白夹杂，脉沉略弱。

中医辨证： 寒热痰风、气虚伤阴证。

治疗原则： 清热散寒，益气养阴，息风化痰。

治疗方药一： 小儿疳虫蚀齿方。

雄黄20g，葶苈子20g，研为粉末。以猪脂熔化并将雄黄、葶苈子制为糊状物，用槐枝涂上糊状药烧烤后，稍凉敷于龋齿，每日分早晚2次外用。

治疗方药二： 黄连粉方、附子半夏汤、甘草海藻汤与藜芦人参汤合方。

黄连15g，生半夏12g，制附子10g，羊栖藻24g，藜芦1.5g，红参10g，生姜24g，大枣12枚，炙甘草10g。6剂，以水800～1000mL，浸泡30分钟，大火烧开，小火煎煮50分钟，去滓取药液，每日分早中晚3次服。

二诊： 手足较前温和，仍有苔腻，前方二变黄连为24g，6剂。

三诊： 口苦口干基本消除，仍有麻痛，前方二加白芍24g、变藜芦为2g，6剂。

四诊： 牙齿麻痛明显减轻，仍有牙齿麻痒，前方二变藜芦为3g，6剂。

五诊： 龋齿病较前减轻，以前方二治疗50余剂，龋齿病基本痊愈。随访1年，一切尚好。

用方体会： 根据牙龈因食冷、热、酸、甜食物刺激酸麻痒辨为寒热风夹杂，手足不温辨为寒，口苦口干辨为热伤阴，嗜卧辨为虚，以此辨为寒热痰风、气虚伤阴证。选用小儿疳虫蚀齿方清热化痰，温化寒痰；黄连粉方清热燥湿解毒；附子半夏汤温阳化瘀，燥湿化痰；甘草海藻汤益气软坚散结；藜芦人参汤益气息风化痰。方药相互为用，以奏其效。

四 画

五苓散

【方歌】五苓散中猪茯苓，白术泽泻与桂枝，气虚寒热夹湿证，各科杂病服之宜。

【组成】猪苓去皮，十八铢（2.3g）　泽泻一两六铢（3.8g）　白术十八铢（2.3g）　茯苓十八铢（2.3g）　桂枝去皮，半两（1.5g）

【用法】上五味，捣为散，以白饮和，服方寸匕，日三服。多饮暖水，汗出愈，如法将息。

注：在临床中既可用散剂又可用汤剂，用汤剂在原方用量基础之上乘以3或5。

【功用】清热利湿，温阳燥湿，益气化湿。

【主治】寒热湿夹虚证。

【解读方药】五苓散有5味药，由猪苓散为基础方所组成。猪苓、泽泻既是利水化湿药又是清热药，白术既是健脾益气药又是温阳燥湿药，桂枝既是温阳通经药又是温化水湿药，茯苓既是利水化湿药又是益气药。从方中用药用量及调配关系可知五苓散是治疗寒热湿夹虚证的重要基础用方，治疗各科常见病、多发病、疑难病属于寒热湿夹虚证者，选用五苓散常常能取得预期治疗效果。

【案例导读】五苓散是治疗脂肪肝的重要基础用方，同时还能治疗诸多病种，而这诸多病种的病变证机必须切合寒热湿夹虚证，始可用之。

脂肪肝是临床中比较常见的非常难治疾病之一，分为酒精性脂肪肝、非酒精性脂肪肝、急性妊娠脂肪肝。其主要症状有不思饮食、恶心、呕吐、肝区疼痛、皮肤瘀斑、四肢麻木、牙龈出血、流鼻血、倦怠乏力等，主要并发症有胆囊炎、肝硬化、动脉硬化、消化道出血、口角炎、电解质紊乱等。

五苓散的主要作用有：①清热利湿；②温阳燥湿；③益气化湿。五苓散治疗脂肪肝的主要病变证机是：①湿热蕴结；②寒湿浸淫；③气虚不化。五苓散是治疗脂肪肝属于寒热湿夹虚证的重要基础用方，欲取得最佳治疗效果必须重视经方合方。

【案例示范】肥胖、脂肪肝

谢某，男，43岁。主诉：有多年脂肪肝病史，2年前经复查诊断为重度脂肪肝，肝脏病变达 86%，体重 114kg，服用中西药但未能有效控制症状，经病友介绍前来诊治。

刻诊：脘胀胀满，不思饮食，恶心，呕吐，情绪低落，心胸烦热、肝区隐痛，四肢沉重麻木不温，便秘腹泻交替出现，倦怠乏力，舌质淡，苔腻黄白夹杂，脉沉弱。

中医辨证：寒热痰湿、气虚夹风证。

治疗原则：温阳散寒，清热燥湿，化痰息风。

治疗方药：五苓散、小柴胡汤、十枣汤、附子半夏汤、甘草海藻汤与藜芦甘草汤合方。

猪苓 10g，泽泻 15g，白术 10g，茯苓 10g，桂尖 5g，柴胡 24g，枯芩 10g，红参 10g，生半夏 24g，甘遂 3g，大戟 3g，芫花 3g，制附子 10g，羊栖藻 24g，藜芦 1.5g，生姜 10g，大枣 12 枚，炙甘草 10g。6 剂，以水 1000 ~ 1200mL，浸泡 30 分钟，大火烧开，小火煎煮 50 分钟，去滓取药液，每日分早中晚 3 次服。

二诊：脘腹胀满减轻，仍四肢沉重，前方变甘遂、大戟、芫花为各 5g，6 剂。

三诊：四肢沉重较前减轻，大便基本正常，仍有心胸烦热，前方变枯芩为 24g，6 剂。

四诊：情绪低落好转，仍有恶心呕吐，前方变生半夏为 15g，6 剂。

五诊：恶心呕吐基本消除，其余症状较前均有明显好转，以前方治疗 100 余剂，经复查肝脏病变达 64%，体重 98kg；后又以前方治疗 150 余剂，经复查脂肪肝基本恢复正常，体重 79kg。随访 1 年，一切尚好。

用方体会：根据脘腹胀满、心胸烦热、舌质淡辨为寒热夹杂，四肢沉重麻木不温、苔腻辨为风痰寒湿，情绪低落辨为气郁，倦怠乏力、脉沉弱辨为气虚，以此辨为寒热痰湿、气虚夹风证。选用五苓散温化清热利湿；小柴胡汤平调寒热，行气解郁；十枣汤攻逐水湿；附子半夏汤温阳燥湿化痰；甘草海藻汤益气软坚散结；藜芦甘草汤益气息风化痰。方药相互为用，以奏其效。

天雄散

【方歌】天雄散中白桂龙，各科阳虚基础方，温补阳气能固精，经方合方效非常。

【组成】天雄炮，三两（9g）　白术八两（24g）　桂枝六两（18g）　龙骨三两（9g）

【用法】上四味，杵为散，酒服半钱匕。日三服。不知，稍增之。

【功用】温壮阳气，温通经脉，益气固精。

【主治】阳虚不固证。

【解读方药】天雄散有 4 味药。天雄既是温壮阳气药又是温通化瘀药，还是强健筋骨药；白术既是健脾益气药又是温阳燥湿药；桂枝既是温阳散寒药又是通经化瘀药；龙骨既是潜阳药又是固精药，还是安神药。从方中用药用量及调配关系可知天雄散是治疗阳虚不固证的重要基础用方，治疗各科常见病、多发病、疑难病属于阳虚不固证者，选用天雄散常常能取得预期治疗效果。

【案例导读】天雄散是治疗男子免疫性不育的重要基础用方，同时还能治疗诸多病种，而这诸多病种的病变证机必须切合阳虚不固证，始可用之。

免疫性不育是临床中比较难治疾病之一，睾丸损伤、附睾损伤、副性腺损伤、免疫抑制物水平低下、免疫活性细胞突变等是引起免疫性不育的主要原因。多数男子没有临床症状特征，只是婚后不育经检查发现是免疫性不育，有些人伴有手足不温，舌质淡苔薄白等。

天雄散的主要作用有：①温壮阳气；②温通经脉；③益气固精。天雄散治疗免疫性不育的主要病变证机是：①阳气虚弱；②经脉瘀涩；③精气不固。天雄散是治疗免疫性不育属于阳虚不固证的重要基础用方，欲取得最佳治疗效果必须重视经方合方。

【案例示范】免疫性不育

刁某，男，36 岁。主诉：结婚 6 年未育，近 3 年夫妻双方经多次检查，之后被诊断为免疫性不育，服用中西药但未能取得预期治疗效果，经病友介绍前来诊治。

刻诊：容易疲劳，容易恼怒，时时有腰困，手足不温，时时盗汗，时有失眠多梦，口渴欲饮热水，舌质淡红，苔薄黄白夹杂，脉沉略弱。

中医辨证：阳虚夹郁、阳亢伤阴证。

治疗原则：温阳解郁，交通心肾，潜阳育阴。

治疗方药：天雄散、小柴胡汤、桂枝加龙骨牡蛎汤与四逆散合方。

炮天雄 10g，白术 24g，桂枝 20g，龙骨 10g，柴胡 24g，生半夏 12g，枯芩

10g，红参 10g，白芍 15g，牡蛎 10g，枳实 15g，生姜 10g，大枣 12 枚，炙甘草 15g。6 剂，以水 1000 ~ 1200mL，浸泡 30 分钟，大火烧开，小火煎煮 50 分钟，去滓取药液，每日分早中晚 3 次服。

二诊：手足不温，仍有失眠多梦，前方变龙骨、牡蛎为各 24g，6 剂。

三诊：失眠多梦较前好转，仍有盗汗，前方变牡蛎为 40g，6 剂。

四诊：盗汗明显减轻，仍有腰困，前方变红参为 12g，6 剂。

五诊：诸症状基本消除，以前方治疗 50 余剂，其妻已孕。随访 1 年半，男婴已出生，且生长发育一切正常。

用方体会：根据容易疲劳、手足不温辨为阳虚，盗汗、口渴欲饮热水辨为阳虚伤阴，容易恼怒辨为郁，口渴欲饮热水、舌质淡红辨为寒热夹杂，以此辨为阳虚夹郁、阳亢伤阴证。选用天雄散温阳益气固精；小柴胡汤平调寒热，益气行气；桂枝加龙骨牡蛎汤潜阳育阴，交通心肾；四逆散行气解郁，补益气血。方药相互为用，以奏其效。

王不留行散

【方歌】王不留行草黄芩，蒴藋细叶姜芍药，桑根白皮椒厚朴，温通清热瘀血消。

【组成】王不留行八月八采，十分（30g）　蒴藋细叶七月七采，十分（30g）　桑白皮三月三采，十分（30g）　甘草十八分（54g）　川椒除目及闭口，去汗，三分（9g）　黄芩二分（6g）　干姜二分（6g）　厚朴二分（6g）　芍药二分（6g）

【用法】上九味，桑根皮以上三味烧灰存性，勿令灰过；各别杵筛，合治之，为散，服方寸匕。小疮即粉之，大疮但服之，产后亦可服。如风寒，桑根勿取之。前三物皆阴干百日。

【功用】通经活血，清热止血，温阳止痛，补益气血。

【主治】寒热瘀夹虚证。

【解读方药】王不留行散有 9 味药，由芍药甘草汤、甘草干姜汤为基础方所组成。王不留行既是通经活血药又是消疮止血药，还是通痹止痛药；蒴藋细叶既是通经化瘀药又是利水消肿药；桑白皮、黄芩既是清热药又是凉血止血药；芍药既是补血敛阴药又是活血药；厚朴既是行气药又是化湿药；干姜、川椒既是温阳散寒药又是温通止痛药；甘草既是益气生津药又是缓急止痛药。从方中用药用量及调配关系可知王不留行散是治疗寒热瘀夹虚证的重要基础用方，治疗各科常见病、多发病、疑难病属于寒热瘀夹虚证者，选用王不留行散常常能取得预期治疗效果。

【案例导读】 王不留行散是治疗术后伤口不愈合的重要基础用方，同时还能治疗诸多病种，而这诸多病种的病变证机必须切合寒热瘀夹虚证，始可用之。

术后伤口久不愈合是临床中比较难治病变之一，在临床中针对有些特殊疾病选择手术治疗常常能取得一定疗效，可是有些人术后伤口久不愈合，有些人伤口溃烂流脓不愈，有些人伤口不愈合并感染等。

王不留行散的主要作用有：①通经活血；②清热止血；③温阳止痛；④补益气血。王不留行散治疗术后伤口久不愈合的主要病变证机是：①血脉不利；②热伤血脉；③寒伤经脉；④气血虚弱。王不留行散是治疗术后伤口久不愈合属于寒热瘀夹虚证的重要基础用方，欲取得最佳治疗效果必须重视经方合方。

【案例示范】 左侧大腿骨肉瘤术后伤口不愈合、术后复发

刘某，男，36岁。主诉：在3年前因左侧大腿骨肉瘤进行手术，术后3年伤口溃烂不愈合，左侧大腿骨肉瘤又术后复发，住院及门诊治疗，服用中西药但未能取得预期治疗效果，经病友介绍前来诊治。

刻诊： 伤口溃烂周边呈暗红色，周边内侧呈黄白色，伤口有时流血水样物，有时流血脓样物，有时流黄白色脓液，伤口有时灼热，有时麻木，有时瘙痒，骨肉瘤肿胀疼痛，倦怠乏力、手足不温，夜间盗汗，口渴欲饮热水，舌质暗红夹瘀紫，苔腻黄白夹杂，脉沉弱。

中医辨证： 寒热夹瘀、风痰夹虚证。

治疗原则： 温通清热，益气化瘀，息风化痰。

治疗方药： 王不留行散、附子花粉汤、黄连粉方、附子半夏汤、甘草海藻汤与藜芦人参汤合方。

王不留行30g，蒴藋细叶30g，桑白皮30g，花椒10g，枯芩6g，干姜6g，厚朴6g，白芍6g，制附子10g，天花粉12g，羊栖藻24g，生半夏12g，黄连24g，红参10g，藜芦1.5g，生姜10g，大枣12枚，炙甘草10g。6剂，以水1000～1200mL，浸泡30分钟，大火烧开，小火煎煮50分钟，去滓取药液，每日分早中晚3次服。

二诊： 伤口分泌物减少，仍有轻微麻木瘙痒，前方变藜芦为3g，6剂。

三诊：手足不温好转，伤口仍有灼热，前方变枯芩为 24g，6 剂。

四诊：伤口溃烂明显好转，仍有口渴，前方变天花粉为 24g，6 剂。

五诊：诸症状较前有好转，以前方治疗 90 余剂，伤口基本愈合；之后仍以前方酌情调整用药治疗骨肉瘤术后复发，治疗 160 余剂，经复查肿瘤病灶较前减小，继续巩固治疗。随访 5 年，一切尚好。

用方体会：根据伤口溃烂周边呈暗红色辨为瘀热，周边内侧呈黄白色辨为寒热夹杂，麻木、瘙痒、苔腻辨为风痰，倦怠乏力、手足不温、脉沉弱辨为气虚生寒，以此辨为寒热夹瘀、风痰夹虚证。选用王不留行散通经活血，清热止血，温阳止痛，补益气血；附子花粉汤温阳化瘀益阴；黄连粉方清热燥湿；附子半夏汤温阳化瘀，燥湿化痰；甘草海藻汤益气软坚散结；藜芦甘草汤益气息风化痰。方药相互为用，以奏其效。

木防己汤

【方歌】木防己汤石桂人，郁热气虚夹寒瘀，各科杂病诸般疾，清补温通病可除。

【组成】木防己三两（9g）　石膏十二枚鸡子大（48g）　桂枝二两（6g）　人参四两（12g）

【用法】上四味，以水六升，煮取二升。分温再服。

【功用】清泄郁热，补益正气，温通化瘀。

【主治】郁热气虚夹寒证。

【解读方药】木防己汤有 4 味药。木防己、石膏既是清热药又是降泄药，木防己偏于利湿化饮，石膏偏于生津化阴；人参既是重要补气药又是生津药，还是安神药；桂枝既是温通散寒药又是行散化瘀药。从方中用药用量及调配关系可知木防己汤是治疗郁热气虚夹寒证的重要基础用方，治疗各科常见病、多发病、疑难病属于郁热气虚夹寒证者，选用木防己汤常常能取得预期治疗效果。

【案例导读】木防己汤是治疗病毒性心肌炎的重要基础用方，同时还能治疗诸多病种，而这诸多病种的病变证机必须切合郁热气虚夹寒证，始可用之。

病毒性心肌炎是临床中比较常见的顽固性难治疾病之一。病毒性心肌炎可发生于任何年龄，其中以儿童和青年居多，男性多于女性，病变特征有心肌细胞坏死以及细胞间质炎症，可能导致进行性心肌损伤，还有可能进一步累及心包或心内膜等，临床主要表现以胸闷、心悸、呼吸困难等为主，常常伴有感冒症状、心脏症状、消化系统症状等。

木防己汤的主要作用有：①清泄郁热；②补益正气；③温通化瘀。木防己汤治疗病毒性心肌炎的主要病变证机是：①郁热内生；②正气虚弱；③血脉不利。木防己汤是治疗病毒性心肌炎属于郁热气虚夹寒证的重要基础用方，欲取得最佳治疗效果必须重视经方合方。

【案例示范】病毒性心肌炎

周某，男，29岁。主诉：在3年前因感冒引起病毒性心肌炎，经检查血液生化指标白细胞计数、血沉、C反应蛋白、血清肌酸磷酸激酶同工酶、血清肌钙蛋白T、血清肌钙蛋白I均高于正常值。住院及门诊治疗，服用中西药仍未能达到预期治疗效果，经病友介绍前来诊治。

刻诊：胸中烦闷郁热，心悸，气短，呼吸不利，动则气喘，急躁易怒且不欲言语，手足不温，怕冷，头皮麻紧，口渴欲饮热水，舌质暗红夹瘀紫，苔黄腻夹白，脉沉弱。

中医辨证：郁热气虚、风痰夹瘀证。

治疗原则：清泻郁热，宣利气机，益气化瘀，息风化痰。

治疗方药：木防己汤、小柴胡汤、四逆汤、麻杏石甘汤与藜芦甘草汤合方。

木防己10g，石膏50g，桂枝6g，红参12g，柴胡24g，枯芩10g，生半夏12g，生附子5g，干姜5g，麻黄12g，杏仁10g，藜芦1.5g，生姜10g，大枣12枚，炙甘草10g。6剂，以水1000～1200mL，浸泡30分钟，大火烧开，小火煎煮40分钟左右，把火关上，再将生附子加入药中，浸泡5分钟左右，再把火打开，大火烧开后再以小火煎煮10分钟，去滓取药液，每日分早中晚3次服。

二诊：胸中烦闷郁热明显减轻，伤有手足不温，前方变干姜为10g，6剂。

三诊：手足较前温和，仍有头皮麻紧，前方变藜芦为3g，6剂。

四诊：动则气喘明显减轻，仍有呼吸不利，前方变杏仁为15g，6剂。

五诊：诸症状较前均有明显好转，以前方治疗30余剂，经复查各项指标均恢复正常，之后，又以前方巩固治疗30余剂。随访1年，一切尚好。

用方体会：根据胸中烦闷郁热辨为郁热，心悸、动则气喘辨为气虚，头皮麻紧、苔腻辨为风痰，舌质暗红夹瘀紫辨为瘀，以此辨为郁热气虚、风痰夹瘀证。选用木防己汤清泄郁热，补益正气，温通化瘀；小柴胡汤平调寒热，益气行气；四逆汤益气温阳化瘀；麻杏石甘汤宣散郁热散寒；藜芦甘草汤益气息风化痰。方药相互为用，以奏其效。

木防己去石膏加茯苓芒硝汤

【方歌】木防己汤去石膏，桂枝人参苓芒硝，郁热气虚水热结，通阳泻饮病可消。

【组成】木防己二两（6g）　桂枝二两（6g）　人参四两（12g）　芒硝三合（8g）　茯苓四两（12g）

【用法】上五味，以水六升，煮取二升，去滓。内芒硝，再微煎。分温再服，微利则愈。

【功用】清泻热结，益气利水，温通化瘀。

【主治】寒热气虚水结证。

【解读方药】木防己去石膏加茯苓芒硝汤有5味药。木防己既是清热药又是降泄利水药，芒硝既是泻热药又是软坚散结药，人参既是补气第一要药又是生津药，茯苓既是益气药又是利水药，桂枝既是温通散寒药又是行散化瘀药。从方中用药用量及调配关系可知木防己去石膏加茯苓芒硝汤是治疗寒热气虚水结证的重要基础用方，治疗各科常见病、多发病、疑难病属于寒热气虚水结证者，选用木防己加茯苓芒硝汤常常能取得预期治疗效果。

【案例导读】木防己去石膏加茯苓芒硝汤是治疗心包积液的重要基础用方，同时还能治疗诸多病种，而这诸多病种的病变证机必须切合寒热气虚水结证，始可用之。

心包积液是临床中比较难治疾病之一，特发性心包炎、肿瘤、感染、系统性红斑狼疮、甲状腺功能减退等是引起心包积液的主要原因，其主要症状呈进行性加重，呼吸困难，端坐呼吸，呼吸浅速，身体前倾，面色苍白，口唇发紫，咳嗽，声音嘶哑，吞咽困难，全身水肿。其并发症主要有胸腔积液、腹腔积液、休克等。

木防己去石膏加茯苓芒硝汤的主要作用有：①清泻热结；②补益正气；③温通化瘀。木防己去石膏加茯苓芒硝汤治疗心包积液的主要病变证机是：

①水热郁结；②正气虚弱；③血脉不利。木防己去石膏加茯苓芒硝汤是治疗心包积液属于寒热气虚水结证的重要基础用方，欲取得最佳治疗效果必须重视经方合方。

【案例示范】心包积液、特发性心包炎

赵某，男，45岁。主诉：在3年前因特发性心包炎引起心包积液，服用中西药但未能有效控制症状，经病友介绍前来诊治。

刻诊：呼吸不利，端坐呼吸，身体前倾，声音嘶哑，咳嗽，胸中烦热，手指麻木不温，喜叹息，倦怠乏力，大便干结，小便不利，下肢水肿，口唇发紫，口苦口腻，舌质暗红夹瘀紫，苔黄腻夹白，脉沉弱。

中医辨证：热结水气、气虚夹寒、风痰夹瘀证。

治疗原则：泻热利水，宣利散寒，益气化瘀，息风化痰。

治疗方药：木防己去石膏加茯苓芒硝汤、黄连汤、附子花粉汤、麻杏石甘汤与藜芦甘草汤合方。

木防己10g，桂枝10g，红参12g，芒硝8g，茯苓12g，黄连10g，干姜10g，生半夏12g，制附子10g，天花粉12g，麻黄12g，石膏24g，杏仁10g，藜芦1.5g，生姜10g，大枣12枚，炙甘草10g。6剂，以水1000～1200mL，浸泡30分钟，大火烧开，小火煎煮50分钟，去滓取药液，每日分早中晚3次服。

二诊：咳嗽明显减少，仍有呼吸不利，前方变杏仁为15g，6剂。

三诊：呼吸较前通利，仍有小便不利、大便干结，前方变芒硝为12g、茯苓为24g，6剂。

四诊：大便小便基本正常，仍口苦口腻，前方变黄连为15g，6剂。

五诊：诸症状较前有明显好转，以前方治疗60余剂，经复查心包积液明显减少；又以前方治疗80余剂，经复查特发性心包炎、心包积液基本痊愈。随访1年，一切尚好。

用方体会：根据呼吸不利、大便干结、下肢水肿辨为热结水气，倦怠乏力、脉沉弱辨为气虚，胸中烦热、舌质暗红夹瘀紫辨为郁瘀，手指麻木不温、苔腻辨为风痰夹寒，以此辨为热结水气、气虚夹寒、风痰夹瘀证。选用木防己去石膏加茯苓芒硝汤泻热益阴，宣利散寒，益气化瘀，息风化痰；黄连汤平调寒热，益气温通；附子花粉汤温阳化瘀，益阴化痰；麻杏石甘汤宣散郁热散寒；藜芦甘草汤益气息风化痰。方药相互为用，以奏其效。

文蛤散

【方歌】文蛤散中用五两，皮肤营卫湿热郁，更治脾胃湿热证，经方合方病可愈。

【组成】文蛤五两（15g）

【用法】上一味，为散，以沸汤和方寸匕服。汤用五合。

【功用】清热利湿，软坚生津。

【主治】湿热伤津证。

【解读方药】《伤寒论》第141条："病在阳，应以汗解之，反以冷水潠之，若灌之，其热被劫不得去，弥更益烦，肉上粟起，意欲饮水，反不渴者，服文蛤散。"文蛤散仅仅有1味药。文蛤既是清热药又是生津化阴，还是软坚散结药。从方中用药用量及调配关系可知文蛤散是治疗湿热伤津证的重要基础用方，应用文蛤散是治疗各科常见病、多发病、疑难病属于湿热伤津证者，选用文蛤散常常能取得预期治疗效果。

【案例导读】文蛤散是治疗胆碱能性荨麻疹的重要基础用方，同时还能治疗诸多病种，而这诸多病种的病变证机必须切合湿热伤津证，始可用之。

胆碱能性荨麻疹是临床中比较难治的疾病之一，温度过高、过食辛辣食物、精神刺激等是引起胆碱能性荨麻疹的主要原因。其主要症状有圆形小丘疹性风团、皮肤受损、极度瘙痒、刺痛、烧灼感、头痛、头晕、流泪、恶心、呕吐、腹痛、腹泻等全身性乙酰胆碱症状。并发症主要有抵抗力下降、晕厥、哮喘等。

文蛤散的主要作用有：①清热利湿；②软坚生津。文蛤散治疗胆碱能性荨麻疹的主要病变证机是：①湿热郁结；②阴津受损。文蛤散是治疗胆碱能性荨麻疹属于湿热伤津证的重要基础用方，欲取得最佳治疗效果必须重视经方合方。

【案例示范】胆碱能性荨麻疹

胡某，女，50岁。主诉：在5年前原因不明全身出现荨麻疹，经检查诊断为胆碱能性荨麻疹，服用中西药但未能有效控制症状，经病友介绍前来诊治。

刻诊：圆形小丘疹性风团，受凉受热均加重病情，瘙痒，刺痛，烧灼感，恶心，大便溏泻（5次/1天），口干，口渴欲饮热水，舌质暗红，苔腻黄白夹杂，脉沉弱。

中医辨证：湿热伤津、气虚夹寒、风痰夹瘀证。

治疗原则：清热燥湿，益气生津，温阳化瘀，息风化痰。

治疗方药：文蛤散、半夏泻心汤、黄连粉方、麻杏石甘汤、附子白及汤与藜芦芍药汤合方。

文蛤 15g，黄连 24g，枯芩 10g，生半夏 12g，干姜 10g，红参 12g，麻黄 12g，杏仁 10g，石膏 50g，制附子 10g，白及 6g，藜芦 1.5g，白芍 12g，生姜 10g，大枣 12 枚，炙甘草 10g。6 剂，以水 1000 ～ 1200mL，浸泡 30 分钟，大火烧开，小火煎煮 50 分钟，去滓取药液，每日分早中晚 3 次服。

二诊：丘疹性风团减少，仍有口干，烧灼感，前方变天花粉、枯芩为各 24g，6 剂。

三诊：瘙痒减轻，仍有刺痛，前方变白及为 9g、白芍为 24g，6 剂。

四诊：丘疹性风团基本消退，仍有口渴欲饮热水，前方加天花粉为 30g，6 剂。

五诊：诸症状较前明显好转，以前方治疗 50 余剂，荨麻疹未再出现；又以前方治疗 30 余剂，荨麻疹痊愈。随访 1 年，一切尚好。

用方体会：根据圆形小丘疹性风团、受凉受热均加重病情辨为寒热湿夹杂，瘙痒、苔腻辨为风痰湿，口干、口渴欲饮热水辨为津伤，刺痛、舌质暗红辨为瘀，脉沉弱辨为虚，以此辨为湿热伤津、气虚夹寒、风痰夹瘀证。选用文蛤散清热利湿，软坚生津；半夏泻心汤清热燥湿，益气温通；黄连粉方清热燥湿解毒；麻杏石甘汤宣散郁热散寒；附子白及汤温阳化瘀；藜芦芍药汤息风化痰，活血敛阴。方药相互为用，以奏其效。

文蛤汤

【方歌】文蛤汤中麻黄草，生姜石膏杏仁枣，温宣清热能益气，治内治外效果好。

【组成】文蛤五两（15g）　麻黄三两（9g）　甘草三两（9g）　生姜三两（9g）　石膏五两（15g）　杏仁五十个（9g）　大枣十二枚

【用法】上七味，以水六升，煮取二升。温服一升，汗出即愈。

【功用】清热生津，温宣散寒，补益中气。

【主治】寒热气虚伤津证。

【解读方药】文蛤汤有7味药，由文蛤散、甘草麻黄汤、越婢汤、麻杏石甘汤为基础方所组成。文蛤、石膏既是清泻脏腑药又是清泻营卫药，还是生津化阴药；麻黄、生姜既是解表散寒药又是温宣脏腑药，还是调理气机药；杏仁既是降泄药又是润燥药，还是化痰药；大枣、甘草既是益气药又是生津补血药。从方中用药用量及调配关系进一步得知文蛤汤是治疗寒热气虚伤津证的重要基础用方，治疗各科常见病、多发病、疑难病属于寒热气虚伤津证者，选用文蛤汤常常能取得预期治疗效果。

【案例导读】文蛤汤是治疗肠胃型感冒的重要基础用方，同时还能治疗诸多病种，而这诸多病种的病变证机必须切合寒热气虚伤津证，始可用之。

肠胃型感冒是临床中比较常见的难治疾病之一，从中医上分为虚寒肠胃型感冒、虚热肠胃型感冒、湿热型肠胃感冒和寒热夹虚型肠胃型感冒。其主要症状有消化道症状、普通感冒症状等。主要并发症有慢性肠胃炎、慢性支气管炎等。

文蛤汤的主要作用有：①清热生津；②温宣散寒；③补益中气。文蛤汤治疗肠胃型感冒的主要病变证机是：①热郁伤津；②寒郁伤阳；③正气虚弱。文蛤汤是治疗肠胃型感冒属于寒热气虚伤津证的重要基础用方，欲取得最佳治疗效果必须重视经方合方。

【案例示范】反复发作性肠胃型感冒、慢性胃肠炎

温某，女，51岁。主诉：有20余年慢性胃肠炎病史，近5年来反复感冒，每次感冒服用中西药均未能有效控制症状，经病友介绍前来诊治。

刻诊：有时头痛，有时头晕，有时发热，有时怕冷，有时汗出，有时无汗，有时全身不舒服，有时全身酸痛，有时恶心，有时呕吐，有时皮肤瘙痒，经常脘腹胀满，大便溏泻，倦怠乏力，手足冰凉，口苦，口渴欲饮热水，舌质淡红，苔腻黄白夹杂，脉沉弱。

中医辨证：寒热夹虚、营卫不固、清浊逆乱证。

治疗原则：清热散寒，益气生津，通调营卫，息风化痰。

治疗方药：文蛤汤、小柴胡汤、桂枝汤、麻黄汤、橘皮汤、四逆汤与藜芦甘草汤合方。

文蛤 15g，麻黄 20g，石膏 15g，杏仁 15g，柴胡 24g，枯芩 10g，生半夏 12g，红参 12g，桂尖 10g，白芍 10g，生附子 5g，干姜 5g，陈皮 24g，藜芦 1.5g，生姜 24g，大枣 12 枚，炙甘草 10g。6 剂，以水 1000 ~ 1200mL，浸泡 30 分钟，大火烧开，小火煎煮 40 分钟左右，把火关上，将生附子加入药中，浸泡 5 分钟左右，再把火打开，大火烧开后再以小火煎煮 10 分钟，去滓取药液，每日分早中晚 3 次服。

二诊：头晕、发热、怕冷未再出现，仍有轻微头痛、口渴，前方变石膏为 24g、白芍为 30g，6 剂。

三诊：头晕、发热、怕冷、出汗未再出现，仍有脘腹胀满，前方变陈皮为 40g，6 剂。

四诊：头痛、头晕、发热、怕冷、出汗未再出现，仍有大便溏泻，前方变干姜为 10g，6 剂。

五诊：诸症状基本消除，以前方治疗 30 余剂，诸症状消除，又以前方治疗 10 剂。随访 1 年，一切尚好。

用方体会：根据全身不适、口苦、口渴欲饮热水辨为郁热伤津，脘腹胀满、大便溏泻辨为浊气壅滞、清气下陷，手足冰凉辨为寒，皮肤瘙痒、苔腻辨为风痰，倦怠乏力、脉沉弱辨为虚，以此辨为寒热夹虚、营卫不固、清浊逆乱证。选用文蛤汤清热生津，温宣散寒，补益中气；小柴胡汤平调寒热，益气调气；桂枝汤益气温通，调理营卫；麻黄汤宣散温通，橘皮汤行气降逆；四逆汤益气温阳散寒；藜芦甘草汤益气息风化痰。方药相互为用，以奏其效。

风引汤

【方歌】风引汤中黄姜龙，桂甘牡蛎水滑石，赤石白石紫石膏，热扰动风服之宜。

【组成】大黄四两（12g）　干姜四两（12g）　龙骨四两（12g）　桂枝三两（9g）　甘草二两（6g）　牡蛎二两（6g）　寒水石六两（18g）　滑石六两（18g）　赤石脂六两（18g）　白石脂六两（18g）　紫石英六两（18g）　石膏六两（18g）

【用法】上十二味，杵，粗筛，以韦囊盛之，取三指撮，井花水三升，煮三沸。温服一升。

【功用】清热息风，潜阳敛阴，益气温通，通下利湿。

【主治】热扰动风伤髓夹寒证。

【解读方药】风引汤有12味药。大黄既是泻热药又是泻瘀药；石膏、寒水石既是清热生津药又是泻热息风药；桂枝、干姜既是温阳药又是行散药；龙骨、牡蛎、紫石英既是潜阳益阴药又是息风药；滑石既是清热药又是利水药；赤石脂、白石脂既是收敛固涩补髓药又是潜阳息风药；甘草既是益气药又是生津药，还是缓急药。从方中用药用量及调配关系可知风引汤是治疗热扰动风伤髓夹寒证的重要基础用方，治疗各科常见病、多发病、疑难病属于热扰动风伤髓夹寒证者，选用风引汤常常能取得预期治疗效果。

【案例导读】风引汤是治疗癫痫的重要基础用方，同时还能治疗诸多病种，而这诸多病种的病变证机必须切合热扰动风伤髓夹寒证，始可用之。

癫痫是临床中比较常见的非常难治疾病之一，分为继发性癫痫、特发性癫痫、隐源性癫痫。头部损伤，颅内感染，大脑发育异常，颅内疾病，酗酒，误服药物，继发性脑病，家族病史等是引起癫痫的主要原因。癫痫的主要症状有抽搐、痉挛、昏厥，以及肢体麻木、针刺感、头晕目眩、颜面及全身潮红、多汗、呕吐、腹痛、手搓不宁等。

风引汤的主要作用有：①清热息风；②潜阳敛阴；③益气温通；④通下利湿。风引汤治疗癫痫的主要病变证机是：①热郁生风；②阴不制阳；③阳虚不固。风引汤是治疗癫痫属于热扰动风伤髓夹寒证的重要基础用方，欲取得最佳治疗效果必须重视经方合方。

【案例示范】癫痫

郑某，女，23岁。主诉：有10余年癫痫病史，近4年来发作频繁，每周2～3次，服用中西药但未能有效控制症状，经病友介绍前来诊治。

刻诊：发作时抽搐，痉挛，昏厥，醒后肢体麻木，头晕目眩，平时颜面潮红，咽中如有痰结，心烦急躁，大便干结，倦怠乏力，手足不温，口苦，口渴，舌质红，苔腻黄白夹杂，脉沉弱。

中医辨证：热扰动风、虚痰夹寒证。

治疗原则：清泻热结，益气散寒，息风化痰。

治疗方药：风引汤、小柴胡汤与藜芦甘草汤合方。

大黄12g，干姜12g，龙骨12g，桂尖10g，牡蛎10g，寒水石20g，滑石20g，赤石脂40g，紫石英20g，石膏20g，柴胡24g，枯芩10g，生半夏12g，红参10g，藜芦1.5g，生姜10g，大枣12枚，炙甘草10g。6剂，以水

1000 ～ 1200mL，浸泡 30 分钟，大火烧开，小火煎煮 50 分钟，去滓取药液，每日分早中晚 3 次服。

二诊： 大便较前通畅，仍有颜面潮红，前方变石膏为 40g，6 剂。

三诊： 癫痫发作较前略有减轻，仍有咽中如有痰结，前方变生半夏为 15g、藜芦为 3g，6 剂。

四诊： 手足不温基本消除，仍有心烦急躁，前方变龙骨、牡蛎为各 24g，6 剂。

五诊： 癫痫未发作，诸症状明显减轻，以前方治疗 150 余剂，期间仅有 1 次癫痫发作，但没有抽搐、痉挛、昏厥症状，只有短暂手足麻木颤抖；又以前方治疗 200 余剂，未再发作。随访 2 年，一切尚好。

用方体会： 根据癫痫、颜面潮红、大便干结辨为热结，麻木、咽中如痰结辨为风痰，心烦急躁、倦怠乏力辨为气郁气虚，苔黄白夹杂辨为寒热夹杂，手足不温辨为寒，以此辨为热扰动风、虚痰夹寒证。选用风引汤清热息风，潜阳敛阴，益气温通，通下利湿；小柴胡汤平调寒热，益气调气；藜芦甘草汤益气息风化痰。方药相互为用，以奏其效。

乌头汤

【方歌】 乌头汤辨治杂病，麻黄芍药草黄芪，脏腑筋骨诸般病，寒凝夹虚最相宜。

【组成】 麻黄三两（9g）　芍药三两（9g）　黄芪三两（9g）　甘草炙，三两（9g）　川乌咬咀，以蜜二升，煎取一升，即出乌头，五枚（10g 或 15g）

【用法】 上五味，咬咀四味，以水三升，煮取一升，去滓。内蜜煎中，更煎之。服七合。不知，尽服之。

【功用】 温阳散寒，宣通化瘀，益气补血，缓急止痛。

【主治】 寒凝夹气血虚证。

【解读方药】 乌头汤中用药有 5 味，由甘草麻黄汤、芍药甘草汤、大乌头煎为基础方所组成。方中温通宣散止痛药有乌头、麻黄 2 味，补益缓急止痛药有黄芪、芍药、甘草 3 味。乌头、麻黄既是治疗肌肤筋脉骨节的重要用药又是温通宣通、化瘀止痛的重要用药；芍药、黄芪、甘草既是补益气血的重要用药又是缓急止痛的重要用药；蜜既是益气药又是化阴药，还是缓急止痛药。从方中用药用量及调配关系可知乌头汤是治疗寒凝夹气血虚证的重要基础用方，合理应用乌头汤可以辨治临床各科常见病、多发病、疑难病属于寒凝夹气血虚证者。

【案例导读】乌头汤是治疗强直性脊柱炎 / 周围神经病变的重要基础用方，同时还能治疗诸多病种，而这诸多病种的病变证机必须切合寒凝夹气血虚证，始可用之。

（1）强直性脊柱炎是临床中比较常见的难治疾病之一，多发于青壮年，20 ~ 30 岁发病率最高，男性明显多于女性。其致病原因可能与遗传、免疫、感染、环境有关，主要症状以疼痛、僵硬、活动受限为主，并发症主要有心脏病变、肾脏病变、胃肠道病变、肺部病变、眼部病变、骨骼病变等。

（2）周围神经病变是临床中比较难治疾病之一，其中 B 族维生素缺乏、甲状腺功能减退、卟啉病、肉样瘤病、淀粉样变性、尿毒症、糖尿病是引起周围神经病变的主要原因。其主要症状有股、坐骨、正中、桡、尺、腓肠肌及股外侧皮神经呈单侧或对称性疼痛或刺痛或灼痛或钻凿痛，麻木或蚁走样或虫爬样或触电样感觉，发热，营养不良性肌萎缩等。

乌头汤的主要作用有：①温阳散寒；②宣通化瘀；③益气补血；④缓急止痛。乌头汤治疗强直性脊柱炎 / 周围神经病变的主要病变证机是：①寒凝经脉；②血脉阻滞；③气血虚弱；④筋脉拘急。乌头汤是治疗强直性脊柱炎 / 周围神经病变属于寒凝夹气血虚证的重要基础用方，欲取得最佳治疗效果必须重视经方合方。

【案例示范】

1. 强直性脊柱炎、赖特综合征

朱某，男，38 岁。主诉：有 10 余年强直性脊柱炎病史，在 3 年前又诊断为赖特综合征，住院及门诊治疗，服用中西药但未能有效控制症状，经病友介绍前来诊治。

刻诊：颈背腰四肢关节筋脉疼痛、僵硬、活动受限，受凉加重，尿频，尿急，尿无力，尿灼热，眼睑潮红发热，畏光流泪，眼痒，倦怠乏力，手足不温，口苦咽干，口渴欲饮热水，舌质淡红，苔腻黄白夹杂，脉沉弱。

中医辨证：寒凝筋骨、热扰上下、风痰夹虚证。

治疗原则：温通散寒，清泻热郁，补益气血，息风化痰。

治疗方药：乌头汤、小柴胡汤、麻杏石甘汤、葵子茯苓散、泽泻汤与藜芦甘草汤合方。

制川乌 10g，麻黄 12g，白芍 10g，黄芪 10g，柴胡 24g，枯芩 10g，生半夏 12g，红参 10g，石膏 24g，杏仁 10g，冬葵子 50g，茯苓 10g，白术 12g，泽泻 30g，藜芦 1.5g，生姜 10g，大枣 12 枚，炙甘草 10g。6 剂，以水 1000 ~ 1200mL，浸泡 30 分钟，大火烧开，小火煎煮 50 分钟，去滓取药液，每日分早中晚 3 次服。

二诊：畏光流泪减轻，仍有眼痒，前方变藜芦为 3g，6 剂。

三诊：颈背腰四肢关节筋脉疼痛略有减轻，仍有僵硬，前方变制川乌为 12g、白芍为 24g，6 剂。

四诊：颈背腰四肢关节筋脉疼痛较前减轻，仍有口苦，前方变枯芩为 24g、石膏为 40g，6 剂。

五诊：颈背腰四肢关节筋脉疼痛较前又有减轻，以前方治疗 150 余剂，诸症状基本消除；又以前方治疗 160 余剂，诸症状消除。随访 1 年，一切尚好。

用方体会：根据颈背腰四肢关节筋脉疼痛、受凉加重辨为寒，尿频、尿急、尿无力、尿灼热辨为热伤气，眼睑潮红发热、畏光流泪辨为热扰，眼痒、苔腻辨为风痰，倦怠乏力辨为气虚，以此辨为寒凝筋骨、热扰上下、风痰夹虚证。选用乌头汤温阳散寒，宣通化瘀，益气补血，缓急止痛；小柴胡汤平调寒热，益气调气；麻杏石甘汤宣通泻热；葵子茯苓散清热通利；泽泻汤益气通利；藜芦甘草汤益气息风化痰。方药相互为用，以奏其效。

2. 多发性周围神经病变

马某，男，55 岁。主诉：有多年多发性周围神经病变病史，服用中西药但未能有效控制症状及病情发展，经病友介绍前来诊治。

刻诊：全身肌肉呈对称性刺痛，皮肤麻木呈触电样感觉，受凉或劳累后加重，肌肉呈进行性萎缩，倦怠乏力，手足不温，口苦口腻，舌质淡红夹瘀紫，苔白腻夹黄，脉沉弱涩。

中医辨证：寒郁湿热、气血虚弱、瘀夹风痰证。

治疗原则：温通散寒，补益气血，清热燥湿，活血化瘀，息风化痰。

治疗方药：乌头汤、半夏泻心汤、当归四逆汤与藜芦甘草汤合方。

制川乌 10g，麻黄 12g，白芍 10g，黄芪 10g，黄连 3g，枯芩 10g，生半夏 12g，红参 10g，干姜 10g，当归 10g，桂尖 10g，细辛 10g，通草 6g，藜芦 1.5g，生姜 10g，大枣 25 枚，炙甘草 10g。6 剂，以水 1000 ~ 1200mL，浸泡 30 分钟，

大火烧开，小火煎煮 50 分钟，去滓取药液，每日分早中晚 3 次服。

二诊：手足不温好转，仍有皮肤麻木，前方变白芍为 24g、藜芦为 3g，6剂。

三诊：皮肤麻木较前略有减轻，仍有肌肉刺痛，前方变白芍、当归为各30g，6 剂。

四诊：肌肉刺痛较前减轻，仍有口苦口腻，前方变黄连为 10g，6 剂。

五诊：诸症状较前减轻，以前方治疗 60 余剂，诸症状基本消除；又以前方治疗 80 余剂，诸症状消除。随访 1 年，一切尚好。

用方体会：根据全身肌肉呈对称性刺痛、手足不温、受凉加重辨为寒夹瘀，全身肌肉呈对称性刺痛、劳累加重辨为瘀夹虚，肌肉萎缩、倦怠乏力、脉沉弱辨为气血虚，皮肤麻木、苔腻辨为风痰，口苦口腻辨为湿热，以此辨为寒郁湿热、气血虚弱、瘀夹风痰证。选用乌头汤温阳散寒，宣通化瘀，益气补血，缓急止痛；半夏泻心汤平调寒热，益气降逆；当归四逆汤温通活血，补益气血；藜芦甘草汤益气息风化痰。方药相互为用，以奏其效。

乌头桂枝汤

【方歌】仲景乌头桂枝汤，寒伤气血此方良，各科杂病皆可用，经方合方效非常。

【组成】乌头五枚（10g）　桂枝去皮，三两（9g）　芍药三两（9g）　甘草炙，二两（6g）　生姜切，三两（9g）　大枣十二枚　蜜二升（48g）

注：仲景方中乌头无用量，本书引用剂量源于《医心方》。

【用法】上一味（乌头），以蜜二升，煎减半，去滓。以桂枝汤五合解之，得一升后，初服二合，不知，即服三合；又不知，复加至五合。其知者，如醉状，得吐者，为中病。

上五味（桂枝汤），锉，以水七升，微火煮取三升，去滓。

【功用】温阳逐寒，通经活血，益气补血，缓急止痛。

【主治】寒伤气血证。

【解读方药】乌头桂枝汤有 7 味药，由甘草汤、桂枝甘草汤、芍药甘草汤、大乌头煎、桂枝汤、桂枝加芍药汤、桂枝加桂汤为基础方所组成。乌头、桂枝、生姜既是温通散寒治筋骨筋脉药又是温阳散寒治脏腑药，还是活血化瘀药；

芍药既是补血药又是活血药，还是缓急止痛药；大枣、蜂蜜、甘草既是益气药又是补血生津药，还是止痛解毒药。从方中用药用量及调配关系可知乌头桂枝汤是治疗寒伤气血证的重要基础用方，合理应用乌头桂枝汤可以辨治临床各科常见病、多发病、疑难病属于寒伤气血证者。

【案例导读】乌头桂枝汤是治疗肘管综合征的重要基础用方，同时还能治疗诸多病种，而这诸多病种的病变证机必须切合寒伤气血证，始可用之。

肘管综合征是临床中比较难治疾病之一，临床分为轻度肘管综合征、中度肘管综合征和重度肘管综合征。其主要症状有小指、小鱼际、环指尺侧半皮肤麻木或刺痛，小指无力、活动受限，并发症主要有手肌肉萎缩、肌肉粘连、肘关节僵硬、肘关节不稳等。

乌头桂枝汤的主要作用有：①温阳逐寒；②通经活血；③益气补血；④缓急止痛。乌头桂枝汤治疗肘管综合征的主要病变证机是：①寒伤筋骨；②瘀阻血脉；③气血虚弱。乌头桂枝汤是治疗肘管综合征属于寒伤气血证的重要基础用方，欲取得最佳治疗效果必须重视经方合方。

【案例示范】右侧肘管综合征、右侧肘关节炎

马某，男，48岁。主诉：有多年肘关节炎病史，在2年前又诊断为肘管综合征，服用中西药但未能有效减轻症状，经病友介绍前来诊治。

刻诊：右侧小指、小鱼际、环指尺侧半皮肤麻木，有时刺痛，小指无力、活动受限，受凉加重，自觉手指冰凉（用手触摸温度正常），右侧上肢无汗，左侧上肢汗出，倦怠乏力，口苦口干，舌质淡红夹瘀紫，苔腻黄白夹杂，脉沉弱。

中医辨证：寒瘀湿热、风痰夹虚证。

治疗原则：温通散寒，清热燥湿，补益活血，息风化痰。

治疗方药：乌头桂枝汤、甘草附子汤、半夏泻心汤、附子花粉汤、麻黄汤与藜芦甘草汤合方。

制川乌10g，桂尖12g，白芍10g，黄连3g，枯芩10g，生半夏12g，红参10g，干姜12g，麻黄10g，杏仁15g，制附子10g，天花粉12g，藜芦1.5g，生姜10g，大枣12枚，炙甘草20g。6剂，以水1000～1200mL，浸泡30分钟，大火烧开，小火煎煮50分钟，去滓取药液，每日分早中晚3次服。

二诊：麻木减轻，仍有刺痛，前方变白芍为30g，6剂。

三诊：麻木、刺痛较前减轻，左侧汗出减少，仍有口苦口干，前方变天花粉为24g，6剂。

四诊：麻木、刺痛较前明显减轻，仍有倦怠乏力，前方变红参为12g，6剂。

五诊：诸症状较前又有明显减轻，以前方治疗60余剂，诸症状基本消除；又以前方治疗20余剂巩固疗效。随访1年，一切尚好。

用方体会：根据麻木、受凉加重、苔腻辨为寒夹风痰，刺痛、舌质瘀紫辨为瘀，右侧下肢汗出辨为卫虚不固，口苦口干辨为湿热伤阴，倦怠乏力辨为气虚，以此辨为寒瘀湿热、风痰夹虚证。选用乌头桂枝汤温阳逐寒，通经活血，益气补血，缓急止痛；甘草附子汤益气温通化瘀；半夏泻心汤清热燥痰湿，益气温降；附子花粉汤温化瘀益阴；麻黄汤宣通散寒；藜芦甘草汤益气息风化痰。方药相互为用，以奏其效。

乌头赤石脂丸

【方歌】乌头赤石脂丸方，附子蜀椒与干姜，心痛彻背背彻心，温阳逐寒化瘀强。

【组成】蜀椒一两（3g） 乌头一分（0.8g） 附子炮，半两（1.5g） 干姜一两（3g） 赤石脂一两（3g）

【用法】上五味，末之，蜜丸如桐子大，先服食一丸，日三服。不知，稍加服。

【功用】温阳散寒，通经化瘀，固涩补血，降逆止痛。

【主治】寒瘀伤血证。

【解读方药】乌头赤石脂丸有5味药，由干姜附子汤、大乌头煎为基础方所组成。乌头、附子既是重要温阳散寒药又是重要活血化瘀药；干姜、蜀椒既是重要温阳散寒药又是重要行散止痛药；赤石脂既是固涩药又是补血药，还是敛阴缓急药。从方中用药用量及调配关系可知乌头赤石脂丸是治疗寒瘀伤血证的重要基础用方，治疗各科常见病、多发病、疑难病属于寒瘀伤血证者，选用乌头赤石脂丸常常能取得预期治疗效果。

【案例导读】乌头赤石脂丸是治疗心肌梗死的重要基础用方，同时还能治疗诸多病种，而这诸多病种的病变证机必须切合寒瘀伤血证，始可用之。

心肌梗死是临床中比较常见的顽固性难治性疾病之一，其中动脉粥样硬化、心肌供氧量不足、心肌耗氧量增加、冠状动脉栓塞，以及心脏病、高血压、糖尿病、高脂血症等是引起心肌梗死的主要原因。其主要症状有突然出现刀割样疼痛、压榨样疼痛、针刺样疼痛、沉闷样疼痛、锤击样疼痛，常常伴有心悸、气短、呼吸不畅，甚至喘促、惊恐不安、面色苍白、冷汗自出等。口服硝酸甘油无效，可能伴随全身症状、胃肠道症状、心律失常、低血压和休克、心力衰竭等。

乌头赤石脂丸的主要作用有：①温阳散寒；②通经化瘀；③固涩补血；④降逆止痛。乌头赤石脂丸治疗心肌梗死的主要病变证机是：①寒凝血脉；②心脉瘀结；③阴血不固；④脉络挛急。乌头赤石脂丸是治疗心肌梗死属于寒瘀伤血证的重要基础用方，欲取得最佳治疗效果必须重视经方合方。

【案例示范】心肌梗死、冠心病

毛某，男，67岁。主诉：有20余年冠心病病史，在4年前又诊断为心肌梗死，住院及门诊治疗，服用中西药但未能有效控制症状，经病友介绍前来诊治。

刻诊：心痛如刀割，受凉加重，心悸，气短，呼吸不利，恶心，呕吐，头晕，头皮麻木，时有晕厥，面色苍白，冷汗出，倦怠乏力，口苦口腻，舌质暗淡夹瘀紫，苔白腻夹黄，脉沉弱。

中医辨证：寒凝瘀结、风痰湿热证。

治疗原则：温通散寒，活血化瘀，清热燥湿，补益气血，息风化痰。

治疗方药：乌头赤石脂丸、半夏泻心汤、胶姜汤、橘皮汤、乌头白及汤与藜芦甘草汤合方。

制川乌10g，蜀椒6g，制附子10g，干姜10g，赤石脂6g，黄连3g，枯芩10g，生半夏12g，红参10g，白及6g，阿胶珠6g，藜芦1.5g，陈皮24g，生姜24g，大枣12枚，炙甘草10g。6剂，以水1000～1200mL，浸泡30分钟，大火烧开，小火煎煮50分钟，去滓取药液，每日分早中晚3次服。

二诊：恶心呕吐基本消除，仍有头皮麻木，前方变藜芦为3g，6剂。

三诊：心痛如刀割较前减轻，仍有冷汗出，前方变赤石脂为30g，6剂。

四诊：心痛如刀割较前又有明显减轻，仍有口苦口腻，前方变黄连为10g，6剂。

五诊：诸症状较前明显减轻，以前方治疗50余剂，诸症状基本消除；又以前方治疗120余剂巩固疗效，经复查冠心病、心肌梗死较前均有明显恢复。

随访 1 年，一切尚好。

用方体会： 根据心痛如刀割、受凉加重，舌质瘀紫辨为寒瘀，面色苍白、倦怠乏力辨为气血虚，头皮麻木、苔腻辨为风痰，口苦口腻辨为湿热，恶心呕吐辨为浊气上逆，以此辨为寒凝瘀结、风痰湿热证。选用乌头赤石脂丸温阳散寒，通经化瘀，固涩补血，降逆止痛；半夏泻心汤清热燥痰湿，益气温降；胶姜汤温阳补血；橘皮汤温阳降逆；乌头白及汤温阳散寒化瘀；藜芦甘草汤益气息风化痰。方药相互为用，以奏其效。

乌梅丸

【方歌】 乌梅丸中细辛桂，人参附子椒姜随，黄连黄柏及当归，寒热夹虚最有为。

【组成】 乌梅三百枚（500g）　黄连十六两（48g）　细辛六两（18g）　干姜十两（30g）　当归四两（12g）　黄柏六两（18g）　桂枝去皮，六两（18g）　人参六两（18g）　附子炮，去皮，六两（18g）　蜀椒出汗，四两（12g）

【用法】 上十味，异捣筛，合治之，以苦酒渍乌梅一宿，去核，蒸之五斗米下，饭熟捣成泥，和药令相得，内臼中，与蜜，杵二千下。丸如梧桐子大。先食饮，服十丸，日三服。稍加至二十丸，禁生冷、滑物、食臭等。

【功用】 温通散寒，清热燥湿，生津敛阴，补益气血，制蛔驱蛔。

【主治】 寒热伤气阴证。

【解读方药】 乌梅丸有 10 味药，由黄连粉方、头风摩散为基础方所组成。乌梅既是重要生津药又是重要收敛药，还是重要制蛔药；黄连、黄柏既是重要清热燥湿药又是重要降泄药，还是重要驱蛔药；附子、桂枝、干姜、蜀椒、细辛既是重要温阳药又是宣通药，还是行散化瘀药；人参既是益气药又是生津药；当归既是补血药又是活血药。从方中用药用量及调配关系可知乌梅丸是治疗寒热伤气阴证的重要基础用方，治疗各科常见病、多发病、疑难病属于寒热伤气阴证者，选用乌梅丸常常能取得预期治疗效果。

【案例导读】 乌梅丸是治疗慢性溃疡性结肠炎的重要基础用方，同时还能治疗诸多病种，而这诸多病种的病变证机必须切合寒热伤气阴证，始可用之。

慢性溃疡性结肠炎是临床中比较常见的疾病之一。慢性溃疡性结肠炎的主要症状有腹泻、黏液脓血便、腹痛、腹胀、恶心、呕吐、食欲不佳，以及发热、倦怠乏力、消瘦、贫血、低蛋白血症等，常见并发症有外周关节炎、结节性红斑、坏疽性脓皮病、巩膜外层炎、前葡萄膜炎、口腔复发性溃疡等。

乌梅丸的主要作用有：①温通阳气；②清热燥湿；③生津敛阴；④补益气血；⑤制蛔驱蛔。乌梅丸治疗慢性溃疡性结肠炎的主要病变证机是：①阴寒内生；②湿热浸淫；③阴津虚损；④气血虚弱；⑤蛔厥内扰。乌梅丸是治疗慢性溃疡性结肠炎属于寒热伤气阴证的重要基础用方，欲取得最佳治疗效果必须重视经方合方。

【案例示范】慢性溃疡性结肠炎、口腔溃疡

邓某，女，59岁。主诉：有多年慢性溃疡性结肠炎、口腔溃疡病史。治疗慢性溃疡性结肠炎常常加重口腔溃疡，治疗口腔溃疡又常常加重慢性溃疡性结肠炎。慢性溃疡性结肠炎与口腔溃疡有时同时出现，有时单独出现，痛苦不堪，服用中西药但未能有效控制症状，经病友介绍前来诊治。

刻诊：大便溏泻夹杂黏液脓血，受凉加重，腹痛，腹胀，不思饮食，口腔溃烂，灼热疼痛，手足不温，小腿抽筋，倦怠乏力，口苦口腻，舌质暗淡夹瘀紫，苔腻黄白夹杂，脉沉弱。

中医辨证：寒热夹虚、风痰郁瘀证。

治疗原则：温阳清热，行气降逆，益气活血，息风化痰。

治疗方药：乌梅丸、半夏泻心汤、橘皮汤、附子白蔹汤与藜芦甘草汤合方。

乌梅24g，黄连12g，细辛3g，干姜10g，当归3g，黄柏4g，桂枝4g，红参10g，制附子10g，花椒3g，枯芩10g，生半夏12g，白蔹6g，藜芦1.5g，陈皮24g，生姜24g，大枣12枚，炙甘草10g。6剂，以水1000～1200mL，浸泡30分钟，大火烧开，小火煎煮50分钟，去滓取药液，每日分早中晚3次服。

二诊：大便次数减少，仍有恶心呕吐，前方变陈皮为40g，6剂。

三诊：大便次数较前减少，仍有口腔溃烂，前方变黄柏为10g，6剂。

四诊：大便次数较前又有明显减少，口腔溃烂减轻，仍有小腿抽筋，前方变白及为10g，藜芦为2g，6剂。

五诊：诸症状较前明显减轻，以前方治疗60余剂，诸症状基本消除；又以前方治疗60余剂巩固疗效，诸症状消除。随访1年，一切尚好。

用方体会：根据大便溏泻、受凉加重辨为寒，口腔溃烂、口苦辨为湿热，小腿抽筋、苔腻辨为风痰，舌质暗淡夹瘀紫辨为瘀，倦怠乏力辨为虚，以此辨为寒热夹虚、风痰郁瘀证。选用乌梅丸温通散寒，清热燥湿，生津敛阴，补益气血；半夏泻心汤清热燥痰湿，益气温降；橘皮汤温阳降逆；附子白蔹汤温阳散寒解痉；藜芦甘草汤益气息风化痰。方药相互为用，以奏其效。

升麻鳖甲汤

【方歌】升麻鳖甲用当归，蜀椒甘草与雄黄，面赤斑斑如锦纹，益阴化瘀能通阳。

【组成】升麻二两（6g） 当归一两（3g） 蜀椒炒，去汗，一两（3g） 甘草二两（6g） 雄黄研，半两（1.5g） 鳖甲炙，手指大一枚（10g）

【用法】上六味，以水四升，煮取一升。顿服之。老小再服，取汗。

【功用】温通化瘀，清解郁热，补血化阴。

【主治】阳郁瘀热伤阴证。

【解读方药】升麻鳖甲汤有6味药。升麻既是行散药又是清热药；鳖甲既是清热益阴药又是软坚散结药；当归既是补血药又是活血药，还是温通药；蜀椒既是行散药又是宣通药；雄黄既是通阳药又是燥湿药，还是消疮药；甘草既是清热药又是益气药，还是生津缓急药。从方中用药用量及调配关系可知升麻鳖甲汤是治疗阳郁瘀热伤阴证的重要基础用方，治疗各科常见病、多发病、疑难病属于阳郁瘀热伤阴证者，选用升麻鳖甲汤常常能取得预期治疗效果。

【案例导读】升麻鳖甲汤是治疗红斑性狼疮的重要基础用方，同时还能治疗诸多病种，而这诸多病种的病变证机必须切合阳郁瘀热伤阴证，始可用之。

红斑性狼疮是临床中非常难治的自身免疫性结缔组织病，临床中分为盘状红斑狼疮、亚急性皮肤型红斑狼疮、系统性红斑狼疮、深部红斑狼疮、药物性红斑狼疮，主要症状有的人以皮损呈盘状为主，有的人以环状红斑型为主，有的人以丘疹鳞屑型为主，有的人以硬皮病、皮肌炎、干燥综合征为主，有的人以结节为主，有的人以斑块为主，有的人以发热、关节痛、肌肉痛、面部蝶形红斑、口腔溃疡、浆膜炎为主。

升麻鳖甲汤的主要作用有：①温通化瘀；②清解郁热；③补血化阴。升麻鳖甲汤治疗红斑性狼疮的主要病变证机是：①阳郁不行；②血脉瘀滞；③热伤阴血。升麻鳖甲汤是治疗红斑性狼疮属于阳郁瘀热伤阴证的重要基础用方，欲取得最佳治疗效果必须重视经方合方。

【案例示范】红斑性狼疮、玫瑰糠疹

贾某，女，40岁。主诉：有多年红斑性狼疮病史，经2年前又诊断为玫瑰糠疹，虽服用西药有一定疗效，但停药后又复发，服用中药也未能有效控制症状，经病友介绍前来诊治。

刻诊：面部蝶形红斑夹杂玫瑰色斑疹，皮疹边缘糠状鳞屑，时时发热，口腔溃烂，食冷食热加重疼痛，有时关节痛，有时肌肉痛，有时上肢肌肉抽动，手足烦热，倦怠乏力，口淡不渴，舌质暗红夹瘀紫，苔黄腻夹白，脉沉弱。

中医辨证：热瘀夹虚、风痰寒郁证。

治疗原则：清热通阳，益气化阴，活血化瘀，息风化痰。

治疗方药：升麻鳖甲汤、黄连粉方、半夏泻心汤、百合地黄汤、附子白及汤与藜芦甘草汤合方。

升麻12g，当归6g，花椒6g，雄黄0.5g，鳖甲20g，黄连24g，枯芩10g，干姜10g，红参10g，生半夏12g，百合15g，生地黄50g，制附子10g，白及6g，藜芦1.5g，生姜10g，大枣12枚，炙甘草10g。6剂，以水1000~1200mL，浸泡30分钟，大火烧开，小火煎煮50分钟，去滓取药液，每日分早中晚3次服。

二诊：口腔溃烂消除，仍有关节疼痛，前方变制附子为12g，6剂。

三诊：玫瑰色斑疹减轻，仍有肌肉抽动，前方变藜芦为2g，6剂。

四诊：玫瑰色斑疹较前又有明显减轻，手足烦热基本消除，面部仍有红斑，前方变白及为10g，枯芩为24g，6剂。

五诊：诸症状较前减轻，以前方治疗60余剂，玫瑰色糠疹痊愈；又以前方治疗150余剂，经复查各项指标基本正常；复以前方酌情变化治疗150余剂，经复查各项指标恢复正常。随访1年，一切尚好。

用方体会：根据面部蝶形红斑夹杂玫瑰色斑疹、手足烦热辨为瘀热，关节疼痛、口淡不渴辨为阳郁生寒，肌肉抽筋、苔腻辨为风痰，舌质暗红夹瘀紫辨为瘀，口腔溃烂、食冷食热加重疼痛、倦怠乏力辨为寒热夹虚，以此辨为热瘀夹虚、风痰寒郁证。选用升麻鳖甲汤温通化瘀，清解郁热，补血化阴；黄连粉方清热燥湿解毒；半夏泻心汤清热燥湿，益气温降；百合地黄汤清热凉血益阴；附子白及汤温阳化瘀；藜芦甘草汤益气息风化痰。方药相互为用，以奏其效。

升麻鳖甲去雄黄蜀椒汤

【方歌】升麻鳖甲草当归，补血活血能软坚，清热解毒能化阴，内外妇儿病可安。

【组成】升麻二两（6g）　当归一两（3g）　甘草二两（6g）　鳖甲炙，手指大一枚（10g）

【用法】上四味，以水四升，煮取一升。顿服之。老小再服，取汗。

【功用】益气补血，清热滋阴，活血化瘀。

【主治】瘀热夹虚证。

【解读方药】升麻鳖甲去雄黄蜀椒汤有4味药。升麻既是行散药又是清热药；鳖甲既是清热益阴药又是软坚散结药；当归既是补血药又是活血药，还是温通药；甘草既是清热药又是益气药，还是生津缓急药。从方中用药用量及调配关系可知升麻鳖甲去雄黄蜀椒汤是治疗瘀热夹虚证的重要基础用方，治疗各科常见病、多发病、疑难病属于瘀热夹虚证者，选用升麻鳖甲去雄黄蜀椒汤常常能取得预期治疗效果。

【案例导读】升麻鳖甲去雄黄蜀椒汤是治疗黄褐斑的重要基础用方，同时还能治疗诸多病种，而这诸多病种的病变证机必须切合瘀热夹虚证，始可用之。

黄褐斑又称蝴蝶斑，是临床中非常难治病变之一，女子发病率明显高于男子。内分泌失调、慢性肝病、慢性肾病，以及妊娠等是引起黄褐斑的主要原因。其主要症状有呈对称性分布于颜面、额、两颊、鼻背两侧、唇周围、颏部皮肤，大小不等、形状不规则的淡褐色或暗褐色斑等。

升麻鳖甲去雄黄蜀椒汤的主要作用有：①益气补血；②清热滋阴；③活血化瘀。升麻鳖甲去雄黄蜀椒汤治疗黄褐斑的主要病变证机是：①气血虚弱；②郁热内生；③阴津受损；④血脉不利。升麻鳖甲去雄黄蜀椒汤是治疗黄褐斑属于瘀热夹虚证的重要基础用方，欲取得最佳治疗效果必须重视经方合方。

【案例示范】黄褐斑，颈项部黑色素沉着病变

刘某，女，49岁。主诉：有5年黄褐斑病史，在3年前又有颈项部黑色素沉着病变，服用中西药但未能有效改善症状，经病友介绍前来诊治。

刻诊：颜面两颊部黄褐斑，颈项部黑色素沉着，项部比较明显，情绪低落，急躁易怒，大便干结，两手烦热，两足冰凉，倦怠乏力，口淡不渴，舌质红夹瘀紫，苔腻黄白夹杂，脉沉弱。

中医辨证：寒热夹痰、气郁夹瘀证。

治疗原则：清热通阳，行气活血，宣散化痰。

治疗方药：升麻鳖甲去雄黄蜀椒汤、小柴胡汤、抵当汤、甘草麻黄汤、附

子半夏汤与甘草海藻汤合方。

升麻 12g，当归 6g，鳖甲 20g，柴胡 24g，枯芩 10g，红参 10g，生半夏 12g，水蛭 5g，虻虫 5g，大黄 10g，桃仁 6g，制附子 10g，麻黄 12g，羊栖藻 24g，生姜 10g，大枣 12 枚，炙甘草 10g。6 剂，以水 1000 ~ 1200mL，浸泡 30 分钟，大火烧开，小火煎煮 50 分钟，去滓取药液，每日分早中晚 3 次服。

二诊：大便通畅，仍有两手烦热，前方变枯芩为 24g，6 剂。

三诊：两手烦热减轻，仍有倦怠乏力，前方变红参为 12g，6 剂。

四诊：情绪低落好转，仍有两足冰凉，前方变制附子为 12g、枯芩为 30g，6 剂。

五诊：颈项部黑色素沉着略有轻微改善，以前方治疗 80 余剂，黄褐斑较前有改善；又以前方治疗 120 余剂，颈项部黑色素沉着基本消除；复以前方治疗 50 余剂，黄褐斑明显改善，患者对疗效满意。随访 1 年，一切尚好。

用方体会：根据颜面两颊部黄褐斑、两手烦热、两足冰凉辨为寒热夹杂，情绪低落、急躁易怒辨为气郁，颈项部黑色素沉着、舌质红夹瘀紫辨为瘀，颈项部黑色素沉着、苔腻辨为痰结，倦怠乏力辨为虚，以此辨为寒热夹痰、气郁夹瘀证。选用升麻鳖甲去雄黄蜀椒汤益气补血，清热滋阴，活血化瘀；小柴胡汤平调寒热，益气解郁；抵当汤泻热化瘀；甘草麻黄汤益气宣通阳气；附子半夏汤温阳化痰；甘草海藻汤益气软坚散结。方药相互为用，以奏其效。

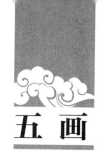

五画

四逆汤

【方歌】四逆汤中附草姜，寒瘀气虚诸般疾，温阳化瘀能益气，各科杂病服之宜。

【组成】甘草炙，二两（6g）　干姜一两半（4.5g）　附子生用，去皮，破八片，一枚（5g）

【用法】上三味，以水三升，煮取一升二合，去滓。分温再服，强人可大附子一枚，干姜三两。

【功用】温阳散寒，活血化瘀，补益正气。

【主治】寒瘀夹虚证。

【解读方药】四逆汤有3味药，由甘草汤、头风摩散、干姜附子汤、甘草干姜汤为基础方所组成。附子既是温阳散寒第一要药又是活血消癥第一要药；干姜既是温阳散寒药又是调理脾胃气机升降药；甘草既是益气药又是生津药，还是缓急解毒药。从方中用药用量及调配关系可知四逆汤是治疗寒瘀夹虚证的重要基础用方，治疗各科常见病、多发病、疑难病属于寒瘀夹虚证者，选用四逆汤常常能取得预期治疗效果。

【案例导读】四逆汤是治疗骨髓增生异常综合征的重要基础用方，同时还能治疗诸多病种，而这诸多病种的病变证机必须切合寒瘀夹虚证，始可用之。

骨髓增生异常综合征是造血干/祖细胞水平的克隆性疾病，也是临床中非常难治的疾病之一。其主要症状有面色苍白、倦怠乏力、心悸活动后加重、气短，以及反复感染、关节疼痛、发热、皮肤瘀斑、鼻出血、牙龈出血、内脏出血等，并发症主要有骨髓纤维化、骨髓增生低下、干燥综合征、贫血性心脏病、风湿性骨关节炎、风湿性肌痛、免疫性皮肤性系统性血管炎、炎性肠病、复发性多发软骨炎、急性发热性中性粒细胞性皮炎、坏死性脂膜炎、桥本甲状腺炎、感染性疾病等。

四逆汤的主要作用有：①温阳散寒；②活血化瘀；③补益正气。四逆汤治疗骨髓增生异常综合征的主要病变证机是：①阳气大虚；②阴寒太盛；③血脉不利；④正气虚弱。四逆汤是治疗骨髓增生异常综合征属于寒瘀夹虚证的重要基础用方，欲取得最佳治疗效果必须重视经方合方。

【案例示范】骨髓增生异常综合征

詹某，男，63岁。主诉：在1年前经检查诊断为骨髓增生异常综合征，住院及门诊治疗但未能有效控制症状，多次检查血中血小板 $24×10^9$/L，血红蛋白 48g/L，白细胞 $1.09×10^9$/L，红细胞 $1.57×10^{12}$/L，数据在这些值上下变化，经病友介绍前来诊治。

刻诊：面色苍白，倦怠乏力，心悸，气短，关节疼痛，发热，皮肤瘀斑，牙齿出血，受凉及活动后加重病情，情绪低落，心胸烦热，夜间小腿抽筋，手足冰凉，口淡不渴，舌质红夹瘀紫，苔白腻夹黄，脉沉弱。

中医辨证：阳虚夹瘀、血虚夹郁、热夹风痰证。

治疗原则：温壮阳气，补益气血，行气活血，清热凉血，息风化痰。

治疗方药：四逆汤、胶艾汤、小柴胡汤、附子白及汤与藜芦甘草汤合方。

生附子5g，干姜5g，川芎6g，阿胶珠6g，艾叶10g，当归10g，白芍12g，生地黄20g，柴胡24g，枯芩10g，红参10g，生半夏12g，附子10g，白及6g，藜芦1.5g，生姜10g，大枣12枚，炙甘草10g。6剂，以水1000～1200mL，浸泡30分钟，大火烧开，小火煎煮40分钟左右，然后把火关上，将附子加入药中，浸泡5分钟左右，再把火打开，大火烧开后再以小火煎煮10分钟即可，去滓取药液，每日分早中晚3次服。

二诊：手足冰凉减轻，仍有面色苍白，前方变当归、白芍为各24g，6剂。

三诊：心悸明显好转，仍有心胸烦热，前方变生地黄为30g，6剂。

四诊：情绪低落好转，仍有倦怠乏力，前方变红参为12g，6剂。

五诊：诸症状较前减轻，以前方治疗30余剂，经复查血小板51，血红蛋白74，白细胞2.06，红细胞2.53；后又以前方治疗30余剂，经复查血小板74，血红蛋白91，白细胞3.06，红细胞4.08；复以前方治疗150余剂，经复查血小板、血红蛋白、白细胞、红细胞等数值在正常范围之内，之后继续以前方巩固治疗。随访2年，一切尚好。

用方体会：根据面色苍白、倦怠乏力、心悸、手足冰凉辨为气血夹寒，情绪低落、皮肤瘀斑辨为郁瘀，心胸烦热、牙齿出血辨为血热，小腿抽筋、苔腻辨为风痰，以此辨为阳虚夹瘀、血虚夹郁、热夹风痰证。选用四逆汤温阳散寒，活血化瘀，补益正气；胶艾汤补益气血，凉血止血；小柴胡汤平调寒热，益气解郁；附子白及汤温阳化瘀止血；藜芦甘草汤益气息风化痰。方药相互为用，以奏其效。

四逆加人参汤

【方歌】四逆汤中加人参，回阳救逆能益阴，阳虚津伤夹瘀血，各科杂病皆能医。

【组成】甘草炙，二两（6g）　干姜一两半（4.5g）　附子生用，去皮，破八片，一枚（5g）　人参一两（3g）

【用法】上四味，以水三升，煮取一升二合，去滓。分温再服。

【功用】温阳回阳，化瘀消癥，大补元气。

【主治】阳虚阴伤夹瘀证。

【解读方药】四逆加人参汤有4味药，以四逆汤为基础方所组成，温阳散寒药有2味即附子、干姜，化瘀消癥药有1味即附子，益气药有2味即人参、甘草，安神药有1味即人参。附子既是重要温阳散寒药又是重要活血消癥药；干姜既是温阳散寒药又是宣通上下药；人参既是补气第一要药又是生津安神药；甘草既是益气生津药又是缓急止痛药；附子、干姜旨在温通阳气，通利血脉；人参、甘草旨在温补阳气化生阴津。从方中用药用量及调配关系可知四逆加人参汤是治疗阳虚阴伤夹瘀证的重要基础用方，应用四逆加人参汤可以治疗各科常见病、多发病、疑难病属于阳虚阴伤夹瘀证者。

【案例导读】四逆加人参汤是治疗血小板减少的重要基础用方，同时还能治疗诸多病种，而这诸多病种的病变证机必须切合阳虚阴伤夹瘀证，始可用之。

血小板减少是临床中比较常见的特有病变之一，血小板减少分为原发性血小板减少和继发性血小板减少。引起血小板减少的主要疾病有血小板生成障碍性疾病如再生障碍性贫血、急性白血病、巨幼细胞性贫血和骨髓纤维化晚期等；血小板破坏或消耗增多疾病如免疫性血小板减少性紫癜、系统性红斑狼疮、风疹、急性上呼吸道感染、弥散性血管内凝血和先天性血小板减少症等；如血小板分布异常引起的疾病如肝脾肿大。

四逆加人参汤的主要作用有：①温阳回阳；②化瘀消癥；③大补元气。四逆加人参汤治疗血小板减少的主要病变证机是：①阴寒内盛；②阳气大虚；③血脉不利；④阴津受损。四逆加人参汤是治疗血小板减少属于阳虚阴伤夹瘀证的重要基础用方，欲取得最佳治疗效果必须重视经方合方。

【案例示范】原发性血小板减少症

马某，女，35岁。主诉：在4年前经检查诊断为原发性血小板减少症，住院及门诊治疗但未能有效控制症状，多次检查血小板数值在 12×10^9/L ~ 67×10^9/L，经病友介绍前来诊治。

刻诊：皮肤瘀斑有的呈点状，有的呈片状，有时牙齿出血，有时鼻出血，月经量多，淋漓不止，怕冷，心悸，手足不温，大便不畅，面色萎黄，倦怠乏力，有时皮肤瘙痒，口渴欲饮热水，舌质淡红，苔腻黄白夹杂，脉沉弱涩。

中医辨证：阳虚夹瘀、气血两虚、热夹风痰证。

治疗原则：温阳化瘀，益气补血，滋阴凉血，息风化痰。

治疗方药：四逆加人参汤、柏叶汤、温经汤与藜芦人参汤合方。

生附子5g，干姜10g，红参10g，吴茱萸10g，桂尖6g，川芎6g，阿胶珠6g，牡丹皮6g，当归6g，白芍6g，生半夏12g，麦冬24g，侧柏叶10g，艾叶30g，藜芦1.5g，生姜10g，大枣12枚，炙甘草10g。6剂，以水1000 ~ 1200mL，浸泡30分钟，大火烧开，小火煎煮40分钟左右，然后把火关上，将生附子加入药中，浸泡5分钟左右，再把火打开，大火烧开后再以小火煎煮10分钟即可，去滓取药液，每日分早中晚3次服。

二诊：怕冷减轻，仍有口渴不欲饮水，前方变牡丹皮为24g，6剂。

三诊：大便较通畅，仍有倦怠乏力，前方变红参为12g，6剂。

四诊：皮肤瘀斑减轻，仍有面色苍白，前方变当归、白芍为各15g，6剂。

五诊：诸症状较前减轻，以前方治疗50余剂，经复查血小板为 82×10^9/L；又以前方治疗50余剂，经复查血小板为 98×10^9/L；复以前方治疗120余剂，经复查血小板数值在正常范围之内；之后又以前方巩固治疗50余剂。随访1年，一切尚好。

用方体会：根据面色萎黄、心悸、怕冷辨为气血虚夹寒，皮肤瘀斑、脉沉弱涩辨为气血虚夹瘀，口渴欲饮热水辨为寒夹热，皮肤瘙痒、苔腻辨为风痰，以此辨为阳虚夹瘀、气血两虚、热夹风痰证。选用四逆加人参汤温阳回阳，化瘀消癥，大补元气；柏叶汤温阳清热止血；温经汤温阳散寒，补益气血，活血化瘀，滋阴凉血；藜芦人参汤益气息风化痰。方药相互为用，以奏其效。

四逆散

【方歌】四逆散疏肝理气，柴胡芍药甘枳实，气机郁滞夹杂虚，各科杂病服之宜。

【组成】柴胡　枳实破，水渍，炙干　芍药　甘草（炙）

【用法】上四味，各十分，捣筛，白饮和，服方寸匕，日三服。咳者，加五味子、干姜各五分，并主下利；悸者，加桂枝五分；腹中痛者，加附子一枚，炮令坼；泄利下重者，先以水五升，煮薤白三升，煮取三升，去滓。以散三方寸匕，内汤中，煮取一升半，分温再服。

【功用】疏理气机，降泄浊逆，补益气血。

【主治】气郁夹虚证。

【解读方药】四逆散有4味药，由甘草汤、枳实芍药散为基础方所组成。柴胡既是升发阳气药又是疏理气机药，还是清热药；枳实既是行气药又是降泄药；芍药既是补血药又是活血药，还是缓急药；甘草既是益气药又是生津药，还是缓急药。从方中用药用量及调配关系可知四逆散是治疗气郁夹虚证的重要基础用方，治疗各科常见病、多发病、疑难病属于气郁夹虚证者，选用四逆散常常能取得预期治疗效果。

【案例导读】四逆散是治疗抑郁症的重要基础用方，同时还能治疗诸多病种，而这诸多病种的病变证机必须切合气郁夹虚证，始可用之。

抑郁症是以自主神经紊乱、肌肉紧张以及运动性不安为主的一种精神神经症，女性发病多于男性，属于临床中比较常见的难治性精神疾病之一。临床特征有心境低落，思维迟缓，意志活动消极，认知功能障碍，以及伴有躯体症状、消化道症状、妇科症状、男科症状等，主要症状为情绪低落，悲观失望，忧心忡忡，心烦意乱，紧张不安，自责自罪，不思饮食、失眠多梦，胸闷，肢体困重，遇到问题总是从最坏处着想，感到全身都是疾病困扰，甚至出现自杀念头和行为。

四逆散的主要作用有：①疏理气机；②降泄浊逆；③补益气血。四逆散治疗抑郁症的主要病变证机是：①气机郁结；②浊气壅滞；③气血虚弱。四逆散是治疗抑郁症属于气郁夹虚证的重要基础用方，欲取得最佳治疗效果必须重视经方合方。

【案例示范】抑郁症、心动过缓、心胸憋气欲死

詹某，女，51岁。主诉：有多年抑郁症病史，在3年前又诊断为心动过缓（心率46次/分），住院及门诊治疗但未能有效控制症状，经病友介绍前来诊治。

刻诊： 情绪低落，悲观失望，心胸憋气欲死，因情绪异常加重，肌肉颤抖，心中烦热，紧张不安，心悸，头晕目眩，有时眼前发黑欲倒于地，失眠多梦，胸闷，肢体困重，不思饮食，自汗，盗汗，手足不温，面色萎黄，倦怠乏力，口苦口干，舌质淡红夹瘀紫，苔腻黄白夹杂，脉沉弱。

中医辨证： 气郁夹虚、风痰夹瘀、心肾不交、寒热夹杂证。

治疗原则： 行气解郁，平调寒热，补益气血，通阳活血，交通心肾，息风化痰。

治疗方药： 四逆散、小柴胡汤、橘皮汤、桂枝加龙骨牡蛎汤、四逆汤与藜芦甘草汤合方。

柴胡24g，枳实15g，白芍15g，红参10g，枯芩10g，生半夏12g，桂尖10g，龙骨12g，生附子5g，干姜10g，牡蛎40g，陈皮24g，藜芦1.5g，生姜24g，大枣12枚，炙甘草10g。6剂，以水1000～1200mL，浸泡30分钟，大火烧开，小火煎煮40分钟左右，然后把火关上，将生附子加入药中，浸泡5分钟左右，把火打开，大火烧开后再以小火煎煮10分钟即可，去滓取药液，每日分早中晚3次服。

二诊： 心胸烦热减轻，仍有胸中憋气，前方变枳实、白芍、炙甘草为各20g，陈皮为40g，6剂。

三诊： 胸中憋气较前减轻，饮食好转，仍有肌肉颤抖，前方变白芍为30g、藜芦为3g，6剂。

四诊： 情绪低落明显好转，仍有失眠多梦、自汗盗汗，前方变龙骨为24g、牡蛎为50g，6剂。

五诊： 诸症状较前减轻，以前方治疗60余剂，诸症状较前又有好转，经复查心率58次/分；又以前方治疗150余剂，诸症状较前又有明显好转，经复查心率61次/分；复以前方治疗150余剂，诸症状基本消除，经复查心率61次/分。随访2年，一切尚好。

用方体会： 根据情绪低落、心胸憋气欲死、因情绪异常加重辨为气机郁结，面色萎黄、倦怠乏力辨为气血虚，心胸烦热、手足不温辨为寒热夹杂，肌肉颤抖、苔腻辨为风痰，舌质淡红夹瘀紫辨为瘀，失眠多梦辨为心肾不交，以此辨为气郁夹虚、风痰夹瘀、心肾不交、寒热夹杂证。选用四逆散疏理气机，降泄浊逆，补益气血；小柴胡汤平调寒热，益气调气；橘皮汤温通行气降逆；桂枝加龙骨牡蛎汤温通补益，交通心肾；四逆汤益气温阳化瘀；藜芦甘草汤益气息风化痰。方药相互为用，以奏其效。

甘草汤

【方歌】甘草汤是基础方，内外妇儿皆可治，气虚夹热诸多疾，经方合方功效奇。

【组成】甘草二两（6g）

【用法】上一味，以水三升，煮取一升半，去滓。温服七合，日二服。

【功用】益气化阳，生津化阴。

【主治】气虚津伤证。

【解读方药】甘草汤仅有1味药。《神农本草经》认为，甘草："味甘平。主五脏六腑寒热邪气，坚筋骨，长肌肉，倍力，金创，解毒。久服轻身延年。"甘草既是益气药又是生津药，既是坚筋骨药又是长肌肉药，既是缓急药又是止痛药。从方中用药用量及调配关系可知甘草汤是治疗气虚津伤证的重要基础用方，治疗各科常见病、多发病、疑难病属于气虚津伤证者，选用甘草汤常常能取得预期治疗效果。

【案例导读】甘草汤是治疗免疫力低下的重要基础用方，同时还能治疗诸多病种，而这诸多病种的病变证机必须切合气虚津伤证，始可用之。

免疫力低下是人类对疾病的抵抗力、对抗力、防御力功能低下，如心脑血管病、糖尿病、慢性呼吸道疾病、慢性肝病、慢性肾病、癌症、结缔组织病、胶原性疾病，以及红斑狼疮、风湿热、类风湿关节炎、白塞病、干燥综合征、皮肌炎、硬皮病、血管炎、细菌性疾病、病毒性疾病等疾病的发生都与免疫力低下有关。

甘草汤的主要作用有：①益气化阳；②生津化阴。甘草汤治疗免疫力低下的主要病变证机是：①正气不足；②阴津受损。甘草汤是治疗免疫力低下属于气虚津伤证的重要基础用方，欲取得最佳治疗效果必须重视经方合方。

【案例示范】免疫力低下、胶原性疾病

许某，男，22岁。主诉：在5年前发现下肢行走无力并渐渐加重，经多地多家大型综合性医院检查诊断为胶原性疾病，即骨肌肉发育不良症，住院及门诊治疗但未能有效控制症状，经病友介绍前来诊治。

刻诊： 全身无力，行走步态不稳，肌肉松弛，关节僵硬麻木，易感冒，怕冷，手足烦热，夜间棉被裹身手脚外露，自汗，盗汗，咽喉如有痰阻，面色萎黄，口渴欲饮热水，舌质淡夹瘀紫，苔黄腻夹白，脉沉弱。

中医辨证： 寒热夹虚、风痰夹瘀证。

治疗原则： 益气生津，温壮阳气，滋补阴血，柔筋壮骨，息风化痰。

治疗方药： 甘草汤、四逆汤、百合地黄汤、小半夏汤、芍药甘草附子汤、甘草海藻汤与藜芦人参汤合方。

生甘草6g，生附子5g，干姜5g，百合15g，生地黄50g，生半夏24g，白芍12g，制附子5g，羊栖藻24g，藜芦1.5g，红参10g，生姜24g，大枣12枚，炙甘草10g。6剂，以水1000～1200mL，浸泡30分钟，大火烧开，小火煎煮40分钟左右，然后把火关上，将生附子加入药中，浸泡5分钟左右，再把火打开，大火烧开后再以小火煎煮10分钟即可，去滓取药液，每日分早中晚3次服。

二诊： 盗汗减轻，仍有怕冷，前方变干姜、制附子为各10g，6剂。

三诊： 怕冷较前减轻，仍有关节僵硬麻木、口渴欲饮热水，前方变白芍为30g、生甘草为12g、藜芦为3g，6剂。

四诊： 自汗、盗汗较前均有减轻，仍有全身无力，前方变红参为12g，6剂。

五诊： 诸症状较前又有好转，以前方治疗150余剂，诸症状较前又有减轻；又以前方治疗200余剂，行走步态不稳改善较前明显，仍继续以前方巩固疗效。随访2年，患者可自主活动，身体渐渐恢复，患者计划长期服药以维持现状。

用方体会： 根据全身无力、手足烦热辨为气虚夹热，肌肉松弛、怕冷辨为气虚夹寒，自汗、盗汗辨为阴阳虚不固，关节僵硬麻木、咽喉如有痰阻辨为痰结夹风，舌质淡红夹瘀紫辨为瘀，口渴欲饮热水辨为寒热夹杂，以此辨为寒热夹虚、风痰夹瘀证。选用甘草汤益气化阳，生津化阴；四逆汤温壮阳气，消癥化瘀；百合地黄汤滋补阴血；小半夏汤降逆燥湿化痰；芍药甘草附子汤补益气血，柔筋壮骨；甘草海藻汤益气软坚散结；藜芦人参汤益气息风化痰。方药相互为用，以奏其效。

甘草干姜汤

【方歌】温补甘草干姜汤，气虚寒证基础方，脏腑营卫诸般证，经方合方效非常。

【组成】甘草炙，四两（12g）　干姜炮，二两（6g）

【用法】上㕮咀二味，以水三升，煮取一升五合，去滓。分温再服。

【功用】补益正气，温阳散寒。

【主治】气虚夹寒证。

【解读方药】甘草干姜汤有2味药，由甘草汤为基础方所组成。干姜既是治脏腑寒证的基础用药又是治疗肌肤筋骨寒证的基础用药；甘草既是益气药又是生津药，还是调理五脏六腑气血营卫的基础用药。从方中用药用量及调配关系可知甘草干姜汤是治疗气虚夹寒证的重要基础用方，治疗各科常见病、多发病、疑难病属于气虚夹寒证者，以此选用甘草干姜汤常常能取得预期治疗效果。

【案例导读】甘草干姜汤是治疗小儿腹痛的重要基础用方，同时还能治疗诸多病种，而这诸多病种的病变证机必须切合气虚夹寒证，始可用之。

小儿腹痛是临床中比较常见症状之一，临床中分为非疾病因素引起的小儿腹痛和疾病因素引起的小儿腹痛，主要症状有腹痛、怕冷、发热、面色苍白、出汗、恶心、呕吐、便秘、腹泻，疾病因素引起的小儿腹痛并发症主要有肠梗阻、肠坏死、肠出血。

甘草干姜汤的主要作用有：①补益正气；②温阳散寒。甘草干姜汤治疗小儿腹痛的主要病变证机是：①正气不足；②阴寒内生。甘草干姜汤是治疗小儿腹痛属于气虚夹寒证的重要基础用方，欲取得最佳治疗效果必须重视经方合方。

【案例示范】小儿腹痛、肠系膜淋巴结肿大

郑某，男，10岁。其母代诉：在3年前经常腹痛，经西医检查诊断为肠系膜淋巴结肿大，住院及门诊治疗，服用中西药但未能有效控制症状，经病友介绍前来诊治。

刻诊：腹痛因食凉或受凉加重，腹胀腹硬，腹肌蠕动，呕吐，腹泻便秘交替出现，时时发热，急躁易怒，形体消瘦，面色不荣，倦怠乏力，手足不温，口渴欲饮热水，舌质淡红，苔黄腻夹白，脉沉弱。

中医辨证：寒结夹虚、郁热风痰证。

治疗原则：温阳散寒，清热行气，补益中气，息风化痰。

治疗方药：甘草干姜汤、茯苓四逆汤、小柴胡汤、芍药甘草附子汤、橘皮汤、甘草海藻汤与藜芦甘草汤合方。

生附子5g，制附子5g，干姜10g，茯苓12g，柴胡24g，生半夏12g，枯芩10g，红参10g，白芍12g，羊栖藻24g，藜芦1.5g，陈皮24g，生姜24g，大枣12枚，炙甘草12g。6剂，以水1000～1200mL，浸泡30分钟，大火烧开，小火煎煮40分钟左右，然后把火关上，将生附子加入药中，浸泡5分钟左右，把火打开，大火烧开后再以小火煎煮10分钟即可，去滓取药液，每日分早中晚3次服。

二诊：手足不温减轻，仍有腹痛，前方变白芍为30g，6剂。

三诊：腹痛较前减轻，仍有腹胀、呕吐，前方变陈皮为30g，6剂。

四诊：便秘腹泻基本消除，仍有腹肌蠕动，前方变藜芦为2g，6剂。

五诊：诸症状较前好转，以前方治疗40余剂，诸症状基本消除；又以前方治疗60余剂，症状完全消除，经复查肠系膜淋巴结肿大痊愈。随访1年，一切尚好。

用方体会：根据腹痛因食凉或受凉加重、腹硬、便秘辨为寒结，倦怠乏力、腹泻辨为气虚夹湿浊，苔黄腻夹白辨为湿热夹寒，急躁易怒、腹胀辨为气机郁滞，腹肌蠕动、苔腻辨为风痰，口渴欲饮热水辨为寒热夹杂，以此辨为寒结夹虚、郁热风痰证。选用甘草干姜汤补益正气，温阳散寒；茯苓四逆汤益气温壮阳气，渗利湿浊；小柴胡汤平调寒热，益气行气；芍药甘草附子汤补益气血，温阳散寒；橘皮汤温通行气降逆；甘草海藻汤益气软坚散结；藜芦甘草汤益气息风化痰。方药相互为用，以奏其效。

甘草附子汤

【方歌】仲景甘草附子汤，白术桂枝合成方，脏腑骨节诸般证，温化益气效非常。

【组成】甘草炙，二两（6g）　附子炮，去皮，破，二枚（10g）　白术二两（6g）　桂枝去皮，四两（12g）

【用法】上四味，以水六升，煮取三升，去滓。温服一升，日三服。初服，得微汗则解，能食，汗止，复烦者，将服五合，恐一升多者，宜服六七合为始。

【**功用**】补益正气，散寒燥湿，通经化瘀。

【**主治**】阳虚夹瘀湿证。

【**解读方药**】甘草附子汤有4味药，由甘草汤、桂枝甘草汤为基础方所组成。附子既是温阳散寒第一要药又是活血消癥第一要药；桂枝既是温阳散寒药又是通经化瘀药；白术既是益气药又是燥湿药，还是升清降浊药；甘草既是益气药又是生津药，还是缓急解毒药。从方中用药用量及调配关系可知甘草附子汤是治疗阳虚夹瘀湿证的重要基础用方，治疗各科常见病、多发病、疑难病属于阳虚夹瘀湿证者，选用甘草附子汤常常能取得预期治疗效果。

【**案例导读**】甘草附子汤是治疗赖特综合征/甲状腺功能减退症的重要基础用方，同时还能治疗诸多病种，而这诸多病种的病变证机必须切合阳虚夹瘀湿证，始可用之。

（1）赖特综合征是临床中比较难治疾病之一，主要症状有膝、踝、跖趾关节，指、趾小关肿痛，或红肿，或发热，肌肉萎缩，关节变形；尿频，尿痛，排尿困难；眼睑红肿，眼痒，眼烧灼感，流泪。并发症主要有心肌炎、胸腔炎、阴道炎、宫颈炎、感染性病变。

（2）甲状腺功能减退症是临床中比较难治疾病之一，临床中分为原发性甲减、继发性甲减和甲状腺激素抵抗综合征。其主要症状有怕冷、手足冰凉、面色苍白，常常伴有精神神经系统症状、循环系统症状、消化系统症状、呼吸系统症状、血液系统症状、生殖系统症状、运动系统症状等，并发症主要有黏液性水肿、血脂异常、冠心病、昏迷，以及妊娠病变。

甘草附子汤的主要作用有：①补益正气；②散寒燥湿；③通经化瘀。甘草附子汤治疗赖特综合征/甲状腺功能减退症的主要病变证机是：①正气虚弱；②寒湿内生；③血行不利。甘草附子汤是治疗赖特综合征/甲状腺功能减退症属于阳虚夹瘀湿证的重要基础用方，欲取得最佳治疗效果必须重视经方合方。

【**案例示范**】

1. 赖特综合征、阴道炎

詹某，女，38岁。主诉：有多年赖特综合征病史，在2年前又诊断为阴道炎，服用中西药但未能有效控制症状，经病友介绍前来诊治。

刻诊：全身关节肿胀疼痛，肌肉轻度萎缩，活动受限，怕冷，眼睑红肿灼热感，尿频，尿急，尿不利，带下量多黄白夹杂，阴痒，情绪低落，急躁易怒，倦怠乏力，口苦咽干，口渴欲饮热水，舌质淡红夹瘀紫，苔腻黄白夹杂，脉沉弱涩。

中医辨证：寒热夹虚、郁瘀风痰证。

治疗原则：温阳清热，益气行气，通经化瘀，息风化痰。

治疗方药：甘草附子汤、麻杏石甘汤、薏苡附子败酱散、蒲灰散、小柴胡汤与藜芦甘草汤合方。

制附子10g，白术6g，桂枝12g，麻黄12g，杏仁10g，石膏24g，薏苡仁30g，败酱草15g，蒲黄20g，滑石10g，生半夏12g，枯芩10g，红参10g，柴胡24g，藜芦1.5g，生姜24g，大枣12枚，炙甘草12g。6剂，以水1000～1200mL，浸泡30分钟，大火烧开，小火煎煮50分钟，去滓取药液，每日分早中晚3次服。

二诊：急躁易怒好转，仍有关节肿胀疼痛，前方变制附子为12g、白术为24g、败酱草为30g，6剂。

三诊：关节肿痛减轻，仍有眼睑红肿、灼热感、尿痛，前方变石膏为50g、滑石为30g、枯芩为24g，6剂。

四诊：小便较前通畅，仍有带下，前方变薏苡仁为40g，变炙甘草12g为生甘草15g，6剂。

五诊：诸症状较前有好转，以前方治疗50余剂，诸症状基本消除；又以前方治疗80余剂，症状完全消除，仍前方巩固治疗60余剂。随访1年，一切尚好。

用方体会：根据全身关节肿胀疼痛、怕冷辨为寒，眼睑红肿灼热感、口苦咽干辨为热，倦怠乏力、脉弱辨为虚，情绪低落、急躁易怒辨为郁，更因舌质夹瘀紫、脉涩辨为瘀，肌肉麻木、阴痒、苔腻辨为风痰，以此辨为寒热夹虚、郁瘀风痰证。选用甘草附子汤补益正气，散寒燥湿，通经化瘀；麻杏石甘汤宣通泻热；薏苡附子败酱散温阳化瘀，清热化湿；蒲灰散活血清热利水；小柴胡汤平调寒热，益气行气；藜芦甘草汤益气息风化痰。方药相互为用，以奏其效。

2. 甲状腺功能减退症、抑郁症

夏某，女，45岁。主诉：有6年甲状腺功能减退症病史，在3年前又诊断为抑郁症，服用中西药但未能有效控制症状，经病友介绍前来诊治。

刻诊：全身怕冷，倦怠乏力，肌肉有时软弱无力、有时僵硬、有时抽搐，有时麻木，关节活动不利，反应迟钝，表情淡漠，情绪低落，面色萎黄，咽干口苦，口渴欲饮热水，舌质淡红夹瘀紫，苔白腻夹黄，脉沉弱涩。

中医辨证：阳虚夹瘀、郁热风痰证。

治疗原则：益气温阳，清热解郁，活血化瘀，息风化痰。

治疗方药：甘草附子汤、小柴胡汤、四逆散、橘皮汤、甘草海藻汤与藜芦甘草汤合方。

制附子 10g，白术 6g，桂枝 12g，柴胡 24g，生半夏 12g，枯芩 10g，红参 10g，枳实 12g，白芍 12g，羊栖藻 24g，藜芦 1.5g，陈皮 24g，生姜 24g，大枣 12 枚，炙甘草 12g。6 剂，以水 1000 ~ 1200mL，浸泡 30 分钟，大火烧开，小火煎煮 50 分钟，去滓取药液，每日分早中晚 3 次服。

二诊：全身怕冷略有减轻，仍有僵硬、抽搐、麻木，前方变白芍为 30g、藜芦为 3g，6 剂。

三诊：僵硬、抽搐、麻木好转，仍有肌肉软弱，前方变红参为 12g，6 剂。

四诊：肌肉软弱好转，仍有情绪低落，以前方变枳实、炙甘草为各 15g，6 剂。

五诊：诸症状较前有好转，以前方治疗 80 余剂，诸症状基本消除；又以前方治疗 100 余剂，症状完全消除，经复查甲状腺功能各项指标基本恢复正常。随访 1 年，一切尚好。

用方体会：根据全身怕冷、舌质淡红夹瘀紫辨为阳虚夹瘀，表情淡漠、情绪低落辨为气郁，抽搐、麻木、苔腻辨为风痰，咽干口苦、口渴欲饮热水辨为寒热夹杂，倦怠乏力、面色萎黄辨为虚，口渴欲饮热水辨为寒热夹杂，以此辨为阳虚夹瘀、郁热风痰证。选用甘草附子汤补益正气，散寒燥湿，通经化瘀；小柴胡汤平调寒热，益气行气；四逆散行气解郁，补益气血；橘皮汤行气降逆；甘草海藻汤益气软坚散结；藜芦甘草汤益气息风化痰。方药相互为用，以奏其效。

甘草泻心汤

【方歌】甘草泻心变化方，半夏泻心基础方，气虚寒热夹湿浊，各科杂病效非常。

【组成】甘草炙，四两（12g） 黄芩三两（9g） 半夏洗，半升（12g） 大枣擘，十二枚 黄连一两（3g） 干姜三两（9g） 人参三两（9g）

【用法】上七味，以水一斗，煮取六升，去滓。再煎煮三升，温服一升，日三服。

【功用】清热燥湿，散寒降逆，补益正气。

【主治】寒热湿气虚证。

【解读方药】甘草泻心汤有7味药，由甘草干姜汤、半夏干姜散、干姜黄连黄芩人参汤为基础方所组成。人参、大枣、甘草既是益气药又是生津药，人参又是补气第一要药，大枣又是补血药，甘草又是缓急解毒药；黄连、黄芩既是清热药又是燥湿药，还是降泄药；半夏既是醒脾升清药又是和胃降逆药，还是辛开苦降调理气机药；干姜既是温阳散寒药又是宣通上下药。从方中用药用量及调配关系可知甘草泻心汤是治疗寒热湿气虚证的重要基础用方，治疗各科常见病、多发病、疑难病属于寒热湿气虚证者，选用甘草泻心汤常常能取得预期治疗效果。

【案例导读】甘草泻心汤是治疗白塞病的重要基础用方，同时还能治疗诸多病种，而这诸多病种的病变证机必须切合寒热湿气虚证，始可用之。

白塞病是临床中非常难治的疾病之一，白塞病又名白塞综合征、贝赫切特综合征，以及狐惑病，分为血管型白塞病、神经型白塞病、肠胃型白塞病。其症状以口腔、生殖器、皮肤、眼等溃烂症状为主，可能伴有关节、心血管、神经、消化、呼吸、泌尿等症状，并发症主要有皮肤结节性红斑、毛囊炎、上腔静脉综合征等。

甘草泻心汤的主要作用有：①清热燥湿；②散寒降逆；③补益正气。甘草泻心汤治疗白塞病的主要病变证机是：①湿热蕴结；②寒湿浸淫；③正气虚弱。甘草泻心汤是治疗白塞病属于寒热湿气虚证的重要基础用方，欲取得最佳治疗效果必须重视经方合方。

【案例示范】白塞病、糜烂性胃炎

赵某，女，17岁。主诉：有5年白塞病、慢性胃炎病史，1年前经检查又诊断为胆汁反流性胃炎伴糜烂，虽服用中西药但病情仍然反复发作，经病友介绍前来诊治。

刻诊：口腔、咽喉、前阴溃烂，烧灼样疼痛，口涎多，前阴瘙痒，情绪低落，胃脘痞硬疼痛，恶心呕吐，喜食热食，月经量少，倦怠乏力、面色不荣，口苦口腻，舌质淡红夹瘀紫，苔黄腻夹白，脉沉弱。

中医辨证：气虚湿热、风痰夹寒证。

治疗原则：益气散寒，清热燥湿，行气活血，息风化痰。

治疗方药：甘草泻心汤、黄连粉方、小柴胡汤、赤小豆当归散、橘皮汤、附子白及汤与藜芦甘草汤合方。

枯芩 10g，生半夏 12g，黄连 24g，干姜 10g，红参 10g，柴胡 24g，制附子 10g，白及 6g，当归 15g，赤小豆 35g，羊栖藻 24g，藜芦 1.5g，陈皮 24g，生姜 24g，大枣 12 枚，炙甘草 12g。6 剂，以水 1000 ~ 1200mL，浸泡 30 分钟，大火烧开，小火煎煮 50 分钟，去滓取药液，每日分早中晚 3 次服。

二诊：口腔、咽喉、前阴溃烂略有减轻，仍有恶心呕吐，前方变陈皮为 40g，6 剂。

三诊：口腔、咽喉、前阴溃烂较前又有略微减轻，胃脘痞硬疼痛基本消除，仍有口苦，前方变枯芩为 24g，6 剂。

四诊：口腔、咽喉、前阴溃烂较前明显减轻，仍有月经量少，前方变当归为 24g，6 剂。

五诊：口腔、咽喉、前阴溃烂较前又有明显减轻，以前方治疗 40 余剂，口腔、咽喉、前阴溃烂基本消除；又以前方治疗 50 余剂，口腔、咽喉、前阴溃烂症状完全消除，经复查慢性胃炎基本痊愈；以前方继续巩固治疗 150 余剂。随访 1 年，一切尚好。

用方体会：根据口腔、咽喉、前阴溃烂、倦怠乏力辨为气虚，又根据烧灼样疼痛、口苦口腻辨为湿热，因情绪低落辨为气郁，又因喜食热食辨为寒，更因倦怠乏力、面色不荣辨为虚，复因前阴瘙痒、苔腻辨为风痰，以此辨为气虚湿热、风痰夹寒证。选用甘草泻心汤清热燥湿，散寒降逆，补益正气；黄连粉方清热燥湿；小柴胡汤平调寒热，益气行气；赤小豆当归散补血活血利湿；橘皮汤行气降逆；附子白及汤温阳化瘀生新；藜芦甘草汤益气息风化痰。方药相互为用，以奏其效。

甘草麻黄汤

【方歌】温宣甘草麻黄汤，内外病变寒夹虚，温宣通阳能益气，治内治外病可愈。

【组成】甘草二两（6g） 麻黄四两（12g）

【用法】上二味，以水五升，先煮麻黄，去上沫，内甘草，煮取三升。温服一升。重覆汗出，不汗，再服。慎风寒。

【功用】宣发阳气，温化利水，益气生津。

【主治】寒郁夹虚证。

【解读方药】甘草麻黄汤有2味药。麻黄既是宣发散寒药又是通阳利水药，还是辛开苦降、通调内外药；甘草既是益气药又是生津药，还是缓急药。从方中用药用量及调配关系可知甘草麻黄汤是治疗寒郁夹虚证的重要基础用方，治疗各科常见病、多发病、疑难病属于寒郁夹虚证者，选用甘草麻黄汤常常能取得预期治疗效果。

【案例导读】甘草麻黄汤是治疗水肿的重要基础用方，同时还能治疗诸多病种，而这诸多病种的病变证机必须切合寒郁夹虚证，始可用之。

水肿是临床中比较常见的顽固性难治性症状之一，水肿分为体表性水肿和体腔内水肿，又分为全身性水肿和局部性水肿。引起全身性水肿的疾病主要有心脏病水肿、肾脏病水肿、肝脏病水肿、营养不良性水肿、内分泌病水肿、功能性水肿、妊娠性水肿等。引起局部性水肿的疾病主要有过敏性水肿、阻塞性水肿、炎性水肿、创伤性水肿等。

甘草麻黄汤的主要作用有：①宣发阳气；②温化利水；③益气生津。甘草麻黄汤治疗水肿的主要病变证机是：①阳不化水；②寒水内生；③气虚津伤。甘草麻黄汤是治疗水肿属于寒郁夹虚证的重要基础用方，欲取得最佳治疗效果必须重视经方合方。

【案例示范】功能性水肿

程某，女，42岁。主诉：有多年水肿病史，在北京、上海、郑州等地检查均未发现明显器质性病变，诊断为功能性水肿，近1年来水肿症状加重，服用中西药但未能有效控制症状，经病友介绍前来诊治。

刻诊：眼睑下肢水肿，无汗，怕冷，手足不温，月经量少，色暗夹血块，倦怠乏力，心悸，恶心呕吐，口苦口腻，面肌麻木抽搐，舌质淡红夹瘀紫，苔腻黄白夹杂，脉沉弱。

中医辨证：寒郁夹虚、水气夹热、风痰夹瘀证。

治疗原则：宣散寒郁，益气清热，利水活血，息风化痰。

治疗方药：甘草麻黄汤、四逆汤、当归芍药散、黄连粉方、附子半夏汤、甘草海藻汤与藜芦人参汤合方。

麻黄 12g，生附子 5g，干姜 10g，当归 10g，白芍 50g，川芎 24g，茯苓 12g，白术 12g，泽泻 24g，生半夏 12g，黄连 24g，红参 10g，羊栖藻 24g，藜芦 1.5g，制附子 10g，生姜 10g，大枣 12 枚，炙甘草 10g。6 剂，以水 1000 ~ 1200mL，浸泡 30 分钟，大火烧开，小火煎煮 40 分钟左右，然后把火关上，将生附子加入药中，浸泡 5 分钟左右，把火打开，大火烧开后再以小火煎煮 10 分钟即可，去滓取药液，每日分早中晚 3 次服。

二诊：眼睑下肢水肿略有减轻，仍有恶心呕吐，前方加陈皮为 40g，6 剂。

三诊：眼睑下肢水肿及手足不温明显好转，仍有倦怠乏力，前方变红参为 12g，6 剂。

四诊：口苦口腻较前减轻，仍有面肌麻木，前方变藜芦为 3g，6 剂。

五诊：水肿较前明显减轻，以前方治疗 50 余剂，水肿基本消除；又以前方治疗 30 余剂，水肿消除。随访 1 年，一切尚好。

用方体会：根据水肿、怕冷、手足不温辨为寒郁，月经夹血块、水肿辨为水血瘀结，口苦口腻辨为湿热，面肌麻木、苔腻辨为风痰，倦怠乏力、心悸辨为气血虚，以此辨为寒郁夹虚、水气夹热、风痰夹瘀证。选用甘草麻黄汤宣发阳气，温化利水，益气生津；四逆汤温壮阳气；当归芍药散补益气血，渗利水气；黄连粉方清热燥湿；附子半夏汤温阳化瘀，降逆燥湿；甘草海藻汤益气软坚散结；藜芦人参汤益气息风化痰。方药相互为用，以奏其效。

甘草粉蜜汤

【方歌】仲景甘草粉蜜汤，缓急安中能止痛，治内治外诸虫疾，内服外用有奇功。

【组成】甘草二两（6g）　粉一两（3g）　蜜四两（12g）

【用法】上三味，以水三升，先煮甘草，取二升，去滓。内粉、蜜，搅令和，煎如薄粥。温服一升，差即止。

注：粉即铅粉或轻粉。

【功用】清热解毒，消积软坚，益气化阴。

【主治】热毒夹虚证。

【解读方药】甘草粉蜜汤有 3 味药。粉即轻粉或铅粉，既是杀虫解毒药又是消积敛疮药，还是软坚消痰药；蜂蜜、甘草既是益气药又是生津药，还是缓急解毒药。从方中用药用量及调配关系可知甘草粉蜜汤是治疗热毒夹虚证的重要基础用方，治疗各科常见病、多发病、疑难病属于热毒夹虚证者，选用甘草粉蜜汤常常能取得预期治疗效果。

【案例导读】甘草粉蜜汤是治疗尖锐湿疣的重要基础用方，同时还能治疗诸多病种，而这诸多病种的病变证机必须切合热毒夹虚证，始可用之。

尖锐湿疣又称生殖器疣、性病疣、肛门生殖器疣，是临床中非常顽固难治疾病之一，分为外生殖器尖锐湿疣、阴道尖锐湿疣、宫颈尖锐湿疣、尿道尖锐湿疣、肛周尖锐湿疣、肛内尖锐湿疣等。其主要症状有丘疹、斑块、糜烂、灼痛、刺痒、乳头样或菜花样赘生物，散在或融合，并发症主要有癌症、喉乳头瘤、眼结膜乳头瘤等。

甘草粉蜜汤的主要作用有：①清热解毒；②消积软坚；③益气化阴。甘草粉蜜汤治疗尖锐湿疣的主要病变证机是：①热毒蕴结；②气阴受损。甘草粉蜜汤是治疗尖锐湿疣属于热毒夹虚证的重要基础用方，欲取得最佳治疗效果必须重视经方合方。

【案例示范】尖锐湿疣

许某，男，27岁。主诉：有多年尖锐湿疣病史，在北京等地多家医院采用激光、切除，以及外用药、内服药但未能有效控制疣复发，经病友介绍前来诊治。

刻诊：阴茎龟头丘疹呈菜花样赘生物，糜烂，灼热样疼痛，困胀，刺痒，手足冰凉，倦怠乏力，口苦口腻，舌质红夹瘀紫，苔腻黄白夹杂，脉沉弱。

中医辨证：热毒夹虚、风痰夹瘀证。

治疗原则：清热燥湿，补益中气，活血化瘀，息风化痰。

治疗方药一：甘草粉蜜汤与甘草海藻汤合方。

轻粉 3g，蜜 12g，羊栖藻 12g，生姜 10g，大枣 12 枚，甘草 10g。以水 500mL，浸泡羊栖藻、生姜、大枣、甘草 30 分钟，大火烧开，小火煎煮 10 分钟，去药滓，加入蜜煎煮 5 分钟，加入轻粉煎 1 分钟，取药液储存备用，以涂洗病灶处。可重复制作。

治疗方药二：半夏泻心汤、黄连粉方、四逆汤、附子白及汤、甘草海藻汤与藜芦甘草汤合方。

生半夏 12g，黄连 24g，红参 10g，枯芩 10g，干姜 10g，生附子 5g，制附子 10g，白及 6g，羊栖藻 24g，藜芦 1.5g，生姜 10g，大枣 12 枚，炙甘草 10g。

6剂，以水 1000 ~ 1200mL，浸泡 30 分钟，大火烧开，小火煎煮 40 分钟左右，然后把火关上，将生附子加入药中，浸泡 5 分钟左右，把火打开，大火烧开后再以小火煎煮 10 分钟即可，去滓取药液，每日分早中晚 3 次服。

二诊：灼痛、刺痒减轻，仍有手足冰凉，前方变干姜、制附子为各 12g，6剂，继续用外用药。

三诊：手足冰凉好转，仍有口苦口腻，前方变枯芩为 24g，6剂，继续用外用药。

四诊：灼痛、刺痒较前明显减轻，口苦口腻较前减轻，仍有糜烂，前方变白及为 9g，6剂，继续用外用药。

五诊：尖锐湿疣较前又有明显减轻，以前方治疗 50 余剂，继续用外用药，尖锐湿疣基本消除；又以前方治疗 50 余剂，继续用外用药，尖锐湿疣消除。随访 1 年，一切尚好。

用方体会：根据尖锐湿疣、灼热辨为热，尖锐湿疣、刺痒辨为风，口苦口腻辨为湿热，困胀、苔腻辨为痰，尖锐湿疣、舌质瘀紫辨为瘀，以此辨为热毒夹虚、风痰夹瘀证。选用甘草粉蜜汤清热解毒，消积软坚，益气化阴；半夏泻心汤清热燥湿，益气温阳，降泄浊逆；黄连粉方清热燥湿；四逆汤温壮阳气；附子白及汤温阳化瘀消癥；甘草海藻汤益气软坚散结；藜芦甘草汤益气息风化痰。方药相互为用，以奏其效。

甘麦大枣汤

【方歌】仲景甘麦大枣汤，益气补血基础方，脏腑营卫诸般虚，经方合方效非常。

【组成】甘草三两（9g） 小麦一升（24g） 大枣十枚

【用法】上三味，以水六升，煮取三升。温分三服，亦补脾气。

【功用】益气补血，安神舍魂，平调寒热。

【主治】气虚伤血证。

【解读方药】甘麦大枣汤有 3 味药。甘草既是清热益气药又是生津化阴药，还是安神抚思药；小麦既是益气化阳药又是生津化阴药，还是安神定志药；大枣既是益气药又是补血药，还是安神舍魂药。从方中用药用量及调配关系可知甘麦大枣汤是治疗气虚伤血证的重要基础用方，治疗各科常见病、多发病、疑难病属于气虚伤血证者，选用甘麦大枣汤常常能取得预期治疗效果。

【案例导读】甘麦大枣汤是治疗癔病的重要基础用方，同时还能治疗诸多病种，而这诸多病种的病变证机必须切合气虚伤血证，始可用之。

癔病又称歇斯底里，是临床中非常顽固难治疾病之一，主要症状有情感障碍、言语障碍、行为障碍、思维障碍、听觉障碍、视觉障碍、感觉障碍、肢体障碍、消化障碍、心血管障碍、自主神经功能障碍等。

甘麦大枣汤的主要作用有：①益气补血；②安神舍魂；③平调寒热。甘麦大枣汤治疗癔病的主要病变证机是：①气血虚弱；②神不守魂。甘麦大枣汤是治疗癔病属于气虚伤血证的重要基础用方，欲取得最佳治疗效果必须重视经方合方。

【案例示范】身僵痴呆型癔病

马某，女，36岁。主诉：3年前身体意识突然失去知觉，犹如痴呆一样，他人呼叫触摸没有任何反应，持续2分钟左右渐渐恢复如正常人，之后经常出现此现象，曾去北京等地检查未发现明显器质性病变，诊断为癔病，但服用中西药未能有效控制病情发作，经病友介绍前来诊治。

刻诊：身体意识突然出现失去知觉，对光线、声音没有任何反应，持续2～3分钟神志即苏醒，苏醒后头晕目眩、倦怠乏力、面色苍白，手足不温，情绪低落，肌肉僵硬，皮肤瘙痒，口苦口干，口渴不欲饮水，舌质淡红夹瘀紫，苔白腻夹黄，脉沉弱。

中医辨证：气虚伤阳、气血郁瘀、湿热风痰、心肾不交证。

治疗原则：益气温阳，行气活血，清热燥湿，息风化痰，交通心肾。

治疗方药：甘麦大枣汤、小柴胡汤、半夏泻心汤、四逆汤、甘草海藻汤与藜芦甘草汤合方。

小麦24g，柴胡24g，生半夏12g，黄连3g，红参10g，枯芩10g，干姜10g，生附子5g，桂尖10g，白芍10g，龙骨10g，牡蛎10g，羊栖藻24g，藜芦1.5g，生姜10g，大枣12枚，炙甘草10g。6剂，以水1000～1200mL，浸泡30分钟，大火烧开，小火煎煮40分钟左右，然后把火关上，将生附子加入药中，浸泡5分钟左右，把火打开，大火烧开后再以小火煎煮10分钟即可，去滓取药液，每日分早中晚3次服。

二诊：肌肉僵硬好转，仍有口苦口腻，前方变黄连为10g，6剂。

三诊：头晕目眩减轻，仍有皮肤瘙痒，前方变白芍为30g、藜芦为2g，6

剂。

四诊：身僵痴呆型癫病发作程度略有减轻，情绪低落明显好转，仍有失眠多梦，前方变龙骨、牡蛎为各30g，6剂。

五诊：身僵痴呆型癫病较前发作程度又有减轻，以前方治疗60余剂，身僵痴呆症状发作次数明显减少、程度减轻；又以前方治疗120余剂，身僵痴呆症状未再发作。随访1年，一切尚好。

用方体会：根据身体意识突然出现失去知觉、倦怠乏力辨为气虚，手足不温辨为寒，情绪低落辨为气郁，肌肉僵硬、皮肤瘙痒辨为风痰，失眠多梦辨为心肾不交，舌质淡红夹瘀紫辨为寒热夹瘀，以此辨为气虚伤阳、气血郁瘀、湿热风痰、心肾不交证。选用甘麦大枣汤益气补血，安神舍魂，平调寒热；小柴胡汤平寒热，行气解郁；半夏泻心汤清热燥湿，益气温阳，降泄浊逆；四逆汤益气温气化瘀；甘草海藻汤益气软坚散结；藜芦甘草汤益气息风化痰。方药相互为用，以奏其效。

甘姜苓术汤

【方歌】仲景甘姜苓术汤，温化寒湿基础方，各科杂病皆可用，经方合方效非常。

【组成】甘草二两（6g） 白术二两（6g） 干姜四两（12g） 茯苓四两（12g）

【用法】上四味，以水五升，煮取三升。分温三服。腰中即温。

【功用】温阳散寒，益气燥湿，渗利水湿。

【主治】阳虚夹湿证。

【解读方药】甘姜苓术汤有4味药，由甘草干姜汤为基础方所组成。干姜既是温阳散寒药又是调理气机升降药，白术既是益气温阳药又是燥湿化湿药，茯苓既是益气药又是利湿药，甘草既是益气药又是生津药。从方中用药用量及调配关系可知甘姜苓术汤是治疗阳虚夹湿证的重要基础用方，治疗各科常见病、多发病、疑难病属于阳虚夹湿证者，选用甘姜苓术汤常常能取得预期治疗效果。

【案例导读】甘姜苓术汤是治疗腰背肌筋膜炎的重要基础用方，同时还能治疗诸多病种，而这诸多病种的病变证机必须切合阳虚夹湿证，始可用之。

腰背肌筋膜炎又称慢性腰背肌劳损，是临床中比较顽固性难治性疾病之一，主要症状有腰背沉重，僵硬，麻木，弥漫性钝痛，晨起疼痛较明显，日间疼痛较轻，傍晚疼痛又加重，腰部冰凉，肌肉痉挛，运动受限。

甘姜苓术汤的主要作用有：①温阳散寒；②益气燥湿；③渗利水湿。甘姜苓术汤治疗腰背肌筋膜炎的主要病变证机是：①寒湿浸淫；②正气虚弱。甘姜苓术汤是治疗腰背肌筋膜炎属于阳虚夹湿证的重要基础用方，欲取得最佳治疗效果必须重视经方合方。

【案例示范】腰背肌筋膜炎

詹某，女，49 岁。主诉：有多年腰背肌筋膜炎病史，但服用中西药未能有效控制症状，经病友介绍前来诊治。

刻诊：腰背沉重僵硬麻木，有时困痛，有时刺痛，夜间或受凉加重，腰背部冰凉，肌肉抽搐，倦怠乏力、口渴欲饮热水，舌质淡红夹瘀紫，苔白腻夹黄，脉沉弱。

中医辨证：寒湿虚瘀、风痰夹热证。

治疗原则：益气温阳，活血化湿，息风化痰。

治疗方药：甘姜苓术汤、乌头汤、当归四逆汤、乌头花粉汤与藜芦人参汤合方。

白术 6g，干姜 12g，茯苓 12g，制川乌 10g，麻黄 10g，白芍 10g，黄芪 10g，当归 10g，桂尖 10g，细辛 10g，通草 6g，天花粉 12g，红参 10g，藜芦 1.5g，生姜 10g，大枣 12 枚，炙甘草 10g。6 剂，以水 1000 ~ 1200mL，浸泡 30 分钟，大火烧开，小火煎煮 50 分钟，去滓取药液，每日分早中晚 3 次服。

二诊：腰背部冰凉好转，仍有倦怠乏力，前方变红参为 12g，6 剂。

三诊：腰背困痛减轻，仍有腰痛刺痛，前方变白芍、当归为各 24g，6 剂。

四诊：倦怠乏力明显好转，仍有腰背麻木、肌肉抽搐，以前方变白芍为 30g、藜芦为 2g，6 剂。

五诊：腰背症状明显减轻，以前方治疗 50 余剂，诸症状基本消除；又以前方治疗 50 余剂，诸症状消除。随访 1 年，一切尚好。

用方体会：根据腰背沉重僵硬麻木、受凉加重辨为寒痰风，倦怠乏力辨为虚，刺痛辨为瘀，口渴欲饮热水、舌质淡红辨为寒热夹杂，苔白腻夹黄辨为寒痰夹热，以此辨为寒湿虚瘀、风痰夹热证。选用甘姜苓术汤温阳散寒，益气燥湿，渗利水湿；乌头汤温通散寒，补益气血；当归四逆汤温通散寒，补益气血；乌头花粉汤温通化瘀，清热益阴；藜芦人参汤益气息风化痰。方药相互为用，以奏其效。

甘遂半夏汤

【方歌】甘遂半夏汤芍药，加蜜煎煮用甘草，寒热痰饮夹虚证，妙用遂草疗效好。

【组成】甘遂大者，三枚（9g）　半夏以水一升，煮取半升，去滓，十二枚（24g）　芍药五枚（15g）　甘草炙，如指大一枚（10g）

【用法】上四味，以水二升，煮取半升，去滓。以蜜半升，和药汁煎服八合。顿服之。

【功用】清热涤痰，温化寒痰，补益气血。

【主治】寒热痰饮夹虚证。

【解读方药】甘遂半夏汤有5味药，由芍药甘草汤为基础方所组成。甘遂既是清热药又是化痰化饮药；半夏既是温脾燥湿药又是温胃降逆药，还是辛开苦降调理气机升降药；芍药既是清热药又是补血敛阴药；蜜、甘草既是益气药又是生津药，还是缓急药。从方中用药用量及调配关系可知甘遂半夏汤是治疗寒热痰饮夹虚证的重要基础用方，治疗各科常见病、多发病、疑难病属于寒热痰饮夹虚证者，选用甘遂半夏汤常常能取得预期治疗效果。

【案例导读】甘遂半夏汤是治疗肠结核的重要基础用方，同时还能治疗诸多病种，而这诸多病种的病变证机必须切合寒热痰饮夹虚证，始可用之。

肠结核是临床中比较常见的难治疾病之一，肠结核分为溃疡型肠结核、增生型肠结核、混合型肠结核。其症状以腹痛、肠鸣、腹泻与便秘交替出现、长期不规则低热、盗汗、消瘦、贫血、倦怠乏力等为主。主要并发症有肠梗阻、结核性腹膜炎、腹腔局限脓肿、肠外瘘等。

甘遂半夏汤的主要作用有：①清热涤痰；②温化寒痰；③补益气血。甘遂半夏汤治疗肠结核的主要病变证机是：①痰热蕴结；②寒痰胶结；③气血虚弱。甘遂半夏汤是治疗肠结核属于寒热痰饮夹虚证的重要基础用方，欲取得最佳治疗效果必须重视经方合方。

【案例示范】肠结核、腹腔淋巴结肿大

蒋某，女，36岁。主诉：有3年肠结核病史，3年间曾多次复查可结核菌仍在，服用中西药但未能达到预期治疗目的，经病友介绍前来诊治。

刻诊：腹痛，腹中雷鸣，大便溏泻夹黏液胶结不爽与便秘交替出现，受凉加重，反复低热，盗汗，自汗，小腿抽搐，手足不温，形体消瘦，面色不荣，倦怠乏力，口苦，舌质红，苔腻黄白夹杂，脉沉弱。

中医辨证：寒热夹痰、气虚夹风证。

治疗原则：温阳清热，补益中气，息风化痰。

治疗方药：甘遂半夏汤、半夏泻心汤、大黄附子汤、桃花汤与藜芦甘草汤合方。

甘遂9g，生半夏24g，白芍15g，蜜40mL，黄连3g，干姜10g，枯芩10g，红参10g，大黄10g，制附子15g，细辛6g，赤石脂50g，藜芦1.5g，粳米24g，生姜10g，大枣12枚，炙甘草10g。6剂，以水1000～1200mL，浸泡30分钟，大火烧开，小火煎煮50分钟，去滓取药液，每日分早中晚3次服。

二诊：大便通畅，仍有口苦，前方变黄连为10g，6剂。

三诊：盗汗、自汗减少，仍有小腿抽搐，前方变白芍为24g、藜芦为2g，6剂。

四诊：手足不温明显好转，仍有倦怠乏力，前方变红参为12g，6剂。

五诊：诸症状较前明显减轻，以前方治疗40余剂，诸症状基本消除；又以前方治疗150余剂，诸症状消除，经复查结核菌素转阴，腹腔淋巴结肿大消除，又以前方巩固治疗30剂。随访1年，一切尚好。

用方体会：根据大便溏泻夹黏液胶结不爽与便秘交替出现、受凉加重辨为寒痰，大便溏泻夹黏液胶结不爽与便秘交替出现、口苦、舌质红辨为痰热，盗汗、自汗辨为寒热夹杂，形体消瘦、面色不荣辨为虚，小腿抽搐、苔腻辨为风痰，以此辨为寒热夹痰、气虚夹风证。选用甘遂半夏汤清热涤痰，温化寒痰，补益气血；半夏泻心汤平调寒热，益气燥湿；大黄附子汤温通泻热；桃花汤温涩固脱；藜芦甘草汤益气息风化痰。方药相互为用，以奏其效。

生姜泻心汤

【方歌】生姜泻心心下痞，芩连姜夏参枣草，寒热气虚夹水气，辨治杂病效果好。

【组成】生姜切，四两（12g）　甘草炙，三两（9g）　人参三两（9g）　干姜一两（3g）　黄芩三两（9g）　半夏洗，半升（12g）　黄连一两（3g）　大枣擘，十二枚

【用法】上八味，以水一斗，煮六升，去滓。再煮取三升，温服一升，日三服。附子泻心汤，本云加附子、半夏泻心汤、甘草泻心汤，同体别名耳。生姜泻心汤，本云理中人参黄芩汤去桂枝、术，加黄连，并泻肝法。

【功用】清热燥湿，温阳化水，补益正气。

【主治】寒热虚夹水湿证。

【解读方药】生姜泻心汤有8味药，由生姜半夏汤、半夏干姜散、干姜黄连黄芩人参汤、半夏泻心汤、甘草泻心汤为基础方所组成。黄连、黄芩既是清热药又是燥湿药；干姜、生姜既是温阳散寒药又是温阳化水药；半夏既是燥湿醒脾升清药又是和胃燥湿降逆药；人参、大枣、甘草既是益气药又是生津药，人参偏于大补元气，大枣、甘草偏于平补。从方中用药用量及调配关系可知生姜泻心汤是治疗寒热虚夹水湿证的重要基础用方，治疗各科常见病、多发病、疑难病属于寒热虚夹水湿证者，选用生姜泻心汤常常能取得预期治疗效果。

【案例导读】生姜泻心汤是治疗胃多发息肉的重要基础用方，同时还能治疗诸多病种，而这诸多病种的病变证机必须切合寒热虚夹水湿证，始可用之。

胃多发息肉是临床中比较常见的难治病变之一，主要症状有胃脘疼痛、胃脘胀满、胃脘嘈杂、不思饮食、恶心、呕吐，以及上消化道出血、吞咽困难等，主要并发症有胃溃疡、幽门梗阻等。

生姜泻心汤的主要作用有：①清热燥湿；②温阳化水；③补益正气。生姜泻心汤治疗胃多发息肉的主要病变证机是：①湿热蕴结；②阴寒内生；③水气浸淫；④正气虚弱。生姜泻心汤是治疗多发息肉属于寒热虚夹水湿证的重要基础用方，欲取得最佳治疗效果必须重视经方合方。

【案例示范】**胃多发息肉术后复发、慢性胃炎**

裴某，女，55岁。主诉：在3年前经检查诊断为胃多发息肉，2次术后又复发为胃多发息肉，服用中西药但未能有效控制症状，息肉渐渐增大，经病友介绍前来诊治。

刻诊：胃脘坚硬胀痛，时而刺痛，劳累加重，嘈杂，频繁打嗝，胃脘肌肉抽动，胃脘水声如雷鸣，大便溏泻如水状，不思饮食，恶心，呕吐，怕冷，手足不温，倦怠乏力，口苦口腻，舌质淡红夹瘀紫，苔腻黄白夹杂，脉沉弱涩。

中医辨证：寒热水气、气虚气逆、风痰夹瘀证。

治疗原则：温阳清热，益气化水，息风化痰，软坚化瘀。

治疗方药：生姜泻心汤、四逆汤、橘皮竹茹汤、附子白及汤、小半夏加茯苓汤、甘草海藻汤与藜芦甘草汤合方。

生半夏 24g，黄连 3g，干姜 10g，枯芩 10g，红参 10g，生附子 5g，陈皮 50g，竹茹 50g，茯苓 10g，制附子 10g，白及 6g，藜芦 1.5g，羊栖藻 24g，生姜 24g，大枣 12 枚，炙甘草 20g。6 剂，以水 1000 ~ 1200mL，浸泡 30 分钟，大火烧开，小火煎煮 40 分钟左右，然后把火关上，将生附子加入药中，浸泡 5 分钟左右，再把火打开，大火烧开后再以小火煎煮 10 分钟即可，去滓取药液，每日分早中晚 3 次服。

二诊：怕冷、手足不温明显减轻，仍有倦怠乏力，前方变红参为 12g，6 剂。

三诊：频繁呃逆明显减轻，仍有口苦口腻，前方变黄连为 10g，6 剂。

四诊：胃脘症状明显减轻，仍有大便溏泻，前方变茯苓为 20g，6 剂。

五诊：诸症状较前明显减轻，以前方治疗 80 余剂，经复查胃多发息肉缩小减少；又以前方治疗 100 余剂，诸症状消除，经复查胃多发息肉基本消除，慢性胃炎基本痊愈。随访 2 年，未再复发，一切尚好。

用方体会：根据胃脘坚硬胀痛、怕冷辨为寒，胃脘坚硬胀痛、口苦口腻辨为湿热，刺痛、舌质夹瘀紫辨为瘀，胃脘肌肉抽动、苔腻辨为风痰，倦怠乏力、脉沉弱辨为虚，胃脘水声如雷鸣、大便溏泻如水状辨为水气，以此辨为寒热水气、气虚气逆、风痰夹瘀证。选用生姜泻心汤清热燥湿，温阳化水，补益正气；四逆汤益气温壮阳气；橘皮竹茹汤益气降逆和胃；附子白及汤温阳化瘀消癥；小半夏加茯苓汤益气燥湿，利湿化痰；甘草海藻汤益气软坚散结；藜芦甘草汤益气息风化痰。方药相互为用，以奏其效。

生姜半夏汤

【**方歌**】仲景生姜半夏汤，调理气机基础方，温中散寒能降逆，脏腑浊逆病可康。

【**组成**】半夏半升（12g） 生姜汁一升（60mL）

【**用法**】上二味，以水三升，煮半夏，取二升，内生姜汁，煮取一升半。小冷，分四服。日三夜一服，止，停后服。

【**功用**】温化寒湿，降泄浊气，调理气机。

【主治】寒湿气逆证。

【解读方药】生姜半夏汤有 2 味药。生姜既是解表散寒药又是温里散寒药，还是调理气机升降药；半夏既是燥湿醒脾升清药又是燥湿和胃降逆药，还是调理气机升降药。从方中用药用量及调配关系可知生姜半夏汤是治疗寒湿气逆证的重要基础用方，治疗各科常见病、多发病、疑难病属于寒湿气逆证者，选用生姜半夏汤常常能取得预期治疗效果。

【案例导读】生姜半夏汤是治疗食管裂孔疝的重要基础用方，同时还能治疗诸多病种，而这诸多病种的病变证机必须切合寒湿气逆证，始可用之。

食管裂孔疝是临床中比较难治疾病之一，主要症状有恶心、呕吐、嗳气、脘腹饱胀、吞咽困难、吞咽疼痛、咳嗽等，并发症主要有反流性食管炎、绞窄性肠梗阻、上消化道出血等。

生姜半夏汤的主要作用有：①温化寒湿；②降泄浊气；③调理气机。生姜半夏汤治疗食管裂孔疝的主要病变证机是：①寒湿蕴结；②气机逆乱；③浊气不降。生姜半夏汤是治疗食管裂孔疝属于寒湿气逆证的重要基础用方，欲取得最佳治疗效果必须重视经方合方。

【案例示范】食管裂孔疝

杨某，女，49 岁。主诉：在 3 年前经检查诊断为食管裂孔疝，术后复发，服用中西药但未能有效控制症状，经病友介绍前来诊治。

刻诊：吞咽不利，吞咽疼痛，如有物阻，恶心，呕吐痰涎，受凉加重，嗳气，脘腹饱胀，大便干结困难，咽痒咳嗽，怕冷，手足不温，倦怠乏力，口干舌燥，舌质淡红夹瘀紫，苔腻黄白夹杂，脉沉弱涩。

中医辨证：寒痰夹热、气阴两虚、风痰夹瘀证。

治疗原则：温化寒痰，益气养阴，息风化痰，软坚化瘀。

治疗方药：生姜半夏汤、麦门冬汤、附子白及汤、皂荚丸、桔梗汤、橘皮汤、甘草海藻汤与藜芦甘草汤合方。

生半夏 24g，麦冬 170g，红参 10g，制附子 10g，白及 6g，皂荚粉 10g，桔梗 10g，藜芦 1.5g，羊栖藻 24g，粳米 10g，陈皮 24g，生姜 24g，大枣 12 枚，生甘草 20g，炙甘草 10g。6 剂，以水 1000 ~ 1200mL，浸泡 30 分钟，大火烧开，小火煎煮 50 分钟，去滓取药液，每日分早中晚 3 次服。

二诊：大便通畅，仍有呕吐痰涎，前方变陈皮为 40g，6 剂。

三诊：吞咽不利、呕吐痰涎较前减轻，大便略溏，仍有咽痒，前方变桔梗为 20g、藜芦为 2g、麦冬为 150g，6 剂。

四诊：恶心消除，脘腹饱胀、口干舌燥明显减轻，仍有手足不温，前方变制附子为 12g、麦冬为 120g，6 剂。

五诊：诸症状较前减轻，以前方治疗 50 余剂，症状基本消除；又以前方治疗 70 余剂，诸症状消除，经复查食管裂孔疝较前恢复。随访 1 年，一切尚好。

用方体会：根据吞咽不利、如有物阻、怕冷辨为寒痰，吞咽疼痛、口干舌燥辨为阴虚，舌质夹瘀紫辨为瘀，呕吐痰涎、苔腻辨为风痰，倦怠乏力、脉沉弱辨为虚，苔腻黄白夹杂辨为寒热夹痰，以此辨为寒痰夹热、气阴两虚、风痰夹瘀证。选用生姜半夏汤温化寒湿，降泄浊气，调理气机；麦门冬汤益气养阴，利咽降逆；附子白及汤温阳化瘀消癥；皂荚丸温化寒痰；桔梗汤宣利咽喉；橘皮汤行气降逆；甘草海藻汤益气软坚散结；藜芦甘草汤益气息风化痰。方药相互为用，以奏其效。

白头翁汤

【方歌】白头翁汤基础方，黄连黄柏与秦皮，湿热迫血诸般疾，清热固涩能燥湿。

【组成】白头翁二两（6g）　黄柏三两（9g）　黄连三两（9g）　秦皮三两（9g）

【用法】上四味，以水七升，煮取二升，去滓。温服一升，不愈，更服一升。

【功用】清热燥湿，凉血固涩。

【主治】湿热迫血证。

【解读方药】白头翁汤有 4 味药。白头翁既是清热药又是凉血药，还是消癥化积药；黄连、黄柏既是清热燥湿药又是降泻止泻药，还是凉血药；秦皮既是清热药又是固涩药。从方中用药用量及调配关系可知白头翁汤是治疗湿热迫血证的重要基础用方，治疗各科常见病、多发病、疑难病属于湿热迫血证者，选用白头翁汤常常能取得预期治疗效果。

【案例导读】白头翁汤是治疗病毒性肠炎的重要基础用方，同时还能治疗诸多病种，而这诸多病种的病变证机必须切合湿热迫血证，始可用之。

病毒性肠炎是临床中比较难治疾病之一，临床中分为 RNA 病毒性肠炎和 DNA 病毒性肠炎。其主要症状以腹泻、呕吐为主，伴有头痛、发热、寒战、皮肤干燥、肌痛，并发症主要有中毒性肠扩张、中毒性结肠炎、肠穿孔。

白头翁汤的主要作用有：①清热燥湿；②凉血固涩。白头翁汤治疗病毒性肠炎的主要病变证机是：①湿热浸淫；②热血逆行。白头翁汤是治疗病毒性肠炎属于湿热迫血证的重要基础用方，欲取得最佳治疗效果必须重视经方合方。

【案例示范】病毒性肠炎、慢性胃炎

许某，男，50 岁。主诉：有多年慢性胃炎病史，在 3 年前经检查又诊断为病毒性肠炎，但服用中西药治疗后，复查病毒仍在，症状仍在，经病友介绍前来诊治。

刻诊：腹痛，肛门灼热，大便溏泻，有时夹杂脓血，恶心，呕吐，经常头痛，发热，怕冷，皮肤瘙痒，全身肌肉疼痛，手足不温，倦怠乏力，口渴欲饮热水，舌质淡红，苔腻黄白夹杂，脉沉弱。

中医辨证：湿热迫血、寒伤营卫、风痰夹虚证。

治疗原则：清热燥湿，调和营卫，益气散寒，息风化痰。

治疗方药：白头翁汤、小柴胡汤、麻黄汤、桂枝汤、附子半夏汤与藜芦甘草汤合方。

白头翁 6g，黄柏 10g，黄连 10g，秦皮 10g，生半夏 12g，柴胡 24g，红参 10g，枯芩 10g，制附子 10g，麻黄 12g，杏仁 10g，桂尖 10g，白芍 10g，藜芦 1.5g，生姜 24g，大枣 12 枚，炙甘草 10g。6 剂，以水 1000～1200mL，浸泡 30 分钟，大火烧开，小火煎煮 50 分钟，去滓取药液，每日分早中晚 3 次服。

二诊：头痛、发热、怕冷没有发作，仍有肛门灼热，前方变白头翁为 10g，黄连、枯芩、黄柏为各 15g，6 剂。

三诊：肛门灼热较前减轻，头痛、发热、怕冷没有发作，仍有皮肤瘙痒、肌肉疼痛，前方变桂尖、白芍为各 30g，藜芦为 2g，6 剂。

四诊：大便较前明显好转，仍有倦怠乏力，前方变红参为 12g，6 剂。

五诊：大便较前又有明显好转，以前方治疗 60 余剂，诸症状消除，经复查病毒消除。随访 1 年，一切尚好。

用方体会：根据肛门灼热、大便溏泻、有时夹杂脓血辨为湿热伤血，头痛、发热、全身肌肉疼痛辨为营卫不利，口渴欲饮热水辨为寒热夹杂，皮肤瘙痒、苔腻辨为风痰，倦怠乏力、手足不温辨为气虚伤阳，苔腻黄白夹杂辨为寒热夹痰，以此辨为湿热迫血、寒伤营卫、风痰夹虚证。选用白头翁汤清热燥湿，凉血固涩；小柴胡汤平调寒热，益气调气；麻黄汤宣发营卫；桂枝汤调补营卫气血；附子半夏汤温阳燥湿化痰；藜芦甘草汤益气息风化痰。方药相互为用，以奏其效。

白头翁加甘草阿胶汤

【方歌】白头翁汤草阿胶，湿热蕴结气血虚，内外妇儿诸般疾，清热补虚病可除。

【组成】白头翁二两（6g） 甘草 阿胶各二两（6g） 柏皮（黄柏）三两（9g） 黄连三两（9g） 秦皮三两（9g）

【用法】上六味，以水七升，煮取二升半，内胶令消尽。去滓。分温三服。

【功用】清热燥湿，凉血固涩，补益气血。

【主治】湿热迫血夹虚证。

【解读方药】白头翁加甘草阿胶汤有6味药，由白头翁汤为基础方所组成。白头翁既是清热药又是凉血药，还是消癥化积药；黄连、黄柏既是清热燥湿药又是降泄止泻药，还是凉血药；秦皮既是清热药又是固涩药；阿胶既是补血药又是益阴药，还是止血药；甘草既是益气药又是生津药，还是清热药。从方中用药用量及调配关系可知白头翁加甘草阿胶汤是治疗湿热迫血夹虚证的重要基础用方，各科常见病、多发病、疑难病属于湿热迫血夹虚证者，选用白头翁加甘草阿胶汤常常能取得预期治疗效果。

【案例导读】白头翁加甘草阿胶汤是治疗肛周炎的重要基础用方，同时还能治疗诸多病种，而这诸多病种的病变证机必须切合湿热迫血夹虚证，始可用之。

肛周炎是临床中比较难治疾病之一，主要症状有肛周皮下结节、红肿、疼痛、溃烂、瘙痒，并发症主要有皮肤湿疹、肛门失禁、女子妇科炎症、肛瘘等。

白头翁加甘草阿胶汤的主要作用有：①清热燥湿；②凉血固涩；③补益气血。白头翁加甘草阿胶汤治疗肛周炎的主要病变证机是：①湿热浸淫；②迫血下行。白头翁加甘草阿胶汤是治疗肛周炎属于湿热迫血夹虚证的重要基础用方，欲取得最佳治疗效果必须重视经方合方。

【案例示范】肛周炎、直肠炎

梁某，女，39岁。主诉：有多年肛周炎、直肠炎病史，虽服用中西药但未能有效控制症状，经病友介绍前来诊治。

刻诊： 肛周肛门灼热、红肿、疼痛、溃烂、瘙痒，便秘与腹泻交替出现，大便夹杂黏液血丝，不思饮食，情绪低落，形体消瘦，手足不温，面色萎黄，倦怠乏力，口渴欲饮热水，舌质淡红夹瘀紫，苔黄腻夹白，脉沉弱。

中医辨证： 湿热迫血、气郁夹虚、风痰寒瘀证。

治疗原则： 清热凉血，补益气血，行气化瘀，温通化阳，息风化痰。

治疗方药： 白头翁加甘草阿胶汤、小柴胡汤、赤小豆当归散、附子白及汤与藜芦甘草汤合方。

白头翁6g，黄柏10g，黄连10g，秦皮10g，阿胶珠6g，生半夏12g，柴胡24g，红参10g，枯芩10g，制附子10g，白及6g，赤小豆36g，当归15g，藜芦1.5g，生姜10g，大枣12枚，炙甘草10g。6剂，以水1000～1200mL，浸泡30分钟，大火烧开，小火煎煮50分钟，去滓取药液，每日分早中晚3次服。

二诊： 肛周溃烂减轻，仍有大便夹杂黏液血丝，前方变白头翁为10g、赤小豆为40g，6剂。

三诊： 大便基本正常，仍有肛门肛周灼热，前方变黄柏、黄连、枯芩为各15g，6剂。

四诊： 肛周肛门灼热、红肿、疼痛、溃烂较前明显减轻，仍有瘙痒，前方变藜芦为3g、秦皮为12g，6剂。

五诊： 诸症状较前又有明显好转，以前方治疗30余剂，诸症状基本消除，又以前方巩固治疗60余剂。随访1年，一切尚好。

用方体会： 根据肛周肛门灼热、有时夹杂黏液脓血辨为湿热伤血，面色萎黄、倦怠乏力、手足不温辨为气血虚夹寒，情绪低落辨为郁，肛周瘙痒、苔腻辨为风痰，舌质淡红夹瘀紫辨为瘀，以此辨为湿热迫血、气郁夹虚、风痰寒瘀证。选用白头翁加甘草阿胶汤清热燥湿，凉血固涩，补益气血；小柴胡汤平调寒热，益气调气；赤小豆当归散利湿活血补血；附子白及汤温阳化瘀生新；藜芦甘草汤益气息风化痰。方药相互为用，以奏其效。

白虎汤

【方歌】白虎知膏米甘草，清热生津能益气，郁热伤气又伤阴，经方合方功效奇。

【组成】知母六两（18g）　石膏碎，一斤（48g）　甘草炙，二两（6g）　粳米六合（18g）

【用法】上四味，以水一斗，煮米熟，汤成，去滓。温服一升，日三服。

【功用】清泻郁热，益阴生津，补益正气。

【主治】郁热伤气证。

【解读方药】白虎汤有4味药。石膏、知母既是清泻郁热药又是生津化阴药，石膏偏于清热降泄生津，知母清热滋补益阴；粳米、甘草既是平补脏腑之气药又是生津养阴药。从方中用药用量及调配关系可知白虎汤是治疗郁热伤气证的重要基础用方，治疗各科常见病、多发病、疑难病属于郁热伤气证者，选用白虎汤常常能取得预期治疗效果。

【案例导读】白虎汤是治疗牙龈炎的重要基础用方，同时还能治疗诸多病种，而这诸多病种的病变证机必须切合郁热伤气证，始可用之。

牙龈炎是临床中比较常见的难治疾病之一。牙龈炎分为慢性牙龈炎、青春期牙龈炎、妊娠期牙龈炎，主要症状以刷牙或咬硬物时牙龈出血为主，常常伴有牙痒、牙龈红肿、牙龈溃烂、牙困痛、口臭、口水多等，主要并发症有口腔溃疡等。

白虎汤的主要作用有：①清泻郁热；②益阴生津；③补益正气。白虎汤治疗牙龈炎的主要病变证机是：①郁热浸淫；②阴津损伤；③正气虚弱。白虎汤是治疗牙龈炎属于郁热伤气证的重要基础用方，欲取得最佳治疗效果必须重视经方合方。

【案例示范】牙龈炎、复发性口腔溃疡

程某，男，28岁。主诉：有多年牙龈炎、复发性口腔溃疡病史，服用中西药但未能有效控制症状及复发，经病友介绍前来诊治。

刻诊： 牙龈红肿灼痛溃烂，牙痒，舌头麻，口腔及舌下多处溃烂，食冷食凉加重疼痛，口臭，口涎多，怕冷，大便干结，手足不温，面色萎黄，倦怠乏力，口渴欲饮热水，舌质淡红夹瘀紫，苔黄腻夹白，脉沉弱。

　　中医辨证：郁热灼腐、湿夹阳虚、风痰夹瘀证。

　　治疗原则：清泻郁热，燥湿解毒，益气化瘀，息风化痰。

　　治疗方药：白虎汤、半夏泻心汤、黄连粉方、桃核承气汤、附子白及汤与藜芦甘草汤合方。

　　石膏 50g，知母 20g，粳米 20g，黄连 24g，生半夏 12g，红参 10g，枯芩 10g，干姜 10g，桃仁 10g，桂尖 6g，大黄 12g，芒硝 6g，制附子 10g，白及 6g，藜芦 1.5g，生姜 10g，大枣 12 枚，炙甘草 10g。6 剂，以水 1000～1200mL，浸泡 30 分钟，大火烧开，小火煎煮 50 分钟，去滓取药液，每日分早中晚 3 次服。

　　二诊：牙龈红肿灼痛溃烂减轻，仍有口臭，前方变枯芩为 20g，6 剂。

　　三诊：口腔溃烂基本消除，仍有牙痒，前方变藜芦为 3g，6 剂。

　　四诊：口臭减轻，大便正常，仍有口涎多，前方变桂尖为 12g，6 剂。

　　五诊：诸症状较前又有明显好转，以前方治疗 30 余剂，诸症状基本消除，又以前方巩固治疗 30 余剂。随访 1 年，一切尚好。

　　用方体会：根据牙龈红肿灼痛溃烂辨为郁热，口涎多、口臭辨为湿热，倦怠乏力辨为气虚，牙痒、舌头麻、苔腻辨为风痰，舌质淡红夹瘀紫辨为瘀，手足不温辨为寒，以此辨为郁热灼腐、湿夹阳虚、风痰夹瘀证。选用白虎汤清泻郁热，益阴生津，补益正气；半夏泻心汤平调寒热，益气燥湿；黄连粉方清热燥湿解毒；桃核承气汤益气泻热活血；附子白及汤温阳化瘀生新；藜芦甘草汤益气息风化痰。方药相互为用，以奏其效。

白虎加人参汤

　　【方歌】白虎汤中加人参，郁热伤津又伤气，清热益气能生津，各科杂病皆能医。

　　【组成】知母六两（18g）　石膏碎，绵裹，一斤（48g）　甘草炙，二两（6g）　粳米六合（18g）　人参三两（9g）

　　【用法】上五味，以水一斗，煮米熟，汤成，去滓。温服一升，日三服。

　　【功用】清泻郁热，益阴生津，大补元气。

　　【主治】郁热夹气阴两虚证。

　　【解读方药】白虎加人参汤有 5 味药，由白虎汤为基础方所组成。石膏、知母既是清泻郁热药又是生津化阴药，石膏偏于清热降泄生津，知母偏于清热滋补益阴；人参、粳米、甘草既是补益脏腑之气药又是生津养阴药，人参又是补气第一要药。从方中用药用量及调配关系可知白虎加人参汤是治疗郁热夹气阴两虚证的重要基础用方，治疗各科常见病、多发病、疑难病属于郁热夹气阴两虚证者，选用白虎加人参汤常常能取得预期治疗效果。

【案例导读】白虎加人参汤是治疗甲状旁腺功能亢进症的重要基础用方，白虎加人参汤还能治疗诸多病种，而这诸多病种的病变证机必须切合郁热夹气阴两虚证，始可用之。

甲状旁腺功能亢进症是临床中比较常见的难治疾病之一，临床分为原发性甲状旁腺功能亢进症、继发性甲状旁腺功能亢进、三发性甲状旁腺功能亢进症，主要症状有精神神经症状、消化道症状、心血管症状、骨骼症状、泌尿系症状等，并发症主要有低钙血症、喉损伤病变等。

白虎加人参汤的主要作用有：①清泻郁热；②益阴生津；③大补元气。白虎加人参汤治疗甲状旁腺功能亢进症的主要病变证机是：①郁热肆虐；②阴津损伤；③正气大虚。白虎加人参汤是治疗甲状旁腺功能亢进症属于郁热夹气阴两虚证的重要基础用方，欲取得最佳治疗效果必须重视经方合方。

【案例示范】甲状旁腺功能亢进症、高钙血症

常某，男，50岁。主诉：有多年甲状旁腺功能亢进症病史，在2年前经复查又诊断为高钙血症，虽服用中西药但未能有效控制症状，经病友介绍前来诊治。

刻诊：心胸烦热，面部潮红，自汗，倦怠乏力，情绪低落，急躁易怒，不思饮食，恶心，呕吐，形体消瘦，四肢麻木，口苦，口渴不欲饮水，舌质淡夹瘀紫，苔黄腻夹白，脉沉弱。

中医辨证：郁热伤气、风痰寒瘀证。

治疗原则：清泻郁热，益气散寒，行气化瘀，息风化痰。

治疗方药：白虎加人参汤、小柴胡汤、半夏泻心汤、橘皮汤、附子花粉汤与藜芦甘草汤合方。

石膏50g，知母20g，粳米20g，柴胡24g，黄连3g，生半夏12g，红参10g，枯芩10g，干姜10g，陈皮24g，制附子10g，天花粉24g，藜芦1.5g，生姜24g，大枣12枚，炙甘草10g。6剂，以水1000～1200mL，浸泡30分钟，大火烧开，小火煎煮50分钟，去滓取药液，每日分早中晚3次服。

二诊：心胸烦热减轻，仍有口苦，前方变黄连为10g，6剂。

三诊：急躁易怒减轻，仍有倦怠乏力，前方变红参为12g，6剂。

四诊：面部潮红基本消除，仍有恶心、四肢麻木，前方变陈皮为40g、藜芦为3g，6剂。

五诊：诸症状较前明显减轻，以前方治疗50余剂，诸症状基本消除；又以前方巩固治疗30余剂，经复查各项指标恢复正常。随访1年，一切尚好。

用方体会：根据心胸烦热辨为郁热，倦怠乏力辨为气虚，情绪低落辨为气郁，恶心呕吐辨为浊气逆上，舌质淡夹瘀紫辨为寒瘀，四肢麻木、苔腻辨为风痰，以此辨为郁热伤气、风痰寒瘀证。选用白虎加人参汤清泻郁热，益阴生津，大补元气；小柴胡汤平调寒热，益气行气；半夏泻心汤平调寒热，益气燥湿；橘皮汤行气降逆；附子花粉汤温阳化瘀益阴；藜芦甘草汤益气息风化痰。方药相互为用，以奏其效。

白虎加桂枝汤

【方歌】白虎汤中加桂枝，清热益气能通阳，脏腑肌肉关节病，各科杂病病可康。

【组成】知母六两（18g）　石膏碎，一斤（48g）　甘草炙，二两（6g）　粳米六合（18g）　桂枝去皮，三两（9g）

【用法】上锉，每五钱，水一盏半，煎至八分，去滓。温服，汗出愈。

【功用】清泻郁热，益气生津，温通化瘀。

【主治】郁热夹寒瘀证。

【解读方药】白虎加桂枝汤有5味药，由桂枝甘草汤、白虎汤为基础方所组成。石膏、知母既是清泻郁热药又是生津化阴药，石膏偏于清热降泄生津，知母清热滋补益阴；桂枝既是温阳散寒药又是温通化瘀药；粳米、甘草既是平补脏腑之气药又是生津养阴药。从方中用药用量及调配关系可知白虎加桂枝汤是治疗郁热夹寒瘀证的重要基础用方，治疗各科常见病、多发病、疑难病属于郁热夹寒瘀证者，选用白虎加桂枝汤常常能取得预期治疗效果。

【案例导读】白虎加桂枝汤是治疗毛囊炎的重要基础用方，同时还能治疗诸多病种，而这诸多病种的病变证机必须切合郁热夹寒瘀证，始可用之。

毛囊炎是临床中比较常见的难治疾病之一，主要症状有以毛囊为中心的红色丘疹，以及丘疹脓疱、瘙痒、疼痛、淋巴结肿大、发热、头痛，并发症主要有疖、痈、瘢痕增生、脱发、化脓性血栓性静脉炎、脑脓肿、脓毒血症、败血症等。

白虎加桂枝汤的主要作用有：①清泻郁热；②益气生津；③温通化瘀。白虎加桂枝汤治疗毛囊炎的主要病变证机是：①郁热肆虐；②气阴受损；③寒郁血脉；④血行不利。白虎加桂枝汤是治疗毛囊炎属于郁热夹寒瘀证的重要基础用方，欲取得最佳治疗效果必须重视经方合方。

【案例示范】前胸背部毛囊炎、项部蜂窝织炎

单某，男，45岁。主诉：有多年前胸背部毛囊炎、项部蜂窝织炎病史，服用中西药但症状仍然反复发作，经病友介绍前来诊治。

刻诊：胸背部红色丘疹，脓疱，瘙痒，疼痛，项部发际处红肿热痛，局部红斑痛脓，头痛，大便干结，肛门灼热，倦怠乏力，手足不温，口苦，口渴欲饮热水，舌质淡红夹瘀紫，苔黄腻夹白，脉沉弱。

中医辨证：郁热伤阳、风痰夹瘀证。

治疗原则：泻热温阳，益气化瘀，息风化痰。

治疗方药：白虎加桂枝汤、附子泻心汤、黄连粉方、半夏泻心汤、附子白及粉汤与藜芦甘草汤合方。

石膏50g，知母20g，粳米20g，桂尖10g，制附子10g，大黄6g，黄连24g，生半夏12g，红参10g，枯芩10g，干姜10g，白及6g，藜芦1.5g，生姜10g，大枣12枚，炙甘草10g。6剂，以水1000～1200mL，浸泡30分钟，大火烧开，小火煎煮50分钟，去滓取药液，每日分早中晚3次服。

二诊：手足较前温和，仍有大便干结，前方变大黄为12g，6剂。

三诊：大便通畅，仍有口苦，前方变枯芩为24g，6剂。

四诊：胸背项部肿痛明显减轻，仍有口苦，前方变枯芩为30g，6剂。

五诊：诸症状明显减轻，以前方治疗30余剂，诸症状基本消除；又以前方巩固治疗30余剂，诸症状完全消除。随访1年，一切尚好。

用方体会：根据胸背部红色丘疹、项部发际处红肿热痛辨为郁热，大便干结、肛门灼热辨为热结，手足不温、口渴欲饮热水辨为热结夹寒，舌质淡红夹瘀紫辨为寒热夹瘀，瘙痒、苔腻辨为风痰，以此辨为郁热伤阳、风痰夹瘀证。选用白虎加桂枝汤清泻郁热，益气生津，温通化瘀；附子泻心汤泻热通阳；黄连粉方清热燥湿解毒；半夏泻心汤平调寒热，益气燥湿；附子白及汤温阳化瘀生肌；藜芦甘草汤益气息风化痰。方药相互为用，以奏其效。

白通汤

【方歌】白通附子与葱姜，阴寒阳郁夹血瘀，温宣阳气能活血，各科杂病病可除。

【组成】葱白四茎　干姜一两（3g）　附子（生，去皮，破八片）一枚（5g）

【用法】上三味，以水三升，煮取一升，去滓。分温再服。

【功用】温壮阳气，宣通阳气，活血化瘀。

【主治】阴寒阳郁夹瘀证。

【解读方药】白通汤有3味药，由干姜附子汤为基础方所组成。干姜既是温阳散寒药又是调理气机升降药，附子既是温壮阳气药又是活血消癥药，葱白既是温阳散寒药又是宣通阳气药。从方中用药用量及调配关系可知白通汤是治疗阴寒阳郁夹瘀证的重要基础用方，治疗各科常见病、多发病、疑难病属于阴寒阳郁夹瘀证者，选用白通汤常常能取得预期治疗效果。

【案例导读】白通汤是治疗慢性结肠炎的重要基础用方，同时还能治疗诸多病种，而这诸多病种的病变证机必须切合阴寒阳郁夹瘀证，始可用之。

慢性结肠炎是临床中比较常见的非常难治疾病之一，慢性结肠炎分为轻度慢性结肠炎、中度慢性结肠炎、重度慢性结肠炎。过敏因素、感染因素、滥用抗生素、免疫功能低下等是引起慢性结肠炎的主要原因。其主要症状有腹痛，或隐痛，或胀痛，腹泻，或腹泻便秘交替出现，泛酸，恶心，呕吐，以及低热、倦怠乏力，贫血等。其主要并发症有中毒性结肠扩张、急性弥漫性腹膜炎、溃疡出血、结肠狭窄、结肠肠梗阻等。

白通汤的主要作用有：①温壮阳气；②宣通阳气；③活血化瘀。白通汤治疗慢性结肠炎的主要病变证机是：①阴寒内生；②阳郁不行；③瘀血阻滞。白通汤是治疗慢性结肠炎属于阴寒阳郁夹瘀证的重要基础用方，欲取得最佳治疗效果必须重视经方合方。

【案例示范】慢性结肠炎、结肠多发息肉术后复发

朱某，男，42岁。主诉：有多年慢性结肠炎病史，2年前经复查又诊断为结肠多发息肉，切除后又复发，服用中西药但未能有效控制症状，经病友介绍前来诊治。

刻诊：腹痛如针刺，腹胀、腹泻便秘交替出现，受凉加重，泛酸，恶心，呕吐，低热，面色萎黄，倦怠乏力，夜间脚趾经常抽筋，头晕目眩，怕冷，手足不温，口苦口腻，口渴欲饮热水，舌质淡红夹瘀紫，苔黄腻夹白，脉沉弱。

中医辨证：寒瘀伤气、风痰夹热证。

治疗原则：温通阳气，益气化瘀，息风化痰，行气清热。

治疗方药：白通汤、桂枝人参汤、半夏泻心汤、橘皮汤、附子白及汤、甘草海藻汤与藜芦甘草汤合方。

葱白四茎，生附子5g，桂尖12g，白术10g，干姜10g，黄连3g，生半夏12g，红参10g，枯芩10g，陈皮24g，制附子10g，白及6g，羊栖藻24g，藜芦1.5g，生姜24g，大枣12枚，炙甘草12g。6剂，以水1000～1200mL，浸泡30分钟，大火烧开，小火煎煮40分钟左右，然后把火关上，将生附子加入药中，浸泡5分钟左右，把火打开，大火烧开后再以小火煎煮10分钟即可，去滓取药液，每日分早中晚3次服。

二诊：腹痛明显减轻，仍有恶心呕吐，前方变陈皮为40g，6剂。

三诊：恶心呕吐明显减轻，仍有泛酸，前方变黄连为6g，6剂。

四诊：大便基本正常，仍有夜间脚趾抽筋，前方变藜芦为2g、炙甘草为15g，6剂。

五诊：诸症状明显减轻，以前方治疗50余剂，诸症状消除；又以前方巩固治疗80余剂，经复查结肠多发息肉基本消除。随访1年，一切尚好。

用方体会：根据腹痛如针刺、受凉加重辨为寒瘀，头晕目眩、脉沉弱辨为虚，口苦口腻、口渴欲饮热水辨为寒夹湿热，恶心呕吐辨为浊气上逆，脚趾抽筋、苔腻辨为风痰，以此辨为寒瘀伤气、风痰夹热证。选用白通汤温壮阳气，宣通阳气，活血化瘀；桂枝人参汤益气温阳；半夏泻心汤平调寒热，益气燥湿；橘皮汤行气降逆；附子白及汤温阳化瘀生肌；甘草海藻汤益气软坚散结；藜芦甘草汤益气息风化痰。方药相互为用，以奏其效。

白通加猪胆汁汤

【方歌】白通加猪胆汁汤，干姜葱白尿附子，阴寒阳热血不利，温阳化瘀清热宜。

【组成】葱白四茎　干姜一两（3g）　附子生，去皮，破八片，一枚（5g）　人尿

五合（30mL）　猪胆汁一合（6mL）

【用法】上五味，以水三升，煮取一升，去滓。内胆汁、人尿，和令相得。分温再服，若无胆，亦可用。

【功用】温壮阳气，宣通化瘀，清热益阴。

【主治】阴寒阳郁瘀热证。

【解读方药】白通加猪胆汁汤有5味药，由干姜附子汤、白通汤为基础方所组成。干姜既是温阳散寒药又是调理气机升降药，附子既是温壮阳气药又是活血消癥药，葱白既是温阳散寒药又是宣通阳气药，人尿、猪胆汁既是清热药又是益阴药。从方中用药用量及调配关系可知白通加猪胆汁汤是治疗阴寒阳郁瘀热证的重要基础用方，治疗各科常见病、多发病、疑难病属于阴寒阳郁瘀热证者，选用白通加猪胆汁汤常常能取得预期治疗效果。

【案例导读】白通加猪胆汁汤是治疗脑供血不足的重要基础用方，同时还能治疗诸多病种，而这诸多病种的病变证机必须切合阴寒阳郁瘀热证，始可用之。

脑供血不足是临床中比较常见的非常难治疾病之一。高血压、高脂血症、高血糖、低血压、心脏病、血液病、风湿免疫性疾病等是引起脑供血不足的主要原因。脑供血不足的主要症状有头晕目眩、晕厥、耳鸣、视物模糊、运动功能障碍、感觉功能障碍、精神意识失常，并发症主要有痴呆、脑梗死等。

白通加猪胆汁汤的主要作用有：①温壮阳气；②宣通化瘀；③清热益阴。白通加猪胆汁汤治疗脑供血不足的主要病变证机是：①阴寒内生；②阳郁不行；③瘀热伤阴。白通加猪胆汁汤是治疗脑供血不足属于阴寒阳郁瘀热证的重要基础用方，欲取得最佳治疗效果必须重视经方合方。

【案例示范】脑供血不足、脑动脉硬化、脑白质脱髓鞘

刘某，男，53岁。主诉：有多年脑供血不足、脑动脉硬化病史，2年前经复查又诊断为脑白质胶髓鞘，服用中西药但未能有效控制症状表现，经病友介绍前来诊治。

刻诊：头痛，头沉，头昏，头晕目眩，时有晕厥，耳鸣，视物模糊，听力下降，失眠多梦，四肢时时麻木，情绪低落，倦怠乏力，怕冷，手足冰凉，口苦口干，口渴欲饮热水，饮水比较多，舌质淡红夹瘀紫，苔薄黄白夹杂，脉沉弱。

中医辨证：寒瘀伤气、心肾不交、风痰郁热证。

治疗原则：温通阳气，益气化瘀，息风化痰，交通心肾，行气泻热。

治疗方药：白通加猪胆汁汤、乌头汤、小柴胡汤、桂枝加龙骨牡蛎汤与藜芦甘草汤合方。

葱白四茎，生附子 5g，制川乌 10g，麻黄 10g，白芍 10g，黄芪 10g，柴胡 24g，生半夏 12g，红参 10g，枯芩 10g，桂尖 12g，龙骨 24g，牡蛎 24g，藜芦 1.5g，生姜 10g，大枣 12 枚，炙甘草 12g。6 剂，以水 1000 ~ 1200mL，浸泡 30 分钟，大火烧开，小火煎煮 40 分钟左右，然后把火关上，将生附子加入药中，浸泡 5 分钟左右，把火打开，大火烧开后再以小火煎煮 10 分钟即可，去滓取药液，每日分早中晚 3 次服。服药时加人尿 30mL，猪胆汁 6mL。

二诊：头痛明显减轻，仍有失眠多梦，前方变龙骨、牡蛎为各 30g，6 剂。

三诊：失眠多梦较前略有好转，仍有耳鸣，前方变白芍为 30g，6 剂。

四诊：口苦口干明显减轻，仍有四肢麻木，前方变藜芦为 2g，6 剂。

五诊：诸症状较前减轻，以前方治疗 50 余剂，诸症状明显减轻；又以前方巩固治疗 100 余剂，诸症状基本消除。随访 1 年，一切尚好。

用方体会：根据头痛、舌质瘀紫辨为寒瘀，口渴欲饮热水、饮水比较多辨为寒瘀夹热，听力下降、失眠多梦辨为心肾不交，情绪低落辨为郁，四肢麻木、头沉辨为风痰，以此辨为寒瘀伤气、心肾不交、风痰郁热证。选用白通加猪胆汁汤温壮阳气，宣通化瘀，清热益阴；乌头汤温通化瘀，补益气血；小柴胡汤平调寒热，益气解郁；桂枝加龙骨牡蛎汤交通心肾，潜阳育阴；藜芦甘草汤益气息风化痰。方药相互为用，以奏其效。

白术散

【方歌】白术散中川牡椒，气血不调阳不固，温通行血能固涩，内外妇儿病可除。

【组成】白术四分（12g）　川芎四分（12g）　蜀椒去汗，三分（9g）　牡蛎二分（6g）

【用法】上四味，杵为散，酒服一钱匕，日三服，夜一服。但苦痛，加芍药；心下毒痛，倍加川芎；心烦吐痛，不能饮食，加细辛一两，半夏大者二十枚。服之后，更以醋浆水服之。若呕，以醋浆水服之；复不解者，小麦汁服之。已后渴者，大麦粥服之。病虽愈，服之勿置。

【**功用**】健脾益气，温阳固涩，散寒化湿，行气活血。

【**主治**】虚寒夹湿瘀证。

【**解读方药**】白术散有4味药。白术既是益气药又是燥湿药，还是重要安胎药；牡蛎既是潜阳药又是敛阴药，还是重要固涩药；川芎既是活血药又是行气药；蜀椒既是温阳药又是强筋骨药。从方中用药用量及调配关系可知白术散是治疗虚寒夹湿瘀证的重要基础用方，治疗各科常见病、多发病、疑难病属于虚寒夹湿瘀证者，选用白术散常常能取得预期治疗效果。

【**案例导读**】白术散是预防胎停育的重要基础用方，同时还能治疗诸多病种，而这诸多病种的病变证机必须切合虚寒夹湿瘀证，始可用之。

胎停育是临床中比较常见的难治病变之一，针对胎儿已经停育的治疗没有任何意义，在临床中重在预防，防患于未然。内分泌失调、子宫异常、染色体病变、免疫因素、生殖道感染、环境因素等是引起胎停育的主要原因；对于胎儿的父母年龄较大者、孕妇子宫畸形者、女子盆腔感染者、有习惯流产史者、甲状腺功能不全者、辅助生殖者、免疫功能低下者等应当积极预防。多数孕妇在胎停育之前没有明显特殊症状，仅仅是在孕期检查时发现胎停育。胎儿停育的主要临床表现为停经、阴道出血、腹痛，亦可结合彩超进一步检查确诊等。预防防治胎儿停育的最佳时间是在孕育之前2个月到妊娠之后3个月，可在这个时间段服用白术散预防。白术散是预防胎停育属于虚寒夹湿瘀证的重要基础用方。

白术散的主要作用有：①健脾益气；②温阳固涩；③散寒化湿；④行气活血。白术散预防胎停育的主要病变证机是：①气虚不固；②阳虚不温；③寒湿蕴结；④气血不利。白术散是预防胎停育虚寒夹湿瘀证的重要基础用方，欲取得最佳治疗效果必须重视经方合方。

【**案例示范**】预防胎停育

郑某，女，35岁。主诉：有6次胎停育病史，其中有两次是试管培育出现胎停育，5年来服用中西药但未能取得预期治疗效果，经病友介绍前来诊治。

刻诊：月经不规律，量少夹杂血块，失眠多梦，不思饮食，面色不荣，倦怠乏力，大便溏泻，怕冷，小腿沉重麻木，手足冰凉，口渴欲饮热水，舌质淡红夹瘀紫，苔薄黄白夹杂，脉沉弱。

中医辨证：寒瘀伤血、痰夹虚热证。

治疗原则：温阳化瘀，益气补血，化痰清热。

治疗方药：白术散、温经汤、附子半夏汤与藜芦甘草汤合方。

白术 12g，川芎 12g，花椒 10g，牡蛎 6g，吴茱萸 10g，桂尖 6g，当归 6g，白芍 6g，阿胶珠 6g，红参 6g，生半夏 12g，丹皮 6g，麦冬 24g，制附子 10g，藜芦 1.5g，生姜 10g，大枣 12 枚，炙甘草 12g。6 剂，以水 1000 ～ 1200mL，浸泡 30 分钟，大火烧开，小火煎煮 50 分钟，去滓取药液，每日分早中晚 3 次服。

二诊：大便溏泻好转，仍有倦怠乏力，前方变红参为 10g，6 剂。

三诊：怕冷、手足冰凉好转，仍有失眠多梦，前方变牡蛎为 30g，6 剂。

四诊：倦怠乏力好转，小腿麻木明显减少，仍有月经量少夹血块，前方变川芎、当归、白芍为各 24g，6 剂。

五诊：诸症状较前减轻，以前方治疗 30 余剂，诸症状基本消除；又以前方巩固治疗 60 余剂，告知已自然怀孕。随访 2 年，男婴已出生，一切尚好。

用方体会：根据月经量少夹血块辨为虚瘀，面色不荣、倦怠乏力辨为气血虚，怕冷、手足冰凉辨为寒，小腿沉重麻木辨为风痰，口渴欲饮热水、苔薄黄白夹杂辨为寒夹热，以此辨为寒瘀伤血、痰夹虚热证。选用白术散健脾益气，温阳固涩，散寒化湿，行气活血；温经汤温阳散寒，补血活血，益气清热；附子半夏汤温阳化痰、燥湿化痰；藜芦甘草汤益气息风化痰。方药相互为用，以奏其效。

瓜蒂散

【方歌】瓜蒂散中赤小豆，香豉调配基础方，调理气机能升降，痰食中毒效非常。

【组成】瓜蒂熬黄，一分（3g）　赤小豆一分（3g）　香豉一合（2.4g）

【用法】上二味，各别捣筛，为散已，合治之，取一钱匕，以香豉一合，用热汤七合，煮作稀粥，去滓。取汁和散，温，顿服之，不吐者，少少加，得快吐，乃止。诸亡血虚家，不可与瓜蒂散。

【功用】燥湿化痰，利湿消痈，行气宣散。

【主治】痰湿郁结证。

【解读方药】瓜蒂散有 3 味药，由一物瓜蒂散为基础方所组成。瓜蒂既是清热药又是燥湿药，还是利水药，更是涌吐痰结食积毒物药；赤小豆既是利水化湿药又是消痈排脓药；香豉既是行气宣散药又是化湿除烦药。从方中用药用量及调配关系进一步得知瓜蒂散是治疗痰湿郁结证的重要基础用方，治疗各科常见病、多发病、疑难病属于痰湿郁结证者，选用瓜蒂散常常能取得预期治疗效果。

【案例导读】 瓜蒂散是治疗食管癌的重要基础用方，同时还能治疗诸多病种，而这诸多病种的病变证机必须切合痰湿郁结证，始可用之。

食管癌是临床中非常难治的疾病之一，其主要症状有吞咽食物异物感、哽咽感、吞咽困难、食物反流、咽喉干燥紧缩、胸口烧灼样疼痛、针刺样疼痛、牵拉样疼痛、胸骨后紧缩感、胸骨后疼痛、消瘦、发热、声音嘶哑、饮水呛咳、呕血、咳嗽、呼吸困难。其并发症主要有食管穿孔、食管气管瘘、食管梗阻、上消化道出血。

瓜蒂散的主要作用有：①燥湿化痰；②利湿消痈；③行气宣散。瓜蒂散治疗食管癌的主要病变证机是：①痰湿蕴结；②癥积阻滞；③气行不利。瓜蒂散是治疗食管癌属于痰湿郁结证的重要基础用方，欲取得最佳治疗效果必须重视经方合方。

【案例示范】食管癌术后复发并转移

马某，男，60岁。主诉：2年前经检查发现食管癌即手术，8个月复查食管癌术后复发并转移（2017年12月16日核磁复查结果），住院及门诊中西药治疗但未能有效控制症状，经病友介绍前来诊治。

刻诊： 吞咽食物阻塞感，呕吐痰涎，食物反流，胃中气体上冲而不得出口，胸口烧灼样针刺样疼痛，胸骨后紧缩感，形体消瘦，声音嘶哑，饮水呛咳，皮肤瘙痒，怕冷，手足不温，口苦口腻，舌质淡红夹瘀紫，苔腻黄白夹杂，脉沉弱。

中医辨证： 痰瘀湿热、虚寒夹风证。

治疗原则： 涤痰清热，益气温阳，化瘀息风。

治疗方药： 瓜蒂散、半夏泻心汤、附子白及汤、橘皮汤、甘草海藻汤与藜芦甘草汤合方。

瓜蒂3g，赤小豆10g，淡豆豉10g，生半夏12g，红参10g，黄连3g，枯芩10g，干姜10g，制附子10g，白及6g，陈皮24g，羊栖藻24g，藜芦1.5g，生姜24g，大枣12枚，炙甘草12g。6剂，以水1000～1200mL，浸泡30分钟，大火烧开，小火煎煮50分钟，去滓取药液，每日分早中晚3次服。

二诊：胃中气体上冲而不得出口略有好转，仍有胸口灼热，前方变黄连为10g，6剂。

三诊：怕冷好转，仍有呕吐痰涎，前方变陈皮为40g、生半夏为15g，6剂。

四诊：声音嘶哑较前略有好转，仍有胸口灼热、口苦口腻，前方变黄连、枯苓为各15g，6剂。

五诊：诸症状较前好转，以前方治疗120余剂，诸症状明显减轻，经2018年4月22日复查与2017年12月16日核磁结果对比，复发病灶及转移病灶基本相仿；又以前方巩固治疗100余剂，诸症状较前又有明显减轻，经2018年8月20日复查与2018年4月22日核磁结果对比，复发病灶及转移病灶较前缩小；仍以前方继续巩固治疗，经2019年1月9日复查与2018年8月20日核磁结果对比，复发病灶及转移病灶基本消除。随访2年，病情稳定，一切尚好。

用方体会：根据吞咽食物阻塞感、呕吐痰涎、胃中气体上冲而不得出口辨为痰阻，胸口烧灼样针刺样疼痛辨为瘀热，怕冷、手足冰凉、倦怠乏力辨为虚寒，皮肤瘙痒、苔腻辨为风痰，口苦口腻辨为湿热，以此辨为痰瘀湿热、虚寒夹风证。选用瓜蒂散燥湿化痰，利湿消痈，行气宣散；半夏泻心汤平调寒热，益气降逆；附子白及汤温阳化瘀；橘皮汤行气降逆；甘草海藻汤益气软坚散结；藜芦甘草汤益气息风化痰。方药相互为用，以奏其效。

头风摩散

【方歌】头风摩散盐附子，外用内服因人宜，辨治寒瘀胶结证，消癥散寒功效奇。

【组成】大附子炮，一枚（8g） 盐等分

【用法】上二味，为散，沐了，以方寸匕，已摩疾上，令药力行。

【功用】温阳散寒，化瘀消癥，软坚散结。

【主治】寒瘀胶结证。

【解读方药】头风摩散有2味药。附子既是温阳散寒第一要药又是化瘀消癥第一要药，还是降泄浊逆、强健筋骨、缓急止痛等重要用药；盐既是荡涤浊逆药又是软坚散结药。从方中用药用量及调配关系可知头风摩散是治疗寒瘀胶结证的重要基础用方，治疗各科常见病、多发病、疑难病属于寒瘀胶结证者，选用头风摩散常常能取得预期治疗效果。

【案例导读】头风摩散是治疗脑动脉硬化症的重要基础用方，同时还能治疗诸多病种，而这诸多病种的病变证机必须切合寒瘀胶结证，始可用之。

脑动脉硬化症是临床中比较常见的难治疾病之一。高血压、糖尿病、高脂血症、血小板聚集是引起脑动脉硬化症的主要原因。脑动脉硬化症的主要临床表现有头痛、头晕目眩、失眠、健忘、肢体麻木、固执多疑、嫉妒妒恨等，常见并发症有帕金森病、痴呆等。

头风摩散的主要作用有：①温阳散寒；②化瘀消癥；③软坚散结。头风摩散治疗脑动脉硬化症的主要病变证机是：①寒凝不通；②瘀阻脉络；③血脉滞涩。头风摩散是治疗脑动脉硬化症属于寒瘀胶结证的重要基础用方，欲取得最佳治疗效果必须重视经方合方。

【案例示范】脑动脉硬化症、脑供血不足、脑梗

孙某，男，68岁。主诉：有多年脑动脉硬化症、脉供血不足、脑梗病史，近2年来头晕头昏症状加重，严重影响正常生活，服用中西药但未能有效控制症状，经病友介绍前来诊治。

刻诊：头痛受凉加重如针刺，头晕目眩，失眠，健忘，肢体软弱麻木抽搐，注意力不集中，情绪低落，自汗，盗汗，手足烦热，口苦口腻，倦怠乏力，口渴欲饮热水，舌质淡红夹瘀紫，苔腻黄白夹杂，脉沉弱。

中医辨证：寒瘀郁虚，湿热风痰证。

治疗原则：温阳化瘀，益气行气，清热燥湿，息风化痰。

治疗方药：头风摩散、小柴胡汤、黄连粉方、乌头汤、附子白蔹汤与藜芦甘草汤合方。

大附子20g，柴胡24g，枯芩10g，红参10g，生半夏12g，黄连24g，白蔹6g，制川乌10g，麻黄10g，黄芪10g，白芍10g，藜芦1.5g，生姜10g，大枣12枚，炙甘草12g。6剂，以水1000～1200mL，加盐20g，浸泡30分钟，大火烧开，小火煎煮50分钟，去滓取药液，每日分早中晚3次服。

二诊：口苦口腻减轻，仍有头晕目眩，前方变红参为12g，6剂。

三诊：头痛受凉加重如针刺减轻，仍有肢体麻木抽搐，前方变白蔹为10g、藜芦为2g，6剂。

四诊：倦怠乏力、自汗较前减轻，仍有盗汗，前方变白芍为24g，6剂。

五诊：诸症状较前减轻，以前方治疗30余剂，诸症状基本消除；又以前

方巩固治疗 60 余剂，诸症状消除，继续以前方巩固治疗。随访 2 年，一切尚好。

用方体会： 根据头痛受凉加重如针刺辨为寒瘀，肢体软弱、倦怠乏力辨为虚，情绪低落辨为郁，口苦口腻辨为湿热，肢体麻木抽搐、苔腻辨为风痰，以此辨为寒瘀郁虚、湿热风痰证。选用头风摩散温阳散寒，化瘀消癥，软坚散结；小柴胡汤平调寒热，益气行气；黄连粉方清热燥湿；乌头汤温阳化瘀，宣通脉络，补益气血；附子白蔹汤温阳化瘀止痛止抽；藜芦甘草汤益气息风化痰。方药相互为用，以奏其效。

半夏泻心汤

【方歌】 半夏泻心黄连芩，甘草干姜枣人参，辨治杂病最相宜，寒热夹虚细斟斟。

【组成】 半夏洗，半升（12g） 黄芩三两（9g） 人参三两（9g） 干姜三两（9g）甘草三两（9g） 黄连一两（3g） 大枣擘，十二枚

【用法】 上七味，以水一斗，煮取六升，去滓，再煎取三升。温服一升，日三服。

【功用】 清热燥湿，温中燥湿，调理气机，补益正气。

【主治】 寒热夹虚证。

【解读方药】 半夏泻心汤有 7 味药，由干姜黄连黄芩人参汤、半夏干姜散、黄连粉方为基础方所组成，其中清热燥湿药有 2 味，温补药有 5 味，温补作用大于清热作用。黄连、黄芩既是清热燥湿药又是降泄浊逆药，半夏、干姜既是温通散寒药又是辛开苦降调气药，人参、大枣、甘草既是补益正气药又是生津化阴药。从方中用药用量及调配关系可知半夏泻心汤是治疗寒热夹虚证的重要基础用方，治疗各科常见病、多发病、疑难病属于寒热夹虚证者，选用半夏泻心汤常常能取得预期治疗效果。

【案例导读】 半夏泻心汤是治疗慢性萎缩性胃炎 / 银屑病的重要基础用方，同时还能治疗诸多病种，而这诸多病种的病变证机必须切合寒热夹虚证，始可用之。

（1）慢性萎缩性胃炎是临床中比较常见的疾病之一，分为胃窦萎缩性胃炎、胃体萎缩性胃炎、多灶性萎缩性胃炎和萎缩性全胃炎。萎缩性胃炎的主要

症状有不思饮食，胃脘胀满，或烧灼痛，或钝痛，嗳气，泛酸，恶心等；常见并发症有胃溃疡、胃出血、贫血，以及癌前病变等。

（2）银屑病又称牛皮癣，是临床中非常难治的皮肤病之一，临床中分为寻常型银屑病、关节病型银屑病、脓疱型银屑病和红皮病型银屑病。寻常型银屑病的症状以红斑或红斑上覆有多层银白色鳞屑，或点状出血，瘙痒为主；脓疱型银屑病的症状以红斑、小脓疱、片状脓湖、脱屑为主；关节病型银屑病的症状以红斑，脓疱、脱屑和关节病变为主；红皮病型银屑病的症状以红斑、脓疱、全身潮红、脱屑、发热、畏寒为主。银屑病的并发症主要有皮肤肌肉损害、脏器损害、关节损害、营养缺失、继发感染。

半夏泻心汤的主要作用有：①清热燥湿；②温中燥湿；③调理气机；④补益正气。半夏泻心汤治疗慢性萎缩性胃炎、银屑病等病的主要病变证机是：①湿热内生；②阴寒浸淫；③气机壅滞；④正气虚弱。半夏泻心汤是治疗慢性萎缩性胃炎/银屑病等属于寒热夹虚证的重要基础用方，欲取得最佳治疗效果必须重视经方合方。

【案例示范】脓疱型银屑病

马某，男，54岁。主诉：有多年寻常型银屑病病史，在3年前又诊断为脓疱型银屑病，2年来症状明显加重，经住院治疗未能有效控制病情发展，经门诊中西药治疗仍未能有效控制症状，经病友介绍前来诊治。

刻诊：全身各部散在红斑小脓疱，有的红斑成片状脓湖，脱屑，瘙痒，全身怕冷，手足不温，大便干结，腹中烦热，倦怠乏力，口苦口腻，舌质红夹瘀紫，苔黄腻夹白，脉沉弱涩。

中医辨证：寒热夹瘀、气虚风痰证。

治疗原则：益气温阳，活血化瘀，清热燥湿，息风化痰。

治疗方药：半夏泻心汤、黄连粉方、苦参汤、蛇床子散、桃核承气汤、附子白及汤与藜芦甘草汤合方。

黄连24g，枯芩10g，红参10g，生半夏12g，干姜10g，桃仁10g，桂尖6g，大黄12g，芒硝6g，制附子10g，白及6g，苦参20g，蛇床子24g，藜芦1.5g，生姜10g，大枣12枚，炙甘草12g。6剂，以水1000～1200mL，浸泡30分钟，大火烧开，小火煎煮50分钟，去滓取药液，每日分早中晚3次服。嘱咐患者一定忌辛辣生冷。

二诊：大便基本通畅，仍有全身怕冷，前方变制附子为12g，6剂。

三诊：全身怕冷略有减轻，仍有口苦口腻，前方变枯芩为30g，6剂。

四诊：红斑小脓疱较前减轻，仍有瘙痒，前方变苦参为24g、蛇床子为30g、藜芦为2g，6剂。

五诊：诸症状较前减轻，以前方治疗150余剂，诸症状基本消除；又以前方巩固治疗100余剂，诸症状消除。随访1年，一切尚好。

用方体会：根据红斑小脓疱、口苦口腻辨为湿热，红斑小脓疱、怕冷辨为寒热夹杂，红斑、舌质红夹瘀紫辨为瘀，倦怠乏力辨为虚，瘙痒、苔腻辨为风痰，全身怕冷、手足不温辨为寒，以此辨为寒热夹杂、气虚风痰证。选用半夏泻心汤清热燥湿，温中燥湿，调理气机，补益正气；黄连粉方、苦参汤清热燥湿；蛇床子散温化寒湿；桃核承气汤泻热化瘀，益气通阳；附子白及汤温阳化瘀生新；藜芦甘草汤益气息风化痰。方药相互为用，以奏其效。

半夏散及汤

【方歌】仲景半夏散及汤，桂枝甘草合成方，温通降逆能益气，寒痰伤气效非常。

【组成】半夏洗　桂枝（去皮）　甘草炙

【用法】上三味，等分，各别捣筛已，合治之。白饮和，服方寸匕，日三服。若不能服散者，以水一升，煎七沸，内散两方寸匕，更煮三沸，下火，令小冷。少少咽之。半夏有毒，不当散服。

注：张仲景在设方时没有明确论述方药用量，根据治病需要既可用散剂又可用汤剂，汤剂用量可选择各10g或各12g或各15g。

【功用】燥湿化痰，温通阳气，补益正气。

【主治】寒痰阳郁气虚证。

【解读方药】半夏散及汤有3味药，由甘草汤为基础方所组成。半夏既是醒脾升清药又是和胃降逆药，还是化痰药；桂枝既是温阳散寒药又是通经化瘀药；甘草既是益气药又是生津药，还是缓急止痛药。从方中用药用量及调配关系可知半夏散及汤是治疗寒痰阳郁气虚证的重要基础用方，治疗各科常见病、多发病、疑难病属于寒痰阳郁气虚证者，选用半夏散及汤常常能取得预期治疗效果。

【案例导读】半夏散及汤是治疗慢性喉炎的重要基础用方，同时还能治疗诸多病种，而这诸多病种的病变证机必须切合寒痰阳郁气虚证，始可用之。

慢性喉炎是临床中比较常见的难治疾病之一。慢性喉炎分为慢性单纯性喉炎、肥厚性喉炎、萎缩性喉炎，主要症状有声音嘶哑，喉中痰多，喉部不适，或刺痛，或烧灼感，或异物感，或干燥感，咳嗽，泛酸，嗳气，恶心，呕吐，并发症主要有气管炎、肺炎等。半夏散及汤是治疗慢性喉炎属于寒痰阳郁气虚证的重要基础用方。

半夏散及汤的主要作用有：①燥湿化痰；②温通阳气；③补益正气。半夏散及汤治疗慢性喉炎的主要病变证机是：①寒痰阻滞；②阳气郁结；③正气不足。半夏散及汤是治疗慢性喉炎属于寒痰阳郁气虚证的重要基础用方，欲取得最佳治疗效果必须重视经方合方。

【案例示范】慢性咽喉炎、淋巴滤泡增生

詹某，女，43 岁。主诉：有多年慢性咽喉炎病史，1 年前经复查又诊断为咽喉淋巴滤泡增生，服用中西药但未能有效控制症状，经病友介绍前来诊治。

刻诊：声音嘶哑，咽喉异物感，咽喉痒受凉加重，喉中痰多色白，泛酸，嗳气，恶心，呕吐，时时咳嗽，怕冷，手足不温，倦怠乏力，口苦口腻，舌质红，苔腻黄白夹杂，脉沉弱。

中医辨证：寒痰夹风、气虚湿热证。

治疗原则：温阳散寒，息风化痰，益气清热。

治疗方药：半夏散及汤、半夏厚朴汤、半夏泻心汤、附子贝母汤与藜芦甘草汤合方。

生半夏 24g，桂尖 24g，厚朴 10g，茯苓 12g，紫苏叶 6g，黄连 3g，枯芩 10g，红参 10g，制附子 10g，浙贝 12g，藜芦 1.5g，生姜 10g，大枣 12 枚，炙甘草 24g。6 剂，以水 1000 ～ 1200mL，浸泡 30 分钟，大火烧开，小火煎煮 50 分钟，去滓取药液，每日分早中晚 3 次服。

二诊：恶心、呕吐明显减轻，仍有泛酸，前方变黄连为 10g，6 剂。

三诊：咽喉异物感减轻，仍有咽喉痒，前方变藜芦为 3g，6 剂。

四诊：手足较前温和，仍有轻微咳嗽，前方变浙贝为 15g，6 剂。

五诊：诸症状较前又有减轻，以前方治疗 50 余剂，诸症状基本消除；又以前方巩固治疗 60 余剂，诸症状消除，经复查慢性咽喉炎基本痊愈，淋巴滤泡增生消除。随访 1 年，一切尚好。

用方体会：根据咽喉异物感、咽喉痒受凉加重辨为寒痰风，倦怠乏力、脉沉弱辨为气虚，口苦口腻辨为湿热，苔腻黄白夹杂辨为寒热夹痰，以此辨为寒痰夹风、气虚湿热证。选用半夏散及汤燥湿化痰，温通阳气，补益正气；半夏厚朴汤温通降逆，行气化痰；半夏泻心汤平调寒热，益气温降；附子贝母汤温阳清热利咽；藜芦甘草汤益气息风化痰。方药相互为用，以奏其效。

半夏干姜散

【方歌】仲景半夏干姜散，温阳散寒能降逆，寒湿阳郁诸般证，各科杂病服之宜。

【组成】半夏　干姜等分

【用法】上二味，杵为散，取方寸匕，浆水一升半，煮取七合。顿服之。

【功用】温化燥湿，温阳散寒。

【主治】寒湿阳郁证。

【解读方药】半夏干姜散有2味药。半夏既是温阳醒脾升清化湿药又是温阳和胃降逆化痰药，还是辛开苦降调理气机药；干姜既是温暖脏腑药又是温暖营卫肌肤药，还是温阳化饮药。从方中用药用量及调配关系可知半夏干姜散是治疗寒湿阳郁证的重要基础用方，治疗各科常见病、多发病、疑难病属于寒湿阳郁证者，选用半夏干姜散常常能取得预期治疗效果。

【案例导读】半夏干姜散是治疗口腔黏膜白斑的重要基础用方，同时还能治疗诸多病种，而这诸多病种的病变证机必须切合寒湿阳郁证，始可用之。

口腔黏膜白斑是临床中非常难治的疾病之一。口腔黏膜白斑分为斑块状白斑、皱纸状白斑、颗粒状白斑、疣状白斑、溃疡状白斑，主要症状有口腔黏膜白斑、口腔嘈杂感、疼痛感、麻木感、口涎多等，主要并发症有口腔溃疡、口腔癌等。

半夏干姜散的主要作用有：①温化燥湿；②温阳散寒。半夏干姜散治疗口腔黏膜白斑的主要病变证机是：①寒湿蕴结；②阳气不化。半夏干姜散是治疗口腔黏膜白斑属于寒湿阳郁证的重要基础用方，欲取得最佳治疗效果必须重视经方合方。

【案例示范】口腔黏膜白斑

许某，女，66岁。主诉：有多年口腔黏膜白斑病史，近1年来症状加重，但服用中西药未能有效控制症状，经病友介绍前来诊治。

刻诊：口腔黏膜白斑，口腔嘈杂感伴有疼痛麻木，口涎多，怕冷，情绪低落，急躁易怒，手足不温，倦怠乏力，口苦口腻，舌质淡红夹瘀，苔白腻夹黄，脉沉弱涩。

中医辨证：寒痰夹风、气虚郁瘀证。

治疗原则：温阳散寒，息风化痰，益气清热，行气活血。

治疗方药：半夏干姜散、小柴胡汤、黄连粉方、桔梗汤、附子白及汤与藜芦甘草汤合方。

生半夏12g，干姜12g，柴胡24g，黄连24g，枯芩10g，红参10g，制附子10g，白及6g，桔梗12g，生甘草24g，藜芦1.5g，生姜10g，大枣12枚，炙甘草10g。6剂，以水1000~1200mL，浸泡30分钟，大火烧开，小火煎煮50分钟，去滓取药液，每日分早中晚3次服。

二诊：怕冷减轻，仍有口涎水，前方变生半夏为24g，6剂。

三诊：口苦口腻减轻，仍有倦怠乏力、舌质夹瘀，前方变红参为12g、白及为10g，6剂。

四诊：口腔嘈杂感伴有疼痛减轻，仍有口腔嘈杂麻木，前方变藜芦为3g，6剂。

五诊：诸症状较前又有减轻，以前方治疗60余剂，诸症状基本消除；又以前方巩固治疗120余剂，诸症状消除，经复查口腔黏膜白斑基本痊愈。随访1年，一切尚好。

用方体会：根据口腔黏膜白斑、怕冷、口涎多辨为寒痰，情绪低落、急躁易怒辨为郁，口苦口腻辨为湿热，舌质淡红夹瘀辨为寒热夹瘀，口腔麻木、苔腻辨为风痰，以此辨为寒痰夹风、气虚郁瘀证。选用半夏干姜散温化燥湿、温阳散寒；小柴胡汤平调寒热，益气温通；黄连粉方清热燥湿；桔梗汤清宣利咽；附子白及汤温阳化瘀生新；藜芦甘草汤益气息风化痰。方药相互为用，以奏其效。

半夏厚朴汤

【方歌】仲景半夏厚朴汤，茯苓生姜共紫苏，行气化痰能降逆，痰气郁结病可除。

【组成】半夏一升（24g）　厚朴三两（9g）　茯苓四两（12g）　生姜五两（15g）

干苏叶二两（6g）

【用法】上五味，以水七升，煮取四升。分温四服，日三夜一服。

【功用】行气降气，温化寒痰，调理气机。

【主治】气郁寒痰证。

【解读方药】半夏厚朴汤有 5 味药。半夏既是温阳醒脾升清化湿药又是温阳和胃降逆化痰药，还是调理肺气、通利咽喉药；厚朴、干苏叶既是行气药又是化湿药，厚朴行气偏于下行，干苏叶行气偏于上行；生姜既是行散温通药又是调理气机升降药；茯苓既是益气药又是利湿药。从方中用药用量及调配关系可知半夏厚朴汤是治疗气郁寒痰证的重要基础用方，治疗各科常见病、多发病、疑难病属于气郁寒痰证者，选用半夏厚朴汤常常能取得预期治疗效果。

【案例导读】半夏厚朴汤是治疗呼吸困难的重要基础用方，同时还能治疗诸多病种，而这诸多病种的病变证机必须切合气郁寒痰证，始可用之。

呼吸困难是临床中非常难治的病变之一。呼吸系疾病、循环系疾病、神经精神病变、血液病变，以及中毒等是引起呼吸困难的主要原因，呼吸困难的主要症状有呼吸运动用力、张口呼吸、鼻翼煽动、端坐呼吸、口唇发绀，并发症主要有窒息、休克。

半夏厚朴汤的主要作用有：①行气降气；②温化寒痰；③调理气机。半夏厚朴汤治疗呼吸困难的主要病变证机是：①浊气壅滞；②寒痰阻滞；③气化不利。半夏厚朴汤是治疗呼吸困难属于气郁寒痰证的重要基础用方，欲取得最佳治疗效果必须重视经方合方。

【案例示范】呼吸困难、肺栓塞

徐某，女，52 岁。主诉：在 2 年前经检查诊断为肺栓塞，近 1 年来呼吸困难明显加重，服用中西药但未能有效控制症状，经病友介绍前来诊治。

刻诊：张口端坐呼吸，鼻翼煽动，呼吸非常用力，面色不荣，出冷汗，胸痛，胸中憋气胀满，时时咳嗽，咳吐白痰，口唇青紫，手足麻木不温，倦怠乏力，咽喉干燥，口渴欲饮水，舌质淡红夹瘀，苔白厚腻夹黄，脉沉弱涩。

中医辨证：寒痰夹郁、气虚夹瘀、郁热伤阴证。

治疗原则：温化寒痰，行气活血，息风化痰，益气清热。

治疗方药：半夏厚朴汤、四逆汤、小柴胡汤、麻黄汤与藜芦芍药汤合方。

生半夏 24g，厚朴 10g，茯苓 12g，干苏叶 6g，生附子 5g，干姜 5g，柴胡 24g，枯芩 10g，红参 10g，白芍 12g，麻黄 10g，桂尖 6g，杏仁 15g，藜芦 1.5g，

生姜 24g，大枣 12 枚，炙甘草 10g。6 剂，以水 1000～1200mL，浸泡 30 分钟，大火烧开，小火煎煮 40 分钟左右，然后把火关上，将生附子加入药中，浸泡 5 分钟左右，再把火打开，大火烧开后再以小火煎煮 10 分钟即可，去滓取药液，每日分早中晚 3 次服。

二诊： 面色苍白好转，仍有倦怠乏力，前方变红参为 12g，6 剂。

三诊： 呼吸非常用力较前好转，仍有手足不温，前方变干姜为 10g，6 剂。

四诊： 张口端坐呼吸减轻，仍有胸痛，前方变白芍为 30g，6 剂。

五诊： 诸症状较前减轻，以前方治疗 100 余剂，诸症状基本消除；又以前方巩固治疗 120 余剂，诸症状消除，经复查肺栓塞基本痊愈。随访 1 年，一切尚好。

用方体会： 根据张口端坐呼吸、胸中憋气胀满辨为气郁，鼻翼煽动、咳吐白痰辨为寒痰阻滞，面色不荣、倦怠乏力辨为虚，口唇青紫、舌质淡红夹瘀辨为寒热夹瘀，咽喉干燥、口渴欲饮水辨为郁热伤阴，手足麻木、苔腻辨为风痰，以此辨为寒痰夹郁、气虚夹瘀、郁热伤阴证。选用半夏厚朴汤行气降气，温化寒痰，调理气机；四逆汤益气温化寒痰；小柴胡汤平调寒热，益气温通；麻黄汤宣利肺气，降泄浊逆；藜芦芍药汤息风化痰，补血敛阴。方药相互为用，以奏其效。

半夏麻黄丸

【方歌】 半夏麻黄合成方，宣降化痰能通阳，辨治阳郁夹痰饮，各科杂病服之康。

【组成】 半夏　麻黄等分

【用法】 上二味，末之，炼蜜和丸小豆大，饮服三丸，日三服。

【功用】 温宣阳气，燥湿化痰。

【主治】 阳郁痰湿证。

【解读方药】 半夏麻黄丸有 2 味药。半夏既是燥湿化痰药又是辛开苦降药，还是醒脾和胃药；麻黄既是宣发阳气药又是降泻利水药，还是化痰化饮药。从方中用药用量及调配关系可知半夏麻黄丸是治疗阳郁痰湿证的重要基础用方，治疗各科常见病、多发病、疑难病属于阳郁痰湿证者，选用半夏麻黄丸常常能取得预期治疗效果。

【案例导读】半夏麻黄丸是治疗心脏传导阻滞的重要基础用方，同时还能治疗诸多病种，而这诸多病种的病变证机必须切合阳郁痰湿证，始可用之。

心脏传导阻滞是临床中比较常见的疑难病变之一，临床中分为疾病因素引起的心脏传导阻滞和非疾病因素引起的心脏传导阻滞。心血管疾病、风湿性疾病、甲状腺疾病是引起心脏传导阻滞的主要疾病因素，心脏传导阻滞比较轻者可能无明显症状，比较重者以心悸、心绞痛、倦怠乏力、头晕，以及胸闷、大汗、烦躁不安等为主，并发症主要有心力衰竭、休克等。

半夏麻黄丸的主要作用有：①温宣阳气；②燥湿化痰。半夏麻黄丸治疗心脏传导阻滞的主要病变证机是：①阳郁不宣；②痰湿内生。半夏麻黄丸是治疗心脏传导阻滞属于阳郁痰湿证的重要基础用方，欲取得最佳治疗效果必须重视经方合方。

【案例示范】心脏房室传导阻滞

毛某，男，52岁。主诉：在5年前因胸闷、心绞痛、气短、头晕、晕厥经检查诊断为心脏房室传导阻滞，服用中西药但未能有效改善症状，经病友介绍前来诊治。

刻诊： 胸闷困重壅塞不通，受凉加重，胸中似有痰气上下左右逆行，心悸，心绞痛，倦怠乏力，头晕，时有晕厥，自汗，手足麻木，口苦口腻，舌质淡红夹瘀，苔厚腻黄白夹杂，脉沉弱涩。

中医辨证： 阳郁痰湿、气虚气郁、热伏瘀风证。

治疗原则： 宣化寒痰，补益正气，行气活血，清热息风。

治疗方药： 半夏麻黄丸、四逆汤、半夏泻心汤、枳实薤白桂枝汤与藜芦芍药汤合方。

生半夏12g，麻黄12g，生附子5g，干姜10g，黄连3g，枯芩10g，红参10g，枳实4g，薤白24g，桂尖3g，全栝楼30g，厚朴12g，白芍12g，藜芦1.5g，生姜24g，大枣12枚，炙甘草10g。6剂，以水1000～1200mL，浸泡30分钟，大火烧开，小火煎煮40分钟左右，然后把火关上，将生附子加入药中，浸泡5分钟左右，把火打开，大火烧开后再以小火煎煮10分钟即可，去滓取药液，每日分早中晚3次服。

二诊： 胸闷减轻，仍有心痛，前方变桂尖为12g，白芍为24g，6剂。

三诊： 心痛未再发作，仍有手足麻木，前方变藜芦为3g，6剂。

四诊： 头晕、晕厥未再出现，仍有倦怠乏力、心悸，前方变红参为12g，

6剂。

五诊：诸症状较前减轻，以前方治疗150余剂，诸症状基本消除；又以前方巩固治疗150余剂，诸症状消除，经复查心脏房室传导阻滞基本痊愈。随访1年，一切尚好。

用方体会：根据胸闷困重壅滞不通辨为阳郁，胸中似有痰气上下左右逆行辨为痰湿气郁，倦怠乏力辨为虚，舌质淡红夹瘀辨为寒热夹瘀，受凉加重胸闷辨为寒郁，手足麻木、口苦口腻、苔腻辨为湿热风痰，以此辨为阳郁痰湿、气虚气郁、热伏瘀风证。选用半夏麻黄丸温宣阳气，燥湿化痰；四逆汤益气温化寒痰；半夏泻心汤平调寒热，益气温通，降逆化痰；枳实薤白桂枝汤行气解郁，温通降逆，清热化痰；藜芦芍药汤息风化痰，补血敛阴。方药相互为用，以奏其效。

六 画

当归散

【方歌】当归散中川芎芍，芩术安胎为圣药，气血虚滞夹郁热，补益清调效果好。

【组成】当归一斤（48g）　黄芩一斤（48g）　芍药一斤（48g）　川芎一斤（48g）　白术半斤（24g）

【用法】上五味，杵为散，酒饮服方寸匕，日三服。妊娠常服即易产，胎无苦疾。产后百病悉主之。

【功用】补益气血，调理气血，清解郁热。

【主治】气血虚滞夹热证。

【解读方药】当归散中有5味药。当归既是重要补血药又是重要通利血脉药；芍药既是重要补血药又是重要收敛固涩药，还是通利血脉药；川芎既是行气药又是活血药；白术既是益气安胎药又是生化气血药；黄芩既是清热燥湿药又是凉血安胎药。从方中用药用量及调配关系可知当归散是治疗气血虚滞夹热证的重要基础用方，治疗各科常见病、多发病、疑难病属于气血虚滞夹热证者，选用当归散常常能取得预期治疗效果。

【案例导读】当归散为主是预防习惯性流产的重要基础用方，同时还能治疗诸多病种，而这诸多病种的病变证机必须切合气血虚滞夹热证，始可用之。

习惯性流产是临床中比较难治疾病之一。孕妇黄体功能不全、甲状腺功能低下、子宫发育异常、先天性子宫畸形、子宫肌瘤、宫腔粘连、染色体异常、自身免疫性病变等是引起习惯性流产的主要原因，习惯性流产重在预防，防患于未然。习惯性流产的主要临床表现早期有阴道少量出血，或有轻微下腹隐痛，出血时间可持续数天或数周，血量较少，或阴道出血增多，腹疼加重等。

当归散的主要作用有：①补益气血；②调理气血；③清解郁热。当归散防治习惯性流产的主要病变证机是：①气血虚弱；②气血不调；③郁热内生。当归散为主是防治习惯性流产属于气血虚滞夹热证的重要基础用方，欲取得最佳治疗效果必须重视经方合方。

【案例示范】习惯性流产

梁某，女，36 岁。主诉：结婚 5 年余，有 6 次流产，经多次检查未发现明显器质性病变，其爱人多次检查也未发现明显异常病变，但服用中西药保胎药均未能达到预期保胎效果，经病友介绍前来诊治。

刻诊：妊娠第 5 周，阴道有少量粉红色分泌物，小腹轻微隐隐作痛，小腹怕冷如风吹样，心烦急躁，情绪低落，面色萎黄，倦怠乏力，口苦咽干，舌质淡红，苔薄黄白夹杂，脉沉弱。

中医辨证：气血虚弱、血不守藏、阳虚郁热证。

治疗原则：补益气血，温阳固血，调理气血，清解郁热。

治疗方药：当归散、胶艾汤、附子汤与小柴胡汤合方。

当归 24g，枯芩 24g，白芍 24g，川芎 24g，白术 24g，阿胶珠 6g，艾叶 10g，生地黄 20g，制附子 10g，茯苓 10g，红参 10g，柴胡 24g，生半夏 12g，生姜 10g，大枣 12 枚，炙甘草 10g。6 剂，以水 1000 ~ 1200mL，浸泡 30 分钟，大火烧开，小火煎煮 50 分钟，去滓取药液，每日分早中晚 3 次服。

二诊：阴道少量粉红色分泌物明显减少，仍有倦怠乏力，前方变阿胶珠为 10g、红参为 12g，6 剂。

三诊：阴道少量粉红色分泌物未再出现，小腹轻微隐隐作痛基本消除，仍有口苦，前方变枯芩为 30g，6 剂。

四诊：小腹怕冷如风吹样基本消除，仍有轻微倦怠乏力，前方变白术为 30g，6 剂。

五诊：诸症状消除，为了巩固疗效，又以前方治疗 60 余剂。随访 1 年，男婴已出生，母子身体健康。

用方体会：根据阴道有少量粉红色分泌物、面色萎黄辨为气血虚弱，阴道有少量粉红色分泌物、小腹怕冷辨为阳虚不固，心烦急躁、情绪低落辨为郁，口苦咽干辨为郁热，以此辨为气血虚弱、血不守藏、阳虚郁热证。选用当归散补益气血，调理气血，清解郁热；胶艾汤补益气血，温固止血，凉血止血；附子汤益气温阳补血；小柴胡汤平调寒热，益气行气。方药相互为用，以奏其效。

当归芍药散

【方歌】当归芍药苓术芎，补血活血能益气，泽泻清热能利湿，养生保健皆可宜。

【组成】当归三两（9g） 芍药一斤（48g） 川芎半斤（24g） 茯苓四两（12g） 白术四两（12g） 泽泻半斤（24g）

【用法】上六味，杵为散，取方寸匕，酒服。日三服。

【功用】活血行气，补血化阴，益气利湿。

【主治】气血虚夹瘀湿证。

【解读方药】当归芍药散有6味药，由泽泻汤为基础方所组成。当归、芍药既是补血药又是活血药，还是通利血脉药；川芎既是活血药又是行气药；白术、茯苓既是益气药又是治湿药，白术偏于益气燥湿，茯苓偏于益气利湿；泽泻既是清热药又是利湿药。从方中用药用量及调配关系可知当归芍药散是治疗气血虚夹瘀湿证的重要基础用方，治疗各科常见病、多发病、疑难病属于气血虚夹瘀湿证者，选用当归芍药散常常能取得预期治疗效果。

【案例导读】当归芍药散是治疗高血压的重要基础用方，同时还能治疗诸多病种，而这诸多病种的病变证机必须切合气血虚夹瘀湿证，始可用之。

高血压是临床中比较常见的难治疾病之一。高血压分为原发性高血压和继发性高血压、妊娠高血压，又分为1级高血压、2级高血压、3级高血压。高血压的主要症状有头晕目眩、头痛头胀、耳鸣、失眠多梦、记忆力减退、注意力不集中，以及心悸、心烦等，主要并发症有脑梗死、左心室肥厚、心绞痛、心肌梗死、心力衰竭、高血压性肾损伤、高血压眼底损害等。

当归芍药散的主要作用有：①活血行气；②补血化阴；③益气利湿。当归芍药散治疗高血压的主要病变证机是：①血脉不利；②阴血不足；③气虚不固；④湿浊内停。当归芍药散是治疗高血压属于气血虚夹瘀湿证的重要基础用方，欲取得最佳治疗效果必须重视经方合方。

【案例示范】**高血压、高血压肾病、高脂血症**

郑某，女，66岁。主诉：有20余年原发性高血压病史，服用西药后血压165/118mmHg，有5年高脂血症（血清胆固醇、甘油三酯均高于正常值）病史，在3年前又诊断为高血压肾病，住院及门诊服用中西药但未能有效控制病情发展变化，经病友介绍前来诊治。

刻诊： 全身性水肿，指压凹陷，小便不利 [尿蛋白（4+）、隐血（3+）]，胸闷（胸水），腹胀（腹水），呼吸不畅，头晕目眩，头痛头胀，耳鸣，四肢沉重，心烦急躁，情绪低落，怕冷，手足麻木不温，面色苍白，倦怠乏力，口苦咽干，口渴欲饮热水，舌质淡红夹瘀紫，苔腻黄白夹杂，脉沉弱。

中医辨证： 气血虚弱、阳不化水、郁热夹瘀、风痰肆虐证。

治疗原则： 补益气血，温阳化水，清热活血，息风化痰。

治疗方药： 当归芍药散、四逆汤、小柴胡汤与藜芦甘草汤合方。

当归 10g，白芍 50g，川芎 24g，茯苓 12g，白术 12g，泽泻 24g，生附子 5g，干姜 5g，柴胡 24g，生半夏 12g，枯芩 10g，红参 10g，藜芦 1.5g，生姜 10g，大枣 12 枚，炙甘草 10g。6 剂，以水 1000～1200mL，浸泡 30 分钟，大火烧开，小火煎煮 40 分钟左右，然后把火关上，将生附子加入药中，浸泡 5 分钟左右，把火打开，大火烧开后再以小火煎煮 10 分钟即可，去滓取药液，每日分早中晚 3 次服。

二诊： 全身水肿略有减轻，仍有倦怠乏力，前方变红参为 12g、白术为 24g，6 剂。

三诊： 全身水肿较前又有减轻，倦怠乏力较前明显好转，仍有水肿，前方变泽泻为 40g，6 剂。

四诊： 胸闷、腹胀较前明显减轻，仍有怕冷，前方变生附子为 6g、干姜为 10g，6 剂。

五诊： 诸症状明显减轻，又以前方治疗 30 余剂，经复查尿蛋白（2+）、隐血（1+），血压 152/110mmHg；又以前方治疗 50 余剂，经复查尿蛋白阴性，隐血阴性，胸水腹水基本消除，血压 135/98mmHg，经复查血清胆固醇、甘油三酯指标正常；继续以前方巩固疗效。随访 1 年，一切尚好。

用方体会： 根据面色苍白、倦怠乏力辨为气血虚弱，全身水肿、怕冷辨为阳不化水，心烦急躁、情绪低落辨为气郁，口苦咽干、口渴欲饮热水辨为寒夹郁热，头晕目眩、四肢困重、苔腻辨为风痰，以此辨为气血虚弱、阳不化水、郁热夹瘀、风痰肆虐证。选用当归芍药散活血行气，补血化阴，益气利湿；四逆汤益气温阳化瘀；小柴胡汤平调寒热，益气行气；藜芦甘草汤益气息风化痰。方药相互为用，以奏其效。

当归四逆汤

【方歌】当归四逆芍桂枝，细辛甘草通草使，寒瘀夹气血虚证，各科杂病皆可宜。

【组成】当归三两（9g） 桂枝去皮，三两（9g） 芍药三两（9g） 细辛三两（9g） 甘草炙，二两（6g） 通草二两（6g） 大枣擘，二十五枚

【用法】上七味，以水八升，煮取三升，去滓。温服一升，日三服。

【功用】温阳散寒，补血活血，补益正气，温通经脉。

【主治】寒瘀夹气血虚证。

【解读方药】当归四逆汤有7味药，由桂枝甘草汤、芍药甘草汤为基础方所组成。桂枝、细辛既是温阳散寒药又是温通活血药，当归、芍药既是重要补血药又是重要活血药，通草既是通利水道药又是通利血脉药，大枣、甘草既是益气生津药又是补血缓急药。从方中用药用量及调配关系可知当归四逆汤是治疗寒瘀夹气血虚证的重要基础用方，治疗各科常见病、多发病、疑难病属于寒瘀夹气血虚证者，选用当归四逆汤常常能取得预期治疗效果。

【案例导读】当归四逆汤是治疗雷诺综合征即手足冰凉/女子痛经的重要基础用方，同时还能治疗诸多病种，而这诸多病种的病变证机必须切合寒瘀夹气血虚证，始可用之。

（1）雷诺综合征是临床中比较常见的顽固性难治性疾病之一。雷诺综合征又称为肢端末梢循环障碍，还称为肢端动脉阵发性痉挛性循环障碍。雷诺综合征的症状有的人以手足冰凉为主，有的人以手足苍白为主，有的人以手足暗紫红为主，有的人以手足麻木为主，有的人以手足胀紧为主，有的人以手足困痛为主。当归四逆汤是治疗雷诺综合征属于寒瘀夹气血虚证的重要基础用方。

（2）女子痛经是临床中比较常见的疑难杂病。临床分为原发性痛经和继发性痛经，主要症状有小腹痉挛性疼痛、小腹针刺样疼痛、小腹坠胀、腰酸，严重者可影响日常生活和工作，可能伴有恶心、呕吐、腹泻、头晕、乏力等，严重者面色苍白，出冷汗，甚至晕厥及虚脱等。

当归四逆汤的主要作用有：①温阳散寒；②补血活血；③补益正气；④温通经脉。当归四逆汤治疗雷诺综合征/痛经的主要病变证机是：①阴寒凝结；②血脉瘀滞；③气血虚弱。当归四逆汤是治疗雷诺综合征、痛经属寒瘀夹气血虚证的重要基础用方，欲取得最佳治疗效果必须重视经方合方。

【案例示范】痛经、盆腔静脉淤血综合征

孙某，女，39岁。主诉：有多年痛经病史，经检查诊断为盆腔静脉淤血综合征，经住院及门诊服用中西药但未能有效控制病情发展变化，经病友介绍前来诊治。

刻诊： 痛经如针刺，小腹少腹冰凉如虫行，经前或性生活加重小腹坠胀痛、腰骶部痛，经期来临疼痛减轻，月经量多夹血块、带下量多色黄，情绪低落、急躁易怒，面色苍白，倦怠乏力，口苦咽干，口渴不欲饮水，舌质淡红夹瘀紫，苔白腻夹黄，脉沉弱。

中医辨证： 寒瘀夹虚、郁热风痰证。

治疗原则： 补益气血，温阳散寒，清热活血，行气解郁，息风化痰。

治疗方药： 当归四逆汤、薏苡附子败酱散、苦参汤、小柴胡汤与藜芦甘草汤合方。

当归10g，桂尖10g，白芍10g，细辛10g，通草6g，薏苡仁30g，制附子5g，败酱草15g，柴胡24g，生半夏12g，枯芩10g，红参10g，苦参20g，藜芦1.5g，生姜10g，大枣25枚，炙甘草10g。6剂，以水1000～1200mL，浸泡30分钟，大火烧开，小火煎煮50分钟，去滓取药液，每日分早中晚3次服。

二诊： 口苦咽干减轻，仍有怕冷，前方变制附子为10g，6剂。

三诊： 倦怠乏力好转，仍有带下量多色黄，前方变败酱草、枯芩为各30g，6剂。

四诊： 腹痛较前减轻，仍有经期夹血块，前方变当归、白芍为各15g，6剂。

五诊： 诸症状较前减轻，又以前方治疗50余剂，诸症状基本消除；又以前方治疗40余剂，诸症状消除。随访1年，一切尚好。

用方体会： 根据痛经如针刺、小腹少腹冰凉辨为寒瘀，面色苍白、倦怠乏力辨为气血虚，带下量多色黄、口苦咽干辨为湿热，小腹少腹如虫行、苔白腻辨为风痰，舌质淡红夹瘀紫、苔白腻夹黄辨为寒热夹杂痰瘀，情绪低落、急躁易怒辨为郁，以此辨为寒瘀夹虚、郁热风痰证。选用当归四逆汤温阳散寒，补血活血，补益正气，温通经脉；薏苡附子败酱散温阳清利湿热；苦参汤清热燥湿解毒；小柴胡汤平调寒热，益气行气；藜芦甘草汤益气息风化痰。方药相互为用，以奏其效。

当归四逆加吴茱萸生姜汤

【方歌】当归四逆吴姜汤，芍药甘草通大枣，桂枝细辛能通脉，寒瘀夹虚效果好。

【组成】当归三两（9g） 桂枝去皮，三两（9g） 芍药三两（9g） 细辛三两（9g） 甘草炙，二两（6g） 通草二两（6g） 大枣擘，二十五枚 生姜切，半斤（24g） 吴茱萸二升（48g）

【用法】上九味，以水六升，清酒六升，和，煮取五升，去滓。温分五服。

【功用】温阳逐寒，补血活血，补益正气，温通经脉。

【主治】痼寒夹瘀夹虚证。

【解读方药】当归四逆加吴茱萸生姜汤有9味药，由桂枝甘草汤、芍药甘草汤、当归四逆汤为基础方所组成。桂枝既是温阳散寒药又是通经活血药，细辛、吴茱萸、生姜既是温阳散寒药又是温化寒湿药，当归、芍药既是补血药又是活血药，通草既是通利水道药又是通利血脉药，大枣、甘草既是益气生津药又是补血缓急药。从方中用药用量及调配关系可知当归四逆加吴茱萸生姜汤是治疗痼寒夹瘀夹虚证的重要基础用方，治疗各科常见病、多发病、疑难病属于痼寒夹瘀夹虚证者，选用当归四逆加吴茱萸生姜汤常常能取得预期治疗效果。

【案例导读】当归四逆加吴茱萸生姜汤是治疗血栓闭塞性脉管炎的重要基础用方，同时还能治疗诸多病种，而这诸多病种的病变证机必须切合痼寒夹瘀夹虚证，始可用之。

血栓闭塞性脉管炎是临床中比较难治疾病之一，临床分为局部缺血期、营养障碍期、组织坏死期。局部缺血期症状以局部苍白、发凉、酸胀、乏力、麻木、刺痛、烧灼感，以及间歇性跛行为主；营养障碍期症状以夜间疼痛剧烈、苍白、潮红、发绀、皮肤干燥、脱屑、脱毛，以及肌肉萎缩、松弛为主；组织坏死期症状以肢端皮肤颜色发黑、干瘪、溃疡、坏死为主。其并发症主要有湿性坏疽。

当归四逆加吴茱萸生姜汤的主要作用有：①温阳逐寒；②补血活血；③补益正气；④温通经脉。当归四逆加吴茱萸生姜汤治疗血栓闭塞性脉管炎的病变证机是：①寒凝痼结；②血脉瘀滞；③气血虚弱。当归四逆加吴茱萸生姜汤是治疗血栓闭塞性脉管炎属于痼寒夹瘀夹虚证的重要基础用方，欲取得最佳治疗效果必须重视经方合方。

【案例示范】右脚血栓闭塞性脉管炎

朱某，男，59岁。主诉：有3年血栓闭塞性脉管炎病史，近1年症状加重，住院及门诊治疗，服用中西药但未能有效控制病情发展变化，经病友介绍前来诊治。

刻诊：右脚冰凉、麻木、刺痛，夜间疼痛剧烈，皮肤溃烂颜色发紫暗，皮肤干燥脱屑，肌肉松弛萎缩，面色萎黄，倦怠乏力，口苦口腻，口渴欲饮热水，舌质淡红夹瘀紫，苔腻黄白夹杂，脉沉弱涩。

中医辨证：寒瘀夹虚、湿热风痰证。

治疗原则：补益气血，温阳化瘀，清热燥湿，息风化痰。

治疗方药：当归四逆加吴茱萸生姜汤、四逆汤、半夏泻心汤与藜芦甘草汤合方。

当归10g，桂尖10g，白芍10g，细辛10g，通草6g，吴茱萸48g，生附子5g，干姜10g，黄连3g，生半夏12g，枯芩10g，红参10g，藜芦1.5g，生姜24g，大枣25枚，炙甘草10g。6剂，以水1000～1200mL，浸泡30分钟，大火烧开，小火煎煮40分钟左右，然后把火关上，再将生附子加入药中，浸泡5分钟左右，再把火打开，大火烧开后再以小火煎煮10分钟即可，去滓取药液，每日分早中晚3次服。

二诊：右脚冰凉略有好转，仍有口苦口腻，前方变黄连为6g，6剂。

三诊：右脚疼痛较前略有减轻，仍有右脚麻木，前方变白芍为24g、藜芦为3g，6剂。

四诊：右脚冰凉、麻木、疼痛较前减轻，仍有皮肤溃烂，前方变当归为24g，6剂。

五诊：诸症状较前又有减轻，又以前方治疗50余剂，皮肤溃烂基本痊愈，颜色发紫暗较前明显好转；又以前方治疗150余剂，诸症状消除，之后仍以前方治疗50余剂。随访1年，一切尚好。

用方体会：根据右脚冰凉、刺痛辨为寒瘀，面色萎黄、倦怠乏力辨为气血虚，口苦口腻辨为湿热，麻木、苔腻辨为风痰，舌质淡红夹瘀紫、苔腻黄白夹杂辨为寒热夹杂痰瘀，以此辨为寒瘀夹虚、湿热风痰证。选用当归四逆加吴茱萸生姜汤温阳逐寒，补血活血，补益正气，温通经脉；四逆汤益气温阳化瘀；半夏泻心汤平调寒热，益气温通；藜芦甘草汤益气息风化痰。方药相互为用，以奏其效。

当归生姜羊肉汤

【方歌】当归生姜羊肉汤，血虚夹寒基础方，温阳补血能活血，治病养生效非常。

【组成】当归三两（9g）　生姜五两（15g）　羊肉一斤（50g）

【用法】上三味，以水八升，煮取三升，温服七合，日三服。若寒多者，加生姜成一斤；痛多而呕者，加橘皮二两，白术一两；加生姜者，亦加水五升，煮取三升二合，服之。

【功用】补血活血，温阳散寒。

【主治】血虚寒证。

【解读方药】当归生姜羊肉汤有3味药。当归既是补血养血药又是温通活血药，生姜既是温阳散寒药又是调理气机药，羊肉既是补益气血药又是温阳散寒药。从方中用药用量及调配关系可知当归生姜羊肉汤是治疗血虚寒证的重要基础用方，治疗各科常见病、多发病、疑难病属于血虚寒证者，选用当归生姜羊肉汤常常能取得预期治疗效果。

【案例导读】当归生姜羊肉汤是治疗溶血性贫血的重要基础用方，同时还能治疗诸多病种，而这诸多病种的病变证机必须切合血虚寒证，始可用之。

溶血性贫血是临床中比较难治疾病之一，主要症状有腰背及四肢酸痛、心悸、倦怠乏力、嗜睡、头晕目眩、头痛、耳鸣、呕吐、胸闷、发热、寒战、贫血（表现为面色、眼结膜、口腔、嘴唇、甲床发白）、黄疸、肝脾肿大、呼吸短促、口腔溃疡等，并发症主要有脾功能亢进、急性肾衰竭、肝功能损害、心力衰竭等。

当归生姜羊肉汤的主要作用有：①补血活血；②温阳散寒。当归生姜羊肉汤治疗溶血性贫血的病变证机是：①血虚血滞；②阴寒内生。当归生姜羊肉汤是治疗溶血性贫血属于血虚寒证的重要基础用方，欲取得最佳治疗效果必须重视经方合方。

【案例示范】溶血性贫血

冯某，男，44岁。主诉：有5年溶血性贫血病史，近1年症状加重，尤其是肝脾肿大呈进行性加重，住院及门诊治疗，服用中西药但未能有效控制症状，经病友介绍前来诊治。

刻诊：心悸，倦怠乏力，嗜睡，头晕目眩，耳鸣，胸闷，时时发热，手足不温，怕冷，腰背及四肢酸痛，面色、眼结膜、口腔、嘴唇、甲床发白，身目发黄，皮肤肌肉抽搐，呼吸短促，口腔溃疡，口苦口腻，口渴欲饮热水，舌质淡夹瘀紫，苔腻黄白夹杂，脉沉弱。

中医辨证：气血虚弱、寒瘀夹风、湿热夹痰证。

治疗原则：补益气血，温壮阳气，清热燥湿，息风化痰。

治疗方药：当归生姜羊肉汤、胶艾汤、四逆汤、半夏泻心汤与藜芦甘草汤合方。

当归 10g，羊肉 50g，阿胶珠 6g，白芍 12g，生地 20g，艾叶 10g，川芎 6g，生附子 5g，干姜 10g，黄连 3g，生半夏 12g，枯芩 10g，红参 10g，藜芦 1.5g，生姜 15g，大枣 12 枚，炙甘草 10g。6 剂，以水 1000～1200mL，浸泡 30 分钟，大火烧开，小火煎煮 40 分钟左右，然后把火关上，将生附子加入药中，浸泡 5 分钟左右，再把火打开，大火烧开后再以小火煎煮 10 分钟即可，去滓取药液，每日分早中晚 3 次服。

二诊：心悸减轻，仍有怕冷，前方变生附子为 6g、干姜为 12g，6 剂。

三诊：怕冷、手足不温好转，仍有口苦口腻、皮肤肌肉抽搐，前方变黄连为 6g、藜芦为 2.5g，6 剂。

四诊：皮肤肌肉抽搐明显减轻，仍有口腔溃烂，前方变黄连为 10g，6 剂。

五诊：诸症状较前又有减轻，又以前方治疗 60 余剂，经复查网织红细胞计数、红细胞指数等指标基本正常；又以前方治疗 120 余剂，经复查网织红细胞计数、红细胞指数等指标正常；之后以前方巩固治疗 50 余剂。随访 1 年，一切尚好。

用方体会：根据心悸、倦怠乏力、头晕目眩辨为气血虚，手足不温、怕冷、舌质淡夹瘀紫辨为寒瘀，背及四肢酸痛、口腔溃疡、口苦口腻辨为湿热，皮肤肌肉抽搐、苔腻辨为风痰，口渴欲饮热水辨为寒热夹杂，以此辨为气血虚弱、寒瘀夹风、湿热夹痰证。选用当归生姜羊肉汤补血活血，温阳散寒；胶艾汤补血活血，温化清热；四逆汤益气温阳化瘀；半夏泻心汤平调寒热，益气温通；藜芦甘草汤益气息风化痰。方药相互为用，以奏其效。

当归贝母苦参丸

【方歌】当归贝母苦参丸，湿热瘀血夹血虚，脏腑营卫诸般疾，清补活血病可除。

【组成】当归四两（12g） 贝母四两（12g） 苦参四两（12g）

【用法】上三味，末之，炼蜜丸，如小豆大，饮服三丸，加至十丸。

【功用】补血活血，通利清热。

【主治】湿热瘀血夹血虚证。

【解读方药】当归贝母苦参丸有 3 味药。当归既是补血养血药又是温通活血药；贝母既是清热化痰药又是通利血脉药，还是通利小便药；苦参既是清热燥湿药又是利水通淋药，还是消癥化积药。从方中用药用量及调配关系可知当归贝母苦参丸是治疗湿热瘀血夹血虚证的重要基础用方，治疗各科常见病、多发病、疑难病属于湿热瘀血夹血虚证者，选用当归贝母苦参丸常常能取得预期治疗效果。

【案例导读】当归贝母苦参丸是治疗慢性膀胱炎的重要基础用方，同时还能治疗诸多病种，而这诸多病种的病变证机必须切合湿热瘀血夹血虚证，始可用之。

慢性膀胱炎是临床中比较难治疾病之一，主要症状有尿频、尿急、尿血、夜尿增多、小腹压迫感、小腹憋胀、腰腹疼痛等，并发症主要有炎症性膀胱挛缩、肾脏感染、脓血症等。

当归贝母苦参丸的主要作用有：①补血活血；②通利清热。当归贝母苦参丸治疗慢性膀胱炎的病变证机是：①血虚不滋；②血脉不利；③湿热蕴结。当归贝母苦参丸是治疗慢性膀胱炎属于湿热瘀血夹血虚证的重要基础用方，欲取得最佳治疗效果必须重视经方合方。

【案例示范】慢性间质性膀胱炎

徐某，女，53 岁。主诉：有多年慢性间质性膀胱炎病史，近 2 年症状加重，经住院及门诊治疗，服用中西药但未能有效控制症状，经病友介绍前来诊治。

刻诊：尿频，尿急，有时尿血，尿灼热感，夜间小便多，小腹压迫麻木感，会阴及小腹憋胀热痛，腰痛，面色萎黄，倦怠乏力，手足不温，口淡不渴，舌质淡夹瘀紫，苔白腻夹黄，脉沉弱。

中医辨证：湿热瘀寒、风痰夹虚证。

治疗原则：清热利湿，温阳活血，补益气血，息风化痰。

治疗方药：当归贝母苦参丸、蒲灰散、猪苓汤、薏苡附子败酱散与藜芦人参汤合方。

当归 12g，浙贝母 12g，苦参 12g，茯苓 10g，蒲黄 20g，滑石 10g，阿胶珠 10g，猪苓 10g，泽泻 10g，薏苡仁 30g，制附子 5g，败酱草 15g，红参 10g，藜芦 1.5g，生姜 10g，大枣 12 枚，炙甘草 10g。6 剂，以水 1000～1200mL，浸泡 30 分钟，大火烧开，小火煎煮 50 分钟，去滓取药液，每日分早中晚 3 次服。

二诊：白天尿频减少，夜间仍小便多，前方变制附子为 10g，6 剂。

三诊：腹痛减轻，仍有尿灼热、会阴及小腹热痛，前方变滑石、猪苓、泽泻为各 20g，薏苡仁为 40g，6 剂。

四诊：手足不温较前明显好转，仍有小腹压迫麻木，前方变当归为 24g、藜芦为 3g，6 剂。

五诊：诸症状较前减轻，又以前方治疗 60 余剂；诸症状较前基本消除，以前方治疗 100 余剂，诸症状消除。随访 1 年，一切尚好。

用方体会：根据尿频、尿灼热感辨为湿热，口淡不渴、舌质淡夹瘀紫辨为寒瘀，小腹麻木感、苔腻辨为风痰，面色萎黄、脉沉弱辨为气血虚，夜间小便多、手足不温辨为阳虚不固，以此辨为湿热瘀寒、风痰夹虚证。选用当归贝母苦参丸补血活血，通利清热；蒲灰散清热利湿，活血利水；猪苓汤补血清热利水；薏苡附子败酱散温阳化瘀，清热利湿；藜芦人参汤益气息风化痰。方药相互为用，以奏其效。

竹叶石膏汤

【方歌】竹叶石膏汤人参，麦冬半夏甘草米，热伤气阴浊气逆，清补降逆服之宜。

【组成】竹叶二把（20g）　石膏一斤（48g）　半夏洗，半升（12g）　麦门冬去心，一升（24g）　人参二两（6g）　甘草炙，二两（6g）　粳米半升（12g）

【用法】上七味，以水一斗，煮取六升，去滓。内粳米，煮米熟，汤成，去米。温服一升，日三服。

【功用】清泻郁热，益气养阴，降逆化湿。

【主治】热伤气阴夹湿证。

【解读方药】竹叶石膏汤有 7 味药。竹叶、石膏既是清热药又是生津药，竹叶还是利水药；人参、粳米、甘草既是补气药又是生津药，人参还是补气第一要药；麦冬既是滋阴药又是清热药；半夏既是降逆燥湿药又是辛开苦降调理气机药。从方中用药用量及调配关系可知竹叶石膏汤是治疗热伤气阴夹湿证的重要基础用方，治疗各科常见病、多发病、疑难病属于热伤气阴夹湿证者，选用竹叶石膏汤常常能取得预期治疗效果。

【案例导读】竹叶石膏汤是治疗亚急性甲状腺炎的重要基础用方，同时还能治疗诸多病种，而这诸多病种的病变证机必须切合热伤气阴夹湿证，始可用之。

亚急性甲状腺炎是临床中比较难治疾病之一，主要症状在发作前以上呼吸道感染或腮腺炎症状为主，发作时以甲状腺区特征性疼痛、咽喉痛、头痛、发热、怕冷、倦怠乏力、多汗、伴有甲状腺功能亢进，以及心悸、气短、容易激动、食欲亢进、颤抖、大便溏泻为主。并发症主要有甲状腺毒症、甲状腺功能减退症、甲状腺肿等。

竹叶石膏汤的主要作用有：①清泻郁热；②益气养阴；③降逆化湿。竹叶石膏汤治疗亚急性甲状腺炎的病变证机是：①郁热浸淫；②气阴虚损；③湿蕴气逆。竹叶石膏汤是治疗亚急性甲状腺炎属于热伤气阴夹湿证的重要基础用方，欲取得最佳治疗效果必须重视经方合方。

【案例示范】亚急性甲状腺炎反复发作、甲状腺功能亢进症

程某，女，56 岁。主诉：有多年亚急性甲状腺炎反复发作、甲状腺功能亢进症病史，近 2 年来亚急性甲状腺炎反复发作加剧，仍有甲状腺功能亢进症症状，虽服用中西药但未能有效控制病情发作，经病友介绍前来诊治。

刻诊：咽喉痛，头痛，心胸烦热，时时发热，时时怕冷，倦怠乏力，多汗，心悸，气短，急躁易怒，饮食增多，手头颤抖，大便溏泻，手足不温，口苦，口渴比较明显喜饮热水，舌质淡红夹瘀紫，苔腻黄白夹杂，脉沉弱。

中医辨证：热伤气阴、气郁夹寒、风痰夹瘀证。

治疗原则：清热燥湿，益气养阴，行气解郁，温阳化瘀，息风化痰。

治疗方药：竹叶石膏汤、半夏泻心汤、小柴胡汤、桔梗汤、附子贝母汤与藜芦甘草汤合方。

竹叶 30g，石膏 50g，生半夏 12g，麦冬 24g，红参 10g，粳米 12g，黄连3g，枯芩 10g，干姜 10g，柴胡 24g，制附子 10g，浙贝母 12g，桔梗 12g，藜芦1.5g，生姜 10g，大枣 12 枚，生甘草 24g。6 剂，以水 1000～1200mL，浸泡30 分钟，大火烧开，小火煎煮 50 分钟，去滓取药液，每日分早中晚 3 次服。

二诊：咽喉痛、头痛减轻，仍有心悸、倦怠乏力，前方变红参为 12g，6剂。

三诊：咽喉痛、头痛基本消除，仍有手头颤抖，前方变藜芦为 2g，6 剂。

四诊：手足温和，仍有手头颤抖，前方变藜芦为 3g，6 剂。

五诊：诸症状较前减轻，又以前方治疗 30 余剂，经复查亚急性甲状腺炎各项指标正常，甲状腺功能亢进症各项指标基本接近正常；又以前方治疗 30余剂，诸症状消除；之后继续用前方治疗甲状腺功能亢进症 100 余剂，经复查甲状腺功能亢进症各项指标正常。随访 1 年，一切尚好。

用方体会：根据咽喉痛、头痛、心胸烦热辨为郁热，倦怠乏力、多汗、口渴比较明显喜饮热水辨为气阴两伤，急躁易怒、手足不温辨为气郁伤阳，舌质淡红夹瘀紫辨为寒热夹瘀，手头颤抖、苔腻辨为内痰，口苦、苔腻黄白夹杂辨为湿热夹寒，以此辨为热伤气阴、气郁夹寒、风痰夹瘀证。选用竹叶石膏汤清泻郁热，益气养阴，降逆化湿；半夏泻心汤平调寒热，燥痰降逆；小柴胡汤平调寒热，行气益气；桔梗汤宣利咽喉；附子贝母汤温阳化瘀，清热利咽；藜芦甘草汤益气息风化痰。方药相互为用，以奏其效。

竹叶汤

【方歌】竹叶汤中防葛根，桂枝人参桔梗草，附子大枣与生姜，清补温化效果好。

【组成】竹叶一把（10g） 葛根三两（9g） 防风 桔梗 桂枝 人参 甘草各一两（3g）附子炮，一枚（5g） 大枣十五枚 生姜五两（15g）

【用法】上十味，以水一斗，煮取二升半，分温三服，温覆使汗出。颈项强，用大附子一枚，破之如豆大，煎药扬去沫；呕者，加半夏半斤，洗。

【功用】辛温散寒，辛凉清热，温通阳气，清泻郁热，补益中气。

【主治】寒热虚夹瘀证。

【解读方药】竹叶汤有 10 味药，由桂枝甘草汤、桔梗汤、桂枝去芍药汤为基础方所组成。桂枝、防风、生姜既是温通营卫药又是温宣脏腑药,附子既是温壮阳气药又是温通血脉药,竹叶、桔梗、葛根既是清热药又是宣降药,人参、大枣、甘草既是重要益气药又是重要生津药。从方中用药用量及调配关系可知竹叶汤是治疗寒热虚夹瘀证的重要基础用方,治疗各科常见病、多发病、疑难病属于寒热虚夹瘀证者,选用竹叶汤常常能取得预期治疗效果。

【案例导读】竹叶汤是治疗顽固性上呼吸道感染的重要基础用方,同时还能治疗诸多病种,而这诸多病种的病变证机必须切合寒热虚夹瘀证,始可用之。

顽固性上呼吸道感染是临床中比较常见的难治疾病之一,顽固性上呼吸道感染分为普通感冒、急性病毒性咽炎、急性病毒性喉炎、疱疹性咽峡炎、咽结膜炎、咽扁桃体炎。根据上呼吸道感染的病变部位不同,其症状不尽相同,常见症状主要有发热、咳嗽、咳痰、打喷嚏、鼻塞、流鼻涕、咽干、咽痒、咽痛或咽喉烧灼感、恶心、呕吐等。并发症主要有急性中耳炎、肠系膜淋巴结炎、急性鼻窦炎、支气管炎等。

竹叶汤的主要作用有:①辛温散寒;②辛凉清热;③温通阳气;④清泻郁热;⑤补益中气。竹叶汤治疗上呼吸道感染的主要病变证机是:①气虚不固;②风寒侵袭;③营卫抗邪;④郁热内生;⑤经气不通。竹叶汤是治疗上呼吸道感染属于寒热虚夹瘀证的重要基础用方,欲取得最佳治疗效果必须重视经方合方。

【案例示范】反复发作性疱疹性咽峡炎

周某,女,39岁。主诉:有多年反复发作性疱疹性咽峡炎病史,近1年来反复发作比较频繁,症状比较重,但服用中西药仍未能有效控制病情发作,经病友介绍前来诊治。

刻诊:咽喉干燥烧灼疼痛,咽痒,伴有发热,咳嗽,咳痰,恶心,呕吐,大便干结,怕冷,倦怠乏力,手足不温,口渴欲饮热水,舌质淡红夹瘀紫,苔腻黄白夹杂,脉沉弱。

中医辨证:寒热夹虚、风痰夹瘀证。

治疗原则:温化阳气,清热养阴,益气化瘀,息风化痰。

治疗方药:竹叶汤、麦门冬汤、附子贝母汤与藜芦甘草汤合方。

竹叶10g,葛根3g,防风3g,桔梗12g,桂枝3g,制附子10g,麦门冬170g,红参10g,粳米10g,生半夏24g,浙贝10g,藜芦1.5g,生姜10g,大枣

15 枚，炙甘草 15g。6 剂，以水 1000 ~ 1200mL，浸泡 30 分钟，大火烧开，小火煎煮 50 分钟，去滓取药液，每日分早中晚 3 次服。

二诊：咽喉干燥明显减轻，仍有咽痛，前方变桔梗为 24g，6 剂。

三诊：咽喉干燥灼热疼痛基本消除，仍有手足不温，前方变桂枝为 10g，6 剂。

四诊：恶心、呕吐及大便干结消除，仍有咽痒，前方变藜芦为 2g，6 剂。

五诊：诸症状基本消除，又以前方巩固治疗 40 余剂，经复查疱疹性咽峡炎痊愈。随访 1 年，一切尚好。

用方体会：根据咽喉干燥烧灼疼痛辨为热伤阴津，怕冷、手足不温辨为寒，倦怠乏力、脉沉弱辨为气虚，口渴欲饮热水、舌质淡红夹瘀紫辨为寒热夹瘀，咽痒、苔腻辨为风痰，以此辨为寒热夹虚、风痰夹瘀证。选用竹叶汤辛温散寒，辛凉清热，温通阳气，清泻郁热，补益中气；麦门冬汤益阴清热，利咽化痰；桔梗汤宣利咽喉；附子贝母汤温阳化痰，清热利咽；藜芦甘草汤益气息风化痰。方药相互为用，以奏其效。

竹皮大丸

【**方歌**】竹皮大丸用石膏，桂枝甘草薇大枣，清热益气能温通，清降补益温通好。

【**组成**】生竹茹二分（6g） 石膏二分（6g） 桂枝一分（3g） 甘草七分（21g） 白薇一分（3g）

【**用法**】上五味，末之，枣肉和丸如弹子大，以饮服一丸，日三夜二服。有热者倍白薇，烦喘者加柏实一分。

【**功用**】清热生津，益气温阳。

【**主治**】郁热伤气夹寒证。

【**解读方药**】竹皮大丸有 5 味药，由桂枝甘草汤为基础方所组成。竹茹既是清热药又是降逆药，还是凉血药；石膏既是清热泻火药又是生津化阴药；白薇既是清热药又是通利药，还是通窍药；桂枝既是温阳散寒药又是通经化瘀药；甘草既是益气药又是生津药。从方中用药用量及调配关系可知竹皮大丸是治疗郁热伤气夹寒证的重要基础用方，治疗各科常见病、多发病、疑难病属于郁热伤气夹寒证者，选用竹皮大丸常常能取得预期治疗效果。

【案例导读】竹皮大丸是治疗食管狭窄的重要基础用方，同时还能治疗诸多病种，而这诸多病种的病变证机必须切合郁热伤气夹寒证，始可用之。

食管狭窄是临床中比较难治疾病之一，临床分为先天性食管狭窄和后天性食管狭窄。胃食管反流病、食管损伤、感染等是引起食管狭窄的主要原因，食管狭窄的主要症状有烧心、胸骨后疼痛、吞咽困难、剑突下烧灼感、刺痛、消瘦、贫血，并发症主要有食管穿孔、纵隔炎、贫血等。

竹皮大丸的主要作用有：①清热生津；②益气温阳。竹皮大丸治疗食管狭窄的主要病变证机是：①郁热内结；②气虚生寒。竹皮大丸是治疗食管狭窄属于郁热伤气夹寒证的重要基础用方，欲取得最佳治疗效果必须重视经方合方。

【案例示范】食管狭窄术后复发

童某，女，40岁。主诉：在3年前因烧心，胸骨后疼痛，吞咽困难，怀疑是食管癌，经检查诊断为食管狭窄，多地多家医院检查仍未找到致病原因，即进行手术治疗，可术后3个月复查又为食管狭窄，服用中西药未能有效改善症状，经病友介绍前来诊治。

刻诊：烧心，剑突下烧灼感最明显，胸骨后刺痛，吞咽不利，咽痒如虫行感，形体消瘦，面色萎黄，倦怠乏力，头晕目眩，手足不温，口苦口腻，舌质淡红夹瘀紫，苔腻黄白夹杂，脉沉弱涩。

中医辨证：热灼夹湿、气虚夹寒、风痰夹瘀证。

治疗原则：泻热燥湿，益气散寒，活血软坚，息风化痰。

治疗方药：竹皮大丸、半夏泻心汤、甘草海藻汤、附子白及汤、附子贝母汤与藜芦甘草汤合方。

生竹茹12g，石膏12g，桂枝6g，白薇6g，黄连3g，生半夏12g，红参10g，干姜10g，枯芩10g，羊栖藻24g，制附子10g，白及6g，浙贝母10g，藜芦1.5g，生姜10g，大枣15枚，生甘草40g。6剂，以水1000～1200mL，浸泡30分钟，大火烧开，小火煎煮50分钟，去滓取药液，每日分早中晚3次服。

二诊：手足不温好转，仍有烧心，前方变黄连为10g、石膏为50g，6剂。

三诊：烧心明显减轻，仍有咽痒如虫行状，前方变藜芦为2g，6剂。

四诊：口苦口腻减轻，仍有胸骨后疼痛，吞咽不利，前方变生竹茹为30g、白及为10g，6剂。

五诊：诸症状较前减轻，又以前方巩固治疗100余剂，胸骨后疼痛基本消除，吞咽不利较前明显减轻；又以前方治疗100余剂，经复查食管狭窄较前明显恢复；又以前方治疗 100 余剂，症状消除。随访 1 年，一切尚好。

用方体会：根据烧心、倦怠乏力辨为郁热伤气，剑突下烧灼感、手足不温辨为郁热夹寒，咽痒如虫行感、吞咽不利、苔腻辨为风痰阻滞，口苦口腻辨为湿热，胸骨后刺痛、舌质淡红夹瘀紫辨为瘀，以此辨为热灼夹湿、气虚夹寒、风痰夹瘀证。选用竹皮大丸清热生津，益气温阳；半夏泻心汤益气温阳，平调寒热；甘草海藻汤益气软坚散结；附子白及汤温阳化瘀生新；附子贝母汤温阳化瘀，清热利咽；藜芦甘草汤益气息风化痰。方药相互为用，以奏其效。

红蓝花酒

【**方歌**】红蓝花酒基础方，调理气血功效良，内外妇儿皆可治，脏腑气血病可康。

【**组成**】红蓝花一两（3g）　酒 100mL

【**用法**】上一味，以酒一大碗，煎减半。顿服一半，未止再服。

【**功用**】温通活血，行气解郁。

【**主治**】血瘀气郁证。

【**解读方药**】红蓝花酒有 2 味药。《金匮要略》中说："妇人六十二种风，及腹中血气刺痛，红蓝花酒主之。"红蓝花既是通经活血药又是行气药，还是养血润燥药；酒既是行气解郁药又是活血化瘀药。从方中用药用量及调配关系可知红蓝花酒是治疗血瘀气郁证的重要基础用方，治疗各科常见病、多发病、疑难病属于血瘀气郁证者，选用红蓝花酒常常能取得预期治疗效果。

【**案例导读**】红蓝花酒是治疗输卵管粘连的重要基础用方，同时还能治疗诸多病种，而这诸多病种的病变证机必须切合血瘀气郁证，始可用之。

输卵管粘连是临床中比较难治疾病之一。输卵管炎症病变、盆腔炎症病变是引起输卵管粘连的主要原因，其主要症状有月经不调、经夹血块、腹痛、腰痛因房事加重等，并发症主要有输卵管粘连不孕症、输卵管粘连异位妊娠、输卵管粘连肿块、慢性盆腔炎症、子宫内膜异位症等。

红蓝花酒的主要作用有：①温通活血；②行气解郁。红蓝花酒治疗输卵管粘连的主要病变证机是：①血脉瘀滞；②气机郁滞。红蓝花酒是治疗输卵管粘连属于血瘀气郁证的重要基础用方，欲取得最佳治疗效果必须重视经方合方。

【案例示范】输卵管粘连、慢性盆腔炎、不孕症

商某，女，35岁。主诉：在3年前因备孕2年仍未妊娠，经检查诊断为输卵管粘连、慢性盆腔炎、不孕症，但服用中西药仍然未达到治疗目的，经病友介绍前来诊治。

刻诊：小腹坠胀刺痛，腰骶酸痛，因受凉或劳累或性生活或月经前后加剧，月经不调夹血块，全身酸困沉重，小腿麻木，情绪低落，急躁易怒，倦怠乏力，手足不温，口苦咽干，口渴欲饮热水，舌质淡红夹瘀紫，苔腻黄白夹杂，脉沉弱涩。

中医辨证：郁瘀夹虚、寒热风痰证。

治疗原则：行气化瘀，补益气血，温阳清热，息风化痰。

治疗方药：红蓝花酒、小柴胡汤、附子花粉汤、当归四逆汤与藜芦甘草汤合方。

红蓝花3g，柴胡24g，生半夏12g，枯芩10g，红参10g，当归10g，白芍10g，桂尖10g，细辛10g，通草6g，制附子10g，天花粉12g，藜芦1.5g，生姜10g，大枣25枚，炙甘草10g。6剂，以水1000～1200mL，加白酒50mL，浸泡30分钟，大火烧开，小火煎煮50分钟，去滓取药液，每日分早中晚3次服。

二诊：倦怠乏力好转，仍有口苦咽干，前方变天花粉为24g，6剂。

三诊：情绪低落好转，仍有小腹刺痛，前方变红蓝花为12g，6剂。

四诊：口苦口腻减轻，月经量及血块较前减少，仍有小腿麻木，前方变藜芦为3g，白芍为24g，6剂。

五诊：诸症状较前减轻，又以前方巩固治疗50余剂，诸症状消除，月经正常；又以前方治疗50余剂，已妊娠。随访1年，男婴已出生，母子一切都好。

用方体会：根据小腹坠胀刺痛、因劳累加剧辨为郁瘀伤气，小腹坠胀刺痛、因受凉加剧辨为郁瘀夹寒，全身酸困沉重、小腿麻木、苔腻辨为风痰，情绪低落、急躁易怒辨为郁，手足不温、口苦咽干、口渴欲饮热水辨为寒热夹杂，以此辨为郁瘀夹虚、寒热风痰证。选用红蓝花酒温通活血，行气解郁；小柴胡汤益气调气，平调寒热；附子花粉汤温阳化瘀，益阴化痰；当归四逆汤益气温通，补血活血；藜芦甘草汤益气息风化痰。方药相互为用，以奏其效。

防己地黄汤

【方歌】防己地黄治发狂，桂枝甘草酒防风，温通凉血治抑郁，双向调节功效成。

【组成】防己一钱（1.8g） 桂枝三钱（5g） 防风三钱（5g） 甘草二钱（3.6g）

【用法】上四味，以酒一杯，浸之一宿，绞取汁，生地黄二斤，㕮咀，蒸之如斗米饭久，以铜器盛其汁，更绞地黄汁，和，分再服。

【功用】清热凉血，温通阳气，调理气机，化生阴血。

【主治】血热阳郁伤阴证。

【解读方药】防己地黄汤有6味药，由桂枝甘草汤为基础方所组成。防己既是行散药又是降泄药，生地黄既是重要清热凉血药又是重要补血化阴药，防风、桂枝既是行散调气药又是温通药，酒既是行气解郁药又是通阳活血药，甘草既是益气药又是生津药。从方中用药用量及调配关系可知防己地黄汤是治疗血热阳郁伤阴证的重要基础用方，应用防己地黄汤可以治疗各科常见病、多发病、疑难病属于血热阳郁伤阴证者。

【案例导读】防己地黄汤是治疗情感双相障碍即狂躁抑郁症的重要基础用方，同时还能治疗诸多病种，而这诸多病种的病变证机必须切合血热阳郁伤阴证，始可用之。

情感双相障碍是临床中比较常见的疾病之一，情感双相障碍分为狂躁发作期、抑郁发作期和狂躁抑郁交替发作期，情感双相障碍的主要症状有持久的忧愁不解、焦虑不宁、躁动不安、言语不休、心情压抑、心境空虚，有畏罪感、虚无感、轻生感、疲劳感，或失眠，或嗜睡等。

防己地黄汤的主要作用有：①清热凉血；②温通阳气；③调理气机；④化生阴血。防己地黄汤治疗情感双相障碍（即狂躁抑郁症）的主要病变证机是：①血热内生；②阳郁不宣；③气机郁滞；④阴津受损。防己地黄汤是治疗情感双相障碍（即狂躁抑郁症）属于血热阳郁伤阴证的重要基础用方，欲取得最佳治疗效果必须重视经方合方。

【案例示范】情感双相障碍（即狂躁抑郁症）

詹某，女，41岁。其丈夫代诉：有多年情感双相障碍病史，近2年病情加重反复发作，服用中西药但未能有效控制症状，经病友介绍前来诊治。

刻诊：有时连续几天卧床不起酣睡，有时连续几天彻夜不眠，心胸烦热，忧心忡忡，焦虑不宁，自言自语，情绪低落，有时狂躁不安，欲打人骂人，有时神情淡漠，倦怠乏力，身体困重，手足麻木，盗汗，夜间手足肌肉烦热抽搐，面色潮红，白天全身怕冷，手足不温，口苦咽干，口渴比较明显且欲饮热水，舌质淡红夹瘀紫，苔黄腻夹白，脉沉弱涩。

中医辨证：血热阳郁、气虚夹郁、风痰夹寒证。

治疗原则：凉血通阳，益气温阳，行气解郁，息风化痰。

治疗方药：防己地黄汤、小柴胡汤、茯苓四逆汤、桂枝加龙骨牡蛎汤与藜芦甘草汤合方。

防己 3g，桂尖 10g，防风 10g，生地黄 100g，柴胡 24g，生半夏 12g，枯芩 10g，红参 10g，茯苓 12g，生附子 5g，干姜 5g，白芍 10g，龙骨 24g，牡蛎 24g，藜芦 1.5g，生姜 10g，大枣 12 枚，炙甘草 10g。6 剂，以水 1000 ~ 1200mL，浸泡 30 分钟，大火烧开，小火煎煮 40 分钟左右，然后把火关上，将生附子加入药中，浸泡 5 分钟左右，把火打开，大火烧开后再以小火煎煮 10 分钟即可，去滓取药液，每日分早中晚 3 次服。

二诊：盗汗明显减轻，仍有怕冷、手足不温，以前方变生附子、干姜为各 6g，6 剂。

三诊：心胸烦热减轻，仍有自言自语，前方变龙骨、牡蛎为各 30g，6 剂。

四诊：焦虑不宁较前减轻，仍有手足抽搐，前方变藜芦为 3g、白芍为 30g，6 剂。

五诊：诸症状较前减轻，又以前方巩固治疗 150 余剂，诸症状基本消除；又以前方治疗 150 余剂，诸症状消除。随访 1 年，一切尚好。

用方体会：根据心胸烦热、盗汗辨为血热，手足肌肉烦热辨为阳郁，身体困重、苔黄腻辨为湿热，情绪低落、忧心忡忡辨为郁，倦怠乏力、脉沉弱辨为虚，怕冷、手足不温辨为寒，手足麻木、苔腻辨为风痰，以此辨为血热阳郁、气虚夹郁、风痰夹寒证。选用防己地黄汤清热凉血，温通阳气，调理气机，化生阴血；小柴胡汤益气调气，平调寒热；茯苓四逆汤温阳化痰，益气安神；桂枝加龙骨牡蛎汤益气温阳，潜阳安神；藜芦甘草汤益气息风化痰。方药相互为用，以奏其效。

防己茯苓汤

【方歌】防己茯苓黄桂草，气虚水气寒热证，脏腑营卫诸般疾，各科杂病病可除。

【组成】防己三两（9g）　黄芪三两（9g）　桂枝三两（9g）　茯苓六两（18g）　甘草二两（6g）

【用法】上五味，以水六升，煮取二升，分温三服。

【功用】温阳利水，清热利湿，益气化水。

【主治】气虚水气寒热证。

【解读方药】防己茯苓汤有5味药，由桂枝甘草汤为基础方所组成。防己既是利水消肿药又是祛风除湿药，还是清热药；茯苓既是利水药又是益气药，还是健脾和胃药；桂枝既是温阳散寒药又是温阳化水药，还是通利血脉药；黄芪、甘草既是补益脏腑药又是补益营卫药，黄芪补气能利水，甘草补气能生津。从方中用药用量及调配关系可知防己茯苓汤是治疗气虚水气寒热证的重要基础用方，治疗各科常见病、多发病、疑难病属于气虚水气寒热证者，选用防己茯苓汤常常能取得预期治疗效果。

【案例导读】防己茯苓汤是治疗吸收合成障碍性水肿的重要基础用方，同时还能治疗诸多病种，而这诸多病种的病变证机必须切合气虚水气寒热证，始可用之。

吸收合成障碍性水肿又称营养不良性水肿，是临床中比较难治的疾病之一。蛋白质吸收障碍、蛋白质合成障碍、蛋白质消耗过多、饮食蛋白质结构失衡是引起吸收合成障碍性水肿的主要原因，其症状以凹陷性水肿为主，可能伴随生长发育滞后、肌肉消瘦松弛、面色肌肤苍白、倦怠乏力、手足不温、怕冷、精神萎靡不振、情绪激动等。

防己茯苓汤的主要作用有：①温阳利水；②清热利湿；③益气化水。防己茯苓汤治疗吸收合成障碍性水肿的主要病变证机是：①温不化水；②湿热蕴结；③正气虚弱。防己茯苓汤是治疗吸收合成障碍性水肿属于气虚水气寒热证的重要基础用方，欲取得最佳治疗效果必须重视经方合方。

【案例示范】吸收合成障碍性水肿

郑某，女，57岁。主诉：有多年吸收合成障碍性水肿病史，经多次检查诊断为蛋白质吸收障碍、蛋白质合成障碍，住院以及门诊治疗，服用中西药但未能有效控制症状，经病友介绍前来诊治。

刻诊：全身水肿，按之凹陷没指，形体消瘦，肌肉松弛，面色萎黄，倦怠乏力，动则气喘，嗜卧，手足不温，怕冷，夜间小腿抽筋频繁，情绪低落，急躁易怒，口苦咽干，口渴欲饮热水，舌质淡红夹瘀紫，苔白腻夹黄，脉沉弱涩。

中医辨证：气虚水气、气郁夹瘀、寒热风痰证。

治疗原则：益气化水，行气化瘀，清热温阳，息风化痰。

治疗方药：防己茯苓汤、小柴胡汤、真武汤、蒲灰散与藜芦甘草汤合方。

防己 10g，黄芪 10g，桂尖 10g，茯苓 20g，柴胡 24g，生半夏 12g，枯芩 10g，红参 10g，白芍 10g，白术 10g，制附子 5g，滑石 10g，蒲黄 20g，藜芦 1.5g，生姜 10g，大枣 12 枚，炙甘草 10g。6 剂，以水 1000～1200mL，浸泡 30 分钟，大火烧开，小火煎煮 50 分钟，去滓取药液，每日分早中晚 3 次服。

二诊：情绪低落好转，仍有水肿，前方变茯苓、滑石为各 30g，白术为 24g，6 剂。

三诊：水肿较前减轻，仍有怕冷、手足不温，前方变桂尖为 15g、制附子为 10g，6 剂。

四诊：水肿较前又有减轻，小腿抽筋减轻，仍有面色萎黄，前方变红参为 12g、白芍为 30g，6 剂。

五诊：诸症状较前减轻，又以前方巩固治疗 50 余剂，诸症状基本消除；又以前方治疗 30 余剂，诸症状消除。随访 1 年，一切尚好。

用方体会：根据全身水肿、按之凹陷没指、面色萎黄、倦怠乏力辨为气虚水气，情绪低落、急躁易怒辨为气郁，舌质淡红夹瘀紫辨为瘀，口渴欲饮热水、舌质淡红辨为寒热夹杂，小腿抽筋、苔腻辨为风痰，以此辨为气虚水气、气郁夹瘀、寒热风痰证。选用防己茯苓汤温阳利水，清热利湿，益气化水；小柴胡汤益气调气，平调寒热；真武汤益气温阳，化水化瘀；蒲灰散活血利水消肿；藜芦甘草汤益气息风化痰。方药相互为用，以奏其效。

防己黄芪汤

【方歌】风水防己黄芪汤，甘草白术枣生姜，汗出恶风兼身重，表虚风湿皆可康。

【组成】防己一两（3g） 甘草炙，半两（1.5g） 白术七钱半（12g） 黄芪去芦，一两一分（3.8g）

【用法】上锉，麻豆大，每抄五钱匕，生姜四片，大枣一枚，水盏半，煎八分，去滓。温服，良久再服。喘者，加麻黄半两；胃中不和者，加芍药三分；气上冲者，加桂枝三分；下有陈寒者，加细辛三分。服后当如虫行皮中，从腰下如冰，后坐被上，又以一被绕腰以下，温令微汗，差。

【功用】宣散水气，温化水湿，益气制水。

【主治】气虚水湿夹寒证。

【解读方药】防己黄芪汤有6味药，解表药有2味，治里药有6味。防己、生姜既是重要治表药又是重要治里药，还是重要治水药，防己偏于清利，生姜偏于温化；黄芪、白术、大枣、甘草既是补益营卫药又是补益脏腑之气药，白术偏于燥湿。从方中用药用量及调配关系可知防己黄芪汤是治疗气虚水湿夹寒证的重要基础用方，辨治常见病、多发病、疑难病及疫病属于气虚水湿夹寒证者，选用防己黄芪汤常常能取得预期治疗效果。防己黄芪汤并不局限于治疗太阳风水表虚证和太阳风湿表虚证，其既可治疗内外夹杂性病变以虚夹寒为主者，又可治疗内伤夹杂性病变以虚夹寒为主者，还可治疗虚实夹杂性病变以寒夹热为主者。

【案例导读】防己黄芪汤是治疗慢性肾病的重要基础用方，同时还能治疗诸多病种，而这诸多病种的病变证机必须切合气虚水湿夹寒证，始可用之。

慢性肾病是临床中比较常见的难治疾病之一。慢性肾病有慢性肾小球疾病、慢性肾小管间质疾病、慢性肾血管疾病、慢性肾积水、慢性肾下垂、慢性肾功能衰竭、肾结石、肾结核、肾肿瘤等。肾病以水肿、血压异常、尿少或血尿为主要临床表现。

防己黄芪汤的主要作用有：①宣散水气；②温化水湿；③益气制水。防己黄芪汤治疗慢性肾病的主要病变证机是：①水气浸淫；②水湿蕴结；③正气虚弱。防己黄芪汤是治疗慢性肾病属于气虚水湿夹寒证的重要基础用方，欲取得最佳治疗效果必须重视经方合方。

【案例示范】**肾小球硬化、肾小球肾炎、原发性高血压**

任某，男，68岁。主诉：有多年肾小球肾炎、原发性高血压病史，2年前复查又诊断为肾小球硬化，服用中西药未能有效控制症状，尿蛋白和尿隐血（3+），有时尿蛋白和尿隐血（2+），有时尿蛋白和尿隐血（4+），数值在

2～4，经病友介绍前来诊治。

刻诊： 全身水肿，眼睑及下肢比较明显，小便不利，有时小腹冰凉，有时小便灼热，面色不荣，倦怠乏力，头晕目眩，眼睑胀困麻木，怕冷，手足不温，口渴欲饮热水，舌质红夹瘀紫，苔腻黄白夹杂，脉沉弱涩。

中医辨证： 气虚水气、寒热夹瘀、风痰郁结证。

治疗原则： 益气化水，温阳清热，活血利水，息风化痰。

治疗方药： 防己黄芪汤、栝楼瞿麦丸、泽泻汤、猪苓散、蒲灰散、甘草海藻汤与藜芦人参汤合方。

防己3g，黄芪4g，白术12g，茯苓12g，天花粉6g，制附子5g，瞿麦3g，山药10g，猪苓10g，泽泻15g，蒲黄20g，羊栖藻24g，红参10g，藜芦1.5g，生姜15g，大枣12枚，炙甘草10g。6剂，以水1000～1200mL，浸泡30分钟，大火烧开，小火煎煮50分钟，去滓取药液，每日分早中晚3次服。

二诊： 头晕目眩减轻，仍有倦怠乏力、眼睑及下肢水肿，前方变黄芪为10g、白术为30g、瞿麦为24g、泽泻为50g，6剂。

三诊： 水肿较前明显减轻，仍有倦怠乏力，前方变红参为12g，6剂。

四诊： 水肿较前又有明显减轻，仍手足不温，眼睑麻木，前方变制附子为9g、藜芦为2g，6剂。

五诊： 诸症状较前明显减轻，经复查尿蛋白（＋），尿隐血（＋），血压基本正常；又以前方巩固治疗60余剂，诸症状基本消除，经复查尿蛋白阴性，尿隐血阴性，之后仍以前方继续巩固治疗。随访1年半，一切尚好。

用方体会： 根据全身水肿、眼睑及下肢比较明显、倦怠乏力辨为气虚水气，怕冷、手足不温辨为寒，小便灼热、舌质红辨为热，舌质红夹瘀、脉涩辨为瘀，眼睑困胀麻木、苔腻辨为风痰，以此辨为气虚水气、寒热夹瘀、风痰郁结证。选用防己黄芪汤宣散水气，温化水湿，益气制水；栝楼瞿麦丸温阳化瘀，益阴化阴，通利水气；泽泻汤益气清热利水；猪苓散益气温化，清热利水；蒲灰散活血利水消肿；甘草海藻汤益气软坚散结；藜芦人参汤益气息风化痰。方药相互为用，以奏其效。

百合知母汤

【方歌】仲景百合知母汤，滋阴清热基础方，脏腑营卫皆可治，治内治外效非常。

【组成】百合擘，七枚（14g）　知母切，三两（9g）

【用法】上先以水洗百合，渍一宿，当白沫出，去其水，更以泉水二升，煎取一升，去滓。别以泉水二升煎知母，取一升，去滓。后合和，煎取一升五合，分温再服。

【功用】滋阴生津，清热益气。

【主治】阴虚郁热伤气证。

【解读方药】百合知母汤有2味药。百合既是滋阴化阴药又是补中益气药，知母既是清热药又是生津化阴药。从方中用药用量及调配关系可知百合知母汤是治疗阴虚郁热伤气证的重要基础用方，治疗各科常见病、多发病、疑难病属于阴虚郁热伤气证者，选用百合知母汤常常能取得预期治疗效果。

【案例导读】百合知母汤是治疗室性心动过速的重要基础用方，同时还能治疗诸多病种，而这诸多病种的病变证机必须切合阴虚郁热伤气证，始可用之。

室性心动过速是临床中比较难治疾病之一，病轻者有心悸、胸闷、倦怠乏力、头晕、出汗，病重者有口唇发紫、气息急促、晕厥，严重者有心衰、心绞痛、心室颤动等临床症状。

百合知母汤的主要作用有：①滋阴生津；②清热益气。百合知母汤治疗室性心动过速的主要病变证机是：①阴虚伤气；②郁热内扰。百合知母汤是治疗室性心动过速属于阴虚郁热伤气证的重要基础用方，欲取得最佳治疗效果必须重视经方合方。

【案例示范】室性心动过速、二联律、三联律

杨某，女，49岁。主诉：有多年室性心动过速病史，近1年来二联律、三联律发作频繁，服用中西药未能有效控制症状，经病友介绍前来诊治。

刻诊：心悸不宁，心胸烦热，头晕，头沉，头困，盗汗自汗，口唇发紫，失眠多梦，情绪低落，胸闷，心痛，倦怠乏力，肌肉蠕动，口干舌燥，手足不温，舌质淡红夹瘀紫，苔黄白夹杂，脉沉弱。

中医辨证：阴虚热郁、心肾不交、气虚夹瘀证。

治疗原则：滋阴清热，益气化瘀，交通心肾，息风化痰。

治疗方药：百合知母汤、小柴胡汤、桂枝加龙骨牡蛎汤、附子白及汤与藜芦甘草汤合方。

百合 15g，知母 10g，生半夏 12g，柴胡 24g，红参 10g，枯芩 10g，桂枝 10g，白芍 10g，龙骨 10g，牡蛎 10g，制附子 10g，白及 6g，藜芦 1.5g，生姜 12g，大枣 12 枚，炙甘草 10g。6 剂，以水 1000 ~ 1200mL，浸泡 30 分钟，大火烧开，小火煎煮 50 分钟，去滓取药液，每日分早中晚 3 次服。

二诊：心悸减轻，仍有心烦，前方变知母为 20g，龙骨、牡蛎各为 24g，6 剂。

三诊：心悸、心烦明显减轻，仍有头沉头困、肌肉蠕动，前方变白芍为 30g，藜芦为 2g，6 剂。

四诊：自汗盗汗基本消除，仍有口唇发紫，前方变白及为 10g，6 剂。

五诊：诸症状较前有明显好转，以前方治疗 100 余剂，诸症状基本消除，为了巩固疗效又以前方治疗 100 余剂。随访 1 年，一切尚好。

用方体会：根据心悸、心烦、盗汗辨为阴虚，失眠多梦辨为心肾不交，情绪低落辨为气郁，倦怠乏力、手足不温辨为阳虚，舌质淡红夹瘀紫、苔黄白夹杂辨为寒热夹瘀，以此辨为阴虚热郁、心肾不交、气虚夹瘀证。选用百合知母汤滋阴生津，清热益气；小柴胡汤平调寒热，调理气机，补益中气；桂枝加龙骨牡蛎汤滋阴潜阳，交通心肾；附子白及汤温阳化瘀；藜芦甘草汤益中息风化痰。方药相互为用，以奏其效。

百合洗方

【**方歌**】百合洗方可内服，阴津亏虚基础方，各科杂病皆可治，经方合方效非常。

【**组成**】百合一升（24g）

【**用法**】上以百合一升，以水一斗，渍之一宿，以洗身，洗已，食煮饼，勿以盐豉也。

【**功用**】滋阴生津，补中益气。

【**主治**】阴虚伤气证。

【解读方药】百合洗方仅有 1 味药。《神农本草经》认为，百合"味甘平。主邪气腹胀，心痛，利大小便，补中益气"。百合既是滋阴化阴药又是补中益气药，还是通大便利小便药。从方中用药用量及调配关系可知百合洗方是治疗阴虚伤气证的重要基础用方，治疗各科常见病、多发病、疑难病属于阴虚伤气证者，选用百合洗方常常能取得预期治疗效果。

【案例导读】百合洗方是治疗眼睛干涩的重要基础用方，同时还能治疗诸多病种，而这诸多病种的病变证机必须切合阴虚伤气证，始可用之。

眼睛干涩是临床中比较难治疾病之一，免疫、抗体、水分、油脂、蛋白质、电解质、黏液、结缔组织等原因及病变是引起眼睛干涩的主要原因。其主要症状有眼痛、眼疲劳、异物感、眼胀感、干涩感、烧灼感、畏光、眼红等，并发症主要有角膜溃烂、角膜瘢痕、视力下降等。

百合洗方的主要作用有：①滋阴生津；②补中益气。百合洗方治疗眼睛干涩的主要病变证机是：①阴虚不滋；②气虚不行。百合洗方是治疗眼睛干涩属于阴虚伤气证的重要基础用方，欲取得最佳治疗效果必须重视经方合方。

【案例示范】眼睛干涩、角结膜干燥症

任某，男，39 岁。主诉：有多年角结膜干燥症病史，近 1 年来眼睛干涩症状加重，服用中西药未能有效控制症状，经病友介绍前来诊治。

刻诊：眼睛干涩烧灼，伴有异物感肿胀，眼痛，眼痒，眼睛疲劳，怕光，眼睑潮红，倦怠乏力，手足不温，口渴欲饮热水，舌红少苔，脉沉弱。

中医辨证：阴虚内热、气虚伤阳、风痰肆虐证。

治疗原则：滋阴清热，益气温阳，息风化痰。

治疗方药：百合洗方、麻杏石甘汤、麦门冬汤、芍药甘草汤、附子花粉汤与藜芦人参汤合方。

百合 24g，麻黄 12g，杏仁 10g，石膏 50g，麦冬 170g，生半夏 24g，红参 10g，粳米 10g，制附子 10g，天花粉 12g，白芍 12g，藜芦 1.5g，生姜 10g，大枣 12 枚，炙甘草 12g。6 剂，以水 1000 ~ 1200mL，浸泡 30 分钟，大火烧开，小火煎煮 50 分钟，去滓取药液，每日分早中晚 3 次服。

二诊：眼睛干涩灼热减轻，仍有眼痛，前方变白芍为 24g，6 剂。

三诊：眼睛干涩灼热较前又有减轻，大便略溏，仍有倦怠乏力，前方变麦冬为 150g、粳米为 15g，6 剂。

四诊：眼睛干涩灼热较前又有减轻，大便仍溏，仍眼痒，前方变麦冬为

120g、藜芦为 3g、炙甘草为 15g，6 剂。

五诊：眼睛干涩灼热较前又有明显减轻，又以前方治疗 50 余剂，诸症状基本消除；后又以前方治疗 60 余剂，诸症状消除。随访 1 年，一切尚好。

用方体会：根据眼睛干涩烧灼辨为气阴虚内热，倦怠乏力、手足不温辨为气虚伤阳，眼睑肿胀、眼痒辨为风痰，以此辨为阴虚内热、气虚伤阳、风痰肆虐证。选用百合洗方滋阴生津，补中益气；麻杏石甘汤宣散温通，清泻郁热；麦门冬汤滋阴清热，补益中气，燥湿化痰；芍药甘草汤益气敛阴缓急；附子花粉汤温阳益阴；藜芦人参汤益气息风化痰。方药相互为用，以奏其效。

百合地黄汤

【方歌】滋凉百合地黄汤，脏腑营卫通用方，阴虚血热诸般疾，清滋凉血病可康。

【组成】百合擘，七枚（14g） 生地黄汁一升（80mL）

【用法】上先以水洗百合，渍一宿，当白沫出，去其水，更以泉水二升，煎取一升，去滓。内地黄汁，取其一升五合，分温再服。中病，勿更服，大便当如漆。

【功用】滋阴清热，凉血补血。

【主治】阴虚血热证。

【解读方药】百合地黄汤有 2 味药。百合既是滋阴化阴药又是清热安神药，生地黄既是清热凉血药又是滋阴补血药。从方中用药用量及调配关系可知百合地黄汤是治疗阴虚血热证的重要基础用方，治疗各科常见病、多发病、疑难病属于阴虚血热证者，选用百合地黄汤常常能取得预期治疗效果。

【案例导读】百合地黄汤是治疗心动过速的重要基础用方，同时还能治疗诸多病种，而这诸多病种的病变证机必须切合阴虚血热证，始可用之。

心动过速即每分钟心率超过 100 次，是临床中比较常见的心律失常类型的疾病之一，临床分为生理性心动过速和病理性心动过速。病理性心动过速分为室性心动过速、房性心动过速、窦性心动过速、交界性心动过速，主要症状有头晕目眩、倦怠乏力、胸闷气短、心绞痛，以及昏厥、呼吸困难等，主要并发症有心力衰竭、多脏器衰竭和休克等。

百合地黄汤的主要作用有：①滋阴清热；②凉血补血。百合地黄汤治疗心动过速的主要病变证机是：①阴津虚少；②血热内生。百合地黄汤是治疗心动过速属于阴虚血热证的重要基础用方，欲取得最佳治疗效果必须重视经方合方。

【案例示范】交界性心动过速伴心肌梗死

杨某，男，62岁。主诉：在5年前因心悸经检查诊断为交界性心动过速伴心肌梗死，经住院治疗之后症状仍在，服用中西药仍未能有效控制症状，近1年来心悸症状加重发作频繁，经病友介绍前来诊治。

刻诊：心悸不宁，心胸烦热，胸闷，气短，头晕目眩，失眠多梦，耳鸣，情绪低落，急躁易怒，倦怠乏力，有时心痛如针刺，昏厥，呼吸不畅，四肢沉重，肌肉蠕动，手足不温，怕冷，口渴欲饮水，舌红少苔，脉沉细弱涩。

中医辨证：阴虚血热、气虚夹寒、心肾不交、郁瘀风痰证。

治疗原则：滋阴凉血，益气温阳，交通心肾，行气化瘀，息风化痰。

治疗方药：百合地黄汤、黄连阿胶汤、小柴胡汤、橘皮汤、附子白及汤与藜芦甘草汤合方。

百合15g，生地黄50g，黄连12g，枯芩10g，白芍12g，阿胶珠6g，鸡子黄2枚，柴胡24g，生半夏24g，红参10g，陈皮12g，制附子10g，白及6g，藜芦1.5g，生姜24g，大枣12枚，炙甘草10g。6剂，以水1000～1200mL，浸泡30分钟，大火烧开，小火煎煮50分钟，去滓取药液，每日分早中晚3次服，鸡子黄2枚分3次搅匀冲服。

二诊：心悸减轻，仍有胸闷，前方变陈皮为24g，6剂。

三诊：胸闷减轻，仍有针刺样疼痛，前方变白芍为24g、白及为10g，6剂。

四诊：心悸、心痛较前明显减轻，肌肉蠕动减少，仍有怕冷，前方变制附子为12g，6剂。

五诊：诸症状较前明显减轻，又以前方治疗60余剂，诸症状基本消除；又以前方治疗100余剂，诸症状消除。随访1年，一切尚好。

用方体会：根据心悸不宁、舌红少苔辨为阴虚血热，倦怠乏力、怕冷辨为气虚夹寒，失眠多梦、耳鸣辨为心肾不交，情绪低落、急躁易怒辨为气郁，心痛如针刺、脉涩辨为瘀，四肢沉重、肌肉蠕动辨为风痰，以此辨为阴虚血热、气虚夹寒、心肾不交、郁瘀风痰证。选用百合地黄汤滋阴清热，凉血补血；黄连阿胶汤清热育阴，交通心肾；小柴胡汤平调寒热，益气行气；橘皮汤行气降逆；附子白及汤温阳化瘀；藜芦甘草汤益气息风化痰。方药相互为用，以奏其效。

百合滑石散

【方歌】仲景百合滑石散，湿热伤阴诸般疾，清热利湿能滋阴，调配用量功效奇。

【组成】百合炙，一两（3g）　滑石三两（9g）

【用法】上为散，饮服方寸匕，日三服。当微利者，止服，热则除。

【功用】滋阴益气，通利湿热。

【主治】阴虚湿热证。

【解读方药】百合滑石散有2味药。百合既是滋阴化阴药又是清热益气药，还是通利药；滑石既是清热药又是通利化湿药。从方中用药用量及调配关系可知百合滑石散是治疗阴虚湿热证的重要基础用方，治疗各科常见病、多发病、疑难病属于阴虚湿热证者，选用百合滑石散常常能取得预期治疗效果。

【案例导读】百合滑石散是治疗尿道炎的重要基础用方，同时还能治疗诸多病种，而这诸多病种的病变证机必须切合阴虚湿热证，始可用之。

尿道炎是临床中比较难治疾病之一，临床中分为感染性尿道炎和非感染性尿道炎。其主要症状有尿频、尿急、尿痛、尿灼热、尿道刺痒、排尿无力、排尿困难，其并发症男科主要有睾丸炎、附睾炎、前列腺炎、精囊腺炎、附睾结节、输精管梗阻、尿道炎性狭窄、精子数量质量降低、阳痿、早泄、男性不育；妇科有阴道炎、宫颈炎、附件炎、子宫内膜炎、盆腔炎、女性不孕症、流产、死胎、异位妊娠、尿道感染等。

百合滑石散的主要作用有：①滋阴益气；②通利湿热。百合滑石散治疗尿道炎的主要病变证机是：①阴虚伤气；②湿热浸淫。百合滑石散是治疗尿道炎属于阴虚湿热证的重要基础用方，欲取得最佳治疗效果必须重视经方合方。

【案例示范】慢性非特异性尿道炎、慢性输卵管炎、不孕症

梁某，女，36岁。主诉：有多年慢性非特异性尿道炎病史，在2年前经检查又诊断为慢性输卵管炎，备孕2年未受孕，服用中西药但未能有效控制症状，近1年来症状加重，经病友介绍前来诊治。

刻诊：尿频，尿急，尿痛，尿道干涩困坠灼热刺痒，排尿无力，排尿困难，少腹小腹隐痛，腰痛，情绪低落，心烦急躁，月经不规律，倦怠乏力，手足不温，怕冷，口苦口腻，口渴不欲饮水，舌质淡红，苔黄腻夹白，脉沉细

弱。

中医辨证：阴虚湿热、气郁夹虚、风痰夹寒证。

治疗原则：滋阴凉血，清热燥湿，益气温阳，行气解郁，息风化痰。

治疗方药：百合滑石散、百合地黄汤、猪苓汤、小柴胡汤、附子花粉汤与藜芦甘草汤合方。

百合 15g，滑石 20g，生地黄 50g，猪苓 10g，茯苓 10g，泽泻 10g，阿胶珠 10g，柴胡 24g，枯芩 10g，生半夏 12g，红参 10g，制附子 10g，天花粉 12g，藜芦 1.5g，生姜 24g，大枣 12 枚，炙甘草 10g。6 剂，以水 1000～1200mL，浸泡 30 分钟，大火烧开，小火煎煮 50 分钟，去滓取药液，每日分早中晚 3 次服。

二诊：尿道灼热减轻，仍有干涩，前方变百合、天花粉为各 20g，6 剂。

三诊：尿道干涩灼热减轻，仍有尿道刺痒，前方变藜芦为 3g，6 剂。

四诊：尿频、尿急、尿痛、尿道干涩灼热刺痒较前明显减轻，手足温和，仍有排尿无力，前方变红参为 12g，6 剂。

五诊：诸症状较前又有明显减轻，又以前方治疗 50 余剂，诸症状基本消除；后又以前方治疗 50 余剂，诸症状消除，并告知已妊娠。随访 1 年，男婴已出生，一切尚好。

用方体会：根据尿道干涩困坠灼热刺痒辨为阴虚湿热夹风，情绪低落、心烦急躁辨为郁，倦怠乏力、脉沉细弱辨为虚，手足不温、怕冷辨为寒，舌质淡红、苔黄腻夹白辨为寒热夹痰，以此辨为阴虚湿热、气郁夹虚、风痰夹寒证。选用百合滑石散滋阴益气，通利湿热；百合地黄汤滋阴凉血清热；猪苓汤清热利水补血；小柴胡汤平调寒热，益气行气；附子花粉汤温阳益阴；藜芦甘草汤益气息风化痰。方药相互为用，以奏其效。

百合鸡子汤

【方歌】仲景百合鸡子汤，阴虚血少基础方，滋阴凉血又补血，内外妇儿病可康。

【组成】百合擘，七枚（14g）　鸡子黄一枚

【用法】上先以水洗百合，渍一宿，当白沫出，去其水，更以泉水二升，煎取一升，去滓。内鸡子黄，搅匀，煎五分，温服。

【功用】滋阴清热，益气补血。

【主治】阴虚伤气血证。

【解读方药】百合鸡子汤有2味药。百合既是滋阴化阴药又是清热益气药，鸡子黄既是补血养血药又是滋阴化阴药。从方中用药用量及调配关系可知百合鸡子汤是治疗阴虚伤气血证的重要基础用方，治疗各科常见病、多发病、疑难病属于阴虚伤气血证者，选用百合鸡子汤常常能取得预期治疗效果。

【案例导读】百合鸡子汤是治疗心脏期前收缩的重要基础用方，同时还能治疗诸多病种，而这诸多病种的病变证机必须切合阴虚伤气血证，始可用之。

心脏期前收缩是临床中比较难治的疾病之一，临床中分为房性期前收缩、室性期前收缩、窦性期前收缩、房室交界性期前收缩。其主要症状有心悸、心绞痛、心跳暂停感、头晕、胸闷、倦怠乏力，并发症主要有室性心动过速、心室颤动、心力衰竭、心性猝死等。

百合鸡子汤的主要作用有：①滋阴清热；②益气补血。百合鸡子汤治疗心脏期前收缩的主要病变证机是：①阴虚生热；②气血不足。百合鸡子汤是治疗心脏期前收缩属于阴虚伤气血证的重要基础用方，欲取得最佳治疗效果必须重视经方合方。

【案例示范】室性期前收缩、低钾血症

别某，女，56岁。主诉：有多年室性期前收缩、低钾血症病史，虽经多次检查，但引起室性期前收缩、低钾血症的原因不明，服用中西药但未能有效控制症状，近1年症状加重，经病友介绍前来诊治。

刻诊：心悸，心痛，受凉加重，心跳空虚感，头晕，头昏，胸闷，倦怠乏力，腹胀，有时四肢沉重麻木软弱无力，不能行走，呼吸不利，情绪低落，倦怠乏力，手足烦热，盗汗，口渴欲饮热水，舌红少苔，脉沉细弱。

中医辨证：阴虚生热，气虚生寒，血虚风痰证。

治疗原则：滋阴清热，益气温阳，行气补血，息风化痰。

治疗方药：百合鸡子汤、百合地黄汤、四逆汤、小柴胡汤、橘皮汤与藜芦芍药汤合方。

百合15g，鸡子黄1枚，生地黄50g，生附子5g，干姜5g，柴胡24g，枯芩10g，生半夏12g，红参10g，陈皮12g，白芍12g，藜芦1.5g，生姜24g，大枣12枚，炙甘草10g。6剂，以水1000～1200mL，浸泡30分钟，大火烧开，小火煎煮40分钟左右，然后把火关上，将生附子加入药中，浸泡5分钟左右，再把火打开，大火烧开后再以小火煎煮 10 分钟即可，去滓取药液，每日分早中晚 3 次服，鸡子黄搅匀加入药液温服。

二诊： 盗汗减轻，仍有心悸，受凉加重，前方变生附子、干姜为各 6g，6剂。

三诊： 情绪低落好转减轻，仍有倦怠乏力，前方变红参为 12g，6剂。

四诊： 头晕、头昏较前减轻，仍有四肢麻木、腹胀，前方变陈皮为 30g、藜芦为 3g，6剂。

五诊： 诸症状较前好转，又以前方治疗 50 余剂，诸症状基本消除，经复查室性期前收缩明显好转，低血钾症基本正常；又以前方治疗 100 余剂，诸症状消除，经复查室性期前收缩、低血钾症基本正常。随访 1 年，一切尚好。

用方体会： 根据心悸、盗汗、心跳空虚感辨为阴虚生热伤血，心悸、倦怠乏力、受凉加重辨为气虚生寒，胸闷、腹胀、情绪低落辨为气郁，四肢沉重麻木辨为风痰，头晕、头昏、软弱无力辨为气血虚，以此辨为阴虚生热、气虚生寒、血虚风痰证。选用百合鸡子汤滋阴清热，益气补血；百合地黄汤滋阴凉血清热；四逆汤益气温阳散寒；小柴胡汤平调寒热，益气行气；橘皮汤行气降逆；藜芦芍药汤益气息风化痰。方药相互为用，以奏其效。

芍药甘草汤

【方歌】 芍药甘草补气血，脏腑营卫诸般虚，更能化阴及生津，经方合方病可除。

【组成】 芍药四两（12g）　甘草四两（12g）

【用法】 上二味，以水三升，煮取一升五合，去滓，分温再服。

【功用】 补益气血，平调寒热。

【主治】 气血虚证。

【解读方药】 芍药甘草汤有 2 味药。芍药既是补血活血药又是化阴敛阴药，还是缓急止痛药；甘草既是益气药又是生津药，还是缓急止痛药。从方中用药用量及调配关系可知芍药甘草汤是治疗气血虚证的重要基础用方，治疗各科常见病、多发病、疑难病属于气血虚证者，选用芍药甘草汤常常能取得预期治疗效果。

【案例导读】 芍药甘草汤是治疗气血虚证的重要基础用方，同时还能治疗诸多病种，而这诸多病种的病变证机必须切合气血虚证，始可用之。

气血虚证是以气虚证加血虚证为主的一系列临床症状。气血虚证分为心气血虚证、肺气血虚证、脾气血虚证、肝气血虚证、肾气血虚证，以及胆、胃、大肠、小肠、膀胱、妇科、男科等气血虚证；又分为生理性气血虚证和病理性气血虚证，生理性气血虚经血常规检查各项指标均正常，病理性气血虚经血常规检查部分指标异常。气血虚证以倦怠乏力，精神疲惫，面色不荣等为主要临床症状。

芍药甘草汤的主要作用有：①补益气血；②平调寒热。芍药甘草汤治疗气血虚证的主要病变证机是：①阴血虚损；②正气虚弱。芍药甘草汤是治疗气血虚证的重要基础用方，欲取得最佳治疗效果必须重视经方合方。

【案例示范】巨幼细胞性贫血、叶酸缺乏、维生素 B_{12} 缺乏

杨某，女，58岁。主诉：在3年前因倦怠乏力、头晕目眩、手足对称性麻木、行走不利，经检查诊断为巨幼细胞性贫血、叶酸缺乏症、维生素 B_{12} 缺乏症，住院及门诊治疗，服用叶酸、维生素 B_{12} 等西药但未能达到治疗目的，服用中药也未能取得预期疗效，近1年来症状仍在加重，经病友介绍前来诊治。

刻诊： 面色萎黄，倦怠乏力，头晕目眩，心悸，手足对称性麻木，下肢无力，情绪低落，默默不语，不思饮食，腹胀，手足冰凉，口苦口干，口渴不欲饮水，舌质淡夹瘀紫，苔白腻夹黄，脉沉弱。

中医辨证： 气血虚弱、阴寒夹热、瘀郁风痰证。

治疗原则： 补益气血，温阳清热，行气活血，息风化痰。

治疗方药： 芍药甘草汤、胶姜汤、四逆汤、小柴胡汤、当归四逆汤、橘皮汤与藜芦芍药汤合方。

白芍30g，阿胶珠10g，干姜10g，生附子5g，当归10g，桂尖10g，细辛10g，通草6g，柴胡24g，枯芩10g，生半夏12g，红参10g，陈皮12g，藜芦1.5g，生姜24g，大枣25枚，炙甘草10g。6剂，以水1000～1200mL，浸泡30分钟，大火烧开，小火煎煮40分钟左右，然后把火关上，将生附子加入药中，浸泡5分钟左右，再把火打开，大火烧开后再以小火煎煮10分钟即可，去滓取药液，每日分早中晚3次服，鸡子黄搅匀加入药液温服。

二诊： 头晕目眩减轻，仍有手足麻木，前方变当归为24g、藜芦为3g，6剂。

三诊： 头晕目眩较前又有减轻，仍有倦怠乏力、腹胀，前方变红参为12g、陈皮为30g，6剂。

四诊：手足对称性麻木、下肢无力较前减轻，仍有手足冰凉，前方变生附子为6g，6剂。

五诊：诸症状较前减轻，又以前方治疗80余剂，诸症状基本消除，经复查叶酸、维生素B$_{12}$等各项指标正常；又以前方巩固治疗60余剂，诸症消除，又经复查叶酸、维生素B$_{12}$等各项指标正常。随访1年半，一切尚好。

用方体会：根据面色萎黄、倦怠乏力、头晕目眩辨为气血虚弱，手足冰凉、口苦口干、口渴不欲饮水辨为寒夹热，情绪低落、默默不语、腹胀辨为气郁，舌质淡夹瘀紫辨为寒瘀，手足对称性麻木、苔白腻辨为风痰，以此辨为气血虚弱、阴寒夹热、瘀郁风痰证。选用芍药甘草汤补益气血，平调寒热；胶姜汤实血温阳散寒；四逆汤益气温阳化瘀；小柴胡汤平调寒热，益气行气；当归四逆汤补益气血，温通经脉；橘皮汤行气降逆；藜芦芍药汤益气息风化痰。方药相互为用，以奏其效。

芍药甘草附子汤

【方歌】芍药甘草附子汤，补益气血能温阳，气血虚弱寒瘀证，各科杂病功效良。

【组成】芍药　甘草各三两（9g）　附子炮，去皮，破八片，一枚（5g）

【用法】上三味，以水五升，煮取一升五合，去滓。分温三服。

【功用】补血养血，补益正气，温阳化瘀。

【主治】气血虚寒瘀证。

【解读方药】芍药甘草附子汤有3味药，由芍药甘草汤为基础方所组成。芍药既是补血活血药又是化阴敛阴药，还是缓急止痛药；附子既是温阳散寒药又是强健筋骨药，还是活血化瘀药；甘草既是益气药又是生津药，还是缓急止痛药。从方中用药用量及调配关系可知芍药甘草附子汤是治疗气血虚寒瘀证的重要基础用方，治疗各科常见病、多发病、疑难病属于气血虚寒瘀证者，选用芍药甘草附子汤常常能取得预期治疗效果。

【案例导读】芍药甘草附子汤是治疗小腿抽筋的重要基础用方，同时还能治疗诸多病种，而这诸多病种的病变证机必须切合气血虚寒瘀证，始用之。

小腿抽筋又称腓肠肌痉挛，低钙血症、维生素D缺乏、甲状旁腺功能减退、肾脏疾病、痉挛性脑瘫、黄疸性脑病是引起小腿抽筋的主要原因。小腿抽筋的主要症状有小腿肌肉不自主收缩、挛急、抽搐、疼痛，并发症主要有胫骨骨折、腓骨骨折等。

芍药甘草附子汤的主要作用有：①补血养血；②补益正气；③温阳化瘀。芍药甘草附子汤治疗小腿抽筋的主要病变证机是：①阴血虚损；②正气虚弱；③阳虚不温；④血行不利。芍药甘草附子汤是治疗小腿抽筋属于气血虚寒瘀证的重要基础用方，欲取得最佳治疗效果必须重视经方合方。

【案例示范】腓肠肌痉挛（小腿抽筋）、低钙血症

周某，女，66岁。主诉：有多年小腿抽筋病史，西医诊断为腓肠肌痉挛，经检查又诊断为低钙血症，长期服用补钙剂但未能有效控制小腿抽筋，服用中药虽能减轻抽筋症状但仍未能控制抽筋发作，近2年来抽筋症状加重，经病友介绍前来诊治。

刻诊：白天小腿抽筋程度轻频率低，夜间小腿抽筋程度重频率高，抽筋剧烈时用手按摩也不能明显缓解，自汗，盗汗，小腿怕冷，抽筋时拘急沉重麻木，刺痛烦热，情绪低落，急躁易怒，大便干结1次/3～4天，倦怠乏力，口干口苦，口渴不欲饮水，舌质淡红夹瘀紫，苔腻黄白夹杂，脉沉弱涩。

中医辨证：气虚生寒、血虚生热、瘀郁风痰证。

治疗原则：益气温阳，补血清热，行气活血，息风化痰。

治疗方药：芍药甘草附子汤、四逆汤、四逆散、百合地黄汤、小柴胡汤与藜芦甘草汤合方。

白芍24g，制附子5g，生附子5g，干姜5g，百合15g，生地黄50g，柴胡24g，枯芩10g，生半夏12g，红参10g，枳实15g，藜芦1.5g，生姜10g，大枣12枚，炙甘草15g。6剂，以水1000～1200mL，浸泡30分钟，大火烧开，小火煎煮40分钟左右，然后把火关上，将生附子加入药中，浸泡5分钟左右，再把火打开，大火烧开后再以小火煎煮10分钟即可，去滓取药液，每日分早中晚3次服。

二诊：盗汗减轻，仍有怕冷、自汗，前方变制附子、干姜为各10g，6剂。

三诊：怕冷、自汗减轻，仍有抽筋，前方变白芍为30g、藜芦为3g，6剂。

四诊：抽筋较前明显减轻，仍有倦怠乏力，前方变红参为12g，6剂。

五诊：抽筋较前又有明显减轻，又以前方治疗30余剂，抽筋症状基本消除；又以前治疗30余剂，小腿抽筋消除，经复查低钙血症恢复正常。随访2

年，一切尚好。

　　用方体会：根据小腿抽筋怕冷、倦怠乏力辨为气虚生寒，口干口苦、小腿抽筋烦热辨为血虚生热，情绪低落辨为气郁，刺痛、舌质瘀紫辨为瘀，拘急沉重麻木辨为风痰，以此辨为气虚生寒、血虚生热、瘀郁风痰证。选用芍药甘草附子汤补血养血，补益正气，温阳化瘀；四逆汤益气温阳化瘀；四逆散行气益气补血；百合地黄汤滋阴凉血清热；小柴胡汤平调寒热，益气行气；藜芦甘草汤益气息风化痰。方药相互为用，以奏其效。

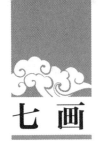

七 画

赤 丸

【方歌】赤丸茯苓夏细乌，真朱酒蜜和送服，寒痰阳郁诸般证，各科杂病皆可除。

【组成】茯苓四两（12g） 乌头炮，二两（6g） 半夏洗，四两（12g） 细辛一两（3g）

【用法】上四味，末之，内真朱为色，炼蜜丸如麻子大，先食酒饮下三丸，日再夜一服；不知，稍增之，以知为度。

【功用】温通阳气，燥湿化痰，益气利浊。

【主治】寒痰阳郁证。

【解读方药】赤丸中有4味药，由大乌头煎为基础方所组成。乌头既是温阳散寒药又是通利血脉药，半夏既是燥湿化痰药又是降泄浊逆药，细辛既是行散药又是化痰药，茯苓既是通调水道药又是益气和中药。从方中用药用量及调配关系可知赤丸是治疗寒痰阳郁证的重要基础用方，治疗各科常见病、多发病、疑难病属于寒痰阳郁证者，选用赤丸常常能取得预期治疗效果。

【案例导读】赤丸是治疗淋巴瘤的重要基础用方，同时还能治疗诸多病种，而这诸多病种的病变证机必须切合寒痰阳郁证，始可用之。

淋巴瘤是临床中比较常见的难治疾病之一，分为霍奇金淋巴瘤和非霍奇金淋巴瘤。淋巴瘤的主要临床表现是无痛性、进行性淋巴结肿大和局部肿块，可以累及全身各大组织器官，以发热、盗汗、消瘦，以及瘙痒等为主要症状，常见并发症有皮肤病变如红斑、水疱、糜烂，皮肤增厚，压迫症状如肿胀、疼痛等。

赤丸的主要作用有：①温通阳气；②燥湿化痰；③益气利浊。赤丸治疗淋巴瘤的主要病变证机是：①阴寒内结；②痰湿蕴结；③气虚不化。赤丸是治疗淋巴瘤属于寒痰阳郁证的重要基础用方，欲取得最佳治疗效果必须重视经方合方。

【案例示范】淋巴瘤性乳头状囊腺瘤术后复发

许某，女，43岁。主诉：在2年前经检查诊断为淋巴瘤性乳头状囊腺瘤，术后 7 个月复发，之后再手术又复发，虽服用中西药但未能有效控制病情发展变化，经病友介绍前来诊治。

刻诊：腮腺肿胀困痛，全身怕冷，手足不温，时时发热，自汗，盗汗，情绪低落，急躁易怒，形体消瘦，倦怠乏力、皮肤瘙痒，口苦口腻，舌质淡夹瘀紫，苔白厚腻夹黄，脉沉弱涩。

中医辨证：寒痰夹虚、郁夹湿热、瘀夹风痰证。

治疗原则：温化寒痰，活血化瘀，清热燥湿，息风化痰。

治疗方药：赤丸、附子白及汤、小柴胡汤、甘草海藻汤与藜芦甘草汤合方。

茯苓 12g，制川乌 6g，生半夏 12g，细辛 3g，白及 6g，制附子 10g，柴胡 24g，枯芩 10g，红参 10g，羊栖藻 24g，藜芦 1.5g，生姜 10g，大枣 12 枚，炙甘草 15g。6 剂，以水 1000～1200mL，浸泡 30 分钟，大火烧开，小火煎煮 50 分钟，去滓取药液，每日分早中晚 3 次服。

二诊：怕冷减轻，仍有自汗、盗汗，前方加牡蛎 40g，6 剂。

三诊：自汗、盗汗较前减轻，仍有肿胀困痛，前方变白及为 10g、细辛为 6g、藜芦为 2g，6 剂。

四诊：肿胀困痛较前略有减轻，仍有皮肤瘙痒，前方变藜芦为 3g，6 剂。

五诊：肿胀困痛较前又有减轻，又以前方治疗 60 余剂，肿胀较前减轻，困痛消除；又以前方治疗 120 余剂，肿胀较前明显减轻，经复查与前片对比腮腺瘤减小；又以前方巩固治疗 150 余剂，经复查与前片对比腮腺瘤基本消除。随访 1 年，一切尚好。

用方体会：根据腮腺肿胀困痛、全身怕冷辨为寒痰，情绪低落、急躁易怒辨为气郁，口苦口腻辨为湿热，舌质淡夹瘀紫辨为寒瘀，肿胀困痛、皮肤瘙痒辨为风痰，形体消瘦、倦怠乏力辨为虚，以此辨为寒痰夹虚、郁夹湿热、瘀夹风痰证。选用赤丸温通阳气，燥湿化痰，益气利浊；附子白及汤温阳化瘀；小柴胡汤平调寒热，益气行气；甘草海藻汤益气软坚散结；藜芦甘草汤益气息风化痰。方药相互为用，以奏其效。

赤石脂禹余粮汤

【方歌】赤石脂禹余粮汤，温涩固脱基础方，滑脱不固诸般疾，经方合方效非常。

【组成】赤石脂碎，一斤（48g） 太一禹余粮碎，一斤（48g）

【用法】上二味，以水六升，煮取二升，去滓。分温三服。

【功用】温涩固脱，益气敛阴。

【主治】滑脱伤气阴证。

【解读方药】赤石脂禹余粮汤有2味药，由禹余粮丸为基础方所组成。赤石脂既是温涩固脱药又是益气补髓药，禹余粮既是温涩固脱药又是益阴敛阴药。从方中用药用量及调配关系可知赤石脂禹余粮汤是治疗滑脱伤气阴证的重要基础用方，治疗各科常见病、多发病、疑难病属于滑脱伤气阴证者，选用赤石脂禹余粮汤常常能取得预期治疗效果。

【案例导读】赤石脂禹余粮汤是治疗早泄的重要基础用方，同时还能治疗诸多病种，而这诸多病种的病变证机必须切合滑脱伤气阴证，始可用之。

早泄是临床中比较常见的难治疾病之一。早泄分为病理性早泄和非病理性早泄，主要症状以早泄为主，可能伴有焦虑、抑郁、恐惧、担忧、烦恼等症状。

赤石脂禹余粮汤的主要作用有：①固涩固脱；②益气敛阴。赤石脂禹余粮汤治疗早泄的主要病变证机是：①精气滑脱；②气不固摄；③阴不收敛。赤石脂禹余粮汤是治疗早泄属于滑脱伤气阴证的重要基础用方，欲取得最佳治疗效果必须重视经方合方。

【案例示范】早泄、遗精、睾丸附睾炎

黄某，男，36岁。主诉：有多年早泄病史，1年前经检查又诊断为睾丸附睾炎，服用中西药但未能有效控制症状，经病友介绍前来诊治。

刻诊：早泄，遗精，阴囊隐痛牵引至小腹拘急，附睾肿胀，触压加重疼痛，心胸烦热，情绪低落，急躁易怒，手足不温，怕冷，阴囊潮湿瘙痒，倦怠乏力，口苦口腻，舌质暗淡瘀紫，苔腻黄白夹杂，脉沉弱。

中医辨证：精气滑脱、郁瘀湿热、寒夹风痰证。

治疗原则：温涩固脱，行气活血，清热燥湿，温阳散寒，息风化痰。

治疗方药：赤石脂禹余粮汤、桂枝茯苓丸、小柴胡汤、苦参汤、附子半夏汤、甘草海藻汤与藜芦甘草汤合方。

赤石脂50g，禹余粮50g，桂枝20g，茯苓20g，桃仁20g，牡丹皮20g，白芍20g，柴胡24g，枯芩10g，生半夏12g，红参10g，苦参20g，制附子

10g，羊栖藻 24g，藜芦 1.5g，生姜 10g，大枣 12 枚，炙甘草 15g。6 剂，以水 1000 ~ 1200mL，浸泡 30 分钟，大火烧开，小火煎煮 50 分钟，去滓取药液，每日分早中晚 3 次服。

二诊：阴囊隐痛减轻，怕冷好转，仍有阴囊潮湿，前方变苦参为 24g，6 剂。

三诊：阴囊潮湿较前减轻，仍有阴囊瘙痒，前方变藜芦为 2g，6 剂。

四诊：早泄、遗精较前减轻，情绪低落明显好转，仍有口苦口腻，前方变枯芩为 24g，6 剂。

五诊：诸症状较前减轻，又以前方治疗 50 余剂，阴囊睾丸症状消除，仍有轻微早泄，遗精未发作；又以前方治疗 60 余剂，经复查睾丸附睾炎痊愈，患者要求继续巩固治疗 20 余剂。随访 1 年，一切尚好。

用方体会：根据早泄、遗精辨为精气滑脱，情绪低落、急躁易怒辨为郁，阴囊潮湿、口苦口腻辨为湿热，舌质暗淡瘀紫辨为瘀，阴囊瘙痒、苔腻辨为风痰，怕冷、倦怠乏力辨为虚寒，以此辨为精气滑脱、郁瘀湿热、寒夹风痰证。选用赤石脂禹余粮汤温涩固脱，益气敛阴；桂枝茯苓丸活血化瘀消癥；小柴胡汤平调寒热，益气行气；苦参汤清热燥湿；附子半夏汤温阳化痰，燥痰化痰；甘草海藻汤益气软坚散结；藜芦甘草汤益气息风化痰。方药相互为用，以奏其效。

赤小豆当归散

【方歌】赤小豆当归散方，补血活血能利湿，脏腑营卫诸般疾，各科杂病服之宜。

【组成】赤小豆浸，令牙出，曝干，三升（72g）　当归十两（30g）

【用法】上二味，杵为散，浆水服方寸匕，日三服。

【功用】利湿清热，活血补血，消痈止血。

【主治】虚湿瘀夹热证。

【解读方药】赤小豆当归散有 2 味药。赤小豆既是清热药又是利水化湿药，还是消痈排脓药；当归既是补血药又是活血药，还是止血消疮药。从方中用药用量及调配关系可知赤小豆当归散是治疗虚湿瘀夹热证的重要基础用方，治疗各科常见病、多发病、疑难病属于虚湿瘀夹热证者，选用赤小豆当归散常常能取得预期治疗效果。

【案例导读】赤小豆当归散是治疗肛裂的重要基础用方，同时还能治疗诸多病种，而这诸多病种的病变证机必须切合虚湿瘀夹热证，始可用之。

肛裂是临床中比较难治疾病之一。肛裂分为炎症性肛裂和溃疡性肛裂，主要症状有肛周疼痛、便血、便秘、肛门潮湿、肛门瘙痒，并发症主要有痔疮、肛窦炎、肛周脓肿、肛瘘、肛乳头炎。

赤小豆当归散的主要作用有：①利湿清热；②活血补血；③消痈止血。赤小豆当归散治疗肛裂的主要病变证机是：①湿郁生热；②血脉不利；③血虚不固。赤小豆当归散是治疗肛裂属于虚湿瘀夹热证的重要基础用方，欲取得最佳治疗效果必须重视经方合方。

【案例示范】肛裂、肛乳头炎

赵某，女，49 岁。主诉：有多年肛裂病史，2 年前经检查又诊断为肛乳头炎，服用中西药但未能有效控制症状，经病友介绍前来诊治。

刻诊： 肛门潮湿瘙痒、疼痛如针刺，大便干结带血，大便时常常有肥大的乳头脱出肛门外，手足不温，怕冷，面色萎黄，倦怠乏力，口苦口腻，舌质淡红夹瘀紫，苔腻黄白夹杂，脉沉弱。

中医辨证： 湿热夹瘀、寒虚风痰证。

治疗原则： 清热燥湿，活血化瘀，温阳散寒，补益气固，息风化痰。

治疗方药： 赤小豆当归散、半夏泻心汤、苦参汤、附子白及汤、甘草海藻汤与藜芦甘草汤合方。

赤小豆 72g，当归 30g，黄连 3g，枯芩 10g，生半夏 12g，红参 10g，干姜 10g，苦参 20g，制附子 10g，白及 6g，羊栖藻 24g，藜芦 1.5g，生姜 10g，大枣 12 枚，炙甘草 15g。6 剂，以水 1000 ~ 1200mL，浸泡 30 分钟，大火烧开，小火煎煮 50 分钟，去滓取药液，每日分早中晚 3 次服。

二诊： 大便干结消除，大便带血减少，仍有肛门潮湿瘙痒，前方变黄连、枯芩为各 15g，藜芦为 3g，6 剂。

三诊： 肛门潮湿瘙痒疼痛明显减轻，仍有倦怠乏力，前方变赤小豆为 35g、当归为 15g、红参为 12g，6 剂。

四诊： 肛门潮湿瘙痒疼痛又有明显减轻，大便溏泻，前方变赤小豆为 30g、当归为 12g，6 剂。

五诊： 诸症状较前又有明显减轻，又以前方治疗 30 余剂，诸症状消除；

后又以前方治疗 30 余剂，经复查肛裂、肛乳头炎痊愈。随访 1 年，一切尚好。

用方体会：根据肛门潮湿、疼痛如针刺辨为湿热夹瘀，手足不温、怕冷辨为寒，面色萎黄、倦怠乏力辨为气血虚弱，肛门瘙痒、苔腻辨为风痰，以此辨为湿热夹瘀、寒虚风痰证。选用赤小豆当归散利湿清热，活血补血，消痈止血；半夏泻心汤清热燥湿，温通益气；苦参汤清热燥湿；附子白及汤温阳化瘀；甘草海藻汤益气软坚散结；藜芦甘草汤益气息风化痰。方药相互为用，以奏其效。

吴茱萸汤（茱萸汤）

【方歌】吴茱萸汤人参枣，生姜用量要牢记，辨治气虚夹寒逆，温补降逆治诸疾。

【组成】吴茱萸洗，一升（24g） 人参三两（9g） 生姜切，六两（18g） 大枣擘，十二枚

【用法】上四味，以水七升，煮取二升，去滓。温服七合，日三服。

【功用】温阳散寒，燥湿降逆，补益正气。

【主治】寒郁气虚证。

【解读方药】吴茱萸汤有 4 味药。吴茱萸、生姜既是温中散寒药又是调理脾胃药，更是调理上焦中焦下焦气机升降药；人参、大枣既是补气药又是生津补血药，人参偏于大补，大枣偏于平补。从方中用药用量及调配关系可知吴茱萸汤是治疗寒郁气虚证的重要基础用方，治疗各科常见病、多发病、疑难病属于寒郁气虚证者，选用吴茱萸汤常常能取得预期治疗效果。

【案例导读】吴茱萸汤是治疗胃食管反流病的重要基础用方，同时还能治疗诸多病种，而这诸多病种的病变证机必须切合寒郁气虚证，始可用之。

胃食管反流病是胃十二指肠内容物反流入食管引起泛酸、烧心等为主的难治疾病之一，临床中分为反流性食管炎和非糜烂性反流病。引起胃食管反流病的主要原因有抗反流屏障结构和功能异常、食管清除酸廓清功能降低、食管黏膜屏障作用减弱等。其主要症状以泛酸、烧心为主，可能伴随胸痛、消化道功能紊乱、慢性咳嗽、哮喘和咽部异物感，主要并发症有上消化道出血、食管狭窄和巴雷特食管。

吴茱萸汤的主要作用有：①温阳散寒；②燥湿降逆；③补益正气。吴茱萸

汤治疗胃食管反流病的主要病变证机是：①寒湿郁结；②浊气逆乱；③正气虚弱。吴茱萸汤是治疗胃食管反流病属于寒郁气虚证的重要基础用方，欲取得最佳治疗效果必须重视经方合方。

【案例示范】胃食管反流病、慢性咽炎

邱某，女，65岁。主诉：有多年胃食管反流病、慢性咽炎病史，服用中西药但未能有效控制症状，经病友介绍前来诊治。

刻诊： 食凉烧心，泛酸，胸中闷痛，胸骨后冷痛，吞咽疼痛，咽痒如异物感，食凉或劳累加重，手足不温，怕冷，面色萎黄，倦怠乏力，口苦口腻，舌质淡红，苔白腻夹黄，脉沉弱。

中医辨证： 寒郁夹虚、湿热风痰证。

治疗原则： 益气温通，清热燥湿，息风化痰。

治疗方药： 吴茱萸汤、半夏泻心汤、附子半夏汤、黄连粉方与藜芦甘草汤合方。

吴茱萸24g，红参10g，黄连24g，枯芩10g，生半夏12g，干姜10g，制附子10g，藜芦1.5g，生姜10g，大枣12枚，炙甘草10g。6剂，以水1000～1200mL，浸泡30分钟，大火烧开，小火煎煮50分钟，去滓取药液，每日分早中晚3次服。

二诊： 食凉烧心泛酸减轻，仍有咽痒，前方变藜芦为2g，6剂。

三诊： 食凉烧心泛酸较前又有减轻，仍有口苦口腻，前方变枯芩为12g，6剂。

四诊： 食凉烧心泛酸较前又有明显减轻，仍有倦怠乏力，前方变红参为12g，6剂。

五诊： 诸症状较前又有明显减轻，以前方治疗30余剂，诸症状消除；又以前方治疗60余剂，经复查胃食管反流病、慢性咽炎基本痊愈。随访1年，一切尚好。

用方体会： 根据食凉烧心泛酸辨为寒郁夹热，食凉烧心泛酸、倦怠乏力辨为寒郁夹虚夹热，口苦口腻辨为湿热，咽痒如异物感、苔腻辨为风痰，以此辨为寒郁夹虚、湿热风痰证。选用吴茱萸汤温阳散寒，燥湿降逆，补益正气；半夏泻心汤清热燥湿，温通益气；附子半夏汤温阳降逆化痰；黄连粉方清热燥湿；藜芦甘草汤益气息风化痰。方药相互为用，以奏其效。

牡蛎泽泻散

【方歌】仲景牡蛎泽泻散，海陆栝楼葶蜀漆，脏腑湿热夹水气，清利散结功效奇。

【组成】牡蛎熬　泽泻　蜀漆暖水洗，去腥　葶苈子熬　商陆根熬　海藻洗去咸　栝楼根各等分

【用法】上七味，异捣，下筛为散，更于臼中治之，白饮和，服方寸匕，日三服。小便利，止后服。

注：在临床中既可用散剂又可用汤剂，用汤剂可根据病情选择各 12g，或各 15g，或各 18g 等。

【功用】清热利湿，软坚散结，益阴敛阴。

【主治】湿热水气伤阴证。

【解读方药】牡蛎泽泻散有 7 味药。牡蛎、海藻既是清热药又是软坚散结药，牡蛎偏于敛阴，海藻偏于利水；泽泻、商陆根、蜀漆既是清热药又是利水化湿药；葶苈子既是清热药又是消癥消积药；栝楼根既是清热药又是益阴药，还是利水药。从方中用药用量及调配关系可知牡蛎泽泻散是治疗湿热水气伤阴证的重要基础用方，治疗各科常见病、多发病、疑难病属于湿热水气伤阴证者，选用牡蛎泽泻散常常能取得预期治疗效果。

【案例导读】牡蛎泽泻散是治疗高尿酸血症的重要基础用方，同时还能治疗诸多病种，而这诸多病种的病变证机必须切合湿热水气伤阴证，始可用之。

高尿酸血症是临床中比较难治疾病之一，临床分为原发性高尿酸血症、继发性高尿酸血症、无症状性高尿酸血症。原发性高尿酸血症早期患者没有明显临床症状，只是体检时发现尿酸数值比较高，随着血尿酸数值升高到一定的程度，症状以关节红肿热痛为主，并发症主要有痛风、尿毒症、痛风性关节炎、痛风石、痛风性肾病、尿酸性肾结石病、眼部病变。

牡蛎泽泻散的主要作用有：①清热利湿；②软坚散结；③益阴敛阴。牡蛎泽泻散治疗高尿酸血症的主要病变证机是：①湿热蕴结；②水气肆虐；③阴津受损。牡蛎泽泻散是治疗高尿酸血症属于湿热水气伤阴证的重要基础用方，欲取得最佳治疗效果必须重视经方合方。

【案例示范】高尿酸血症、痛风性关节炎

李某，男，40岁。主诉：有多年高尿酸血症、痛风性关节炎病史，近2年症状加重，特别是脚趾畸形，住院及门诊治疗，服用中西药但未能有效控制病情发展，服用西药1个月，尿酸值降为正常，但停西药1个月尿酸值又在520μmol/L以上，经病友介绍前来诊治。

刻诊： 膝踝趾关节红、肿、热、痛、困胀、沉重、麻木、僵硬，活动受限，心烦急躁易怒，怕冷，倦怠乏力，口苦口腻，舌质淡夹瘀紫，苔腻黄白夹杂，脉沉弱涩。

中医辨证： 湿热夹郁、风痰寒瘀证。

治疗原则： 清热燥湿，行气化瘀，温阳散寒，息风化痰。

治疗方药： 牡蛎泽泻散、小柴胡汤、附子白及汤、黄连粉方与藜芦甘草汤合方。

牡蛎15g，泽泻15g，蜀漆15g，葶苈子15g，商陆根15g，羊栖藻15g，天花粉15g，柴胡24g，红参10g，黄连24g，枯芩10g，生半夏12g，白及6g，制附子10g，藜芦1.5g，生姜10g，大枣12枚，炙甘草10g。6剂，以水1000~1200mL，浸泡30分钟，大火烧开，小火煎煮50分钟，去滓取药液，每日分早中晚3次服。

二诊： 关节红、肿、热、痛减轻，仍有僵硬，前方变天花粉为24g，6剂。

三诊： 关节红、肿、热、痛较前又有减轻，仍有麻木，前方变藜芦为3g，6剂。

四诊： 关节红、肿、热、痛较前又有明显减轻，仍有轻微怕冷、倦怠乏力，以前方变红参为12g、制附子为12g，6剂。

五诊： 诸症状较前又有明显减轻，以前方治疗30余剂，经复查尿酸值恢复正常；后又以前方治疗60余剂，诸症状消除，继续巩固治疗50余剂。随访1年，一切尚好。

用方体会： 根据关节红、肿、热、痛、困胀、沉重、口苦口腻辨为湿热，怕冷、舌质淡辨为湿热夹寒，心烦急躁易怒辨为郁，舌质淡夹瘀紫、脉涩辨为寒夹瘀，麻木、苔腻辨为风痰，以此辨为湿热夹郁、风痰寒瘀证。选用牡蛎泽泻散清热利湿，软坚散结，益阴敛阴；小柴胡汤平调寒热，益气行气；附子白及汤温阳化痰；黄连粉方清热燥湿；藜芦甘草汤益气息风化痰。方药相互为用，以奏其效。

附子汤

【方歌】附子汤参苓术芍，温阳散寒能敛阴，补益气血能化瘀，各科杂病服之宜。

【组成】附子炮，去皮，破八片，二枚（10g）　茯苓三两（9g）　人参二两（6g）　白术四两（12g）　芍药三两（9g）

【用法】上五味，以水八升，煮取三升，去滓。温服一升，日三服。

【功用】温阳散寒，补益气血，化瘀利湿。

【主治】寒瘀虚夹湿证。

【解读方药】附子汤有5味药。附子既是重要温阳散寒药又是温阳活血药，还是妇科之要药；芍药既是补血药又是敛阴药，还是活血药；人参、白术、茯苓补益正气，人参偏于大补元气以生津，白术偏于补气以燥湿，茯苓偏于益气以利湿。从方中用药用量及调配关系可知附子汤是治疗寒瘀虚夹湿证的重要基础用方，治疗各科常见病、多发病、疑难病属于寒瘀虚夹湿证者，选用附子汤常常能取得预期治疗效果。

【案例导读】附子汤是治疗妊娠宫寒腹痛的重要基础用方，同时还能治疗诸多病种，而这诸多病种的病变证机必须切合寒瘀虚夹湿证，始可用之。

妊娠宫寒腹痛是临床中比较常见的难治病变之一，分为功能性妊娠宫寒腹痛和病理性宫寒腹痛。功能性妊娠宫寒腹痛者经各种检查未发现器质性病变。病理性妊娠腹痛者经检查孕妇有基础病如妇科炎症病变、子宫肌瘤、子宫腺肌病等。其主要症状有的人以小腹隐隐作痛为主，有的人以小腹胀痛为主，有的人以小腹牵引胸胁窜痛为主，也有少数人以小腹剧烈疼痛为主，伴有腹部怕冷、手足不温等，对此必须采取有针对性的治疗，以积极预防发生流产。

附子汤的主要作用有：①温阳散寒；②补益气血；③化瘀利湿。附子汤治疗妊娠宫寒腹痛的主要病变证机是：①阴寒内盛；②气血虚弱；③血脉不利；④湿浊壅滞。同时还要明确指出附子汤是治疗妊娠宫寒腹痛属于寒瘀虚夹湿证的重要基础用方，欲取得最佳治疗效果必须重视经方合方。

【案例示范】妊娠宫寒怕冷、先兆流产

周某，女，36岁。主诉：有6次流产病史，西医诊断为习惯性流产，每次妊娠服用中西药都没有取得预期治疗目的，经病友介绍前来诊治。

刻诊：妊娠第 13 周出现阴道间断性不规律少量出血并有轻微痛，小腹困胀怕冷，手足不温，情绪低落，心烦易怒，面色萎黄，倦怠乏力，口苦口干，舌质淡红夹瘀紫，苔腻黄白夹杂，脉沉弱。

中医辨证：寒瘀夹虚、郁湿夹热证。

治疗原则：益气温通，补血化瘀，行气清热。

治疗方药：附子汤、白术散、胶姜汤与小柴胡汤合方。

制附子 10g，茯苓 10g，红参 10g，白术 24g，白芍 10g，牡蛎 6g，花椒 10g，川芎 12g，柴胡 24g，枯芩 10g，生半夏 12g，干姜 10g，阿胶珠 10g，生姜 10g，大枣 12 枚，炙甘草 10g。6 剂，以水 1000 ~ 1200mL，浸泡 30 分钟，大火烧开，小火煎煮 50 分钟，去滓取药液，每日分早中晚 3 次服。

二诊：小腹怕冷减轻，仍有轻微少量出血，前方变阿胶珠为 12g，6 剂。

三诊：阴道出血基本消除，仍有轻微腹痛，前方变白芍为 24g，6 剂。

四诊：阴道出血及腹痛消除，仍有倦怠乏力，前方变红参为 12g，6 剂。

五诊：诸症状基本消除，又以前方治疗 30 余剂。随访 1 年，男婴已出生，母子一切正常。

用方体会：根据妊娠腹痛、小腹怕冷、舌质瘀紫辨为寒瘀，出血、面色萎黄辨为气血虚，小腹困胀辨为湿，情绪低落、心烦易怒辨为郁，口苦口干、舌质淡红辨为寒热夹杂，以此辨为寒瘀夹虚、郁湿夹热证。选用附子汤温阳散寒，补益气血，化瘀利湿；白术散益气温通固涩；胶姜汤温阳补血止血；小柴胡汤平调寒热，益气行气。方药相互为用，以奏其效。

附子泻心汤

【方歌】附子泻心用大黄，黄连黄芩合成方，湿热寒瘀诸般疾，清泻化瘀能通阳。

【组成】大黄二两（6g）　黄连一两（3g）　黄芩一两（3g）　附子炮，去皮，破，别煮取汁，一枚（5g）

【用法】上四味，切三味，以麻沸汤二升渍之，须臾，绞去汁，内附子汁，分温再服。

【功用】泻热燥湿，温化寒瘀。

【主治】湿热夹寒瘀证。

【解读方药】附子泻心汤有 4 味药，由大黄黄连泻心汤、泻心汤、头风摩散为基础方所组成。大黄既是重要泻热药又是重要降泄药，还是祛瘀药；黄连、黄芩既是重要清热药又是重要燥湿药；附子既是重要温化散寒药又是化瘀消癥药；从方中用药用量及调配关系可知附子泻心汤是治疗湿热夹寒瘀证的重要基础用方，治疗各科常见病、多发病、疑难病属于湿热夹寒瘀证者，选用附子泻心汤常常能取得预期治疗效果。

【案例导读】附子泻心汤是治疗带状疱疹的重要基础用方，同时还能治疗诸多病种，而这诸多病种的病变证机必须切合湿热夹寒瘀证，始可用之。

带状疱疹是临床中比较常见的难治皮肤疾病之一。带状疱疹分为体表带状疱疹和体内带状疱疹，又分为全身性带状疱疹和局部性带状疱疹。体表带状疱疹可出现在体表各个部位，体内带状疱疹主要出现在消化道、膀胱黏膜和脑膜等部位，主要症状有身体发热、局部灼热疼痛、急躁易怒、疱疹等，并发症主要有带状疱疹后遗症神经痛、脱发、永久性瘢痕、角膜炎、结膜炎等。

附子泻心汤的主要作用有：①泻热燥湿；②温化寒瘀。附子泻心汤治疗带状疱疹的主要病变证机是：①湿热蕴结；②寒瘀阻滞。附子泻心汤是治疗带状疱疹属于湿热夹寒瘀证的重要基础用方，欲取得最佳治疗效果必须重视经方合方。

【案例示范】三叉神经带状疱疹、面神经炎

马某，男，65 岁。主诉：有 3 年三叉神经带状疱疹病史，住院及门诊治疗，服用中西药未能达到治疗目的，症状反复发作，经病友介绍前来诊治。

刻诊：面颊疱疹，面部灼热麻木抽搐，牙痛，低热，头痛，大便干结，手足不温，怕冷，情绪低落，不欲言语，倦怠乏力，口苦口腻，舌质淡红，苔黄腻夹白，脉沉弱。

中医辨证：湿热夹寒、风痰郁虚证。

治疗原则：清热燥湿，益气温阳，行气调气，息风化痰。

治疗方药：附子泻心汤、白虎汤、小柴胡汤、黄连粉方、苦参汤与藜芦芍药汤合方。

制附子 5g，大黄 6g，黄连 24g，枯芩 10g，石膏 50g，知母 20g，柴胡 24g，生半夏 12g，红参 10g，苦参 20g，白芍 12g，生姜 10g，大枣 12 枚，炙甘草 10g。6 剂，以水 1000 ~ 1200mL，浸泡 30 分钟，大火烧开，小火煎煮 50 分钟，去滓取药液，每日分早中晚 3 次服。

二诊： 低热基本消除，仍有大便干结，头痛，前方变大黄为 10g、白芍为 24g，6 剂。

三诊： 大便正常，仍有灼热、口苦口腻，前方变枯芩为 24g，6 剂。

四诊： 疱疹基本消除，仍有手足不温，前方变制附子为 9g，6 剂。

五诊： 诸症状基本消除，又以前方治疗 30 余剂，诸症状消除；为了巩固疗效，又以前方治疗 40 余剂。随访 2 年，一切尚好。

用方体会： 根据面颊疱疹、面部灼热辨为湿热，手足不温、怕冷辨为寒，麻木抽搐、苔腻辨为风痰，情绪低落、不欲言语辨为郁，倦怠乏力、脉沉弱辨为虚，以此辨为湿热夹寒、风痰郁虚证。选用附子泻心汤清热燥湿，温通化瘀；白虎汤益气清泻郁热；小柴胡汤平调寒热，益气行气；黄连粉方、苦参汤清热燥湿；藜芦芍药汤益气补血，息风化痰，缓急止痛。方药相互为用，以奏其效。

附子粳米汤

【方歌】 温通附子粳米汤，半夏甘草大枣方，寒痰气虚夹瘀血，益气温化能通阳。

【组成】 附子炮，一枚（5g）半夏半升（12g）甘草一两（3g）大枣十枚 粳米半升（12g）

【用法】 上五味，以水八升，煮米熟，汤成，去滓。温服一升，日三服。

【功用】 温阳散寒，燥湿化痰，活血化瘀，补益中气。

【主治】 寒痰气虚夹瘀证。

【解读方药】 附子粳米汤有 5 味药，由甘草汤、头风摩散为基础方所组成。附子既是重要温阳散寒第一要药又是重要活血化瘀第一要药，既可治营卫病变又可治脏腑病变；半夏既是重要降逆药又是重要化痰药，还是重要醒脾药；大枣、粳米、甘草既是重要益气药又是缓急止痛药。从方中用药用量及调配关系可知附子粳米汤是治疗寒痰气虚夹瘀证的重要基础用方，治疗各科常见病、多发病、疑难病及疫病属于寒痰气虚夹瘀证者，选用附子粳米汤常常能取得预期治疗效果。

【案例导读】 附子粳米汤是治疗慢性胰腺炎的重要基础用方，同时还能治疗诸多病种，而这诸多病种的病变证机必须切合寒痰气虚夹瘀证，始可用之。

慢性胰腺炎是临床中比较常见的难治疾病之一。慢性胰腺炎的主要症状有反复发作性或持续性腹痛，腹泻或脂肪泻，饮食不佳，形体消瘦，黄疸，腹部包块和伴随糖尿病症状等。其常见并发症有胰腺假性囊肿、上消化道出血、胰源性门脉高压、消化性溃疡、胆道或十二指肠梗阻、胰源性胸腹水、胰瘘，以及糖尿病等。

附子粳米汤的主要作用有：①温阳散寒；②燥湿化痰；③活血化瘀；④补益中气。附子粳米汤治疗慢性胰腺炎的主要病变证机是：①阴寒内生；②血脉瘀阻；③痰湿蕴结；④正气虚弱。附子粳米汤是治疗慢性胰腺炎属于寒痰气虚夹瘀血证的重要基础用方，欲取得最佳治疗效果必须重视经方合方。

【案例示范】慢性胰腺炎、糖尿病

詹某，男，48 岁。主诉：在 5 年前经检查诊断为急性胰腺炎，住院期间又诊断为糖尿病，服用中西药但未能有效控制症状，病情反复发作，血糖11.9mmol/L，经病友介绍前来诊治。

刻诊： 腹痛如针刺，腹胀，大便溏泻胶结不爽，受凉或劳累加重，不思饮食，形体消瘦，恶心，呕吐，肢体沉重，倦怠乏力，小腿抽搐，手足不温，情绪低落，不欲言语，口苦口腻，舌质淡红夹瘀紫，苔黄腻夹白，脉沉弱涩。

中医辨证： 寒痰夹虚、郁瘀夹风证。

治疗原则： 温化寒痰，益气行气，清热燥湿，活血息风。

治疗方药： 附子粳米汤、小柴胡汤、黄连汤、黄连粉方、附子白及汤、橘皮汤与藜芦芍药汤合方。

制附子 10g，生半夏 12g，粳米 12g，柴胡 24g，枯芩 10g，红参 10g，黄连 24g，干姜 10g，桂尖 10g，陈皮 12g，白及 6g，藜芦 1.5g，白芍 12g，生姜 15g，大枣 1 枚，炙甘草 10g。6 剂，以水 1000 ~ 1200mL，浸泡 30 分钟，大火烧开，小火煎煮 50 分钟，去滓取药液，每日分早中晚 3 次服。

二诊： 腹痛减轻，仍有腹胀，前方变陈皮为 40g，6 剂。

三诊： 腹胀基本消除，仍有口苦口腻，前方变枯芩为 24g，6 剂。

四诊： 经查，血糖 9.6mmol/L，口苦口腻基本消除，仍有轻微腹痛，前方变白芍为 24g，6 剂。

五诊： 诸症状趋于缓解，以前方治疗 60 余剂，诸症状基本消除，经复查慢性胰腺炎基本痊愈，血糖 6.8mmol/L；为了巩固疗效，又以前方治疗 100 余剂。随访 1 年，一切尚好。

用方体会：根据腹痛如针刺、大便溏泻胶结不爽、受凉加重辨为寒痰瘀，腹胀、情绪低落辨为气郁，倦怠乏力、脉沉弱辨为虚，口苦口腻辨为湿热，小腿抽搐、苔腻辨为风痰，以此辨为寒痰夹虚、郁瘀夹风证。选用附子粳米汤温阳散寒，燥湿化痰，活血化瘀，补益中气；小柴胡汤平调寒热，益气行气；黄连汤益气温阳，清热燥湿；黄连粉方清热燥湿；附子白及汤温阳化瘀；橘皮汤行气降逆；藜芦芍药汤益气补血，息风化痰，缓急止痛。方药相互为用，以奏其效。

鸡屎白散

【方歌】仲景鸡屎白散方，湿热伤阴基础方，清热益阴能缓急，脏腑筋脉病可康。

【组成】鸡屎白方寸匕（9g）

【用法】上一味，为散，取方寸匕，以水六合，和。温服。

注：既可散剂又可汤剂，汤剂用量可根据病情选择 3g 或 6g。

【功用】清热利湿，益阴化阴。

【主治】湿热伤阴证。

【解读方药】鸡屎白散用药仅有 1 味。《神农本草经》认为，鸡屎白（尿白）"主消渴，伤寒寒热"。鸡屎白既是清热药又是滋阴生津药，还是柔筋缓急药。从方中用药用量及调配关系可知鸡屎白散是治疗湿热伤阴证的重要基础用方，治疗各科常见病、多发病、疑难病及疫病属于湿热伤阴证者，选用鸡屎白散常常能取得预期治疗效果。

【案例导读】鸡屎白散是治疗肌肉痉挛的重要基础用方，同时还能治疗诸多病种，而这诸多病种的病变证机必须切合湿热伤阴证，始可用之。

肌肉痉挛是临床中比较常见的难治疾病之一，临床中分为疾病引起的肌肉痉挛和非疾病引起的肌肉痉挛，其主要症状有局部肌肉挛缩、僵硬坚硬、剧烈疼痛、肢体关节活动受限、头晕、头痛、焦虑、抑郁，并发症主要有骨折等。

鸡屎白散的主要作用有：①清热利湿；②益阴化阴。鸡屎白散治疗肌肉痉挛的主要病变证机是：①湿热浸淫；②阴津受损。鸡屎白散是治疗肌肉痉挛属于湿热伤阴证的重要基础用方，欲取得最佳治疗效果必须重视经方合方。

【案例示范】腹肌阵发性痉挛

朱某，男，39 岁。主诉：有 3 年腹肌阵发性痉挛病史，多次检查未发现明显器质性病变，服用中西药但未能有效控制症状，腹肌痉挛每日发作 2 ~ 3 次，发作无规律性，经病友介绍前来诊治。

刻诊： 腹肌烦热困重抽搐，僵硬，痛如刀割，腹肌粗糙，情绪低落，急躁易怒，倦怠乏力，怕冷，手足不温，口苦口干，口渴欲饮热水，舌质淡红夹瘀紫，苔腻黄白夹杂，脉沉弱涩。

中医辨证： 湿热伤阴、郁瘀风痰证。

治疗原则： 温化寒痰，益气行气，清热燥湿，活血息风。

治疗方药： 鸡屎白散、芍药甘草附子汤、小柴胡汤、附子白及汤与藜芦细辛汤合方。

鸡屎白 10g，白芍 10g，制附子 10g，柴胡 24g，生半夏 12g，枯芩 10g，红参 10g，白及 6g，藜芦 1.5g，细辛 10g，生姜 10g，大枣 12 枚，炙甘草 10g。6 剂，以水 1000 ~ 1200mL，浸泡 30 分钟，大火烧开，小火煎煮 50 分钟，去滓取药液，每日分早中晚 3 次服。以药液分 3 次送服鸡屎白散。

二诊： 腹肌抽搐减轻，仍有腹痛，前方变白芍为 30g、藜芦为 3g，6 剂。

三诊： 腹痛明显减轻，仍有怕冷，前方变制附子为 12g，6 剂。

四诊： 腹肌抽搐较前明显减轻，仍有口苦，前方变枯芩为 15g，6 剂。

五诊： 诸症状基本消除，又以前方治疗 30 余剂，诸症状消除，又以前方治疗 20 余剂。随访 1 年，一切尚好。

用方体会： 根据腹肌烦热、腹肌粗糙辨为湿热伤阴，急躁易怒、情绪低落辨为气郁，腹痛如刀割、舌质淡红夹瘀紫辨为瘀，倦怠乏力辨为虚，困重抽搐、苔腻辨为风痰，以此辨为湿热伤阴、郁瘀风痰证。选用鸡屎白散清热利湿，益阴化阴；芍药甘草附子汤、小柴胡汤平调寒热，益气行气；附子白及汤温阳化瘀；藜芦细辛汤息风化痰，温通止痛。方药相互为用，以奏其效。

诃梨勒散

【方歌】 仲景诃梨勒散方，收敛固涩基础方，通利咽喉能开音，经方合方效非常。

【组成】 诃梨勒煨，十枚（10g）

【用法】上一味，为散，粥饮和，顿服。

【功用】固涩益气，利湿和中。

【主治】滑脱伤气证。

【解读方药】诃梨勒散用药仅有1味，《金匮要略》中说："气利，诃梨勒散主之。"诃梨勒既是固涩药又是利湿药，还是益气药。从方中用药用量及调配关系可知诃梨勒散是治疗滑脱伤气证的重要基础用方，治疗各科常见病、多发病、疑难病及疫病属于滑脱伤气证者，选用诃梨勒散常常能取得预期治疗效果。

【案例导读】诃梨勒散是治疗脱肛的重要基础用方，同时还能治疗诸多病种，而这诸多病种的病变证机必须切合滑脱伤气证，始可用之。

脱肛又称直肠脱垂，是临床中比较常见的难治疾病之一，临床中分为不完全性直肠脱垂、不完全性直肠黏膜脱垂、完全性直肠脱垂、完全性直肠全层脱垂，主要症状为肛内肿物脱垂、肛门失禁、黏液流出、皮肤瘙痒、便秘，或大便失禁，并发症主要有直肠缺血坏死等。

诃梨勒散的主要作用有：①固涩益气；②利湿和中。诃梨勒散治疗脱肛的主要病变证机是：①滑脱不禁；②正气受损。诃梨勒散是治疗脱肛属于滑脱伤气证的重要基础用方，欲取得最佳治疗效果必须重视经方合方。

【案例示范】脱肛、肛周炎

许某，女，38岁。主诉：6年前因产后3个月出现脱肛，经住院及门诊治疗，服用中西药但未能控制症状，3年前经检查又诊断为肛周炎，经病友介绍前来诊治。

刻诊：肛门脱出，肛门下坠隐痛，因活动加重，肛门瘙痒，大便溏泻夹杂矢气，倦怠乏力，手足冰凉，情绪低落，不欲言语，口苦口腻，口渴不欲饮水，舌质淡红，苔腻黄白夹杂，脉沉弱。

中医辨证：阳虚滑脱、湿热风痰证。

治疗原则：固涩益气，温阳散寒，清热燥湿，息风化痰。

治疗方药：诃梨勒散、四逆汤、禹余粮丸、小柴胡汤与藜芦甘草汤合方。

诃子10g，柴胡24g，生半夏12g，枯苓10g，红参10g，禹余粮50g，生附子5g，干姜5g，藜芦1.5g，生姜10g，大枣12枚，炙甘草10g。6剂，以水1000～1200mL，浸泡30分钟，大火烧开，小火煎煮40分钟左右，然后把火关上，将生附子加入药中，浸泡5分钟左右，把火打开，大火烧开后再以小火煎煮 10 分钟即可，去滓取药液，每日分早中晚 3 次服。

二诊： 脱肛略有减轻，仍有肛门下坠隐痛，前方变诃子为 24g、红参为 12g，6 剂。

三诊： 脱肛较前又有减轻，仍有手足冰凉，前方变生附子为 6g、干姜为 10g，6 剂。

四诊： 脱肛较前又有明显减轻，仍有肛门瘙痒，前方变藜芦为 2g，6 剂。

五诊： 诸症状较前减轻，以前方治疗 50 余剂，诸症状消除；后又以前方治疗 50 余剂，脱肛痊愈。随访 1 年，一切尚好。

用方体会： 根据肛门脱出、肛门下坠、因活动加重辨为滑脱伤气，口苦口腻辨为湿热，手足冰凉辨为寒，情绪低落辨为郁，肛门瘙痒、苔腻辨为风痰，手足冰凉辨为阳虚，以此辨为阳虚滑脱、湿热风痰证。选用诃梨勒散固涩益气，利湿和中；四逆汤温阳散寒；禹余粮丸温涩固脱；小柴胡汤平调寒热，益气行气；藜芦甘草汤益气息风化痰。方药相互为用，以奏其效。

皂荚丸

【方歌】 痰浊蕴结皂荚丸，温化寒痰基础方，治肺治心治脾胃，利咽涤痰效非常。

【组成】 皂荚刮去皮，用酥炙，八两（24g） 蜂蜜 大枣适量，调和为丸

【用法】 上一味，末之，蜜丸梧子大，以枣膏和汤，服三丸，日三夜一服。

【功用】 温化寒痰，益气滋阴。

【主治】 寒痰伤气阴证。

【解读方药】 皂荚丸用药有 3 味。皂荚既是燥湿化痰药又是通利九窍药，还是温通生肌药；蜜既是益气药又是滋阴药；大枣既是益气药又是补血药。从方中用药用量及调配关系可知皂荚丸是治疗寒痰伤气阴证的重要基础用方，治疗各科常见病、多发病、疑难病属于寒痰伤气阴证者，选用皂荚丸常常能取得预期治疗效果。

【案例导读】 皂荚丸是治疗喉白斑病的重要基础用方，同时还能治疗诸多病种，而这诸多病种的病变证机必须切合寒痰伤气阴证，始可用之。

喉白斑病是临床中比较难治疾病之一。吸烟、慢性喉炎、维生素缺乏可能是引起喉白斑病的主要原因，喉白斑病的主要症状有声音嘶哑，渐渐加重，喉

咽不利，咳痰不利，并发症可能演变为肿瘤。

皂荚丸的主要作用有：①温化寒痰；②益气滋阴。皂荚丸治疗喉白斑病的主要病变证机是：①寒痰蕴结；②气阴受损。皂荚丸是治疗喉白斑病属于寒痰伤气阴证的重要基础用方，欲取得最佳治疗效果必须重视经方合方。

【案例示范】喉白斑病、慢性喉炎

梁某，女，51岁。主诉：有多年慢性喉炎病史，在2年前经检查又诊断为喉白斑病，服用中西药但未能控制症状，近1年症状加重，经病友介绍前来诊治。

刻诊：喉间有痰如物阻塞，咽痒咳痰不利，声音干涩嘶哑，受凉加重，倦怠乏力，手足不温，情绪低落，心烦易怒，口苦，口渴不欲饮水，舌质淡红夹瘀紫，苔腻黄白夹杂，脉沉弱涩。

中医辨证：寒痰堵塞、气阴两伤、郁瘀风痰证。

治疗原则：温通寒痰，补益气阴，行气化瘀，息风化痰。

治疗方药：皂荚丸、半夏厚朴汤、桔梗汤、小柴胡汤、附子贝母汤、附子白及汤与藜芦甘草汤合方。

皂荚粉12g，生半夏24g，厚朴10g，茯苓12g，紫苏叶6g，桔梗10g，柴胡24g，枯芩10g，红参10g，制附子10g，白及6g，浙贝12g，藜芦1.5g，生姜10g，大枣12枚，生甘草20g，炙甘草10g。6剂，以水1000～1200mL，浸泡30分钟，大火烧开，小火煎煮50分钟，去滓取药液，每日分早中晚3次服，服药时加蜂蜜20mL。

二诊：手足不温好转，仍有喉咽不利，前方变桔梗为30g、浙贝为15g，6剂。

三诊：喉咽不利减轻，仍有咽痒干涩，前方变藜芦为3g、蜂蜜为30mL，6剂。

四诊：声音嘶哑减轻，仍有口苦口腻，前方变枯芩为24g，6剂。

五诊：诸症状较前减轻，以前方治疗100余剂，诸症状消除，经复查喉白斑病基本消除，慢性咽炎基本痊愈，又以前方巩固治疗50余剂。随访1年，一切尚好。

用方体会：根据喉间有痰如物阻塞、受凉加重辨为寒痰，声音干涩、倦怠乏力辨为气阴两伤，情绪低落、心烦易怒辨为郁，舌质淡红夹瘀紫、脉涩辨为瘀，口苦、口渴不欲饮水辨为寒热夹杂，咽痒、苔腻辨为风痰，以此辨为寒痰堵塞、气阴两伤、郁瘀风痰证。选用皂荚丸温化寒痰，益气滋阴；半夏厚朴汤温化寒痰，行气降逆；桔梗汤益气清宣降逆；小柴胡汤平调寒热，益气行气；附子贝母汤温阳化瘀，益阴化痰；附子白及汤温阳化瘀生新；藜芦甘草汤益气息风化痰。方药相互为用，以奏其效。

杏子汤

【方歌】杏子汤利水消痰，水肿痰饮诸般疾，脏腑营卫皆可治，经方合方服之宜。

【方药】杏仁五两（15g）（编者注：仲景原书无用量，此处为编者所加）

【用法】上一味，以水八升，煮取三升，温分三服。

【功用】温化寒痰，降利润燥。

【主治】寒痰伤津证。

【解读方药】杏子汤用药仅有 1 味，《神农本草经》认为，杏（核）仁"味甘温。主咳逆上气，雷鸣，喉痹下气，产乳，金创，寒心，贲豚"。杏仁既是降肺第一要药又是通窍化痰药，还是生津润燥、通利降气药。从方中用药用量及调配关系可知杏子汤是治疗寒痰伤津证的重要基础用方，治疗各科常见病、多发病、疑难病属于寒痰伤津证者，选用杏子汤常常能取得预期治疗效果。

【案例导读】杏子汤是治疗慢性气管炎的重要基础用方，同时还能治疗诸多病种，而这诸多病种的病变证机必须切合寒痰伤津证，始可用之。

慢性气管炎是临床中比较难治疾病之一，主要症状有咳嗽、吐出白色稀黏痰或黏稠痰，寒冷天气和早晚严重，喘息、喘鸣声、痰中带血、倦怠乏力；并发症主要有肺气肿、肺动脉高压、肺源性心脏病。杏子汤是治疗慢性气管炎属于寒痰伤津证的重要基础用方。

杏子汤的主要作用有：①温化寒痰；②降利润燥。杏子汤治疗慢性气管炎的主要病变证机是：①寒痰蕴结；②阴津受损。杏子汤是治疗慢性气管炎属于寒痰伤津证的重要基础用方，欲取得最佳治疗效果必须重视经方合方。

【案例示范】慢性支气管炎合并支气管扩张、慢性肺炎、肺大疱

朱某，男，59 岁。主诉：有多年慢性支气管炎、慢性肺炎病史，在 3 年前经检查又诊断为慢性支气管炎合并支气管扩张，1 年前经复查又诊断为肺大疱，服用中西药但未能控制症状，经病友介绍前来诊治。

刻诊：喉中痰鸣，咳嗽，气喘，因寒冷加重，上午咯吐白痰，下午咯吐黄痰，时有痰中夹血，倦怠乏力，自汗，手足烦热，情绪低落，咽干咽痒，口苦，口渴欲饮热水，舌质淡红夹瘀紫，苔白腻夹黄，脉沉弱涩。

中医辨证：寒痰伤阴、虚郁夹热、风痰夹瘀证。

治疗原则：温化寒痰，补益气阴，行气清热，化瘀止血，息风化痰。

治疗方药：杏仁汤、小青龙汤、小柴胡汤、附子白及汤与藜芦甘草汤合方。

杏仁 15g，麻黄 10g，桂尖 10g，干姜 10g，细辛 10g，生半夏 12g，白芍 10g，五味子 12g，柴胡 24g，枯芩 10g，红参 10g，制附子 10g，白及 6g，藜芦 1.5g，生姜 10g，大枣 12 枚，炙甘草 10g。6 剂，以水 1000 ~ 1200mL，浸泡 30 分钟，大火烧开，小火煎煮 50 分钟，去滓取药液，每日分早中晚 3 次服。

二诊：咳嗽减轻，仍有喉中痰鸣，前方变杏仁为 24g、藜芦为 3g，6 剂。

三诊：喉中痰鸣好转，痰中夹血基本消除，仍有倦怠乏力，前方变红参为 12g，6 剂。

四诊：咯痰明显减少，仍有自汗，前方变白芍为 30g，6 剂。

五诊：诸症状较前减轻，以前方治疗 100 余剂，诸症状消除，经复查慢性支气管炎合并支气管扩张较前次影像检查对比明显减轻，肺大疱较前明显减轻，又以前方巩固治疗 100 余剂。随访 1 年，一切尚好。

用方体会：根据喉中痰鸣、咳嗽、气喘，因寒冷加重辨为寒痰，自汗、倦怠乏力辨为气虚，情绪低落辨为郁，痰中夹血、舌质淡红夹瘀紫、脉涩辨为瘀伤血脉，上午咯吐白痰、下午咯吐黄痰辨为寒热夹杂，咽痒、苔腻辨为风痰，以此辨为寒痰伤阴、虚郁夹热、风痰夹瘀证。选用杏仁汤温化寒痰，降利润燥；小青龙汤温化寒痰，益气敛阴；小柴胡汤平调寒热，益气行气；附子白及汤温阳化瘀，生新止血；藜芦甘草汤益气息风化痰。方药相互为用，以奏其效。

麦门冬汤

【**方歌**】麦门冬汤用人参，枣草半夏与粳米，气阴两虚夹痰湿，脏腑诸疾服之宜。

【**组成**】麦门冬七升（168g）　半夏一升（24g）　人参三两（9g）　甘草二两（6g）　粳米三合（8g）　大枣十二枚

【用法】上六味，以水一斗二升，煮取六升，温服一升，日三夜一服。

【功用】滋阴清热，补益中气，燥湿化痰。

【主治】气阴两虚夹湿证。

【解读方药】麦门冬汤有6味药。麦门冬既是重要滋阴药又是重要清热药，可辨治五脏六腑之阴虚生热；人参、大枣、粳米、甘草既是重要益气药又是化阴生津药；半夏既是重要降逆药又是重要化痰药，还是重要醒脾药，更是通利咽喉之要药。从方中用药用量及调配关系可知麦门冬汤是治疗气阴两虚夹湿证的重要基础用方，治疗各科常见病、多发病、疑难病属于气阴两虚夹湿证者，选用麦门冬汤常常能取得预期治疗效果。

【案例导读】麦门冬汤是治疗支气管扩张的重要基础用方，同时还能治疗诸多病种，而这诸多病种的病变证机必须切合气阴两虚夹湿证，始可用之。

支气管扩张是临床中比较常见的难治疾病之一。支气管扩张分为弥漫性支气管扩张和局灶性支气管扩张。其主要症状有咳嗽、咳痰或咳脓痰、咯血、发热，以及杵状指、呼吸困难、贫血等。常见并发症有肺气肿、肺大疱、呼吸衰竭、支气管炎、肺炎、肺源性心脏病等。

麦门冬汤的主要作用有：①滋阴清热；②补益中气；③燥湿化痰。麦门冬汤治疗支气管扩张的主要病变证机是：①阴津虚损；②虚热内生；③正气虚弱；④或夹痰湿。麦门冬汤是治疗支气管扩张属于气阴两虚夹湿证的重要基础用方，欲取得最佳治疗效果必须重视经方合方。

【案例示范】支气管扩张、慢性阻塞性肺疾病、肺大疱

夏某，男，71岁。主诉：有多年支气管扩张病史，在5年前经检查诊断为慢性阻塞性肺疾病、肺大疱，近1年来症状加重，服用中西药但未能控制症状，经病友介绍前来诊治。

刻诊：咳嗽，动则气喘，张口呼吸，咳痰不利，时时咯血，手指变形，胸闷，心胸烦热不宁，自汗，盗汗，潮热，头晕目眩，头沉，面色不荣，倦怠乏力，情绪低落，手指麻木，手足不温，口苦咽干，口渴欲饮热水，舌红少苔，脉沉弱。

中医辨证：气阴两虚、热伤血脉、风痰夹寒证。

治疗原则：补益气阴，清热止血，行气温阳，息风化痰。

治疗方药：麦门冬汤、麻杏石甘汤、小柴胡汤、橘皮汤、附子白及汤、附子贝母汤与藜芦甘草汤合方。

麦门冬 170g，生半夏 24g，红参 10g，粳米 10g，麻黄 12g，杏仁 10g，石膏 50g，柴胡 24g，枯芩 10g，陈皮 12g，制附子 10g，白及 6g，浙贝 12g，藜芦 1.5g，生姜 24g，大枣 12 枚，炙甘草 10g。6 剂，以水 1000 ~ 1200mL，浸泡 30 分钟，大火烧开，小火煎煮 50 分钟，去滓取药液，每日分早中晚 3 次服。

二诊： 心胸烦热减轻，仍有动则气喘，前方变红参为 12g，6 剂。

三诊： 动则气喘减轻，张口呼吸明显减轻，大便略溏，未再出现咯血，仍有胸闷，前方变麦门冬为 120g、陈皮为 30g，6 剂。

四诊： 盗汗、潮热基本消除，未再出现咯血，仍有手指麻木，前方变藜芦为 2g，6 剂。

五诊： 诸症状较前明显减轻，以前方治疗 100 余剂，诸症状基本消除；后又以前方治疗 150 余剂，经复查支气管扩张、慢性阻塞性肺疾病、肺大疱较前明显好转，仍以前方断断续续治疗。随访 3 年，一切尚好。

用方体会： 根据动则气喘、盗汗、潮热、头晕目眩、倦怠乏力辨为气阴两虚，时时咯血辨为气虚不固、虚热伤脉，情绪低落辨为郁，手足不温辨为寒，口苦咽干、口渴欲饮热水辨为寒热夹杂，手指麻木、苔腻辨为风痰，以此辨为气阴两虚、热伤血脉、风痰夹寒证。选用麦门冬汤滋阴清热，补益中气，燥湿化痰；麻杏石甘汤温宣泻热降逆；小柴胡汤平调寒热，益气行气；橘皮汤行气降逆；附子白及汤温阳化瘀止血；附子贝母汤温阳清热化痰；藜芦甘草汤益气息风化痰。方药相互为用，以奏其效。

抵当丸

【**方歌**】抵当丸虻虫水蛭，大黄桃仁合成方，脏腑营卫瘀热证，清泻瘀热效非常。

【**组成**】水蛭熬（40g） 虻虫去翅足，熬，各二十个（4g） 桃仁去皮尖，二十五个（5g） 大黄三两（9g）

【**用法**】上四味，捣，分四丸，以水一升，煮一丸，取七合服之。晬时当下血，若不下，更服。

【**功用**】化瘀消癥，清泻郁热，软坚散结。

【**主治**】瘀热癥积轻证。

【**解读方药**】抵当丸有 4 味药，由抵当汤为基础方所组成。水蛭既是化瘀消癥药又是软坚散结药，还是通利水道、助孕助育药；虻虫既是化瘀消癥药又是通利九窍药；大黄既是泻热药又是泻瘀药；桃仁既是活血化瘀药又是润燥生津药。从方中用药用量及调配关系可知抵当丸是治疗瘀热癥积轻证的重要基础用方，治疗各科常见病、多发病、疑难病属于瘀热癥积轻证者，选用抵当丸常常能取得预期治疗效果。

【**案例导读**】抵当丸是治疗脑胶质瘤的重要基础用方，同时还能治疗诸多病种，而这诸多病种的病变证机必须切合瘀热癥积轻证，始可用之。

脑胶质瘤是临床中非常难治疾病之一，临床中分为星形细胞瘤、多形胶质母细胞瘤、髓母细胞瘤、少枝胶质瘤、室管膜瘤，主要症状有头痛、头晕、恶心、呕吐、视物模糊、复视，以及意识障碍、言语障碍、运动障碍、精神症状、癫痫症状、瘫痪症状等。

抵当丸的主要作用有：①化瘀消癥；②清泻郁热；③软坚散结。抵当丸治疗脑胶质瘤的主要病变证机是：①瘀血内生；②邪热内结；③瘀热搏结。抵当丸是治疗脑胶质瘤属于瘀热癥积轻证的重要基础用方，欲取得最佳治疗效果必须重视经方合方。

【案例示范】脑星形细胞瘤术后复发

李某，女，56岁。主诉：在1年前经检查诊断为脑星形细胞瘤，术后半年复发，虽服用中西药但未能有效控制症状，经病友介绍前来诊治。

刻诊：头痛如刀割，头晕，恶心，呕吐，视物模糊，倦怠乏力，四肢无力，肢体麻木，小腿抽筋，时有癫痫样发作，情绪低落，急躁易怒，大便干结，手足不温，怕冷，口苦咽干，口渴不欲饮水，舌质红夹瘀紫，苔腻黄白夹杂，脉沉弱涩。

中医辨证：瘀热癥积、寒凝血脉、虚郁风痰证。

治疗原则：活血消癥，清泻郁热，温通血脉，补益气血，行气解郁，息风化痰。

治疗方药：抵当丸、乌头汤、小柴胡汤、甘草海藻汤与藜芦甘草汤合方。

水蛭4g，虻虫4g，桃仁5g，大黄10g，制川乌10g，白芍10g，麻黄12g，黄芪10g，柴胡24g，生半夏24g，红参10g，枯芩10g，海藻24g，藜芦1.5g，生姜10g，大枣12枚，炙甘草10g。6剂，以水1000～1200mL，浸泡30分钟，大火烧开，小火煎煮50分钟，去滓取药液，每日分早中晚3次服。

二诊：头晕减轻，仍有头痛，前方变水蛭、虻虫为各5g，加白及10g，6剂。

三诊：头痛较前减轻，仍有四肢无力，前方变红参为12g，6剂。

四诊：大便正常，头痛、头晕较前又有减轻，仍有肢体麻木、小腿抽筋，前方变藜芦为3g，6剂。

五诊：诸症状较前减轻，以前方治疗150余剂，诸症状基本消除，经2018年3月24日复查与2017年9月16日影像检查结果对比肿瘤病灶减小；又以前方治疗150余剂，经2018年10月9日复查与2018年3月24日影像检查结果对比肿瘤病灶又有明显减小，仍以前方巩固治疗。随访3年，一切尚好。

用方体会：根据头痛如刀割、舌质红夹瘀紫辨为瘀热，手足不温、怕冷辨为寒，情绪低落辨为郁，倦怠乏力、脉沉弱辨为虚，肢体麻木、苔腻辨为风痰，以此辨为瘀热癥积、寒凝血脉、虚郁风痰证。选用抵当丸化瘀消癥，清泻郁热，软坚散结；乌头汤温通宣发，补益气血；小柴胡汤平调寒热，益气行气；甘草海藻汤益气软坚散结；藜芦甘草汤益气息风化痰。方药相互为用，以奏其效。

抵当汤

【方歌】抵当汤中黄桃仁，水蛭虻虫各三十，脏腑营卫诸瘀积，泻热逐瘀功效奇。

【组成】水蛭熬（60g） 虻虫去翅中，熬，各三十个（6g） 桃仁去皮尖，二十个（4g） 大黄酒洗，三两（9g）

【用法】上四味，以水五升，煮取三升，去滓。温服一升，不下，更服。

【功用】化瘀消癥，清泻郁热，软坚散结。

【主治】瘀热癥积重证。

【解读方药】抵当汤有4味药，由抵当丸为基础方所组成。水蛭既是化瘀消癥药又是软坚散结药，还是通利水道、助孕助育药；虻虫既是化瘀消癥药又是通利九窍药；大黄既是泻热药又是泻瘀药；桃仁既是活血化瘀药又是润燥生津药。从方中用药用量及调配关系可知抵当汤是治疗瘀热癥积重证的重要基础用方，治疗各科常见病、多发病、疑难病属于瘀热癥积重证者，选用抵当汤常常能取得预期治疗效果。

【案例导读】抵当汤是治疗肿瘤的重要基础用方，同时还能治疗诸多病种，而这诸多病种的病变证机必须切合瘀热癥积重证，始可用之。

肿瘤是临床中比较常见的非常难治疾病之一，临床中分为良性肿瘤和恶性肿瘤，有循环系统肿瘤、呼吸系统肿瘤、消化系统肿瘤、泌尿系统肿瘤、内分泌系统肿瘤、生殖系统肿瘤、运动系统肿瘤，以及脑肿瘤等，主要症状因病变部位不同表现各有不同。

抵当汤的主要作用有：①化瘀消癥；②清泻郁热；③软坚散结。抵当汤治疗肿瘤的主要病变证机是：①瘀血内生；②邪热内结；③瘀热搏结。抵当汤是治疗肿瘤属于瘀热癥积重证的重要基础用方，欲取得最佳治疗效果必须重视经方合方。

【案例示范】阴茎癌术后复发并转移

许某，男，54岁。主诉：在1年前经检查诊断为阴茎癌，术后7个月复发并转移，服用中西药但未能有效控制症状，经病友介绍前来诊治。

刻诊：阴茎头部丘疹烧灼样刺痛，糜烂边缘硬而不整齐如有虫行状，伴有脓性恶臭分泌物，菜花样斑块，腹股沟疣状结节肿块压痛，排尿疼痛，情绪低落，急躁易怒，大便干结，手足烦热，口苦咽干，口渴不欲饮水，舌质暗淡夹瘀紫，苔白腻夹黄，脉沉弱。

中医辨证：瘀热癥积、虚郁痰湿、风痰寒结证。

治疗原则：活血消癥，清泻郁热，补益气血，燥湿化痰，温通行气，息风化痰。

治疗方药：抵当丸、小柴胡汤、当归贝母苦参丸、附子白及汤、甘草海藻汤与藜芦甘草汤合方。

水蛭5g，虻虫5g，桃仁5g，大黄10g，柴胡24g，生半夏24g，红参10g，枯芩10g，当归12g，浙贝12g，苦参12g，制附子10g，白及6g，海藻24g，藜芦1.5g，生姜10g，大枣12枚，炙甘草10g。6剂，以水1000～1200mL，浸泡30分钟，大火烧开，小火煎煮50分钟，去滓取药液，每日分早中晚3次服。

二诊：排尿疼痛略有减轻，仍有大便干结，前方变大黄为12g，6剂。

三诊：大便通畅，仍有阴茎头部丘疹烧灼样刺痛，前方变水蛭、虻虫为各6g，白及为10g，6剂。

四诊：阴茎头部丘疹烧灼样刺痛较前略有减轻，仍有脓性恶臭分泌物，前方变当归、浙贝、苦参为各15g，6剂。

五诊：诸症状较前减轻，以前方治疗150余剂，诸症状基本消除，经复查复发及病灶减小；又以前方治疗150余剂，经复查复发及转移病灶较前又有明显减小，仍以前方继续巩固治疗。随访2年，一切尚好。

用方体会：根据阴茎头部丘疹烧灼样刺痛辨为瘀热，糜烂边缘硬而不整齐伴有脓性恶臭分泌物辨为痰湿蕴结，情绪低落、急躁易怒辨为郁，倦怠乏力、舌质暗淡、脉沉弱辨为虚夹寒，阴茎头部如有虫行状、苔腻辨为风痰，以此辨为瘀热癥积、虚郁痰湿、风痰寒结证。选用抵当汤化瘀消癥，清泻郁热，软坚散结；小柴胡汤平调寒热，益气行气；当归贝母苦参丸温通活血，清热利湿化痰；附子白及汤温阳化瘀；甘草海藻汤益气软坚散结；藜芦甘草汤益气息风化痰。方药相互为用，以奏其效。

苦酒汤

【方歌】苦酒汤中鸡子清，半夏利咽合成方，清滋化痰能收敛，经方合方效非常。

【组成】半夏洗,碎如枣核,十四枚(5g) 鸡子去黄,内上苦酒,着鸡子壳中,一枚 苦酒适量 鸡子壳一枚

【用法】上二味,内半夏,著苦酒中,以鸡子壳置刀环中,安火上,令三沸,去滓。少少含咽之。不差,更作三剂。

【功用】温化寒痰,清热育阴,通利消肿。

【主治】寒热痰伤阴证。

【解读方药】苦酒汤有4味药。苦酒既是通利消肿药又是滋阴生津药,还是活血化瘀药;半夏既是温化寒痰药又是辛开苦降调理气机药;鸡子清既是清热消肿药又是通利药;鸡子壳既是通利活血药又是消肿敛疮药。从方中用药用量及调配关系可知苦酒汤是治疗寒热痰伤阴证的重要基础用方,治疗各科常见病、多发病、疑难病属于寒热痰伤阴证者,选用苦酒汤常常能取得预期治疗效果。

【案例导读】苦酒汤是治疗复发性咽喉溃疡的重要基础用方,同时还能治疗诸多病种,而这诸多病种的病变证机必须切合寒热痰伤阴证,始可用之。

复发性咽喉溃疡是临床中比较难治疾病之一,临床中分为原发性复发性咽喉溃疡和继发性复发性咽喉溃疡,主要症状有咽喉疼痛、吞咽困难、声音嘶哑、口臭,以及头痛、周身不适、关节疼痛、发热、颌下淋巴结肿大。

苦酒汤的主要作用有:①温化寒痰;②清热育阴;③通利消肿。苦酒汤治疗复发性咽喉溃疡的主要病变证机是:①寒痰蕴结;②郁热伤阴;③脉络受损。苦酒汤是治疗复发性咽喉溃疡属于寒热痰伤阴证的重要基础用方,欲取得最佳治疗效果必须重视经方合方。

【案例示范】复发性咽喉溃疡

郑某,女,66岁。主诉:有多年复发性咽喉溃疡病史,经检查颌下淋巴结肿大,服用中西药但未能消除颌下淋巴结肿大,近1年来症状加重,经病友介绍前来诊治。

刻诊:咽喉干涩热痛如有物堵,声音嘶哑,吞咽不利,口臭,头痛,潮热,盗汗,情绪低落,颈项麻木瘙痒,大便干结,手足不温,倦怠乏力,口苦咽干,口渴欲饮热水,舌质淡红,苔黄腻夹白,脉沉弱。

中医辨证:痰热伤阴、气虚夹寒、郁夹风痰证。

治疗原则:清化痰热,补益气阴,行气散寒,息风化痰。

治疗方药:苦酒汤、桔梗汤、麦门冬汤、小柴胡汤、附子贝母汤与藜芦甘

草汤合方。

生半夏 24g，鸡子壳 1 枚，桔梗 10g，麦门冬 170g，红参 10g，粳米 10g，柴胡 24g，枯芩 10g，制附子 10g，浙贝 10g，藜芦 1.5g，生姜 10g，大枣 12 枚，生甘草 20g。6 剂，以水 1000 ~ 1200mL，醋 50mL，浸泡 30 分钟，大火烧开，小火煎煮 50 分钟，去滓取药液，每日分早中晚 3 次服，服药时加鸡蛋清 1 枚与药液合并服用。

二诊： 声音嘶哑略有减轻，仍有咽中如有物堵，前方变桔梗为 30g、浙贝为 15g，6 剂。

三诊： 吞咽不利基本消除，潮热、盗汗明显减轻，咽喉干涩热痛如有物堵较前又有减轻，仍有颈项瘙痒麻木，前方变藜芦为 3g，6 剂。

四诊： 咽喉干涩热痛如有物堵较前又有明显减轻，大便正常，仍有倦怠乏力，前方变红参为 12g，6 剂。

五诊： 诸症状基本消除，又以前方治疗 20 余剂，诸症状消除，经复查颌下淋巴结肿大消除。随访 1 年，一切尚好。

用方体会： 根据咽喉干涩热痛如有物堵辨为痰热伤阴，倦怠乏力、脉沉弱辨为虚，情绪低落辨为郁，手足不温辨为寒，颈项麻木瘙痒、苔腻辨为风痰，舌质淡红、苔黄腻夹白辨为寒热夹杂，以此辨为痰热伤阴、气虚夹寒、郁夹风痰证。选用苦酒汤温化寒痰，清热育阴，通利消肿；桔梗汤宣降通利咽喉；麦门冬汤清热益阴，益气化痰；小柴胡汤平调寒热，益气行气；附子贝母汤温阳化痰；藜芦甘草汤益气息风化痰。方药相互为用，以奏其效。

苦参汤

【方歌】 清热燥湿苦参汤，治内治外基础方，脏腑营卫皆可治，经方合方效非常。

【组成】 苦参十两（30g）（注：方药及用量引自《经方辨治疑难杂病技巧》）

【用法】 上一味，以水二斗半，煮取一斗半，去滓。熏洗，分早晚。（注：用法引自《经方辨治疑难杂病技巧》）

【功用】 清热燥湿，消癥消肿。

【主治】 湿热痈疽证。

【解读方药】 苦参汤仅有 1 味药，《神农本草经》认为，苦参"味苦寒。主心腹结气，癥瘕积聚，黄疸，溺有余沥，逐水，除痈肿，补中，明目，止泪"。苦参既是清热燥湿药又是散结消癥药，还是利水通淋消肿药。从方中用药用量及调配关系可知苦参汤是治疗湿热痈疽证的重要基础用方，治疗各科常见病、多发病、疑难病属于湿热痈疽证者，选用苦参汤常常能取得预期治疗效果。

【案例导读】苦参汤是治疗湿疹的重要基础用方，同时还能治疗诸多病种，而这诸多病种的病变证机必须切合湿热痈疽证，始可用之。

湿疹是临床中比较常见的难治皮肤病之一，分为急性湿疹、亚急性湿疹、慢性湿疹，病变部位有头部、胸部、腹部、背部、四肢、前后二阴等，主要症状有皮肤损伤、丘疱疹、水疱疹、浸润性暗红斑丘疹、苔藓样病变、皮肤肥厚粗糙、皮肤抓痕及鳞屑、瘙痒剧烈、灼烧感、疼痛。并发症主要有细菌感染、真菌感染、病毒感染。

苦参汤的主要作用有：①清热燥湿；②消癥消肿。苦参汤治疗湿疹的主要病变证机是：①湿热蕴结；②灼伤脉络。苦参汤是治疗湿疹属于湿热痈疽证的重要基础用方，欲取得最佳治疗效果必须重视经方合方。

【案例示范】外阴湿疹、肛周湿疹

孙某，女，54岁。主诉：有多年外阴湿疹、肛周湿疹病史，内服外用中西药但未能有效控制症状，近2年来症状加重，经病友介绍前来诊治。

刻诊：外阴肛周皮肤潮湿肥厚、皲裂、脱屑，皮肤色素沉着，瘙痒，灼热，大便溏泻，手足烦热，倦怠乏力，口苦口腻，口渴不欲饮水，舌质淡夹瘀，苔白腻夹黄，脉沉弱。

中医辨证：湿热夹寒、虚瘀风痰证。

治疗原则：清热燥湿，补益正气，活血化瘀，息风化痰。

治疗方药一：苦参汤、狼牙汤、矾石汤、黄连粉方、头风摩散、藜芦甘草汤合方。

苦参20g，狼牙24g，白矾10g，雄黄1.5g，黄连24g，藜芦5g，制附子10g，甘草20g。6剂，以水1500mL，浸泡30分钟，大火烧开，小火煎煮30分钟，去滓取药液，每日分早晚2次外洗。

治疗方药二：苦参汤、狼牙汤、矾石汤、黄连粉方、半夏泻心汤、附子白及汤与藜芦甘草汤合方。

苦参20g，狼牙24g，白矾6g，黄连24g，枯芩10g，生半夏24g，红参10g，制附子10g，白及6g，藜芦1.5g，生姜10g，大枣12枚，炙甘草10g。6剂，

213

以水 1000 ～ 1200mL，浸泡 30 分钟，大火烧开，小火煎煮 50 分钟，去滓取药液，每日分早中晚 3 次服。

二诊：外阴、肛周瘙痒略有减轻，仍有外阴灼热，前方二变枯芩为 30g，6 剂。

三诊：外阴、肛周湿疹明显减轻，仍有大便溏泻，前方二加薏苡仁 30g，6 剂。

四诊：外阴、肛周湿疹较前又有明显减轻，仍有瘙痒，前方二变藜芦为 3g，6 剂。

五诊：诸症状基本消除，又以前方治疗 30 余剂，诸症状消除，为了巩固疗效，又以前方治疗 20 剂。随访 1 年，一切尚好。

用方体会：根据外阴肛周皮肤潮湿辨为湿热，口渴不欲饮水、舌质淡、苔白腻夹黄辨为寒热夹杂，倦怠乏力、脉沉弱辨为虚，瘙痒、苔腻辨为风痰，舌质淡夹瘀辨为寒夹瘀，以此辨为湿热夹寒、虚瘀风痰证。选用苦参汤、狼牙汤、矾石汤、黄连粉方清热燥湿解毒；半夏泻心汤平调寒热，益气温阳；头风摩散温阳散寒，化瘀消癥，软坚散结；附子白及汤温阳化瘀；藜芦甘草汤益气息风化痰。方药相互为用，以奏其效。

炙甘草汤

【方歌】炙甘草汤参桂姜，麦冬麻仁生地黄，大枣阿胶煎用酒，阴阳俱虚效非常。

【组成】甘草炙，四两（12g） 生姜切，三两（9g） 人参二两（6g） 生地黄一斤（48g） 桂枝去皮，三两（9g） 阿胶二两（6g） 麦门冬去心，半升（12g） 麻仁半升（12g） 大枣擘，三十枚

【用法】上九味，以清酒七升，水八升，先煮八味，取三升，去滓。内胶烊消尽，温服一升，日三服。一名复脉汤。

【功用】益气温阳，补血滋阴，宣通血脉。

【主治】气血阴阳俱虚证。

【解读方药】炙甘草汤有 9 味药，由桂枝甘草汤为基础方所组成。人参、大枣、甘草既是补气药又是生津药，人参还是补气第一要药；桂枝、生姜既是温阳散寒药又是宣发通经药；生地黄、阿胶以补血化阴为主，生地黄偏于清补

凉血，阿胶偏于温补止血；麻仁、麦冬滋阴生津，麻仁偏于降泄，麦冬偏于清热。从方中用药用量及调配关系可知炙甘草汤是治疗气血阴阳俱虚证的重要基础用方，治疗各科常见病、多发病、疑难病属于气血阴阳俱虚证者，选用炙甘草汤常常能取得预期治疗效果。

【案例导读】炙甘草汤是治疗风湿性心脏病的重要基础用方，同时还能治疗诸多病种，而这诸多病种的病变证机必须切合气血阴阳俱虚证，始可用之。

风湿性心脏病是临床中比较常见的难治疾病之一，主要症状有心慌气急、呼吸困难、端坐呼吸、咳嗽、咯血、倦怠乏力、肢体水肿，以及游走性多发性关节炎、皮下结节、皮肤环形红斑等，主要并发症有心律失常、肺动脉血栓栓塞、感染性心内膜炎、心力衰竭。

炙甘草汤的主要作用有：①益气温阳；②补血滋阴；③宣通血脉。炙甘草汤治疗风湿性心脏病的主要病变证机是：①正气虚弱；②阴寒内生；③阴血虚损；④血脉不利。炙甘草汤是治疗风湿性心脏病属于气血阴阳俱虚证的重要基础用方，欲取得最佳治疗效果必须重视经方合方。

【案例示范】风湿性心脏病及二尖瓣、三尖瓣重度狭窄

詹某，女，57岁。主诉：有多年风湿性心脏病病史，在3年前复查又诊断为二尖瓣、三尖瓣重度狭窄，住院及门诊治疗，服用中西药但未能有效控制症状，近1年来症状加重，经病友介绍前来诊治。

刻诊：心慌，气喘，呼吸困难，端坐呼吸，咳嗽，时时咯血，倦怠乏力，肢体水肿，手足冰凉，怕冷，夜间盗汗，潮热，小腿抽筋，全身关节游走性疼痛，口苦口腻，口渴不欲饮水，舌质淡红夹瘀紫，苔腻黄白夹杂，脉沉弱。

中医辨证：阴阳俱虚、血脉不利、湿热水气证。

治疗原则：滋补阴阳，宣利血脉，清热燥湿，息风化痰。

治疗方药：炙甘草汤、乌头汤、半夏泻心汤与藜芦甘草汤合方。

红参10g，生地黄50g，桂尖10g，阿胶珠6g，麦冬12g，麻仁12g，制川乌10g，麻黄10g，白芍10g，黄芪10g，黄连3g，枯芩10g，生半夏24g，干姜10g，藜芦1.5g，生姜10g，大枣30枚，炙甘草12g。6剂，以水1000 ~ 1200mL，白酒30mL，浸泡30分钟，大火烧开，小火煎煮50分钟，去滓取药液，每日分早中晚3次服。

二诊：咳嗽、气喘减轻，仍有心悸，前方变红参为12g，6剂。

三诊：心悸减轻，呼吸困难好转，全身关节游走性疼痛明显减轻，仍有口苦口腻，前方变黄连为6g，6剂。

四诊： 手足冰凉明显减轻，盗汗止，仍有小腿抽筋，前方变藜芦为2g，6剂。

五诊： 诸症状较前减轻，以前方治疗100余剂，诸症状基本消除；为了巩固疗效，又以前方治疗100剂，患者对治疗效果满意，继续以前方巩固疗效。随访3年，一切尚好。

用方体会： 根据心悸、倦怠乏力、手足冰凉辨为阳虚，心悸、夜间盗汗、潮热辨为阴虚，全身关节游走性疼痛、舌质淡红夹瘀紫辨为经气血脉不利、寒热夹瘀，小腿抽筋、苔腻辨为风痰，肢体水肿辨为阳不化水，以此辨为阴阳俱虚、血脉不利、湿热水气证。选用炙甘草汤益气温阳，补血滋阴，宣通血脉；乌头汤宣通心肺，通利血脉，温化水气，补益气血；半夏泻心汤平调寒热，益气温阳；藜芦甘草汤益气息风化痰。方药相互为用，以奏其效。

泽泻汤

【方歌】泽泻汤中用白术，清热利湿能益气，湿热水气夹气虚，各科杂病服之宜。

【组成】泽泻五两（15g）　白术二两（6g）

【用法】上二味，以水二升，煮取一升。分温再服。

【功用】清热利湿，益气燥湿，平调寒热。

【主治】湿热气虚夹寒证。

【解读方药】泽泻汤有2味药。泽泻既是利湿药又是清热药，还是益气聪耳目药；白术既是补气药又是燥湿药，还是生肌止痉药。从方中用药用量及调配关系可知泽泻汤是治疗湿热气虚夹寒证的重要基础用方，治疗各科常见病、多发病、疑难病属于湿热气虚夹寒证者，选用泽泻汤常常能取得预期治疗效果。

【案例导读】泽泻汤是治疗耳石症的重要基础用方，同时还能治疗诸多病种，而这诸多病种的病变证机必须切合湿热气虚夹寒证，始可用之。

耳石症又称良性阵发性位置性眩晕，是临床中比较难治疾病之一，临床中分为特发性耳石症和继发性耳石症，主要症状有体位变化出现强烈的旋转性眩晕、头重脚轻、漂浮感，持续时间较短，眼球震颤、恶心、呕吐、身体失衡感、振动幻视等，并发症主要有焦虑抑郁。

泽泻汤的主要作用有：①清热利湿；②益气燥湿；③平调寒热。泽泻汤治疗耳石症的主要病变证机是：①湿热浸淫；②正气虚弱；③阳气不温。泽泻汤是治疗耳石症属于湿热气虚夹寒证的重要基础用方，欲取得最佳治疗效果必须重视经方合方。

【案例示范】耳石症、眩晕症

刘某，女，45岁。主诉：有多年眩晕症病史，在3年前经检查诊断为耳石症，服用中西药但未能有效控制症状，近1年来眩晕加重，经病友介绍前来诊治。

刻诊：体位变化有强烈的旋转性眩晕，头重脚轻，天旋地转，眼前发黑如有幻觉，头中烦热，伴有恶心，呕吐痰涎，手足冰凉，肢体烦重，倦怠乏力，口苦口腻，口渴不欲饮水，舌质淡红，苔黄腻夹白，脉沉弱。

中医辨证：湿热气虚、风痰夹寒证。

治疗原则：清热利湿，益气散寒，息风化痰。

治疗方药：泽泻汤、吴茱萸汤、麻杏石甘汤、附子半夏汤与藜芦甘草汤合方。

泽泻15g，白术6g，吴茱萸24g，红参10g，麻黄12g，杏仁10g，石膏50g，生半夏24g，制附子10g，藜芦1.5g，生姜20g，大枣12枚，炙甘草12g。6剂，以水1000～1200mL，浸泡30分钟，大火烧开，小火煎煮50分钟，去滓取药液，每日分早中晚3次服。

二诊：眩晕减轻，仍有头中烦热，前方变泽泻为45g、白术为20g，6剂。

三诊：眩晕较前明显减轻，手足冰凉明显好转，仍有轻微呕吐痰涎，前方变生半夏为15g，6剂。

四诊：手足冰凉明显减轻，盗汗止，仍有小腿抽筋，前方变藜芦为2g，6剂。

五诊：诸症状较前减轻，又以前方治疗30余剂，诸症状基本消除；为了巩固疗效，又以前方治疗30剂。随访1年，一切尚好。

用方体会：根据眩晕、头中烦热、口苦口腻辨为湿热，倦怠乏力、脉沉弱辨为气虚，手足冰凉辨为寒，呕吐痰涎、肢体烦重辨为痰湿，天旋地转、苔腻辨为风痰，以此辨为湿热气虚、风痰夹寒证。选用泽泻汤利湿清热，益气燥湿；吴茱萸汤益气温阳，降逆化湿；麻杏石甘汤温通宣散，清泻郁热；附子半夏汤温阳燥湿化痰；藜芦甘草汤益气息风化痰。方药相互为用，以奏其效。

泽漆汤

【方歌】泽漆汤中夏紫参，桂姜参芩白前草，肺热夹寒气虚证，清温益气效果好。

【组成】半夏半升（12g） 紫参（一作紫菀）五两（15g） 泽漆以东流水五斗，煮取一斗五升，三斤（150g） 生姜五两（15g） 白前五两（15g） 甘草 黄芩 人参 桂枝各三两（9g）

【用法】上九味，㕮咀，内泽漆汁中，煮取五升，温服五合，至夜尽。

【功用】清泻肺热，温通肺气，降泄化痰，补益肺气。

【主治】肺热夹寒气虚证。

【解读方药】泽漆汤中有9味药，由紫参汤、桂枝甘草汤、生姜半夏汤、小半夏汤为基础方所组成。清热药有3味，用量大约174g；温散药有4味，用量大约51g；益气药有2味，用量大约18g。泽漆、紫参、黄芩既是清热药又是降泄药，半夏、桂枝、白前、生姜既是温宣药又是辛开苦降调气药，人参、甘草既是益气药又是生津药。从方中用药用量及调配关系可知泽漆汤是治疗肺热夹寒气虚证的重要基础用方，治疗肺系常见病、多发病、疑难病属于肺热夹寒气虚证者，选用泽漆汤常常能取得预期治疗效果。

【案例导读】泽漆汤是治疗病毒性肺炎的重要基础用方，同时还能治疗诸多病种，而这诸多病种的病变证机必须切合肺热夹寒气虚证，始可用之。

病毒性肺炎是临床中比较常见的多发难治病变之一，有糖尿病、心脏病、肾脏病、肝脏病、肺脏病等基础病的人发病率比较高，免疫功能低下的人发病率也比较高。病毒性肺炎的主要临床表现为首先出现发热、咳嗽、咳痰、咽痛等上呼吸道感染症状，接着出现全身肌肉疼痛、关节疼痛、胸痛，甚至出现持续性高热，以及混合性呼吸困难等。其常见并发症有心力衰竭、呼吸衰竭等。

肺结节是临床中比较常见的难治的肺系病变。临床分为良性肺结节和恶性肺结节，常见症状有咳嗽、咳痰、胸痛等，常见并发症有肺不张、肺炎等。泽漆汤是治疗病毒性肺炎、肺结节属于肺热夹寒气虚证的重要基础用方。

泽漆汤的主要作用有：①清泻肺热；②温通肺气；③降泄化痰；④补益肺气。泽漆汤治疗病毒性肺炎、肺结节的主要病变证机是：①痰热蕴结；②阳气不温；③肺气不降；④浊气上逆；⑤正气虚弱。泽漆汤是治疗肺结节、病毒性肺炎属于肺热夹寒气虚证的重要基础用方，欲取得最佳治疗效果必须重视经方合方。

【案例示范】病毒性肺炎反复发作，肺纤维化、慢性肺炎

侯某，男，61岁。主诉：有30余年咳嗽病史，在5年前经住院检查诊断为慢性肺炎、肺纤维化，住院1周症状仍在，又检查诊断为病毒性肺炎，症状反复发作，服用中西药但未能有效控制症状，近经病友介绍前来诊治。

刻诊：发热（体温在37.6～39.8℃），面色红赤，咳嗽，气喘，咯吐黄痰时时夹白，咽痛咽痒，怕冷，头痛，肌肉关节疼痛，时时胸痛，手足不温，倦怠乏力，口唇青紫，口苦口干，口渴欲饮热水，舌质红夹瘀紫，苔腻黄白夹杂，脉沉弱涩。

中医辨证：肺热夹寒、气虚夹瘀、风痰郁结证。

治疗原则：清热散寒，益气化瘀，息风化痰。

治疗方药：泽漆汤、大青龙汤、葶苈大枣泻肺汤、附子白及汤与藜芦甘草汤合方。

生半夏12g，紫参15g，泽漆40g，白前15g，枯芩10g，红参10g，桂尖10g，麻黄20g，杏仁10g，石膏50g，制附子10g，白及6g，葶苈子24g，藜芦1.5g，生姜15g，大枣12枚，炙甘草10g。6剂，以水1000～1200mL，浸泡30分钟，大火烧开，小火煎煮50分钟，去滓取药液，每日分早中晚3次服。

二诊：发热基本消除，仍有口唇青紫，前方变白及为10g，6剂。

三诊：发热未再发作，面色红赤基本消除，仍有咳嗽、气喘，前方变葶苈子为30g，6剂。

四诊：头痛、胸痛未再发作，仍有咽痒，前方变紫参为24g、藜芦为2g，6剂。

五诊：病毒性肺炎症状基本消除，又以前方治疗60余剂，诸症状消除，经复查慢性肺炎基本痊愈；又以前方治疗100余剂，又经复查肺纤维化较前明显恢复。随访1年，一切尚好。

用方体会：根据发热、面色红赤、舌质红辨为热，手足不温、口渴欲饮热水辨为热夹寒，倦怠乏力、脉沉弱辨为虚，口唇青紫、舌质红夹瘀紫辨为瘀，咽痒、苔腻辨为风痰，以此辨为肺热夹寒、气虚夹瘀、风痰郁结证。选用泽漆汤清泻肺热，温通肺气，降泄化痰，补益肺气；大青龙汤清热郁热，温宣化痰；

葶苈大枣泻肺汤益肺泻热；附子白及汤温阳化瘀；藜芦甘草汤益气息风化痰。方药相互为用，以奏其效。

泻心汤

【方歌】泻心汤用大连芩，清泻热结能燥湿，脏腑湿热迫血证，各科杂病皆可医。

【组成】大黄二两（6g） 黄连 黄芩各一两（3g）

【用法】上三味，以水三升，煮取一升。顿服之。

【功用】清热燥湿，凉血止血。

【主治】湿热迫血证。

【解读方药】泻心汤有3味药，由大黄黄连泻心汤为基础方所组成。大黄既是泻热药又是通利药，还是祛瘀止血药；黄连、黄芩既是清热药又是燥湿药，还是凉血止血药。从方中用药用量及调配关系可知泻心汤是治疗湿热迫血证的重要基础用方，治疗各科常见病、多发病、疑难病属于湿热迫血证者，选用泻心汤常常能取得预期治疗效果。

【案例导读】泻心汤是治疗血小板增多症的重要基础用方，同时还能治疗诸多病种，而这诸多病种的病变证机必须切合湿热迫血证，始可用之。

血小板增多症是临床中比较难治疾病之一，临床中分为原发性血小板增多症和继发性血小板增多症。其主要症状有肝脾肿大，鼻出血，齿龈出血，血尿，皮肤黏膜瘀斑，头昏，倦怠乏力，腹痛，呕吐，肢体麻木、疼痛，红斑性肢痛病，呼吸困难；并发症主要有血栓、神经系统病变等。

泻心汤的主要作用有：①清热燥湿；②凉血止血。泻心汤治疗血小板增多症的主要病变证机是：①湿热蕴结；②迫血妄行。泻心汤是治疗血小板增多症属于湿热迫血证的重要基础用方，欲取得最佳治疗效果必须重视经方合方。

【案例示范】血小板增多症

詹某，女，67岁。主诉：有多年血小板增多症病史，1年来血小板总是在 860×10^9/L 以上，脾肿大，服用中西药但未能有效控制症状，近经病友介绍前来诊治。

刻诊：呕吐血量比较多，时时鼻出血，时时齿龈出血，时时血尿，皮肤黏膜瘀斑，肢体烦热沉重麻木，红斑性肢痛，大便干结，腹痛，情绪低落，急躁易怒，面色苍白，头晕目眩，怕冷，手足不温，倦怠乏力，口苦口腻，舌质红夹瘀紫，苔黄腻夹白，脉沉弱。

中医辨证：湿热夹瘀、气血虚弱、寒郁风痰证。

治疗原则：清热燥湿，补益气血，行气活血，温阳散寒，息风化痰。

治疗方药：泻心汤、胶艾汤、四逆汤、小柴胡汤与藜芦甘草汤合方。

大黄6g，黄连3g，枯芩10g，生半夏12g，柴胡24g，红参10g，阿胶珠6g，川芎6g，生地黄20g，当归10g，白芍12g，艾叶10g，生附子5g，干姜5g，藜芦1.5g，生姜15g，大枣12枚，炙甘草10g。6剂，以水1000～1200mL，浸泡30分钟，大火烧开，小火煎煮40分钟左右，然后把火关上，将生附子加入药中，浸泡5分钟左右，再把火打开，大火烧开后再以小火煎煮10分钟即可，去滓取药液，每日分早中晚3次服。

二诊：大便干结基本消除，仍有怕冷、手足不温，前方变生附子、干姜为各6g，6剂。

三诊：怕冷减轻，仍有出血，肢体烦热沉重麻木，前方变黄连为10g、阿胶珠为9g，藜芦为3g，6剂。

四诊：出血较前明显减少，肢体烦热沉重麻木减轻，仍有面色苍白，前方变红参为12g，当归、白芍为各24g，6剂。

五诊：诸症状较前趋于好转，以前方治疗100余剂，诸症状消除，经复查血小板420×10^9/L，又以前方治疗120余剂，又经复查血小板220×10^9/L。随访1年，一切尚好。

用方体会：根据出血、口苦口腻辨为湿热伤血，面色苍白、头晕目眩辨为气血虚，怕冷、手足不温辨为寒，舌质红夹瘀紫辨为瘀，肢体麻木、苔腻辨为风痰，情绪低落、急躁易怒辨为郁，以此辨为湿热夹瘀、气血虚弱、寒郁风痰证。选用泻心汤清热燥湿，凉血止血；胶艾汤补益气血，凉血止血；四逆汤益气温阳，活血化瘀；小柴胡汤平调寒热，行气温通；藜芦甘草汤益气息风化痰。方药相互为用，以奏其效。

矾石汤

【方歌】湿热浸淫矾石汤，清热燥湿基础方，皮肤瘙痒诸般疾，亦可内服治晕狂。

【组成】矾石二两（6g）

【用法】上一味，以浆水一斗五升，煎三五沸，浸脚良。

【功用】清热燥湿，消疮收敛。

【主治】湿热灼腐证。

【解读方药】矾石汤仅有1味药，《神农本草经》认为，矾石"味酸寒。主寒热泄利，白沃阴蚀，恶疮，目痛，坚筋骨齿。炼饵服之，轻身不老，增年"。矾石既是清热燥湿药又是化瘀药，还是消疮收敛、强健筋骨药。从方中用药用量及调配关系可知矾石汤是治疗湿热灼腐证的重要基础用方，治疗各科常见病、多发病、疑难病属于湿热灼腐证者，选用矾石汤常常能取得预期治疗效果。

【案例导读】矾石汤是治疗脚气的重要基础用方，同时还能治疗诸多病种，而这诸多病种的病变证机必须切合湿热灼腐证，始可用之。

脚气又称脚癣，是临床中比较顽固、难治的疾病之一。脚气分为水疱鳞屑型、浸渍糜烂型、角化过度型，主要症状有局部皮肤水疱，趾间浸渍、糜烂、渗出、脱屑、裂口、瘙痒，角质层弥漫增厚、表面粗糙、纹理加深。其并发症主要有淋巴管炎、丹毒、蜂窝织炎、癣菌疹。

矾石汤的主要作用有：①清热燥湿；②消疮收敛。矾石汤治疗脚气的主要病变证机是：①湿热浸淫；②灼腐肌肤。矾石汤是治疗脚气属于湿热灼腐证的重要基础用方，欲取得最佳治疗效果必须重视经方合方。

【案例示范】脚癣、小腿淋巴管炎

许某，女，36岁。主诉：有多年脚癣病史，在2年前又诊断为小腿淋巴管炎，近1年来症状加重，已影响正常行走，外用内服中西药但未能有效控制症状，近经病友介绍前来诊治。

刻诊：脚背皮肤水疱，趾间糜烂，裂口，渗出黄水，皮肤脱屑，瘙痒，小腿皮肤发红，按压疼痛，小腿怕冷，倦怠乏力，身体发热，口苦口腻，舌质淡红，苔腻黄白夹杂，脉沉弱。

中医辨证：湿热夹寒、气虚风痰证。

治疗原则：清热燥湿，益气温阳，息风化痰。

治疗方药一：矾石汤、苦参汤、黄连粉方、蛇床子散、雄黄熏方、附子白蔹汤与藜芦甘草汤合方。

白矾6g，苦参24g，黄连24g，蛇床子24g，雄黄2g，生附子5g，白蔹

6g，藜芦 3g，生甘草 10g，每日一剂，以水 2400 ～ 3000mL，浸泡 30 分钟，大火烧开，小火煎煮 20 分钟，去滓取药液，每日分早晚 2 次外洗。

治疗方药二：矾石汤、苦参汤、黄连粉方、蛇床子散、半夏泻心汤、附子白蔹汤与藜芦甘草汤合方。

白矾 6g，苦参 24g，黄连 24g，蛇床子 24g，制附子 10g，白蔹 6g，枯芩 10g，生半夏 12g，红参 10g，干姜 10g，藜芦 1.5g，生姜 15g，大枣 12 枚，炙甘草 10g。6 剂，以水 1000 ～ 1200mL，浸泡 30 分钟，大火烧开，小火煎煮 50 分钟，去滓取药液，每日分早中晚 3 次服。

二诊：脚背皮肤水疱明显减轻，仍流黄水，前方二变枯芩为 24g，6 剂。

三诊：小腿皮肤发红、按压疼痛减轻，仍有瘙痒，前方二变白蔹为 10g、藜芦为 3g，6 剂。

四诊：脚背皮肤水疱又有明显减轻，仍有小腿怕冷，前方二变制附子、干姜为各 12g，6 剂。

五诊：诸症状较前又有明显减轻，以前方治疗 20 余剂，脚癣症状消除，小腿淋巴管炎症状基本消除；又以前方治疗 50 余剂，诸症状消除。随访 1 年，一切尚好。

用方体会：根据脚背皮肤水疱、身体发热、口苦口腻辨为湿热，小腿皮肤发红、小腿怕冷辨为湿热夹寒，倦怠乏力、脉沉弱辨为虚，瘙痒、苔腻辨为风痰，以此辨为湿热夹寒、气虚风痰证。选用矾石汤、苦参汤、黄连粉方清热燥湿，消疮收敛；蛇床子散、雄黄熏方温化寒湿；半夏泻心汤平调寒热，益气温通；附子白蔹汤温阳散寒，缓急止痒；藜芦甘草汤益气息风化痰。方药相互为用，以奏其效。

矾石丸

【方歌】矾石丸中用杏仁，清热化瘀又化痰，湿热夹寒又痰瘀，妇科男科病可安。

【组成】矾石烧，三分（9g）　杏仁一分（3g）

【用法】上二味，末之，炼蜜和丸枣核大，内脏中，剧者再内之。

【功用】清热燥湿，温化寒痰，活血化瘀。

【主治】湿热痰瘀夹寒证。

【解读方药】矾石丸有 2 味药，由矾石汤为基础方所组成。矾石既是清热燥湿药又是化瘀药，还是消疮收敛、强健筋骨药；杏仁既是肃降药又是温化寒痰药，还是通利血脉药。从方中用药用量及调配关系可知矾石丸是治疗湿热痰瘀夹寒证的重要基础用方，治疗各科常见病、多发病、疑难病属于湿热痰瘀夹寒证者，选用矾石丸常常能取得预期治疗效果。

【案例导读】矾石丸是治疗宫颈粘连的重要基础用方，同时还能治疗诸多病种，而这诸多病种的病变证机必须切合湿热痰瘀夹寒证，始可用之。

宫颈粘连是临床中比较顽固、难治的疾病之一，宫颈炎、宫颈糜烂、阴道炎等是引起宫颈粘连的主要原因，主要症状有小腹疼痛、月经量少，甚至闭经，并发症主要有子宫内膜异位症、继发性不孕、流产、早产、胎盘早破等。

矾石丸的主要作用有：①清热燥湿；②温化寒痰；③活血化瘀。矾石丸治疗宫颈粘连的主要病变证机是：①湿热浸淫；②痰瘀胶结。矾石丸是治疗宫颈粘连属于湿热痰瘀夹寒证的重要基础用方，欲取得最佳治疗效果必须重视经方合方。

【案例示范】慢性宫颈炎、宫颈粘连、继发性不孕

薛某，女，37 岁。主诉：有多年慢性宫颈炎病史，备孕 2 年余仍未孕，经检查诊断为宫颈粘连，服用中西药已 2 年但既没能控制症状又没有妊娠，近经病友介绍前来诊治。

刻诊：月经量少夹血块，小腹闷痛，经期腹痛加重如针刺，带下量多色黄，偶尔前阴瘙痒，小便发热，大便干结，情绪低落，倦怠乏力，手足不温，怕冷，口苦口腻，舌质淡红夹瘀紫，苔腻黄白夹杂，脉沉弱。

中医辨证：湿热夹瘀、气虚夹郁、寒夹风痰证。

治疗原则：清热燥湿，益气行气，温通化瘀，息风化痰。

治疗方药：矾石丸、苦参汤、下瘀血汤、小柴胡汤、附子白及汤与藜芦甘草汤合方。

白矾 6g，杏仁 3g，苦参 20g，大黄 6g，桃仁 5g，土元 10g，枯芩 10g，生半夏 12g，柴胡 24g，红参 10g，制附子 10g，白及 6g，藜芦 1.5g，生姜 10g，大枣 12 枚，炙甘草 10g。6 剂，以水 1000～1200mL，浸泡 30 分钟，大火烧开，小火煎煮 50 分钟，去滓取药液，每日分早中晚 3 次服。

二诊：小便发热减轻，仍有小腹疼痛，口苦口腻，前方变桃仁为 12g、枯芩为 20g，6 剂。

三诊：口苦口腻基本消除，仍有手足不温，前方变制附子为 12g，6 剂。

四诊：带下量多色黄明显减少，大便通畅，仍有倦怠乏力、小腹闷痛，前方变杏仁为 10g、红参为 12g，6 剂。

五诊：诸症状较前明显减轻，以前方治疗 50 余剂，诸症状消除；又以前方治疗 30 余剂，经复查宫颈粘连痊愈。随访 1 年半，停药 2 个月即妊娠，母子一切尚好。

用方体会：根据月经量少夹血块、腹痛如针刺、带下量多色黄辨为湿热夹瘀，倦怠乏力、脉沉弱辨为虚，情绪低落辨为郁，小腹闷痛、前阴瘙痒、苔腻辨为风痰，怕冷、手足不温辨为寒，以此辨为湿热夹瘀、气虚夹郁、寒夹风痰证。选用矾石丸清热燥湿，温化寒痰，活血化瘀；苦参汤清热燥湿；下瘀血汤泻热化瘀；小柴胡汤平调寒热，益气行气；附子白及汤温阳散寒，活血化瘀；藜芦甘草汤益气息风化痰。方药相互为用，以奏其效。

奔豚汤

【方歌】奔豚汤中甘芎归，黄芩芍药葛半夏，生姜甘李根白皮，调补清热效力大。

【组成】甘草　川芎　当归各二两（6g）　半夏四两（12g）　黄芩二两（6g）　生葛五两（15g）　芍药二两（6g）　生姜四两（12g）　甘李根白皮一升（24g）

【用法】上九味，以水二斗，煮取五升。温服一升，日三夜一服。

【功用】清解郁热，补血活血，益气降逆。

【主治】郁热血虚夹瘀证。

【解读方药】奔豚汤有 9 味药，由芍药甘草汤、小半夏汤为基础方所组成。当归、芍药既是补血养血药又是活血药；川芎既是活血药又是行气药；黄芩、甘李根白皮、葛根既是清热药又是降逆药，黄芩偏于燥湿，甘李根白皮、葛根偏于生津；半夏、生姜既是降逆药又是调理气机药；甘草既是益气生津药又是缓急药。从方中用药用量及调配关系可知奔豚汤是治疗郁热血虚夹瘀证的重要基础用方，治疗各科常见病、多发病、疑难病属于郁热血虚夹瘀证者，选用奔豚汤常常能取得预期治疗效果。

【案例导读】奔豚汤是治疗围绝经期综合征的重要基础用方，同时还能治疗诸多病种，而这诸多病种的病变证机必须切合郁热血虚夹瘀证，始可用之。

围绝经期综合征又称更年期综合征，是临床中比较常见的顽固性难治性妇科疾病之一。围绝经期综合征分为卵巢生理性功能减退和非卵巢生理性功能减退，其中遗传因素、疾病因素、药物因素、社会环境因素等是引起非卵巢生理性功能减退主要原因。其主要症状有月经紊乱症状、血管舒缩症状、自主神经失调症状、精神神经症状等，并发症主要有泌尿生殖综合征、骨质疏松等。

奔豚汤的主要作用有：①清解郁热；②补血行血；③益气降逆。奔豚汤治疗围绝经期综合征的主要病变证机是：①郁热内生；②血虚血瘀；③浊气上逆。奔豚汤是治疗围绝经期综合征属于郁热血虚夹瘀证的重要基础用方，欲取得最佳治疗效果必须重视经方合方。

【案例示范】围绝经期综合征后遗症、抑郁症

郑某，女，62岁。主诉：在13年前诊断为围绝经期综合征，虽服用中西药但症状至今仍在，在3前年诊断为抑郁症，近经病友介绍前来诊治。

刻诊： 自觉小腹气体上冲心胸，气在胸中逆行，上冲咽喉则痰壅咽喉欲死，上冲至于头则头晕目眩，因情绪异常加重，情绪低落，心胸烦热，急躁易怒，自汗，面色萎黄，倦怠乏力，手足不温，怕冷，口苦口干，舌质淡红，苔腻黄白夹杂，脉沉弱。

中医辨证： 郁热气逆、气血虚弱、风痰夹寒证。

治疗原则： 清热解郁，补益气血，温通阳气，息风化痰。

治疗方药： 奔豚汤、桂枝加桂汤、小柴胡汤、附子栝楼汤与藜芦甘草汤合方。

白芍10g，川芎6g，当归6g，生半夏12g，枯芩10g，葛根15g，李根白皮24g，桂尖15g，柴胡24g，红参10g，制附子10g，全栝楼24g，藜芦1.5g，生姜12g，大枣12枚，炙甘草10g。6剂，以水1000～1200mL，浸泡30分钟，大火烧开，小火煎煮50分钟，去滓取药液，每日分早中晚3次服。

二诊： 气上冲略有减轻，仍有自汗、盗汗，前方变白芍为24g、当归为15g、枯芩为24g，6剂。

三诊： 自汗明显减轻，仍有面色萎黄、倦怠乏力，前方变红参为12g、当归为24g，6剂。

四诊： 气上冲较前又有减轻，仍有轻微心胸烦热，前方变葛根为24g，6剂。

五诊： 诸症状较前明显减轻，以前方治疗60余剂，诸症状基本消除；后又以前方治疗 30 余剂，诸症状消除。随访 1 年，一切尚好。

用方体会： 根据小腹气体上冲心胸咽喉头、因情绪异常加重、心胸烦热辨为郁热上冲，面色萎黄、倦怠乏力辨为虚，自汗、手足不温辨为阳虚，头晕目眩、苔腻辨为风痰，以此辨为郁热气逆、气血虚弱、风痰夹寒证。选用奔豚汤清解郁热，补血活血，益气降逆；桂枝加桂汤温通降逆，补益气血；小柴胡汤平调寒热，益气行气；附子栝楼汤温阳散寒，清热化痰；藜芦甘草汤益气息风化痰。方药相互为用，以奏其效。

苓甘五味姜辛汤

【方歌】 苓甘五味姜辛汤，益气温阳能利湿，寒湿气阴两虚证，辨治杂病功效奇。

【组成】 茯苓四两（12g）　甘草三两（9g）　干姜三两（9g）　细辛三两（9g）　五味子半升（12g）

【用法】 上五味，以水八升，煮取三升，温服半升，日三。

【功用】 温阳散寒，降逆利湿，益气敛阴。

【主治】 寒湿气阴两虚证。

【解读方药】 苓甘五味姜辛汤有 5 味药，由甘草干姜汤为基础方所组成。茯苓、甘草既是益气药又是健脾药，茯苓益气偏于利湿，甘草益气偏于生津；干姜、细辛既是温通脏腑药又是温宣营卫药；五味子既是益气药又是敛阴化阴药。从方中用药用量及调配关系可知苓甘五味姜辛汤是治疗寒湿气阴两虚证的重要基础用方，治疗各科常见病、多发病、疑难病属于寒湿气阴两虚证者，选用苓甘五味姜辛汤常常能取得预期治疗效果。

【案例导读】 苓甘五味姜辛汤是治疗支气管炎的重要基础用方，同时还能治疗诸多病种，而这诸多病种的病变证机必须切合寒湿气阴两虚证，始可用之。

支气管炎是临床中非常常见的难治疾病之一，支气管炎分为急性气管 – 支气管炎、慢性支气管炎、喘息性支气管炎、过敏性支气管炎、闭塞性支气管炎、毛细支气管炎，主要症状有咳嗽、咳痰、气喘、反复呼吸道感染等，主要并发症有慢性阻塞性肺疾病、肺源性心脏病、肺动脉高压、支气管扩张等。

苓甘五味姜辛汤的主要作用有：①温阳散寒；②降逆利湿；③益气敛阴。

苓甘五味姜辛汤治疗支气管炎的主要病变证机是：①寒湿浸淫；②气阴两虚；③浊气逆行。苓甘五味姜辛汤是治疗支气管炎属于寒湿气阴两虚证的重要基础用方，欲取得最佳治疗效果必须重视经方合方。

【案例示范】肺腺癌术后复发并转移腋下淋巴结、慢性支气管炎、肺磨玻璃样结节

詹某，女，46岁。主诉：有多年慢性支气管炎病史，在2年前经检查诊断为右肺腺癌，术后9个月复查肺腺癌复发并转移腋下淋巴结，左肺多发磨玻璃样结节，用化疗等方法治疗未能有效控制病情发展，但服用中西药也未能有效改善症状，近经病友介绍前来诊治。

刻诊：咳嗽，气喘，胸中痰鸣，受凉加重，咳痰夹血，胸中闷硬，胸痛，时时发热，时时怕冷，呼吸不利，吞咽不畅，声音嘶哑，情绪低落，面色萎黄，倦怠乏力，手足不温，口苦口干，舌质淡红，苔白腻夹黄，脉沉弱。

中医辨证：寒痰蕴结、郁热伤血、气虚夹风证。

治疗原则：温化寒痰，行气止血，益气清热，息风化痰。

治疗方药：苓甘五味姜辛汤、麻黄汤、小柴胡汤、附子白及汤、甘草海藻汤与藜芦甘草汤合方。

茯苓12g，干姜10g，细辛10g，五味子12g，麻黄10g，桂尖6g，杏仁15g，柴胡24g，生半夏12g，枯芩10g，红参10g，制附子10g，白及6g，羊栖藻24g，藜芦1.5g，生姜10g，大枣12枚，炙甘草10g。6剂，以水1000～1200mL，浸泡30分钟，大火烧开，小火煎煮50分钟，去滓取药液，每日分早中晚3次服。

二诊：咳嗽、气喘减轻，仍有胸中闷硬，前方变羊栖藻为30g，6剂。

三诊：胸中闷硬减轻，仍有呼吸不利，前方变细辛、麻黄为各12g，6剂。

四诊：咳嗽、气喘、胸中闷硬较前又有减轻，仍有倦怠乏力、胸中痰鸣，前方变红参为12g、藜芦为3g，6剂。

五诊：诸症状较前明显减轻，以前方治疗150余剂，诸症状基本消除，经复查复发病灶、转移病变、肺磨玻璃样结节较前减小；又以前方治疗150余剂，诸症状消除，经复查复发病灶、转移病变、肺磨玻璃样结节较前又有明显减小，继续巩固治疗效果。随访3年，一切尚好。

用方体会：根据咳嗽、气喘、胸中痰鸣、受凉加重辨为寒痰蕴结，情绪低落辨为郁，手足不温、口苦咽干辨为寒夹热，倦怠乏力、脉沉弱辨为虚，胸中痰鸣、苔腻辨为风痰,以此辨为寒痰蕴结、郁热伤血、气虚夹风证。选用苓甘五味姜辛汤温阳散寒,降逆利湿,益气敛阴;麻黄汤益气温宣降逆;小柴胡汤平调寒热,益气行气;附子白及汤温阳散寒,化瘀止血;甘草海藻汤益气软坚散结;藜芦甘草汤益气息风化痰。方药相互为用,以奏其效。

苓甘五味加姜辛半夏杏仁汤

【**方歌**】苓甘五味加姜辛,再加半夏杏仁汤,温化寒痰又敛阴,寒痰伤阴效非常。

【**组成**】茯苓四两(12g) 甘草三两(9g) 细辛三两(9g) 干姜三两(9g) 五味子半升(12g) 半夏半升(12g) 杏仁去皮尖,半升(12g)

【**用法**】上七味,以水一斗,煮取三升,去滓。温服半升,日三。

【**功用**】温阳散寒,利湿化痰,益气敛阴。

【**主治**】寒痰气阴两虚证。

【**解读方药**】苓甘五味加姜辛半夏杏仁汤有7味药,由甘草干姜汤、半夏干姜散、苓甘五味姜辛汤为基础方所组成。茯苓、甘草既是益气药又是健脾药,茯苓益气偏于利湿,甘草益气偏于生津;干姜、细辛既是温通脏腑药又是温宣营卫药;五味子既是益气药又是敛阴化阴药;半夏既是燥湿化痰药又是调理脾胃气机升降药;杏仁既是降逆化痰药又是润燥生津药。从方中用药用量及调配关系可知苓甘五味加姜辛半夏杏仁汤是治疗寒痰气阴两虚证的重要基础用方,治疗各科常见病、多发病、疑难病属于寒痰气阴两虚证者,选用苓甘五味加姜辛半夏杏仁汤常常能取得预期治疗效果。

【**案例导读**】苓甘五味加姜辛半夏杏仁汤是治疗小儿支气管肺炎的重要基础用方,同时还能治疗诸多病种,而这诸多病种的病变证机必须切合寒痰气阴两虚证,始可用之。

小儿支气管肺炎是临床中比较难治疾病之一,临床中分为急性小儿支气管肺炎、慢性小儿支气管肺炎,主要症状有发热、咳嗽、咳痰、气促气急、倦怠乏力、腹胀、腹泻、呕吐、口唇发紫、面色苍白、脸部四肢水肿、尿少、烦躁不安、嗜睡、惊厥,并发症主要有脓胸、气胸、肺大疱、肺脓肿、支气管扩张、肺不张。

苓甘五味加姜辛半夏杏仁汤的主要作用有:①温阳散寒;②利湿化痰;③

益气敛阴。苓甘五味加姜辛半夏杏仁汤治疗小儿支气管肺炎的主要病变证机是：①寒痰肆虐；②气阴两虚；③浊气逆行。苓甘五味加姜辛半夏杏仁汤是治疗小儿支气管肺炎属于寒痰气阴两虚证的重要基础用方，欲取得最佳治疗效果必须重视经方合方。

【案例示范】小儿支气管肺炎、易感冒

马某，女，7岁。其母代诉：有3年支气管肺炎病史，3年来几乎是月月感冒，每次感冒至少20天，感冒伴有支气管肺炎，住院及门诊治疗，但服用中西药均未能有效改善症状，近经病友介绍前来诊治。

刻诊：发热，抽搐，怕冷，手足不温，咳嗽，痰多色白黏稠，咳痰不利，气急，腹胀，呕吐，倦怠乏力，面色萎黄，颜面及四肢肿胀，烦躁不安，自汗，盗汗，口干咽燥，舌红少苔，脉沉弱。

中医辨证：寒痰气虚、阴虚生热、气滞夹风证。

治疗原则：温化寒痰，清热益阴，益气化滞，息风化痰。

治疗方药：苓甘五味加姜辛半夏杏仁汤、麻杏石甘汤、麦门冬汤、橘皮汤、附子贝母汤与藜芦人参汤合方。

茯苓12g，干姜10g，细辛10g，五味子12g，生半夏12g，杏仁12g，麻黄12g，石膏24g，麦门冬170g，红参10g，粳米10g，制附子10g，浙贝母12g，陈皮12g，藜芦1.5g，生姜10g，大枣12枚，炙甘草10g。6剂，以水1000～1200mL，浸泡30分钟，大火烧开，小火煎煮50分钟，去滓取药液，每日分早中晚3次服。

二诊：发热、怕冷、抽搐消除，仍有倦怠乏力，前方变红参为12g，6剂。

三诊：大便略溏，痰多明显减少，仍有腹胀，前方变陈皮为30g、麦门冬为150g，6剂。

四诊：自汗、盗汗止，大便正常，仍有颜面及四肢肿胀，前方变茯苓为24g、藜芦为2g，6剂。

五诊：诸症状基本消除，又以前方治疗30余剂，诸症状消除，又以前方治疗10余剂。随访2年，一切尚好。

用方体会：根据痰多色白黏稠、咳痰不利辨为寒痰，倦怠乏力、面色萎黄辨为气虚，盗汗、口苦口干、舌红少苔辨为阴虚生热，腹胀辨为气滞，抽搐、颜面及四肢肿胀辨为风痰，以此辨为寒痰气虚、阴虚生热、气滞夹风证。选用苓甘五味加姜辛半夏杏仁汤温阳散寒，利湿化痰，益气敛阴；麻杏石甘汤益气温宣清降；麦门冬汤滋阴清热，益气降逆；橘皮汤行气降逆；附子贝母汤温阳散寒，益阴化痰；藜芦人参汤益气息风化痰。方药相互为用，以奏其效。

苓甘五味加姜辛半杏大黄汤

【方歌】苓甘五味加姜辛，半杏大黄合成方，寒痰伤阴又生热，温清敛阴效非常。

【组成】茯苓四两（12g）　甘草三两（9g）　细辛三两（9g）　干姜三两（9g）　五味子半升（12g）　半夏半升（12g）　杏仁去皮尖，半升（12g）　大黄三两（9g）

【用法】上八味，以水一斗，煮取三升，去滓。温服半升，日三。

【功用】温阳散寒，利湿化痰，益气敛阴，清泻热结。

【主治】寒痰伤气阴夹热证。

【解读方药】苓甘五味加姜辛半杏大黄汤有8味药，由甘草干姜汤、半夏干姜散、苓甘五味姜辛汤、苓甘五味加姜辛半夏杏仁汤、大黄甘草汤为基础方所组成。茯苓、甘草既是益气药又是健脾药，茯苓益气偏于利湿，甘草益气偏于生津；细辛既是温通脏腑药又是温宣营卫药；五味子既是益气药又是敛阴化阴药；半夏既是燥湿化痰药又是调理脾胃气机升降药；杏仁既是降逆化痰药又是润燥生津药；大黄既是清泻热结药又是通利祛瘀药。从方中用药用量及调配关系可知苓甘五味加姜辛半杏大黄汤是治疗寒痰伤气阴夹热证的重要基础用方，治疗各科常见病、多发病、疑难病属于寒痰伤气阴夹热证者，选用苓甘五味加姜辛半杏大黄汤常常能取得预期治疗效果。

【案例导读】苓甘五味加姜辛半杏大黄汤是治疗小儿支气管哮喘的重要基础用方，同时还能治疗诸多病种，而这诸多病种的病变证机必须切合寒痰伤气阴夹热证，始可用之。

小儿支气管哮喘是临床中比较难治疾病之一，临床中分为过敏性哮喘、非过敏性哮喘、肥胖性哮喘、运动性哮喘、变异性哮喘，主要症状有咳嗽、喘息，呈阵发性发作，发作前以打喷嚏、流鼻涕、流泪等为主，发作时呼吸困难、面色青暗、呼气延长，伴有喘鸣音、胸闷、胸痛、恐惧不安、大汗淋漓、端坐卧位、意识模糊。并发症主要有过敏性鼻炎、过敏性湿疹等。

苓甘五味加姜辛半杏大黄汤的主要作用有：①温阳散寒；②利湿化痰；③益气敛阴；④清泻热结。苓甘五味加姜辛半杏大黄汤治疗小儿支气管哮喘的主要病变证机是：①寒痰肆虐；②气阴两虚；③郁热内结；④浊气逆行。苓甘五味加姜辛半杏大黄汤是治疗小儿支气管哮喘属于寒痰伤气阴夹热证的重要基础用方，欲取得最佳治疗效果必须重视经方合方。

【案例示范】小儿支气管哮喘性鼻炎

邱某，女，10岁。主诉：有4年支气管哮喘性鼻炎病史，住院及门诊治疗，服用中西药但未能有效控制病情，近经病友介绍前来诊治。

刻诊：咳嗽，气喘，气急，受凉加重，早上痰多色白，中午痰呈黄白夹杂，晚上痰多色黄，鼻塞，鼻痒，流鼻涕，打喷嚏，烦躁不宁，胃中烧灼，倦怠乏力，手足不温，口干口腻，舌质红，苔腻黄白夹杂，脉沉弱。

中医辨证：寒痰湿热、肺鼻不利、气虚风痰证。

治疗原则：温化寒痰，益气清热，息风化痰。

治疗方药：苓甘五味加姜辛半杏大黄汤、麻杏石甘汤、半夏泻心汤、附子栝楼汤与藜芦甘草汤合方。

茯苓12g，细辛10g，干姜10g，五味子12g，生半夏12g，杏仁12g，大黄10g，麻黄12g，石膏24g，黄连3g，枯芩10g，红参10g，制附子10g，全栝楼12g，藜芦1.5g，生姜10g，大枣12枚，炙甘草10g。6剂，以水1000～1200mL，浸泡30分钟，大火烧开，小火煎煮50分钟，去滓取药液，每日分早中晚3次服。

二诊：鼻塞减轻，仍有胃中灼热、口苦口腻，前方变黄连为10g，6剂。

三诊：胃中灼热明显减轻，仍有手足不温，前方变干姜为12g，6剂。

四诊：咳嗽、气喘、咳痰基本消除，仍有鼻痒，前方变藜芦为2g，6剂。

五诊：诸症状基本消除，又以前方治疗30余剂，诸症状消除，又以前方治疗30余剂。随访1年，一切尚好。

用方体会：根据咳嗽、气喘、受凉加重辨为寒，痰呈黄白夹杂辨为寒夹热，咳嗽、鼻塞辨为肺鼻不利，胃中灼热、口苦口腻辨为湿热蕴结，鼻痒、苔腻辨为风痰，以此辨为寒痰湿热、肺鼻不利、气虚风痰证。选用苓甘五味加姜辛半杏大黄汤温阳散寒，利湿化痰，益气敛阴，清泻热结；麻杏石甘汤益气温宣清降；半夏泻心汤平调寒热，益气温通，清热燥湿；附子栝楼汤温阳散寒，清热化痰；藜芦甘草汤益气息风化痰。方药相互为用，以奏其效。

肾气丸

【方歌】肾气丸治阴阳虚，干地山药及山萸，丹皮苓泽用桂附，滋补温利病可复。

【组成】干地黄八两（24g）　薯蓣（即山药）四两（12g）　山茱萸四两（12g）　泽泻三两（9g）　茯苓三两（9g）　牡丹皮三两（9g）　桂枝一两（3g）　附子炮，一两（3g）

【用法】上八味，末之，炼蜜和丸，梧子大，酒下十五丸，加至二十五丸，日再服。

【功用】滋阴凉血，温壮阳气，益气固精，渗利湿浊。

【主治】阴阳俱虚夹湿证。

【解读方药】肾气丸中有8味药，寒凉药有干地黄、牡丹皮、泽泻3味，用量为14两即42g；温热药有附子、桂枝、山茱萸3味；用量为6两即18g，平性药山药、茯苓2味，用量为7两即21g。干地黄、牡丹皮既是重要清热药又是重要凉血药，附子、桂枝既是重要壮阳药又是重要温通化瘀药，山药、山茱萸既是重要补益药又是重要固涩药，茯苓、泽泻既是重要通利药又是重要清泻药。从方中用药用量及调配关系可知肾气丸是治疗阴阳俱虚夹湿证的重要基础用方，合理应用肾气丸可以治疗临床各科常见病、多发病、疑难病属于阴阳俱虚夹湿证者。

【案例导读】肾气丸是治疗肾病水肿的重要基础用方，同时还能治疗诸多病种，而这诸多病种的病变证机必须切合阴阳俱虚夹湿证，始可用之。

肾病水肿是临床中比较常见的难治疾病之一。肾病水肿是诸多慢性肾病在演变过程中渐渐出现的一种特殊症状。病轻者以眼睑和面部水肿为主，病重者以全身水肿或并有胸腔积水、腹腔积水为主。肾病水肿久而不愈可引起低蛋白血症，甚至出现肾病高血压导致心力衰竭。

肾气丸的主要作用有：①滋阴凉血；②温壮阳气；③益气固精；④渗利湿浊。肾气丸治疗肾病水肿的主要病变证机是：①阴津虚损；②阳气虚弱；③精气不固；④水湿浸淫。肾气丸是治疗肾病水肿属于阴阳俱虚夹湿证的重要基础用方，欲取得最佳治疗效果必须重视经方合方。

【案例示范】膜性肾小球肾炎、高血压

朱某，男，52 岁。主诉：有多年膜性肾小球肾炎、原发性高血压病史，服用中西药但未能有效控制症状，近 2 年来症状加重，住院及门诊治疗未能有效控制，尿蛋白（3+），隐血（3+），血压 163/112mmHg，经病友介绍前来诊治。

刻诊：身体水肿，眼睑及下肢水肿尤为明显，按之凹陷，头晕、头痛，情绪低落，烦躁易怒，肢体沉重，肌肉颤抖，倦怠乏力，自汗，盗汗，手足不温，口干口干，舌红少苔，脉沉细弱。

中医辨证：阴阳俱虚、水湿蕴结、气虚风痰证。

治疗原则：滋补阴阳，益气利水，息风化痰。

治疗方药：肾气丸、小柴胡汤、泽泻汤、芍药甘草汤与藜芦甘草汤合方。

生地黄 24g，山药 12g，山茱萸 12g，泽泻 15g，茯苓 10g，牡丹皮 10g，桂尖 3g，制附子 3g，柴胡 24g，枯芩 10g，红参 10g，生半夏 12g，白术 6g，白芍 24g，藜芦 1.5g，生姜 10g，大枣 12 枚，炙甘草 10g。6 剂，以水 1000 ~ 1200mL，浸泡 30 分钟，大火烧开，小火煎煮 50 分钟，去滓取药液，每日分早中晚 3 次服。

二诊：自汗、盗汗减轻，仍有水肿，头晕，前方变泽泻为 50g、茯苓为 24g、白术为 20g、白芍为 40g，6 剂。

三诊：水肿明显消退，头痛、头晕明显减轻，仍有手足不温，前方变桂尖、制附子为各 6g，6 剂。

四诊：水肿较前又有明显消退，肢体沉重减轻，仍有肌肉颤抖，前方变藜芦为 3g，6 剂。

五诊：诸症状基本基本消除，以前方治疗 60 余剂，诸症状消除，经复查尿蛋白阴性，隐血阴性，血压 132/93mmHg，又以前方继续巩固疗效。随访 2 年，一切尚好。

用方体会：根据自汗、盗汗、手足不温、舌红少苔辨为阴阳俱虚，肢体水肿辨为水湿蕴结，情绪低落、烦躁易怒辨为郁，倦怠乏力、头痛、头晕辨为气虚夹浊气上逆，肢体沉重、肌肉颤抖辨为风痰，以此辨为阴阳俱虚、水湿蕴结、气虚风痰证。选用肾气丸滋阴凉血，温壮阳气，益气固精，渗利湿浊；小柴胡汤平调寒热，益气解郁；泽泻汤益气利湿泻浊；芍药甘草汤补益气血，缓急止痛；藜芦甘草汤益气息风化痰。方药相互为用，以奏其效。

茵陈蒿汤

【方歌】茵陈蒿汤栀大黄，清热利湿基础方，辨治杂病皆可治，脏腑湿热服之康。

【组成】茵陈蒿六两（18g）　栀子擘，十四枚（30g）　大黄去皮，二两（6g）

【用法】上三味，以水一斗二升，先煮茵陈减六升，内二味，煮取三升，去滓。分温三服。小便当利，尿如皂荚汁状，色正赤，一宿腹减，黄从小便去也。

【功用】清热燥湿，凉血祛瘀。

【主治】湿热夹瘀证。

【解读方药】茵陈蒿汤有3味药。茵陈蒿既是清热退黄第一要药又是利湿降泄药，大黄既是清泻郁热第一要药又是通泻瘀血药，栀子既是清热燥湿药又是凉血降泄药。从方中用药用量及调配关系可知茵陈蒿汤是治疗湿热夹瘀证的重要基础用方，治疗各科常见病、多发病、疑难病属于湿热夹瘀证者，选用茵陈蒿汤常常能取得预期治疗效果。

【案例导读】茵陈蒿汤是治疗新生儿黄疸的重要基础用方，同时还能治疗诸多病种，而这诸多病种的病变证机必须切合湿热夹瘀证，始可用之。

新生儿黄疸是临床中比较常见的难治疾病之一，分生理性黄疸和病理性黄疸。生理性黄疸是新生儿出生24小时后血清胆红素由出生时的正常值17～51μmol/L（1～3mg/dl）逐步上升到86μmol/L（5mg/dl）以上，新生儿黄疸在1～2周内自行消退。在通常情况下生理性黄疸的血清胆红素足月儿正常值不超过204μmol/L（12mg/dl），早产儿正常值不超过255μmol/L（15mg/dl）。对于病理性黄疸必须引起高度重视，主要症状以面颈部、躯干、巩膜、四肢近端的皮肤黄疸以黄里透红为主。

茵陈蒿汤的主要作用有：①清热燥湿；②凉血祛瘀。茵陈蒿汤治疗新生儿黄疸的主要病变证机是：①湿热郁结；②血热瘀阻。茵陈蒿汤是治疗新生儿黄疸属于湿热夹瘀证的重要基础用方，欲取得最佳治疗效果必须重视经方合方。

【案例示范】新生儿黄疸、新生儿肝炎综合征

许某，女，出生36天。其母代诉：女婴出生后即出现黄疸，当初诊断为新生儿黄疸，中西药治疗后仍然黄疸，后复查又诊断为新生儿肝炎综合征，继用中西药治疗可仍然未能有效控制症状，目前仍在住院治疗之中，经病友介绍前来诊治。

刻诊： 身体面目发黄，黄色鲜明，身体发热，食母乳比较少，呕吐，腹胀，大便干结，手足抽搐，精神欠佳，手足冰凉，舌质暗红夹瘀紫，苔腻黄白夹杂，脉沉细数弱。

中医辨证： 湿热瘀结、气虚气滞、寒夹风痰证。

治疗原则： 清热利湿，益气温阳，行气降逆，息风化痰。

治疗方药： 茵陈蒿汤、桂枝人参汤、橘皮汤、附子半夏汤与藜芦甘草汤合方。

茵陈20g，栀子30g，大黄6g，桂尖12g，红参10g，白术10g，干姜10g，制附子10g，生半夏12g，陈皮12g，藜芦1.5g，生姜24g，大枣12枚，炙甘草10g。6剂，以水1000～1200mL，浸泡30分钟，大火烧开，小火煎煮50分钟，去滓取药液，药液的最有效成分即药液中的上浮液，取煎药上浮液60mL左右，分6次服用。

二诊： 黄疸明显减轻，仍有呕吐，前方变陈皮为30g，6剂。

三诊： 黄疸、腹胀、呕吐消退，食乳增多，以前方巩固治疗6剂，经复查各项指标均正常。随访1年，女婴健康，一切尚好。

用方体会： 根据身体面目发黄、黄色鲜明辨为湿热，精神欠佳、脉沉细数弱辨为虚，手足冰凉辨为寒，呕吐、腹胀辨为气逆气滞，手足抽搐、苔腻辨为风痰，舌质暗红夹瘀紫瘀为瘀，以此辨为湿热瘀结、气虚气滞、寒夹风痰证。选用茵陈蒿汤清热燥湿，凉血祛瘀；桂枝人参汤益气温阳燥湿；橘皮汤行气降逆；附子半夏汤温阳散寒，燥湿化痰；藜芦甘草汤益气息风化痰。方药相互为用，以奏其效。

茵陈五苓散

【方歌】 仲景茵陈五苓散，桂枝泽泻二苓术，湿热夹寒又夹虚，清利温补病可除。

【组成】茵陈蒿末十分（30g）　五苓散五分（15g）五苓散配方比例是：猪苓去皮，十八铢（2.3g），泽泻一两六铢（3.8g），白术十八铢（2.3g），茯苓十八铢（2.3g），桂枝去皮，半两（1.5g）

【用法】上二物，和，先食，饮方寸匕，日三服。

【功用】泻热利湿，温阳燥湿，益气化湿。

【主治】湿热气虚夹寒证。

【解读方药】茵陈五苓散有6味药，由猪苓散、五苓散为基础方所组成。茵陈既是清热退黄第一要药又是利湿降泄药，猪苓、泽泻既是利水化湿药又是清热药，白术既是健脾益气药又是温阳燥湿药，桂枝既是温阳通经药又是温化水湿药，茯苓既是利水化湿药又是益气药。从方中用药用量及调配关系可知茵陈五苓散是治疗湿热气虚夹寒证的重要基础用方，治疗各科常见病、多发病、疑难病属于湿热气虚夹寒证者，选用茵陈五苓散常常能取得预期治疗效果。

【案例导读】茵陈五苓散是治疗自身免疫性肝炎的重要基础用方，同时还能治疗诸多病种，而这诸多病种的病变证机必须切合湿热气虚夹寒证，始可用之。

自身免疫性肝炎是以高球蛋白血症、自身抗体阳性、组织学界面炎症及汇管区浆细胞浸润为特征，是临床中比较难治疾病之一，主要症状有倦怠乏力、腹胀、不思饮食、瘙痒、黄疸、肝区压痛、脾大、蜘蛛痣、发热、急性游走性大关节炎、多形性红斑，并发症主要有肝性脑病、出血、腹水、肝肾综合征、肝硬化、肝癌等。

茵陈五苓散的主要作用有：①泻热利湿；②温阳燥湿；③益气化湿。茵陈五苓散治疗自身免疫性肝炎的主要病变证机是：①湿热肆虐；②寒湿浸淫；③气虚不化。茵陈五苓散是治疗自身免疫性肝炎属于湿热气虚夹寒证的重要基础用方，欲取得最佳治疗效果必须重视经方合方。

【案例示范】自身免疫性肝炎、肝肾综合征

翟某，女，57岁。主诉：有多年自身免疫性肝炎病史，2年前经复查又诊断为肝肾综合征，住院及门诊治疗，服用中西药但未能有效控制症状，脾大，血尿素氮、肌酐、肝功能2年来从未恢复至正常，近经病友介绍前来诊治。

刻诊：胁肋疼痛（肝区压痛），身目发黄，腹胀，不思饮食，倦怠乏力，皮肤瘙痒，肢体烦热困重，情绪低落，倦怠乏力，嗜卧，小便短少，手足不温，口苦口干，口渴欲饮热水，舌质红，苔腻黄白夹杂，脉沉弱。

中医辨证：湿热夹虚、郁寒风痰证。

治疗原则：清热利湿，益气行气，温通阳气，息风化痰。

治疗方药：茵陈五苓散、小柴胡汤、附子半夏汤、橘皮汤与藜芦甘草汤合方。

茵陈 30g，猪苓 10g，泽泻 12g，白术 10g，茯苓 10g，桂枝 10g，柴胡 24g，生半夏 12g，红参 10g，枯苓 10g，白芍 20g，胶饴 24g，制附子 10g，陈皮 12g，藜芦 1.5g，生姜 24g，大枣 12 枚，炙甘草 10g。6 剂，以水 1000 ~ 1200mL，浸泡 30 分钟，大火烧开，小火煎煮 50 分钟，去滓取药液，每日分早中晚 3 次服。

二诊：手足不温好转，仍有腹胀、不思饮食，前方变陈皮 40g，6 剂。

三诊：腹胀较前减轻，饮食较前好转，仍有皮肤瘙痒，前方变白芍为 30g、藜芦为 3g，6 剂。

四诊：身目发黄基本消除，小便明显通利，仍有倦怠乏力，前方变红参为 12g，6 剂。

五诊：诸症状基本基本消除，又以前方治疗 60 余剂，诸症状消除，经复查血尿素氮、肌酐、肝功能恢复正常，又以前方继续巩固治疗 60 余剂。随访 1 年，一切尚好。

用方体会：根据身目发黄、肢体烦热困重、舌质红辨为湿热，倦怠乏力、嗜卧辨为虚，情绪低落辨为郁，手足不温、口渴欲饮热水辨为寒热夹杂，皮肤瘙痒、苔腻辨为风痰，以此辨为湿热夹虚、郁寒风痰证。选用茵陈五苓散泻热利湿，温阳燥湿，益气化湿；小柴胡汤平调寒热，益气解郁；附子半夏汤温阳燥湿化痰；橘皮汤行气降逆除胀；藜芦甘草汤益气息风化痰。方药相互为用，以奏其效。

茯苓甘草汤

【方歌】茯苓甘草姜桂枝，温阳益气能利湿，各科杂病基础方，寒湿气虚服之宜。

【组成】茯苓二两（6g） 桂枝去皮，二两（6g） 甘草炙，一两（3g） 生姜切，三两（9g）

【用法】上四味，以水四升，煮取二升，去滓。分温三服。

【功用】益气燥湿，温阳利湿，调理气机。

【主治】气虚水湿寒证。

【解读方药】茯苓甘草汤有4味药，由桂枝甘草汤为基础方所组成。茯苓既是利水化湿药又是益气安神药，桂枝既是温阳散寒药又是通经化湿药，生姜既是温阳散寒药又是调理气机升降药，甘草既是益气药又是生津药。从方中用药用量及调配关系可知茯苓甘草汤是治疗气虚水湿寒证的重要基础用方，治疗各科常见病、多发病、疑难病属于气虚水湿寒证者，选用茯苓甘草汤常常能取得预期治疗效果。

【案例导读】茯苓甘草汤是治疗幽门水肿的重要基础用方，同时还能治疗诸多病种，而这诸多病种的病变证机必须切合气虚水湿寒证，始可用之。

幽门水肿是临床中比较难治疾病之一，慢性胃炎、胃溃疡是引起幽门水肿的主要原因，其主要症状有脘腹胀痛、泛酸、烧心、嗳气、恶心、呕吐隔夜宿食、大便困难等。

茯苓甘草汤的主要作用有：①益气燥湿；②温阳利湿；③调理气机。茯苓甘草汤治疗幽门水肿的主要病变证机是：①气不化湿；②阳不温化；③正气虚弱。茯苓甘草汤是治疗幽门水肿属于气虚水湿寒证的重要基础用方，欲取得最佳治疗效果必须重视经方合方。

【案例示范】幽门水肿、幽门轻度狭窄

詹某，女，46岁。主诉：在3年前经常呕吐比较重，饮食不消化，经检查诊断为幽门水肿、幽门轻度狭窄，住院及门诊治疗，服用中西药但症状未能有效控制，西医主张手术治疗，经病友介绍前来诊治。

刻诊：胃脘胀痛怕冷，胃中夹杂流水声，恶心，呕吐痰涎，甚至呕吐隔夜宿食，泛酸，胃中烧心，嗳气，大便干结，不思饮食，倦怠乏力，面色萎黄，头晕目眩，手足不温，口苦口腻，口渴不欲饮水，舌质淡红，苔白腻夹黄，脉沉弱。

中医辨证：气虚寒湿、热结风痰证。

治疗原则：益气散寒，化湿泻热，息风化痰。

治疗方药：茯苓甘草汤、半夏泻心汤、黄连粉方、小承气汤、附子半夏汤、橘皮汤与藜芦甘草汤合方。

茯苓6g，桂尖6g，黄连24g，生半夏24g，红参10g，枯苓10g，干姜10g，大黄12g，厚朴6g，枳实5g，制附子10g，陈皮12g，藜芦1.5g，生姜24g，大枣12枚，炙甘草10g。6剂，以水1000～1200mL，浸泡30分钟，大火烧开，小火煎煮 50 分钟，去滓取药液，每日分早中晚 3 次服。

二诊： 大便通畅，仍有腹胀、嗳气，前方变陈皮为 30g，6 剂。

三诊： 腹胀较前减轻，仍有胃脘怕冷，前方变桂尖为 12g，6 剂。

四诊： 恶心、呕吐基本消除，仍有胃中烧心，前方变枯芩为 24g，6 剂。

五诊： 诸症状基本消除，以前方治疗 50 余剂，诸症状消除，又以前方继续巩固治疗 100 余剂，经复查幽门水肿消除，幽门轻度狭窄基本恢复正常。随访 1 年，一切尚好。

用方体会： 根据倦怠乏力、面色萎黄辨为虚，胃脘胀痛怕冷、胃中夹杂流水声辨为寒湿水气，大便干结、口苦口腻辨为湿热蕴结，呕吐痰涎辨为痰湿上逆，头晕目眩、苔腻辨为风痰，以此辨为气虚寒湿、热结风痰证。选用茯苓甘草汤益气燥湿，温阳利湿，调理气机；半夏泻心汤平调寒热，益气温通；黄连粉方清热燥湿；小承气汤行气通泻热结；附子半夏汤温阳燥湿化痰；橘皮汤行气降逆除胀；藜芦甘草汤益气息风化痰。方药相互为用，以奏其效。

茯苓四逆汤

【方歌】 茯苓四逆汤人参，附子甘草与干姜，温补阳气能安神，各科杂病病可康。

【组成】 茯苓四两（12g）　人参一两（3g）　附子生用，去皮，破八片，一枚（5g）　甘草炙，二两（6g）　干姜一两半（4.5g）

【用法】 上五味，以水五升，煮取三升，去滓。温服七合，日三服。

【功用】 温阳散寒，补益正气，活血化瘀。

【主治】 阳虚夹瘀证。

【解读方药】 茯苓四逆汤有 5 味药，由干姜附子汤、甘草干姜汤、四逆汤、通脉四逆汤为基础方所组成。附子既是温阳散寒第一要药又是化瘀消癥第一要药；干姜既是温阳药又是调理气机药；茯苓既是安神药又是益气药，还是渗利药；人参、甘草既是益气药又是生津药，人参又是补气第一要药。从方中用药用量及调配关系可知茯苓四逆汤是治疗阳虚夹瘀证的重要基础用方，治疗各科常见病、多发病、疑难病属于阳虚夹瘀证者，选用茯苓四逆汤常常能取得预期治疗效果。

【案例导读】 茯苓四逆汤是治疗心力衰竭的重要基础用方，同时还能治疗诸多病种，而这诸多病种的病变证机必须切合阳虚夹瘀证，始可用之。

心力衰竭是临床中比较常见的难治疾病之一，心力衰竭分为左心衰竭、右心衰竭、全心衰竭、收缩性心衰、舒张性心衰、急性心衰、慢性心衰。心力衰竭的主要症状以不同程度的呼吸困难、咳嗽、咳痰、咯血、倦怠乏力、心悸、活动后气促，以及肾功能损害症状、胃肠道症状、精神神经症状等为主。其主要并发症有呼吸道感染、血栓形成或栓塞、心源性肝硬化、电解质紊乱等。茯苓四逆汤是治疗心力衰竭的重要基础用方。

茯苓四逆汤的主要作用有：①温阳散寒；②补益正气；③活血化瘀。茯苓四逆汤治疗心力衰竭的主要病变证机是：①阴寒内盛；②正气虚弱；③血行不利。茯苓四逆汤是治疗心力衰竭属于阳虚夹瘀证的重要基础用方，欲取得最佳治疗效果必须重视经方合方。

【案例示范】充血性心力衰竭、二尖瓣关闭不全、三尖瓣关闭不全

马某，男，66岁。主诉：有多年二尖瓣关闭不全、三尖瓣关闭不全病史，近2年来症状加重，经检查又诊断为充血性心力衰竭，住院及门诊治疗，服用中西药但未能有效控制症状，近经病友介绍前来诊治。

刻诊：心悸，胸中憋气怕冷，失眠多梦，呼吸急促不畅，咳嗽，痰多呈泡沫样，下肢水肿，小便短少，不思饮食，四肢抽搐，倦怠乏力，口唇瘀紫，面色苍白，烦躁不安，情绪低落，手足不温，口苦口干，口渴欲饮热水，舌质淡红夹瘀紫，苔黄白夹杂略腻，脉沉弱。

中医辨证：心肺阳虚、水气夹热、瘀郁风痰证。

治疗原则：温补心肺，行水清热，行气活血，息风化痰。

治疗方药：茯苓四逆汤、麻黄汤、小柴胡汤、蒲灰散、橘皮汤与藜芦甘草汤合方。

茯苓12g，红参10g，生附子5g，干姜5g，麻黄10g，桂尖6g，杏仁15g，柴胡24g，生半夏12g，枯芩10g，滑石10g，蒲黄20g，陈皮12g，藜芦1.5g，生姜24g，大枣12枚，炙甘草10g。6剂，以水1000～1200mL，浸泡30分钟，大火烧开，小火煎煮40分钟左右，然后把火关上，将生附子加入药中，浸泡5分钟左右，把火打开，大火烧开后再以小火煎煮10分钟即可，去滓取药液，每日分早中晚3次服。

二诊：咳嗽、咯痰减轻，仍有下肢水肿，前方变茯苓为30g，6剂。

三诊：手足较前温和，仍有倦怠乏力，前方变红参为12g，6剂。

四诊： 口苦口干基本消除，仍有四肢抽搐，前方变藜芦为 3g，6 剂。

五诊： 诸症状基本消除，以前方治疗 50 余剂，诸症状消除，又以前方继续巩固治疗 120 余剂，病情稳定，仍以前方巩固治疗。随访 5 年，一切尚好。

用方体会： 根据心悸、咳嗽、手足不温、脉沉弱辨为心肺阳虚，下肢水肿辨为水气，口苦口干辨为热，口唇瘀紫、舌质淡红夹瘀紫辨为瘀，情绪低落辨为郁，痰多呈泡沫样、四肢抽搐辨为风痰，以此辨为心肺阳虚、水气夹热、瘀郁风痰证。选用茯苓四逆汤温阳散寒，补益正气，活血化瘀；麻黄汤宣利肺气降逆；小柴胡汤平调寒热，行气益气；蒲灰散利水化瘀；橘皮汤行气降逆；藜芦甘草汤益气息风化痰。方药相互为用，以奏其效。

茯苓桂枝甘草大枣汤（苓桂草枣汤）

【方歌】 仲景苓桂草枣汤，气虚寒湿诸般疾，益气散寒能化湿，各科杂病皆可宜。

【组成】 茯苓半斤（24g） 桂枝去皮，四两（12g） 甘草炙，二两（6g） 大枣擘，十五枚

【用法】 上四味，以甘烂水一斗，先煮茯苓减二升，内诸药，煮取三升，去滓。温服一升，日三服。作甘烂水法，取水二斗，置大盆内，以杓扬之，水上有珠子五六千颗相逐，取用之。

【功用】 补益正气，温通阳气，通利水道。

【主治】 气虚寒水证。

【解读方药】 苓桂草枣汤有 4 味药，由桂枝甘草汤为基础方所组成。茯苓既是利湿药又是益气药；桂枝既是温阳散寒药又是通经化水化瘀药；大枣、甘草既是益气药又是生津药，还是缓急药。从方中用药用量及调配关系可知苓桂草枣汤是治疗气虚寒水证的重要基础用方，治疗各科常见病、多发病、疑难病属于气虚寒水证者，选用苓桂草枣汤常常能取得预期治疗效果。

【案例导读】 苓桂草枣汤是治疗膀胱颈挛缩的重要基础用方，同时还能治疗诸多病种，而这诸多病种的病变证机必须切合气虚寒水证，始可用之。

膀胱颈挛缩是临床中比较难治疾病之一，临床分为先天性膀胱颈挛缩和后天性膀胱颈挛缩，主要症状有排尿无力缓慢、排尿时间延长、尿流变细、有尿不尽感、尿失禁，并发症主要有膀胱炎、前列腺炎、膀胱颈梗阻、尿潴留、双

肾积水、肾功能不全等。

苓桂草枣汤的主要作用有：①补益正气；②温通阳气；③通利水道。苓桂草枣汤治疗膀胱颈挛缩的主要病变证机是：①正气虚弱；②阴寒内生；③阳不化水。苓桂草枣汤是治疗膀胱颈挛缩属于气虚寒水证的重要基础用方，欲取得最佳治疗效果必须重视经方合方。

【案例示范】膀胱颈挛缩、慢性膀胱炎

钱某，女，68 岁。主诉：有多年膀胱颈挛缩、慢性膀胱炎病史，近 3 年来症状加重，住院及门诊治疗，服用中西药但症状未能有效控制，近经病友介绍前来诊治。

刻诊：小便时排尿无力缓慢，排尿时间延长，尿流变细，有尿不尽感，有时出现尿液不自主流出，尿急，尿频，尿痛如针刺，腰痛，倦怠乏力，小腿抽筋，怕冷，手足不温，情绪低落，口苦口干，舌质淡红夹瘀紫，苔腻黄白夹杂，脉沉弱涩。

中医辨证：气虚夹寒、郁热水气、风痰夹瘀证。

治疗原则：益气散寒，行气清热，通利水气，活血软坚，息风化痰。

治疗方药：苓桂草枣汤、真武汤、小柴胡汤、茯苓葵子丸、蒲灰散、甘草海藻汤与藜芦甘草汤合方。

茯苓 24g，桂枝 12g，制附子 5g，白术 6g，白芍 10g，柴胡 24g，生半夏 12g，枯芩 10g，红参 10g，冬葵子 50g，滑石 10g，蒲黄 20g，羊栖藻 24g，藜芦 1.5g，生姜 24g，大枣 15 枚，炙甘草 10g。6 剂，以水 1000 ～ 1200mL，浸泡 30 分钟，大火烧开，小火煎煮 50 分钟，去滓取药液，每日分早中晚 3 次服。

二诊：腰痛减轻，仍有排尿无力，前方变白术、红参为各 12g，6 剂。

三诊：尿急、尿频较前减轻，仍有手足不温，前方变制附子为 10g，6 剂。

四诊：排尿时间较前明显缩短，尿痛、腰痛基本消除，仍有小腿抽筋，前方变藜芦为 2g，6 剂。

五诊：诸症状明显趋于好转，以前方治疗 60 余剂，诸症状消除，又以前方治疗 60 余剂。随访 1 年，一切尚好。

用方体会：根据小便时排尿无力缓慢、倦怠乏力、怕冷辨为气虚夹寒，情绪低落辨为郁，口苦口干辨为热，痛如针刺、舌质淡红夹瘀紫辨为瘀，排尿时间延长、尿流变细、有尿不尽感辨为水气浸淫，小腿抽搐、苔腻辨为风痰，以此辨为气虚夹寒、郁热水气、风痰夹瘀证。选用苓桂草枣汤补益正气，温通阳气，通利水道；真武汤益气温阳，敛阴利水；小柴胡汤平调寒热，行气益气；茯苓葵子丸通利水道；蒲灰散活血利水；甘草海藻汤益气软坚散结；藜芦甘草汤益气息风化痰。方药相互为用，以奏其效。

苓桂术甘汤

【方歌】苓桂术甘经典方，利湿燥湿能温阳，寒湿气虚诸般疾，各科杂病服之康。

【组成】茯苓四两（12g）　桂枝去皮，三两（9g）　白术　甘草各二两（各6g）

【用法】上四味，以水六升，煮取三升，去滓。分温三服。

【功用】温阳散寒，燥湿利湿，健脾益气。

【主治】寒湿气虚证。

【解读方药】苓桂术甘汤有4味药，由桂枝甘草汤为基础方所组成。茯苓、白术既是健脾益气药又是治湿药，白术健脾益气偏于温阳燥湿，茯苓健脾益气偏于平淡利湿；桂枝既是温阳通经药又是温阳化水化湿药；甘草既是益气药又是生津药。从方中用药用量及调配关系可知苓桂术甘汤是治疗寒湿气虚证的重要基础用方，治疗各科常见病、多发病、疑难病属于寒湿气虚证者，选用苓桂术甘汤常常能取得预期治疗效果。

【案例导读】苓桂术甘汤是治疗糜烂性胃炎的重要基础用方，同时还能治疗诸多病种，而这诸多病种的病变证机必须切合寒湿气虚证，始可用之。

糜烂性胃炎是临床中比较常见的难治疾病之一。糜烂性胃炎分为急性糜烂性胃炎和慢性糜烂性胃炎。长期嗜酒、长期服用非甾体类抗炎药、长期服用类固醇激素药、环境因素、精神因素等是引起糜烂性胃炎的主要原因，其主要症状有胃痛、胃胀、呕吐或呕血、不思饮食、头晕目眩、倦怠乏力，主要并发症有萎缩性胃炎、胃溃疡、胃出血、贫血等。

苓桂术甘汤的主要作用有：①温阳散寒；②燥湿利湿；③健脾益气。苓桂术甘汤治疗糜烂性胃炎的主要病变证机是：①阳不化湿；②阴寒内生；③正气虚弱。苓桂术甘汤是治疗糜烂性胃炎属于寒湿气虚证的重要基础用方，欲取得最佳治疗效果必须重视经方合方。

【案例示范】糜烂性胃炎、胃出血

翟某，女，49岁。主诉：有多年糜烂性胃炎病史，在2年前吐血，大便呈柏油状，经检查诊断为胃出血，住院及门诊治疗，虽服用中西药但未能有效控制病情，仍然每个月都有胃出血，经病友介绍前来诊治。

刻诊：胃脘沉闷胀痛怕冷，呕吐，食凉加重，时有吐血，不思饮食，肢体困重，头晕目眩，胃脘肌肉时时瞤动，面色萎黄，倦怠乏力，有时大便呈柏油状，手足不温，口苦口腻，舌质淡红，苔腻黄白夹杂，脉沉弱涩。

中医辨证：寒湿夹热、气虚伤血、血虚风痰证。

治疗原则：温化寒湿，益气清热，补血止血，息风化痰。

治疗方药：苓桂术甘汤、胶姜汤、半夏泻心汤、小建中汤、附子白及汤与藜芦甘草汤合方。

茯苓12g，桂尖10g，白术6g，阿胶珠10g，干姜10g，黄连3g，生半夏12g，枯芩10g，红参10g，白芍20g，胶饴24g，制附子10g，白及6g，藜芦1.5g，生姜10g，大枣12枚，炙甘草10g。6剂，以水1000～1200mL，浸泡30分钟，大火烧开，小火煎煮50分钟，去滓取药液，每日分早中晚3次服。

二诊：胃痛减轻，仍有怕冷，前方变桂尖为15g，6剂。

三诊：未再出现吐血，仍有不思饮食，前方变白术为24g，6剂。

四诊：未再出现吐血，仍有倦怠乏力，前方变红参为12g，6剂。

五诊：诸症状基本消除，又以前方治疗20余剂，诸症状消除，又以前方巩固疗效治疗20余剂。随访1年，一切尚好。

用方体会：根据胃脘沉闷胀痛怕冷辨为寒湿，口苦口腻辨为湿热，吐血、大便呈柏油状辨为伤血出血，面色萎黄、倦怠乏力辨为气血虚弱，胃脘肌肉时时瞤动、苔腻辨为风痰，以此辨为寒湿夹热、气虚伤血、血虚风痰证。选用苓桂术甘汤温阳散寒，燥湿利湿，健脾益气；胶姜汤温阳补血止血；半夏泻心汤平调寒热，行气温通；小建中汤补益气血，缓急止痛；附子白及汤温阳止血；藜芦甘草汤益气息风化痰。方药相互为用，以奏其效。

茯苓戎盐汤

【方歌】茯苓戎盐汤白术，寒热湿结夹气虚，温补利湿能清热，寒湿水热病可除。

【组成】茯苓半斤（24g）　白术二两（6g）　戎盐弹丸大一枚（15g）

【用法】上三味（编者注：上三味之后用法乃《四部备要》补注），先将茯苓、白术煎成，入戎盐煎，分三服。

【功用】健脾制水，益气利水，清热化水。

【主治】气虚水气夹热证。

【解读方药】茯苓戎盐汤有3味药。茯苓、白术既是健脾益气药又是治湿药，白术偏于温阳燥湿，茯苓偏于渗利水湿；戎盐既是清热药又是明目止痛药，还是坚肌壮骨，通利水道药。从方中用药用量及调配关系可知茯苓戎盐汤是治疗气虚水气夹热证的重要基础用方，治疗各科常见病、多发病、疑难病属于气虚水气夹热证者，选用茯苓戎盐汤常常能取得预期治疗效果。

【案例导读】茯苓戎盐汤是治疗肾病小便不利的重要基础用方，同时还能治疗诸多病种，而这诸多病种的病变证机必须切合气虚水气夹热证，始可用之。

肾病小便不利是临床中比较常见的难治肾病之一。肾病分为肾小球疾病、肾小管间质疾病、肾血管疾病、肾积水及尿潴留、肾下垂、肾功能衰竭等，主要症状有的人以小便困难为主，有的人以小便少为主，有的人以小便无力为主，有的人以小便淋漓为主，有的人以小便失禁为主，有的人以小便混浊为主，有的人以小便困胀下坠为主等。

茯苓戎盐汤的主要作用有：①健脾制水；②益气利水；③清热化水。茯苓戎盐汤治疗肾病小便不利的主要病变证机是：①气不化水；②水气浸淫；③郁热内生。茯苓戎盐汤是治疗肾病小便不利属于气虚水气夹热证的重要基础用方，欲取得最佳治疗效果必须重视经方合方。

【案例示范】肾功能衰竭、高血压肾小动脉硬化

许某，男，55岁。主诉：有多年高血压肾小动脉病史，在1年前经检查又诊断为肾功能衰竭，住院及门诊治疗，服用中西药但未能有效控制病情，尿蛋白（4+），隐血（3+），肌酐829μmol/L，尿素29mmol/L，近经病友介绍前来诊治。

刻诊：肢体水肿，倦怠乏力，不思饮食，恶心呕吐，口腔有尿味，注意力不集中，记忆力减退，反应迟钝，表情沉默，头痛，头晕，肢体麻木，小腿抽筋，心胸手足烦热，口淡不渴，舌质淡红，苔腻黄白夹杂，脉沉弱。

中医辨证：气虚水气、气郁浊逆、寒热风痰证。

治疗原则：益气利水，行气清热，温阳化水，息风化痰。

治疗方药：茯苓戎盐汤、栝楼瞿麦丸、小柴胡汤、橘皮汤、胶姜汤与藜芦

甘草汤合方。

茯苓 24g，白术 6g，戎盐 15g，山药 10g，瞿麦 3g，制附子 10g，天花粉 6g，柴胡 24g，生半夏 12g，枯芩 10g，红参 10g，陈皮 12g，阿胶珠 6g，干姜 10g，藜芦 1.5g，生姜 24g，大枣 12 枚，炙甘草 10g。6 剂，以水 1000 ~ 1200mL，浸泡 30 分钟，大火烧开，小火煎煮 50 分钟，去滓取药液，每日分早中晚 3 次服。

二诊：水肿减轻，仍有倦怠乏力，前方变白术为 24g、红参为 12g，6 剂。

三诊：水肿较前又有减轻，仍有口腔夹尿味，前方变茯苓、瞿麦为各 30g，6 剂。

四诊：水肿较前又有减轻，仍有心胸手足烦热，前方变天花粉、枯芩为各 24g，6 剂。

五诊：诸症状较前减轻，又以前方治疗 40 余剂，诸症状消除，经复查尿蛋白（2+），隐血阴性，肌酐 354μmol/L，尿素 17mmol/L；又以前方治疗 60 余剂，经复查尿蛋白（1+），隐血阴性，肌酐 218μmol/L，尿素 12mmol/L；以前方治疗 50 余剂，经复查尿蛋白阴性，隐血阴性，肌酐 179μmol/L，尿素 9.5mmol/L；仍继续以前方巩固疗效。随访 2 年，一切尚好。

用方体会：根据肢体水肿、倦怠乏力辨为气虚水气，反应迟钝、表情沉默辨为郁，心胸手足烦热辨为热，舌质淡红辨为寒夹热，肢体麻木、苔腻辨为风痰，恶心呕吐、口腔有尿味辨为浊气上逆，以此辨为气虚水气、气郁浊逆、寒热风痰证。选用茯苓戎盐汤健脾制水，益气利水，清热化水；栝楼瞿麦丸温阳化水，益气清热；小柴胡汤平调寒热，益气行气；橘皮汤行气降逆；胶姜汤温阳补血止血；藜芦甘草汤益气息风化痰。方药相互为用，以奏其效。

茯苓泽泻汤

【方歌】茯苓泽泻甘草桂，术姜温胃治水气，寒湿水气夹虚证，辨治杂病功效奇。

【组成】茯苓半斤（24g）　泽泻四两（12g）　甘草二两（6g）　桂枝二两（6g）　白术三两（9g）　生姜四两（12g）

【用法】上六味，以水一斗，煮取三升，内泽泻，再煮取二升半。温服八合，日三服。

【功用】温阳化水，燥湿利湿，健脾益气。

【主治】寒湿水气夹虚证。

【解读方药】茯苓泽泻汤有6味药，由泽泻汤、茯苓甘草汤、苓桂术甘汤、桂枝甘草汤为基础方所组成。茯苓、泽泻既是利水药又是化湿药，泽泻利水化湿偏于清热，茯苓利水化湿偏于益气；白术既是益气药又是燥湿药；桂枝、生姜既是温阳化气药又是温化水湿药；甘草既是益气药又是生津药。从方中用药用量及调配关系可知茯苓泽泻汤是治疗寒湿水气夹虚证的重要基础用方，治疗各科常见病、多发病、疑难病属于寒湿水气夹虚证者，选用茯苓泽泻汤常常能取得预期治疗效果。

【案例导读】茯苓泽泻汤是治疗耳源性眩晕的重要基础用方，同时还能治疗诸多病种，而这诸多病种的病变证机必须切合寒湿水气夹虚证，始可用之。

耳源性眩晕又称梅尼埃综合征、梅尼埃病，是临床中比较常见的难治疾病之一。自主神经功能紊乱、淋巴吸收障碍、内分泌代谢功能障碍、变态反应等是引起耳源性眩晕的主要原因，其主要症状有头晕目眩、天旋地转、恶心、呕吐、面色苍白、出汗、倦怠乏力，主要并发症有耳聋、共济失调、脑供血不足、脑梗死等。

茯苓泽泻汤的主要作用有：①温阳化水；②燥湿利湿；③健脾益气。茯苓泽泻汤治疗耳源性眩晕的主要病变证机是：①阳不化水；②寒湿内生；③正气虚弱。茯苓泽泻汤是治疗耳源性眩晕属于寒湿水气夹虚证的重要基础用方，欲取得最佳治疗效果必须重视经方合方。

【案例示范】耳源性眩晕、卧位性眩晕

孙某，男，73岁。主诉：有20余年耳源性眩晕病史，在3前年卧床休息或睡眠时眩晕加重，经检查未发现明显器质性病变，服用中西药但未能有效控制眩晕症状，近经病友介绍前来诊治。

刻诊：头晕目眩，天旋地转，如坐舟车，恶心，呕吐痰涎，因卧位加重，闭目10分钟后眩晕渐渐缓解，表情沉默，不喜言语，肢体沉重，倦怠乏力，怕冷，手足冰凉，口苦口干，舌质淡红，苔白腻夹黄，脉沉弱。

中医辨证：寒痰气逆、郁热风痰证。

治疗原则：温化寒湿，降逆化痰，行气清热，息风化痰。

治疗方药：茯苓泽泻汤、大半夏汤、小柴胡汤、橘皮竹茹汤、附子花粉汤与藜芦甘草汤合方。

茯苓 24g，泽泻 12g，桂枝 6g，白术 10g，生半夏 48g，红参 10g，柴胡 24g，枯芩 10g，制附子 10g，天花粉 12g，陈皮 48g，竹茹 48g，藜芦 1.5g，生姜 24g，大枣 30 枚，炙甘草 15g。6 剂，以水 1000 ~ 1200mL，加蜂蜜 60mL，浸泡 30 分钟，大火烧开，小火煎煮 50 分钟，去滓取药液，每日分早中晚 3 次服。

二诊： 恶心、呕吐基本消除，眩晕减轻，仍有口苦口干，前方变天花粉为 24g，6 剂。

三诊： 眩晕较前又有减轻，仍有手足冰凉，前方变制附子为 12g，6 剂。

四诊： 眩晕较前又有明显减轻，仍有倦怠乏力，前方变红参为 12g，6 剂。

五诊： 诸症状基本消除，以前方治疗 30 余剂，诸症状消除；后又以前方巩固治疗 40 余剂，诸症状消除。随访 1 年，一切尚好。

用方体会： 根据头晕目眩、肢体沉重、手足冰凉辨为寒湿，呕吐痰涎辨为痰浊气逆，表情沉默、不喜言语辨为郁，口苦口干辨为热，天旋地转、如坐舟车、苔腻辨为风痰，以此辨为寒痰气逆、郁热风痰证。选用茯苓泽泻汤温阳化水，燥湿利湿，健脾益气；大半夏汤温化寒痰降逆；小柴胡汤平调寒热，益气行气；橘皮竹茹汤益气行气降逆；附子花粉汤温阳益气；藜芦甘草汤益气息风化痰。方药相互为用，以奏其效。

茯苓杏仁甘草汤

【方歌】 茯苓杏仁甘草汤，益气利湿能化痰，气虚水湿夹痰饮，各科杂病病可安。

【组成】 茯苓三两（9g）　杏仁五十个（8.5g）　甘草一两（3g）

【用法】 上三味，以水一斗，煮取五升。温服一升，日三服。不差，更服。

【功用】 渗利水湿，肃降化痰，益气生津。

【主治】 痰湿水伤气阴证。

【解读方药】 茯苓杏仁甘草汤有 3 味药。茯苓既是利水化湿药又是益气安神药；杏仁既是降泻通利药又是化痰药，还是生津益阴药；甘草既是益气药又是生津化阴药，还是缓急药。从方中用药用量及调配关系可知茯苓杏仁甘草汤是治疗痰湿水伤气阴证的重要基础用方，治疗各科常见病、多发病、疑难病属于痰湿水伤气阴证者，选用茯苓杏仁甘草汤常常能取得预期治疗效果。

【案例导读】茯苓杏仁甘草汤是治疗特发性肺动脉高压的重要基础用方，同时还能治疗诸多病种，而这诸多病种的病变证机必须切合痰湿水伤气阴证，始可用之。

特发性肺动脉高压是临床中比较难治疾病之一。遗传因素、免疫因素、炎症反应、肺血管内皮功能障碍、血管壁平滑肌细胞钾通道缺陷等是引起特发性肺动脉高压的主要原因，其主要症状有呼吸困难、胸痛、晕厥、头痛、咯血、声音嘶哑、雷诺现象，并发症主要有慢性肺源性心脏病右心衰竭、肺部感染、肺栓塞、猝死等。

茯苓杏仁甘草汤的主要作用有：①渗利水湿；②肃降化痰；③益气生津。茯苓杏仁甘草汤治疗特发性肺动脉高压的主要病变证机是：①痰水胶结；②浊气壅滞；③正气虚弱。茯苓杏仁甘草汤是治疗特发性肺动脉高压属于痰湿水伤气阴证的重要基础用方，欲取得最佳治疗效果必须重视经方合方。

【案例示范】特发性肺动脉高压、慢性肺源性心脏病伴右心衰竭

徐某，女，46岁。主诉：有多年慢性肺源性心脏病病史，在2年前因水肿经检查又诊断为慢性肺源性心脏病伴右心衰竭、特发性肺动脉高压，服用中西药但未能有效控制症状，近经病友介绍前来诊治。

刻诊： 心悸心烦，心胸疼痛，胸中水气逆行，胸闷，呼吸不畅，头晕目眩，时有晕厥，时有咯血，头痛，咳嗽，声音嘶哑，下肢水肿，倦怠乏力，手足干燥烦热抽搐，口淡不渴，舌质淡红，苔腻黄白夹杂，脉沉弱。

中医辨证： 痰湿水气、郁热伤阴、风痰夹寒证。

治疗原则： 温化痰湿，清热益阴，益气行气，温宣通阳，息风化痰。

治疗方药： 茯苓杏仁甘草汤、枳实薤白桂枝汤、乌头汤、乌头半夏汤与藜芦人参汤合方。

茯苓10g，杏仁10g，枳实5g，厚朴12g，薤白24g，桂尖3g，全栝楼30g，制川乌10g，麻黄10g，白芍10g，黄芪10g，生半夏10g，红参10g，藜芦1.5g，生姜10g，大枣12枚，炙甘草10g。6剂，以水1000～1200mL，加蜂蜜50mL，浸泡30分钟，大火烧开，小火煎煮50分钟，去滓取药液，每日分早中晚3次服。

二诊： 心胸疼痛减轻，仍有头痛、咳嗽，前方变桂尖为10g、杏仁为15g、白芍为24g，6剂。

三诊： 心悸、心烦减轻，仍有胸中水气逆行、下肢水肿、胸闷，前方变茯

苓为 30g、枳实为 15g，6 剂。

四诊：头晕目眩未再发作，仍有手足抽搐，前方变白芍为 30g、藜芦为 3g，6 剂。

五诊：诸症状较前缓解，以前方治疗 100 余剂，诸症状消除，经复查特发性肺动脉高压消除、右心衰竭症状消除；后又以前方继续巩固治疗慢性肺源性心脏病。随访 2 年，一切尚好。

用方体会：根据心胸闷痛、胸中水气逆行、下肢水肿辨为痰湿水气，手足干燥烦热辨为郁热伤阴，胸闷辨为郁，口淡不渴辨为寒，手足、苔腻辨为风痰，以此辨为痰湿水气、郁热伤阴、风痰夹寒证。选用茯苓杏仁甘草汤渗利水湿，肃降化痰，益气生津；枳实薤白桂枝汤行气降逆温阳；乌头汤补益气血，温宣通阳；乌头半夏汤温通降逆化痰；藜芦人参汤益气息风化痰。方药相互为用，以奏其效。

柏叶汤

【方歌】柏叶汤中艾干姜，温清止血基础方，阳虚夹热出血证，治内治外效非常。

【组成】柏叶　干姜各三两（9g）　艾三把（30g）

【用法】上三味，以水五升，取马通汁一升，合煮取一升。分温再服。

【功用】温阳止血，清热止血，行气解郁。

【主治】寒热迫血夹郁证。

【解读方药】柏叶汤有 3 味药。柏叶既是清热药又是益气药，还是生肌药；干姜既是温阳散寒药又是调理气机升降药；艾既是温阳散寒药又是止血安胎药，还是行气解郁药。从方中用药用量及调配关系可知柏叶汤是治疗寒热迫血夹郁证的重要基础用方，各科常见病、多发病、疑难病属于寒热迫血夹郁证者，选用柏叶汤常常能取得预期治疗效果。

【案例导读】柏叶汤是治疗子宫功能性出血的重要基础用方，同时还能治疗诸多病种，而这诸多病种的病变证机必须切合寒热迫血夹郁证，始可用之。

子宫功能性出血又称青春期功血，是临床中比较常见的难治疾病之一。其主要症状有子宫出血量比较多、出血时间比较长、月经周期紊乱、头晕、倦怠无力、不思饮食、心悸、多梦、失眠。

柏叶汤的主要作用有：①温阳止血；②清热止血；③行气解郁。柏叶汤治疗子宫功能性出血的主要病变证机是：①热伤脉络；②寒伤血脉；③气机不利。柏叶汤是治疗子宫功能性出血属于寒热迫血夹郁证的重要基础用方，欲取得最佳治疗效果必须重视经方合方。

【案例示范】子宫功能性出血、月经淋漓不断

尚某，女，38岁。主诉：有3年月经淋漓不断病史，经检查诊断为功能性子宫出血，服用中西药但未能有效控制症状，3年来每天都有经血漏下，西医主张手术治疗，经病友介绍前来诊治。

刻诊：月经淋漓漏下不止，量少色黑夹血块，小腹怕冷，心胸烦热，自汗，盗汗，头晕目眩，肢体麻木，情绪低落，急躁易怒，面色萎黄，倦怠乏力，口干不欲饮水，舌质淡红，苔白腻夹黄，脉沉弱涩。

中医辨证：寒热迫血、气血虚弱、郁瘀风痰证。

治疗原则：清热散寒，补益行气，化瘀止血，息风化痰。

治疗方药：柏叶汤、黄土汤、小柴胡汤与藜芦甘草汤合方。

柏叶10g，干姜10g，艾叶30g，生地黄10g，白术10g，制附子10g，阿胶珠10g，枯芩10g，灶心黄土24g，柴胡24g，红参10g，生半夏12g，藜芦1.5g，生姜10g，大枣12枚，炙甘草10g。6剂，以水1000～1200mL，浸泡30分钟，大火烧开，小火煎煮50分钟，去滓取药液，每日分早中晚3次服。

二诊：小腹怕冷减轻，仍有月经淋漓不止，前方变艾叶为35g，6剂。

三诊：月经淋漓不止较前好转，仍有倦怠乏力，前方变红参为12g，6剂。

四诊：月经淋漓不止较前又有好转，自汗、盗汗基本消除，仍有心胸烦热，前方变生地黄为30g，6剂。

五诊：月经淋漓不止基本消除，又以前方治疗30余剂，月经淋漓不止消除，又以前方继续巩固治疗30余剂。随访1年，一切尚好。

用方体会：根据月经淋漓漏下不止、小腹怕冷、心胸烦热辨为寒热迫血，面色萎黄、倦怠乏力辨为气血虚弱，量少色黑夹血块辨为虚夹瘀，情绪低落、急躁易怒辨为郁，肢体麻木、苔腻辨为风痰，以此辨为寒热迫血、气血虚弱、郁瘀风痰证。选用柏叶汤温阳止血，清热止血，行气解郁；黄土汤温阳补血止血；小柴胡汤平调寒热，益气行气；藜芦甘草汤益气息风化痰。方药相互为用，以奏其效。

枳术汤

【方歌】气滞气虚枳术汤，热郁气滞寒气虚，清热行气能温补，经方合方病可愈。

【组成】枳实七枚（7g）　白术二两（6g）

【用法】上二味，以水五升，煮取三升，分温三服，腹中软即当散也。

【功用】行气解郁，健脾益气，平调寒热。

【主治】寒热气郁气虚证。

【解读方药】枳术汤有2味药。枳实既是清热药又是行气药，还是降泻药；白术既是益气药又是燥湿药，还是调理气机升降药。从方中用药用量及调配关系可知枳术汤是治疗寒热气郁气虚证的重要基础用方，治疗各科常见病、多发病、疑难病属于寒热气郁气虚证者，选用枳术汤常常能取得预期治疗效果。

【案例导读】枳术汤是治疗厌食症的重要基础用方，同时还能治疗诸多病种，而这诸多病种的病变证机必须切合寒热气郁气虚证，始可用之。

厌食症属于心理障碍性疾病，是临床中比较难治的疾病之一，临床中分为小儿厌食症、青春期厌食症、神经性厌食症等。其主要症状有胃部饱胀不适、强迫进食即恶心呕吐、消瘦、营养不良、水肿、怕冷、毛发稀疏、体毛过多、晕厥、性欲缺乏、失眠、抑郁、焦虑、喜怒无常、强迫或反复做某件事、隐瞒进食习惯、女性月经减少或停止。

枳术汤的主要作用有：①行气解郁；②健脾益气；③平调寒热。枳术汤治疗厌食症的主要病变证机是：①气郁化热；②气虚生寒；③浊气不行。枳术汤是治疗厌食症属于寒热气郁气虚证的重要基础用方，欲取得最佳治疗效果必须重视经方合方。

【案例示范】小儿厌食症、异食症

詹某，女，6岁。其母代诉：在3年前发现其饮食偏少，同时又发现其有异食症，经检查未发现明显器质性病变，诊断为厌食症、异食症，服用中西药但未能有效控制症状，近经病友介绍前来诊治。

刻诊：形体消瘦，皮肤干燥，腹部胀满，面色萎黄，不思饮食，食则恶心，呕吐，喜食纸屑、泥土、砂石、树叶等物，食异物则无恶心呕吐，自汗，盗汗，手足不温，手足抽搐，急躁易怒，易骂人，舌质红，苔黄腻夹白，脉沉弱。

中医辨证：寒热气滞、升降逆乱、虚郁风痰证。

治疗原则：清热散寒，补益行气，升降气机，息风化痰。

治疗方药：枳术汤、橘皮竹茹汤、小柴胡汤、附子花粉汤与藜芦甘草汤合方。

枳实 7g，白术 6g，陈皮 50g，竹茹 50g，红参 10g，生半夏 24g，枯芩 10g，柴胡 24g，制附子 10g，天花粉 12g，藜芦 1.5g，生姜 24g，大枣 30 枚，炙甘草 15g。6 剂，以水 1000～1200mL，浸泡 30 分钟，大火烧开，小火煎煮 50 分钟，去滓取药液，每日分早中晚 3 次服。

二诊：腹部胀满减轻，仍有不思饮食，前方加山楂 30g，6 剂。

三诊：恶心、呕吐好转，仍有皮肤干燥，前方变天花粉为 24g，6 剂。

四诊：饮食较前明显好转，自汗、盗汗基本消除，仍有倦怠乏力、手足抽搐，前方变白术为 10g、红参为 12g、藜芦为 2g，6 剂。

五诊：异食症较前明显好转，又以前方治疗 30 余剂，饮食基本正常，异食症消除，又以前方治疗 20 余剂。随访 1 年，一切尚好。

用方体会：根据腹部胀满、手足不温、舌质红辨为寒热气滞，面色萎黄辨为虚，异食症辨为气机升降逆乱，急躁易怒、易骂人辨为郁，手足抽搐、苔腻辨为风痰，以此辨为寒热气滞、升降逆乱、虚郁风痰证。选用枳术汤行气解郁，健脾益气，平调寒热；橘皮竹茹汤益气调理升降气机；小柴胡汤平调寒热，益气行气；附子花粉汤温阳益阴；藜芦甘草汤益气息风化痰。方药相互为用，以奏其效。

枳实芍药散

【方歌】仲景枳实芍药散，清热补血能行气，活血缓急能止痛，内外妇儿服之宜。

【组成】枳实烧令黑，勿太过　芍药等分

【用法】上二味，杵为散，服方寸匕，日三服。并主痈脓，以麦粥下之。

注：枳实芍药散既可用散剂又可用汤剂，汤剂用量可根据病情酌情选择各 12g 或各 15g 等。

【功用】清热行气，补血活血。

【主治】气郁血虚瘀热证。

【解读方药】枳实芍药散有 2 味药。枳实既是清热降泻药又是行气解郁药；

芍药既是补血药又是活血药，还是敛阴化阴、缓急止痛药。从方中用药用量及调配关系可知枳实芍药散是治疗气郁血虚瘀热证的重要基础用方，治疗各科常见病、多发病、疑难病属于气郁血虚瘀热证者，选用枳实芍药散常常能取得预期治疗效果。

【案例导读】枳实芍药散是治疗产后腹痛的重要基础用方，同时还能治疗诸多病种，而这诸多病种的病变证机必须切合气郁血虚瘀热证，始可用之。

产后腹痛又称产后子宫收缩疼痛，是临床中比较难治疾病之一。其主要症状有的人以持续性隐隐腹痛为主，有的人以剧烈性阵阵腹痛为主，可伴有发热、恶心、呕吐、便秘、恶露不止、烦躁、昏迷等。其并发症主要有弥漫性腹膜炎等。

枳实芍药散的主要作用有：①清热行气；②补血活血；③通经止痛。枳实芍药散治疗产后腹痛的主要病变证机是：①气郁化热；②血虚血瘀；③经气不通。枳实芍药散是治疗产后腹痛属于气郁血虚瘀热证的重要基础用方，欲取得最佳治疗效果必须重视经方合方。

【案例示范】产后腹痛、产后弥漫性腹膜炎

姬某，女，37岁。主诉：在2年前因剖宫产后腹痛，反复不愈，经检查诊断为弥漫性腹膜炎，住院及门诊治疗，服用中西药但未能有效控制症状，近经病友介绍前来诊治。

刻诊：有时腹中隐痛，有时腹中胀痛，有时腹中刺痛，恶心，呕吐，有时腹泻，有时便秘，急躁易怒，怕冷，手足麻木不温，倦怠乏力，口苦口腻，舌质红，苔腻黄白夹杂，脉沉弱。

中医辨证：郁瘀夹虚、寒热风痰证。

治疗原则：行气化瘀，补益气血，平调寒热，息风化痰。

治疗方药：枳实芍药散、半夏泻心汤、小柴胡汤、薏苡附子败酱散、附子白及汤与藜芦甘草汤合方。

枳实12g，白芍12g，黄连3g，枯芩10g，红参10g，生半夏12g，干姜10g，柴胡24g，制附子5g，薏苡仁30g，败酱草15g，白及6g，藜芦1.5g，生姜10g，大枣12枚，炙甘草10g。6剂，以水1000～1200mL，浸泡30分钟，大火烧开，小火煎煮50分钟，去滓取药液，每日分早中晚3次服。

二诊：腹痛减轻，仍有口苦口腻，前方变黄连为10g，6剂。

三诊：口苦口腻明显减轻，仍有急躁易怒，前方变枳实、白芍为各15g，

6剂。

四诊：恶心、呕吐消除，仍有手足麻木不温，前方变制附子为 10g、藜芦为 2g，6 剂。

五诊：诸症状基本消除，又以前方治疗 30 余剂，诸症状消除，又以前方巩固治疗 2 周。随访 1 年，一切尚好。

用方体会：根据有时腹中隐痛、有时腹中胀痛、有时腹中刺痛辨为郁瘀夹虚，倦怠乏力、脉沉弱辨为气血虚，怕冷、手足不温辨为寒，口苦口腻辨为湿热，手足麻木、苔腻辨为风痰，以此辨为郁瘀夹虚、寒热风痰证。选用枳实芍药散清热行气，补血活血；半夏泻心汤平调寒热，益气温通；小柴胡汤平调寒热，益气行气；薏苡附子败酱散温阳化瘀，清热利湿；附子白及汤温阳化瘀；藜芦甘草汤益气息风化痰。方药相互为用，以奏其效。

枳实栀子豉汤

【**方歌**】枳实栀子香豉汤，清热行气基础方，心胸脘腹诸般疾，经方合方效非常。

【**组成**】枳实炙，三枚（3g）　栀子擘，十四个（30g）　香豉绵裹，一升（24g）

【**用法**】上三味，以清浆水七升，空煮取四升，内枳实、栀子，煮取二升，下豉，更煮五六沸，去滓。温分三服，覆令微似汗。若有宿食，内大黄，如博棋子大五六枚，服之愈。

【**功用**】行气解郁，清热燥湿，宣通气机。

【**主治**】气郁湿热证。

【**解读方药**】枳实栀子豉汤有 3 味药，由栀子豉汤为基础方所组成。枳实既是行气解郁药又是清热降泻药，栀子既是清热燥湿药又是凉血除烦安神药，香豉既是宣发透散药又是调理气机升降药。从方中用药用量及调配关系可知枳实栀子豉汤是治疗气郁湿热证的重要基础用方，治疗各科常见病、多发病、疑难病属于气郁湿热证者，选用枳实栀子豉汤常常能取得预期治疗效果。

【**案例导读**】枳实栀子豉汤是治疗嗜酸粒细胞性食管炎的重要基础用方，同时还能治疗诸多病种，而这诸多病种的病变证机必须切合气郁湿热证，始可用之。

嗜酸粒细胞性食管炎是临床中比较难治疾病之一。其主要症状有吞咽困难、食物堵塞感、食物反流、不思饮食、烧心、呕吐、腹痛，儿童可伴随生长停滞、胸痛、腹泻等。其并发症主要有食管狭窄、上消化道外感染等。

枳实栀子豉汤的主要作用有：①行气解郁；②清热燥湿；③宣通气机。枳实栀子豉汤治疗嗜酸粒细胞性食管炎的主要病变证机是：①气郁化热；②湿热蕴结；③浊气壅滞。枳实栀子豉汤是治疗嗜酸粒细胞性食管炎属于气郁湿热证的重要基础用方，欲取得最佳治疗效果必须重视经方合方。

【案例示范】嗜酸粒细胞性食管炎

牛某，女，50岁。主诉：有多年嗜酸粒细胞性食管炎病史，服用中西药但未能有效控制症状，近经病友介绍前来诊治。

刻诊：心胸烦热，情绪低落，胸中沉闷伴有压气感，胸痛伴有烧灼感，吞咽反流伴麻木感，不思饮食，恶心，呕吐，手足不温，倦怠乏力，口咽干燥，舌质少苔，脉沉弱。

中医辨证：气郁湿热、气阴两虚、风痰夹寒证。

治疗原则：行气利湿，清热益阴，益气温阳，息风化痰。

治疗方药：枳实栀子豉汤、麦门冬汤、小柴胡汤、附子贝母汤与藜芦甘草汤合方。

枳实3g，栀子30g，淡豆豉10g，麦门冬170g，红参10g，生半夏24g，粳米10g，柴胡24g，枯芩10g，制附子10g，浙贝12g，藜芦1.5g，生姜10g，大枣12枚，炙甘草10g。6剂，以水1000～1200mL，浸泡30分钟，大火烧开，小火煎煮50分钟，去滓取药液，每日分早中晚3次服。

二诊：胸痛伴有烧灼感减轻，仍有胸闷，前方变枳实为15g，6剂。

三诊：心胸烦热、恶心、呕吐基本消除，仍有吞咽麻木感，前方变藜芦为3g，6剂。

四诊：胸中沉闷伴有压气感明显减轻，大便略溏，仍有吞咽反流，前方变浙贝为15g，6剂。

五诊：诸症状较前明显减轻，又以前方治疗50余剂，诸症状消除，又以前方巩固治疗20余剂。随访1年，一切尚好。

用方体会：根据心胸烦热、情绪低落、吞咽反流辨为气郁湿热，口咽干燥、舌质少苔辨为阴虚，倦怠乏力、手足不温辨为气虚生寒，吞咽反流伴麻木、胸中沉闷辨为风痰，以此辨为气郁湿热、气阴两虚、风痰夹寒证。选用枳实栀子豉汤行气解郁，清热燥湿，宣通气机；麦门冬汤益阴清热，益气降逆；

小柴胡汤平调寒热，益气行气；附子贝母汤温阳清热利咽；藜芦甘草汤益气息风化痰。方药相互为用，以奏其效。

枳实薤白桂枝汤

【方歌】枳实薤白桂枝汤，厚朴栝楼合成方，气郁痰阻血不利，调气化痰化瘀良。

【组成】枳实四枚（4g） 厚朴四两（12g） 薤白半斤（24g） 桂枝一两（3g） 栝楼实捣，一枚（30g）

【用法】上五味，以水五升，先煮枳实、厚朴，取二升，去滓。内诸药，煮数沸，分温三服。

【功用】行气宽胸，清热化痰，通阳化瘀。

【主治】气郁痰阻夹瘀证。

【解读方药】枳实薤白桂枝汤有5味药。枳实、厚朴、薤白、栝楼实既是行气药又是降泄化痰药，枳实偏于清热行气，厚朴偏于温通行气，栝楼实偏于宽胸清热化痰，薤白偏于开胸温通化痰；桂枝既是温通阳气药又是行散化瘀药。从方中用药用量及调配关系可知枳实薤白桂枝汤是治疗气郁痰阻夹瘀证的重要基础用方，治疗各科常见病、多发病、疑难病属于气郁痰阻夹瘀证者，选用枳实薤白桂枝汤常常能取得预期治疗效果。

【案例导读】枳实薤白桂枝汤是治疗心肌病的重要基础用方，同时还能治疗诸多病种，而这诸多病种的病变证机必须切合气郁痰阻夹瘀证，始可用之。

心肌病是临床中比较常见的顽固性难治疾病之一。心肌病分为扩张型心肌病、肥厚型心肌病、限制型心肌病，其主要症状以胸闷、动则气喘，心悸，头晕目眩等为主，可能伴有肺系、消化系、泌尿系症状，并发症主要有心力衰竭、心律失常、脑栓塞。

枳实薤白桂枝汤的主要作用有：①行气宽胸；②清热化痰；③通阳化瘀。枳实薤白桂枝汤治疗心肌病的主要病变证机是：①气机郁滞；②痰湿阻滞；③血脉不利。枳实薤白桂枝汤是治疗心肌病属于气郁痰阻夹瘀证的重要基础用方，欲取得最佳治疗效果必须重视经方合方。

【案例示范】缺血性心肌病、冠心病、慢性心力衰竭

杨某，男，59岁。主诉：有多年冠心病病史，5年前经复查又诊断为缺血

性心肌病，2 年前经复查又诊断为慢性心力衰竭，虽服用中西药但未能有效控制症状，经病友介绍前来诊治。

刻诊： 心悸，心胸满闷刺痛，动则气喘，咽中有痰，咳痰不利，头晕目眩，端坐呼吸，夜间呼吸不畅比较重，肢体水肿，按之没指，不思饮食，手足不温，倦怠乏力，面肌麻木，口苦口腻，舌质淡红夹瘀紫，苔腻黄白夹杂，脉沉弱涩。

中医辨证： 郁瘀夹虚、湿热夹寒、风痰水气证。

治疗原则： 行气化瘀，清热利水，益气温阳，息风化痰。

治疗方药： 枳实薤白桂枝汤、半夏泻心汤、四逆汤、蒲灰散、附子半夏汤与藜芦甘草汤合方。

枳实 4g，厚朴 12g，薤白 12g，桂尖 3g，栝楼实 30g，黄连 3g，红参 10g，生半夏 24g，枯芩 10g，干姜 10g，生附子 5g，制附子 10g，滑石 10g，蒲黄 20g，藜芦 1.5g，生姜 10g，大枣 12 枚，炙甘草 10g。6 剂，以水 1000 ～ 1200mL，浸泡 30 分钟，大火烧开，小火煎煮 40 分钟左右，然后把火关上，将生附子加入药中，浸泡 5 分钟左右，再把火打开，大火烧开后再以小火煎煮 10 分钟即可，去滓取药液，每日分早中晚 3 次服。

二诊： 手足不温明显减轻，仍有心胸满闷，前方变枳实为 10g、薤白为 24g，6 剂。

三诊： 水肿略有减轻，仍有口苦口腻、水肿，前方变桂尖为 10g、黄连为 10g、滑石为 20g，6 剂。

四诊： 心胸满闷刺痛明显减轻，仍有动则气喘、咳痰不利，前方变红参为 12g、藜芦为 3g，6 剂。

五诊： 诸症状较前趋于缓解，以前方治疗 100 余剂，诸症状基本消除；又以前方巩固治疗 120 余剂，经复查缺血性心肌病各项指标基本正常，冠心病明显改善，慢性心衰基本恢复正常。随访 1 年，一切尚好。

用方体会： 根据心胸满闷刺痛辨为郁瘀，心悸、倦怠乏力、脉沉弱辨为气虚，手足不温辨为寒，口苦口腻辨为湿热，肢体水肿辨为水气，咳痰不利、面肌麻木、苔腻辨为风痰，以此辨为郁瘀夹虚、湿热夹寒、风痰水气证。选用枳实薤白桂枝汤行气宽胸，清热化痰，通阳化瘀；半夏泻心汤平调寒热，益气温通；四逆汤益气温阳化瘀；蒲灰散活血化瘀，利水消肿；附子半夏汤温阳化瘀，燥湿化痰；藜芦甘草汤益气息风化痰。方药相互为用，以奏其效。

栀子豉汤

【方歌】栀子豉汤经典方，清宣郁热基础方，脏腑营卫诸般热，辨治杂病病可康。

【组成】栀子擘，十四个（30g） 香豉绵裹，四合（10g）

【用法】上二味，以水四升，先煮栀子得二升半，内豉，煮取一升半，去滓。分为二服，温进一服。得吐者，止后服。

【功用】清热燥湿，宣通气机。

【主治】郁热气滞证。

【解读方药】栀子豉汤有2味药。栀子既是清热燥湿药又是凉血除烦安神药，香豉既是宣发透散药又是调理气机升降药。从方中用药用量及调配关系可知栀子豉汤是治疗郁热气滞证的重要基础用方，治疗各科常见病、多发病、疑难病属于郁热气滞证者，选用栀子豉汤常常能取得预期治疗效果。

【案例导读】栀子豉汤是治疗霉菌性食管炎的重要基础用方，同时还能治疗诸多病种，而这诸多病种的病变证机必须切合郁热气滞证，始可用之。

霉菌性食管炎是临床中比较常见的难治疾病之一。引起霉菌性食管炎的主要原因有机体免疫功能低下、营养不良、年迈体弱伴有慢性上消化道疾病、消耗性疾病，以及手术等，主要症状有吞咽困难、吞咽疼痛、胸骨后烧灼样疼痛或胸骨后放射性疼痛，脘腹闷胀、恶心、呕吐、泛酸、嗳气，甚至厌食，并发症主要有食管狭窄、败血症、消化道外感染等。

栀子豉汤的主要作用有：①清热燥湿；②宣通气机。栀子豉汤治疗霉菌性食管炎的主要病变证机是：①湿热内生；②气机郁滞。栀子豉汤是治疗霉菌性食管炎属于郁热气滞证的重要基础用方，欲取得最佳治疗效果必须重视经方合方。

【案例示范】霉菌性食管炎

姜某，男，38岁。主诉：在3年前因吞咽困难，经检查诊断为霉菌性食管炎，住院治疗1周，未有明显治疗效果，建议出院治疗，服用中西药但未能有效控制症状，经病友介绍前来诊治。

刻诊：吞咽困难，吞咽沉闷疼痛，胸骨后烧灼样疼痛，心胸烦热，胃脘闷胀、恶心、呕吐、泛酸、嗳气，不思饮食，倦怠乏力，手足烦热，口苦口腻，舌体木，舌质淡，苔白厚腻，脉沉弱。

中医辨证：湿热气滞、气虚夹寒、风痰壅结证。

治疗原则：清热燥湿，益气行气，温通阳气，息风化痰。

治疗方药：栀子豉汤、黄连粉方、半夏泻心汤、橘皮汤、附子栝楼汤与藜芦甘草汤合方。

栀子 30g，淡豆豉 10g，黄连 24g，红参 10g，生半夏 12g，枯芩 10g，干姜 10g，制附子 10g，全栝楼 24g，陈皮 12g，藜芦 1.5g，生姜 24g，大枣 12 枚，炙甘草 10g。6 剂，以水 1000 ~ 1200mL，浸泡 30 分钟，大火烧开，小火煎煮 50 分钟，去滓取药液，每日分早中晚 3 次服。

二诊：口苦口腻明显减轻，仍有吞咽沉闷，前方变陈皮为 30g，6 剂。

三诊：胸骨后烧灼样疼痛减轻，仍有恶心、呕吐，前方变陈皮为 40g，6 剂。

四诊：恶心、呕吐基本消除，仍有舌体木，前方变藜芦为 2g，6 剂。

五诊：诸症状较前明显好转，以前方治疗 50 余剂，诸症状消除；后又以前方巩固治疗 20 余剂，经复查霉菌性食管炎痊愈。随访 1 年，一切尚好。

用方体会：根据胸骨后烧灼样疼痛、口苦口腻辨为湿热，沉闷、胃脘闷胀、嗳气辨为气滞，倦怠乏力、脉沉弱辨为虚，口苦口腻辨为湿热，舌质淡、苔白辨为寒，舌体木、苔腻辨为风痰，以此辨为湿热气滞、气虚夹寒、风痰壅结证。选用栀子豉汤清热燥湿，宣通气机；黄连粉方清热燥湿；半夏泻心汤平调寒热，益气温通；橘皮汤行气降逆；附子栝楼汤温阳清热化痰；藜芦甘草汤益气息风化痰。方药相互为用，以奏其效。

栀子甘草豉汤

【方歌】栀子甘草香豉汤，郁热肆虐夹气虚，脏腑营卫诸般疾，经方合方病可除。

【组成】栀子擘，十四个（30g）　香豉绵裹，四合（10g）　甘草炙，二两（6g）

【用法】上三味，以水四升，先煮栀子、甘草得二升半，内豉，煮取一升半，去滓。分二服，温进一服。得吐者，止后服。

【功用】清热燥湿，宣通气机，补益正气。

【主治】郁热气滞气虚证。

【解读方药】栀子甘草豉汤有 3 味药，由栀子豉汤为基础方所组成。栀子既是清热燥湿药又是凉血除烦安神药，香豉既是宣发透散药又是调理气机升降药，甘草既是益气药又是生津药。从方中用药用量及调配关系可知栀子甘草豉汤是治疗郁热气滞气虚证的重要基础用方，治疗各科常见病、多发病、疑难病属于郁热气滞气虚证者，选用栀子甘草豉汤常常能取得预期治疗效果。

【案例导读】栀子甘草豉汤是治疗放射性食管炎的重要基础用方，同时还能治疗诸多病种，而这诸多病种的病变证机必须切合郁热气滞气虚证，始可用之。

放射性食管炎是临床中比较难治疾病之一。胸部、食管、气管、头颈部肿瘤等病变是引起放射性食管炎的主要原因。其主要症状有吞咽困难、吞咽痛、胸骨后痛、烧灼感、恶心、呕吐、发热、倦怠乏力。其并发症主要有食管穿孔、食管气管瘘等。

栀子甘草豉汤的主要作用有：①清热燥湿；②宣通气机；③补益中气。栀子甘草豉汤治疗放射性食管炎的主要病变证机是：①湿热蕴结；②气机郁滞；③正气虚弱。栀子甘草豉汤是治疗放射性食管炎属于郁热气滞气虚证的重要基础用方，欲取得最佳治疗效果必须重视经方合方。

【案例示范】胸腺恶性瘤术后复发、放射性食管炎

郑某，女，52 岁。主诉：1 年前因胸痛胸闷，经检查诊断为胸腺恶性瘤，术后又化疗，化疗引起放射性食管炎，8 个月前复查又发现胸腺恶性瘤复发，服用中西药但未能有效控制症状，近经病友介绍前来诊治。

刻诊：压迫性胸闷痛痞硬，呼吸吞咽困难，胸骨后烧灼样刺痛，前胸后背肌肉麻木，心胸烦热，情绪低落，急躁易怒，恶心，呕吐，泛酸，嗳气，不思饮食，面色萎黄，倦怠乏力，大便干结，手足不温，口苦咽干，舌质淡红夹瘀紫，苔黄厚腻夹白，脉沉弱涩。

中医辨证：湿热气郁、气虚夹寒、风痰夹瘀证。

治疗原则：清热燥湿，益气行气，温阳化瘀，息风化痰。

治疗方药：栀子甘草豉汤、小柴胡汤、橘皮汤、抵当汤、附子半夏汤、甘草海藻汤与藜芦甘草汤合方。

栀子 30g，淡豆豉 10g，柴胡 24g，红参 10g，生半夏 12g，枯芩 10g，制附子 10g，水蛭 5g，虻虫 5g，大黄 6g，桃仁 5g，陈皮 12g，羊栖藻 24g，藜芦 1.5g，生姜 24g，大枣 12 枚，炙甘草 10g。6 剂，以水 1000～1200mL，浸泡 30 分钟，

大火烧开，小火煎煮 50 分钟，去滓取药液，每日分早中晚 3 次服。

二诊：心胸烦热减轻，仍有大便干结，前方变大黄为 10g，6 剂。

三诊：胸骨后烧灼样刺痛减轻，仍有嗳气，前方变生半夏为 15g、陈皮为 30g，6 剂。

四诊：胸骨后烧灼样刺痛又有减轻，仍有大便干结，前方变大黄为 12g，6 剂。

五诊：诸症状较前明显好转，以前方治疗 60 余剂，诸症状消除，经复查放射性食管炎痊愈；又以前方继续治疗胸腺恶性瘤术后复发，服用 150 余剂，经复查胸腺瘤病源病灶较前减小，之后仍以巩固治疗。随访 3 年，一切尚好。

用方体会：根据胸骨后烧灼样刺痛、舌质淡红夹瘀紫辨为瘀热，情绪低落、急躁易怒辨为气郁，面色萎黄、倦怠乏力、脉沉弱辨为虚，手足不温辨为寒，前胸后背肌肉麻木、苔腻辨为风痰，以此辨为湿热气郁、气虚夹寒、风痰夹瘀证。选用栀子甘草豉汤清热燥湿，宣通气机，补益正气；小柴胡汤平调寒热，益气行气；橘皮汤行气降逆；抵当汤泻热化瘀；附子半夏汤温阳化瘀，燥湿化痰；甘草海藻汤益气软坚散结；藜芦甘草汤益气息风化痰。方药相互为用，以奏其效。

栀子生姜豉汤

【方歌】栀子生姜香豉汤，郁热浸淫夹寒逆，清宣郁热能散寒，寒热夹杂服之宜。

【组成】栀子擘，十四个（30g）　香豉绵裹，四合（10g）　生姜五两（15g）

【用法】上三味，以水四升，先煮栀子、生姜得二升半，内豉，煮取一升半，去滓。分二服，温进一服。得吐者，止后服。

【功用】清热燥湿，宣通气机，温中降逆。

【主治】郁热气滞寒逆证。

【解读方药】栀子生姜豉汤有 3 味药，由栀子豉汤为基础方所组成。栀子既是清热燥湿药又是凉血除烦安神药，香豉既是宣发透散药又是调理气机升降药，生姜既是温中散寒药又是调理气机升降药。从方中用药用量及调配关系可知栀子生姜豉汤是治疗郁热气滞寒逆证的重要基础用方，治疗各科常见病、多发病、疑难病属于郁热气滞寒逆证者，选用栀子生姜豉汤常常能取得预期治疗效果。

【案例导读】栀子生姜豉汤是治疗细菌性心肌炎的重要基础用方，同时还能治疗诸多病种，而这诸多病种的病变证机必须切合郁热气滞寒逆证，始可用之。

细菌性心肌炎是临床中比较难治疾病之一，发病前症状以发热、全身酸痛、咽痛、腹泻为主，发病后以胸闷、胸前区疼痛、心悸、倦怠乏力、头晕、恶心为主，并发症主要有晕厥、心衰、心源性休克等。

栀子生姜豉汤的主要作用有：①清热燥湿；②宣通气机；③温中降逆。栀子生姜豉汤治疗细菌性心肌炎的主要病变证机是：①湿热蕴结；②气机郁滞；③寒结气逆。栀子生姜豉汤是治疗细菌性心肌炎属于郁热气滞寒逆证的重要基础用方，欲取得最佳治疗效果必须重视经方合方。

【案例示范】葡萄球菌性心肌炎、易感冒

孙某，男，22岁。主诉：在1年前因感冒出现胸前区疼痛1个月余未愈，经检查诊断为葡萄球菌性心肌炎，住院治疗2周，出院后症状又出现，治疗1个月后症状仍未改善，经检查诊断为对葡萄球菌产生耐药性，之后服用中药但未能有效控制症状，经病友介绍前来诊治。

刻诊：心胸烦热，胸闷如有痰堵，心悸，心痛，活动后加重恶心呕吐，头晕目眩，时时发热，时时怕冷，时时汗出，全身不适，咽喉不利，不思饮食，倦怠乏力，手足不温，两手颤抖，口苦口腻，舌质淡红，苔腻黄白夹杂，脉沉弱。

中医辨证：湿热气滞、气逆夹寒、营卫虚弱、风痰夹杂证。

治疗原则：清热燥湿，降逆散寒，调补营卫，息风化痰。

治疗方药：栀子生姜豉汤、小陷胸汤、半夏泻心汤、桂枝加附子汤、橘皮汤与藜芦甘草汤合方。

栀子30g，淡豆豉10g，黄连6g，全栝楼30g，生半夏12g，红参10g，枯芩10g，干姜10g，制附子5g，桂尖10g，白芍10g，陈皮12g，藜芦1.5g，生姜24g，大枣12枚，炙甘草10g。6剂，以水1000～1200mL，浸泡30分钟，大火烧开，小火煎煮50分钟，去滓取药液，每日分早中晚3次服。

二诊：胸闷如有痰堵减轻，感冒症状消除，仍有恶心呕吐，前方变生半夏为24g、生姜为30g，6剂。

三诊：恶心、呕吐消除，仍有手足不温，前方变制附子为10g，6剂。

四诊：心悸、心痛基本消除，仍有两手颤抖、胸闷，前方变藜芦为 3g、陈皮为 40g，6 剂。

五诊：诸症状基本消除，以前方治疗 30 余剂，诸症状消除；后又以前方治疗 20 余剂，经复查葡萄球菌阴性。随访 1 年，一切尚好。

用方体会：根据心胸烦热、口苦口腻辨为湿热，活动后加重恶心呕吐辨为气虚气逆，手足不温辨为寒，发热、怕冷、汗出辨为营卫虚弱不固，胸闷如有痰堵辨为气滞痰堵，两手颤抖、苔腻辨为风痰，以此辨为湿热气滞、气逆夹寒、营卫虚弱、风痰夹杂证。选用栀子生姜豉汤清热燥湿，宣通气机，温中降逆；小陷胸汤清热降逆化痰；半夏泻心汤平调寒热，益气温降；桂枝加附子汤调补营卫，温通阳气；橘皮汤行气降逆；藜芦甘草汤益气息风化痰。方药相互为用，以奏其效。

栀子柏皮汤

【方歌】栀子柏皮汤甘草，湿热气虚基础方，脏腑营卫诸般疾，经方合方效非常。

【组成】栀子擘，十五个（32g）　甘草炙，一两（3g）　黄柏二两（6g）

【用法】上三味，以水四升，煮取一升半，去滓。分温再服。

【功用】清热燥湿，补益正气。

【主治】湿热浸淫气虚证。

【解读方药】栀子柏皮汤有 3 味药。栀子既是清热燥湿药又是凉血除烦安神药，黄柏既是清热燥湿药又是止血消疮药，甘草既是益气药又是生津药。从方中用药用量及调配关系可知栀子柏皮汤是治疗湿热浸淫气虚证的重要基础用方，治疗各科常见病、多发病、疑难病属于湿热浸淫气虚证者，选用栀子柏皮汤常常能取得预期治疗效果。

【案例导读】栀子柏皮汤是治疗酒精性肝炎的重要基础用方，同时还能治疗诸多病种，而这诸多病种的病变证机必须切合湿热浸淫气虚证，始可用之。

酒精性肝炎是临床中比较难治疾病之一，主要症状有全身不适、不思饮食、恶心、呕吐、倦怠乏力、腹泻、肝区疼痛、消瘦、黄疸、腹水、水肿、面色晦暗、肝肿大、肝区压痛、蜘蛛痣，并发症主要有营养不良、肝衰竭、肝内胆汁淤积、酒精性高脂血症综合征、乙醇性低糖症。

栀子柏皮汤的主要作用有：①清热燥湿；②补益中气。栀子柏皮汤治疗酒精性肝炎的主要病变证机是：①湿热蕴结；②正气虚弱。栀子柏皮汤是治疗酒精性肝炎属于湿热浸淫气虚证的重要基础用方，欲取得最佳治疗效果必须重视经方合方。

【案例示范】酒精性肝炎、肝内胆汁淤积症

董某，男，56岁。主诉：有多年酒精性肝炎病史，1年前经复查又诊断为肝内胆汁淤积症，住院及门诊治疗，服用中西药但未能有效控制症状，近经病友介绍前来诊治。

刻诊： 全身酸困烦热，不思饮食，恶心，呕吐，倦怠乏力，形体消瘦，大便溏泻，胁肋疼痛，情绪低落，身目发黄，皮肤瘙痒，面色晦暗，手心发热，脚心发凉，口苦咽干，舌质淡红，苔腻黄白夹杂，脉沉弱。

中医辨证： 湿热伤气、寒郁风痰证。

治疗原则： 清热燥湿，益气散寒，行气解郁，息风化痰。

治疗方药： 栀子柏皮汤、茵陈五苓散、小柴胡汤、附子半夏汤、橘皮汤与藜芦甘草汤合方。

栀子32g，黄柏6g，茵陈30g，猪苓10g，泽泻12g，白术10g，茯苓10g，桂枝10g，柴胡24g，生半夏12g，红参10g，枯芩10g，制附子10g，陈皮12g，藜芦1.5g，生姜24g，大枣12枚，炙甘草10g。6剂，以水1000～1200mL，浸泡30分钟，大火烧开，小火煎煮50分钟，去滓取药液，每日分早中晚3次服。

二诊： 胁肋疼痛减轻，仍有大便溏泻，前方变茯苓、白术为各24g，6剂。

三诊： 大便正常，仍有口苦、不思饮食，前方变黄柏为12g、陈皮为40g，6剂。

四诊： 身目发黄基本消退，饮食好转，仍有倦怠乏力，前方变红参为12g，6剂。

五诊： 诸症状基本消除，以前方治疗60余剂，诸症状消除，肝功能各项指标均恢复正常，患者要求继续巩固疗效，又以前方治疗30余剂。随访1年，一切尚好。

用方体会： 根据全身酸困烦热、口苦辨为湿热，倦怠乏力、形体消瘦、脚心发凉辨为气虚生寒，情绪低落辨为郁，恶心、呕吐、身目发黄辨为湿热气逆，皮肤瘙痒、苔腻辨为风痰，以此辨为湿热伤气、寒郁风痰证。选用栀子柏皮汤清热燥湿，补益正气；茵陈五苓散清热利湿，益气温通；小柴胡汤平调寒热，益气行气；附子半夏汤温阳燥湿降逆；橘皮汤行气降逆；藜芦甘草汤益气息风化痰。方药相互为用，以奏其效。

栀子厚朴汤

【方歌】栀子厚朴汤枳实，清热温通能行气，热郁寒结夹气滞，各科杂病皆可宜。

【组成】栀子擘，十四个（30g）　厚朴炙，去皮，四两（12g）　枳实水浸，炙令黄，四枚（4g）

【用法】上三味，以水三升半，煮取一升半，去滓。分二服，温进一服。得吐者，止后服。

【功用】行气解郁，清热燥湿，宣通气机。

【主治】热郁气滞夹寒证。

【解读方药】栀子厚朴汤有3味药。枳实、厚朴既是行气降气药又是化湿除烦药，枳实偏于清热，厚朴偏于温通；栀子既是清热燥湿药又是凉血除烦安神药。从方中用药用量及调配关系可知栀子厚朴汤是治疗热郁气滞夹寒证的重要基础用方，治疗各科常见病、多发病、疑难病属于热郁气滞夹寒证者，选用栀子厚朴汤常常能取得预期治疗效果。

【案例导读】栀子厚朴汤是治疗胃扩张的重要基础用方，同时还能治疗诸多病种，而这诸多病种的病变证机必须切合热郁气滞夹寒证，始可用之。

胃扩张是临床中比较难治疾病之一，临床分为急性胃扩张和慢性胃扩张，主要症状有脘腹膨胀、腹痛、恶心、呕吐、眼窝凹陷等，并发症主要有电解质及酸碱平衡紊乱、胃穿孔、低血压休克等。

栀子厚朴汤的主要作用有：①行气解郁；②清热燥湿；③温通降气。栀子厚朴汤治疗胃扩张的主要病变证机是：①气郁不通；②湿热蕴结；③寒壅气机。栀子厚朴汤是治疗胃扩张属于热郁气滞夹寒证的重要基础用方，欲取得最佳治疗效果必须重视经方合方。

【案例示范】反复发作性胃扩张、抑郁焦虑症

马某，女，43岁。主诉：有多年反复发作性胃扩张病史，服用中西药但未能有效控制症状，经西医检查又诊断为抑郁焦虑症，近经病友介绍前来诊

治。

刻诊： 脘腹膨胀，腹痛，胸闷，恶心，呕吐，情绪低落，心胸烦热，急躁易怒，时时烦躁不安，大便干结（1次/4天），倦怠乏力，手足不温，肢体沉重，全身肌肉麻木，口苦咽干，舌质淡红，苔腻黄白夹杂，脉沉弱。

中医辨证： 热郁夹虚、风痰夹寒证。

治疗原则： 清热解郁，益气散寒，息风化痰。

治疗方药： 栀子厚朴汤、大黄附子汤、大柴胡汤、橘皮竹茹汤与藜芦甘草汤合方。

栀子30g，厚朴12g，枳实4g，大黄10g，制附子15g，细辛6g，柴胡24g，生半夏12g，枯芩10g，白芍10g，陈皮50g，竹茹50g，红参10g，藜芦1.5g，生姜24g，大枣30枚，炙甘草15g。6剂，以水1000～1200mL，浸泡30分钟，大火烧开，小火煎煮50分钟，去滓取药液，每日分早中晚3次服。

二诊： 脘腹膨胀减轻，仍有大便干结，前方变大黄为12g，6剂。

三诊： 大便正常，情绪较前好转，恶心、呕吐明显减轻，仍有全身肌肉麻木，前方变藜芦为3g，6剂。

四诊： 脘腹膨胀较前又有减轻，手足温和，仍有胸闷，前方变厚朴为24g、枳实为10g，6剂。

五诊： 反复发作性胃扩张症状基本消除，以前方治疗30余剂，胃扩张症状消除，继以前方变化治疗抑郁焦虑症，又以前方治疗60余剂。随访1年，一切尚好。

用方体会： 根据脘腹膨胀、口苦辨为湿热，情绪低落、急躁易怒辨为郁，倦怠乏力、脉沉弱辨为虚，恶心、呕吐辨为浊气上逆，手足不温辨为寒，肌肉麻木、苔腻辨为风痰，以此辨为热郁夹虚、风痰夹寒证。选用栀子厚朴汤行气解郁，清热燥湿，宣通气机；大黄附子汤温通泻热；大柴胡汤平调寒热，益气行气，缓急止痛；橘皮竹茹汤益气行气降逆；藜芦甘草汤益气息风化痰。方药相互为用，以奏其效。

栀子干姜汤

【方歌】 仲景栀子干姜汤，寒热夹杂基础方，清热散寒调用量，各科杂病病可康。

【组成】栀子擘,十四枚(30g) 干姜二两(6g)

【用法】上二味,以水三升半,煮取一升半,去滓。分二服,温进一服。得吐者,止后服。

【功用】清热燥湿,温阳散寒。

【主治】寒热郁结证。

【解读方药】栀子干姜汤有 2 味药。栀子既是清热燥湿药又是凉血除烦安神药,干姜既是温阳散寒药又是调理气机升降药。从方中用药用量及调配关系可知栀子干姜汤是治疗寒热郁结证的重要基础用方,治疗各科常见病、多发病、疑难病属于寒热郁结证者,选用栀子干姜汤常常能取得预期治疗效果。

【案例导读】栀子干姜汤是治疗胃痉挛的重要基础用方,同时还能治疗诸多病种,而这诸多病种的病变证机必须切合寒热郁结证,始可用之。

胃痉挛是临床中比较难治疾病之一,临床分为急性胃痉挛和慢性胃痉挛,主要症状有胃脘绞痛、灼烧痛、针刺痛、钻心痛、腹肌僵硬、恶心、呕吐、泛酸、面色苍白、手足厥冷、冷汗淋漓等,并发症主要有脱水、电解质紊乱和酸碱失衡等。

栀子干姜汤的主要作用有:①清热燥湿;②温阳散寒。栀子干姜汤治疗胃痉挛的主要病变证机是:①湿热蕴结;②寒凝不通。栀子干姜汤是治疗胃痉挛属于寒热郁结证的重要基础用方,欲取得最佳治疗效果必须重视经方合方。

【案例示范】胃痉挛、胃神经官能症

刘某,女,51 岁。主诉:有多年胃痉挛、胃神经官能症病史,但服用中西药未能有效控制症状,近经病友介绍前来诊治。

刻诊:胃脘灼烧样针刺痛,胃脘肌僵硬抽搐,肢体烦重,恶心,呕吐,泛酸,疼痛发作面色苍白,手足冰凉,冷汗淋漓,倦怠乏力,记忆力减退,头痛,心悸,月经不规律,口苦口腻,舌质淡红,苔腻黄白夹杂,脉沉弱。

中医辨证:湿热虚寒、风痰夹瘀证。

治疗原则:清热燥湿,温阳散寒,益气化瘀,息风化痰。

治疗方药:栀子干姜汤、黄连粉方、半夏泻心汤、大建中汤、附子白及汤与藜芦甘草汤合方。

栀子 30g,干姜 12g,黄连 24g,生半夏 12g,红参 10g,枯芩 10g,花椒 6g,胶饴 24g,制附子 10g,白及 6g,藜芦 1.5g,生姜 10g,大枣 15 枚,炙甘草 10g。6 剂,以水 1000 ~ 1200mL,浸泡 30 分钟,大火烧开,小火煎煮 50 分钟,去滓取药液，每日分早中晚 3 次服。

二诊： 胃脘烧灼样减轻，仍有恶心、呕吐，前方变生半夏为 15g，6 剂。

三诊： 手足冰凉基本消除，仍有倦怠乏力，前方变红参为 12g，6 剂。

四诊： 胃脘灼烧样针刺痛，胃脘肌僵硬抽搐未再发作，仍有月经不规律，前方加川芎 24g、当归 15g，6 剂。

五诊： 诸症状基本消除，以前方治疗 30 余剂，月经基本正常，又以前方巩固治疗 30 余剂。随访 1 年，一切尚好。

用方体会： 根据胃脘灼烧样针刺痛、肢体烦重辨为湿热夹瘀，倦怠乏力、心悸辨为虚，胃脘肌僵硬抽搐、苔腻辨为风痰，手足冰凉辨为寒，更因冷汗淋漓辨为阳虚不固，以此辨为湿热虚寒、风痰夹瘀证。选用栀子干姜汤清热燥湿，温阳散寒；黄连粉方清热燥湿；半夏泻心汤平调寒热，益气降逆；大建中汤益气温通，缓急止痛；附子白及汤温阳化瘀止痛；藜芦甘草汤益气息风化痰。方药相互为用，以奏其效。

栀子大黄汤

【方歌】 栀子大黄枳实豉，湿热蕴结气郁滞，清泻热结能行气，牢记用量功效奇。

【组成】 栀子十四枚（30g） 大黄一两（3g） 枳实五枚（5g） 豉一升（24g）

【用法】 上四味，以水六升，煮取三升。分温三服。

【功用】 清热燥湿，泻热祛瘀，行气降气。

【主治】 湿热瘀夹气滞证。

【解读方药】 栀子大黄汤有 4 味药，由栀子豉汤为基础方所组成。栀子既是清热燥湿药又是凉血除烦安神药；大黄既是通泻热结药又是降泻祛瘀药；枳实既是行气降气药又是化湿除烦药，还是清热药；香豉既是宣发透散药又是调理气机升降药。从方中用药用量及调配关系可知栀子大黄汤是治疗湿热瘀夹气滞证的重要基础用方，治疗各科常见病、多发病、疑难病属于湿热瘀夹气滞证者，选用栀子大黄汤常常能取得预期治疗效果。

【案例导读】 栀子大黄汤是治疗酒精性脂肪肝的重要基础用方，同时还能治疗诸多病种，而这诸多病种的病变证机必须切合湿热瘀夹气滞证，始可用之。

酒精性脂肪肝属于酒精性肝病的一种类型，是临床中比较难治疾病之一，主要症状有脘腹胁肋胀痛、不思饮食、倦怠乏力、消瘦等，并发症主要有酒精性肝硬化、原发性肝癌等。

栀子大黄汤的主要作用有：①清热燥湿；②泻热祛瘀；③行气降气。栀子大黄汤治疗酒精性脂肪肝的主要病变证机是：①湿热蕴结；②瘀热阻滞；③气机壅滞。栀子大黄汤是治疗酒精性脂肪肝属于湿热瘀夹气滞证的重要基础用方，欲取得最佳治疗效果必须重视经方合方。

【案例示范】酒精性脂肪肝、酒精性肝硬化

许某，男，54岁。主诉：有多年酒精性脂肪肝病史，3年来症状加重，经复查又诊断为酒精性肝硬化，服用中西药但未能有效控制症状，肝脏硬度指数18.6kPa，近经病友介绍前来诊治。

刻诊： 脘腹胁肋烦热胀痛，不思饮食，形体消瘦，倦怠乏力，小便混浊，牙齿出血，面色灰暗，四肢血痣，急躁易怒，手掌血红色，大便干结，夜间小腿抽筋，手足冰凉，口苦口腻，口渴不欲饮水，舌质暗淡夹瘀紫，苔白腻夹黄，脉沉弱涩。

中医辨证： 湿热夹瘀、气虚夹郁、风痰夹寒证。

治疗原则： 清热燥湿，益气化瘀，行气散寒，息风化痰。

治疗方药： 栀子大黄汤、小柴胡汤、半夏泻心汤、桃核承气汤、四逆汤与藜芦甘草汤合方。

栀子30g，大黄12g，枳实5g，淡豆豉24g，柴胡24g，干姜12g，黄连3g，生半夏12g，红参10g，枯芩10g，芒硝6g，桂尖6g，桃仁10g，附子10g，藜芦1.5g，生姜10g，大枣12枚，炙甘草10g。6剂，以水1000～1200mL，浸泡30分钟，大火烧开，小火煎煮40分钟左右，然后把火关上，将生附子加入药中，浸泡5分钟左右，再把火打开，大火烧开后再以小火煎煮10分钟即可，去滓取药液，每日分早中晚3次服。

二诊： 大便通畅，仍有脘腹胁肋烦热，前方变黄连、枯芩为各15g，6剂。

三诊： 脘腹胁肋烦热减轻，仍有倦怠乏力、手足冰凉，前方变红参、制附子为各12g，6剂。

四诊： 手足较前温和，仍有不思饮食，前方变枳实为12g，6剂。

五诊： 诸症状基本趋于缓和，又以前方治疗80余剂，诸症状消除，经复查酒精性脂肪肝各项指标基本正常，又以前方治疗120余剂，经复查肝脏硬度指数 9.6kPa，继续以前方巩固治疗效果。随访 2 年，一切尚好。

用方体会： 根据脘腹胁肋烦热胀痛辨为湿热，舌质暗淡夹瘀紫辨为瘀，形体消瘦、倦怠乏力辨为虚，急躁易怒辨为郁，手足冰凉辨为寒，夜间小腿抽筋、苔腻辨为风痰，以此辨为湿热夹瘀、气虚夹郁、风痰夹寒证。选用栀子大黄汤清热燥湿，泻热祛瘀，行气降气；小柴胡汤平调寒热，益气行气；半夏泻心汤清热燥湿，益气降逆；桃核承气汤泻热祛瘀，益气温通；四逆汤益气温阳化瘀；藜芦甘草汤益气息风化痰。方药相互为用，以奏其效。

厚朴生姜半夏甘草人参汤

【方歌】 厚朴姜夏甘参汤，气虚气滞基础方，益气行气能散寒，调配用量效非常。

【组成】 厚朴炙，去皮，半斤（24g）　生姜切，半斤（24g）　半夏洗，半升（12g）　甘草炙，二两（6g）　人参一两（3g）

【用法】 上五味，以水一斗，煮取三升，去滓。温服一升，日三服。

【功用】 行气降气，补益正气，温中化湿。

【主治】 气滞气虚寒湿证。

【解读方药】 厚朴生姜半夏甘草人参汤有 5 味药。厚朴既是行气降气药又是温中化湿药；生姜既是温阳散寒药又是调理气机升降药；半夏既是醒脾升清药又是和胃降逆药，还是燥湿化痰药；人参、甘草既是补气药又是生津药，人参又是补气第一要药。从方中用药用量及调配关系可知厚朴生姜半夏甘草人参汤是治疗气滞气虚寒湿证的重要基础用方，治疗各科常见病、多发病、疑难病属于气滞气虚寒湿证者，选用厚朴生姜半夏甘草人参汤常常能取得预期治疗效果。

【案例导读】 厚朴生姜半夏甘草人参汤是治疗胆囊腺肌症的重要基础用方，同时还能治疗诸多病种，而这诸多病种的病变证机必须切合气滞气虚寒湿证，始可用之。

胆囊腺肌症又称胆囊腺肌瘤，是临床中比较难治疾病之一，主要症状有脘腹胁肋不舒服、脘腹隐痛或钝痛、不思饮食、恶心、呕吐、厌油腻、嗳气、怕寒、发热、黄疸、消瘦、倦怠乏力、皮肤瘙痒等，并发症可能演变为癌变。

厚朴生姜半夏甘草人参汤的主要作用有：①行气降气；②补益正气；③

温中化湿。厚朴生姜半夏甘草人参汤治疗胆囊腺肌症的主要病变证机是：①气机壅滞；②正气虚弱；③寒湿阻滞。厚朴生姜半夏甘草人参汤是治疗胆囊腺肌症属于气滞气虚寒湿证的重要基础用方，欲取得最佳治疗效果必须重视经方合方。

【案例示范】胆囊腺肌症

孙某，女，49岁。主诉：在3年前因腹痛剧烈经检查诊断为胆囊腺肌症，术后7个月复发，症状仍以腹胀腹痛为主，服用中西药但未能有效控制症状，近经病友介绍前来诊治。

刻诊： 脘腹胁肋痞硬胀闷，隐隐作痛，劳累或食凉加重，不思饮食，恶心，呕吐，厌油腻，嗳气，怕冷，发热，身目发黄，急躁易怒，形体消瘦，倦怠乏力，皮肤瘙痒，大便溏泻，手足烦热，口渴欲饮热水，舌质淡红夹瘀紫，苔腻黄白夹杂，脉沉弱涩。

中医辨证： 气滞气虚、寒湿夹瘀、风痰气逆证。

治疗原则： 行气益气，温化寒湿，软坚化瘀，息风化痰。

治疗方药： 厚朴生姜半夏甘草人参汤、小柴胡汤、茵陈五苓散、附子白及汤、甘草海藻汤与藜芦甘草汤合方。

厚朴24g，生半夏24g，红参10g，柴胡24g，枯芩10g，茵陈30g，猪苓10g，泽泻12g，白术10g，茯苓10g，桂尖10g，羊栖藻24g，制附子10g，白及6g，藜芦1.5g，生姜24g，大枣12枚，炙甘草10g。6剂，以水1000～1200mL，浸泡30分钟，大火烧开，小火煎煮50分钟，去滓取药液，每日分早中晚3次服。

二诊： 恶心、呕吐明显减轻，仍有大便溏泻，前方变白术、茯苓为各15g，6剂。

三诊： 嗳气基本消除，仍有皮肤瘙痒，前方变藜芦为3g，6剂。

四诊： 急躁易怒明显减轻，仍有怕冷，前方变桂尖、制附子为各12g，6剂。

五诊： 诸症状较前减轻，以前方治疗100余剂，诸症状消除，经复查胆囊腺肌症基本消除，又以前方治疗60余剂，经复查胆囊腺肌症痊愈。随访1年，一切尚好。

用方体会： 根据脘腹胁肋痞硬胀闷辨为气滞阻结，倦怠乏力、因劳累加重辨为气虚，大便溏泻、怕冷、因食凉加重辨为寒湿，舌质夹瘀紫、脉涩辨为瘀，皮肤瘙痒、苔腻辨为风痰，以此辨为气滞气虚、寒湿夹瘀、风痰气逆证。选用厚朴生姜半夏甘草人参汤行气降气，补益正气，温中化湿；小柴胡汤平调寒热，益气行气；茵陈五苓散清热利湿，益气燥湿；附子白及汤温阳化瘀；甘草海藻汤益气软坚散结；藜芦甘草汤益气息风化痰。方药相互为用，以奏其效。

厚朴七物汤

【方歌】厚朴七物基础方，桂枳姜枣草大黄，温清补泻治表里，寒热夹虚效非常。

【组成】厚朴半斤（24g）　甘草三两（9g）　大黄三两（9g）　大枣十枚　枳实五枚（5g）　桂枝二两（6g）　生姜五两（15g）

【用法】上七味，以水一斗，煮取四升，温服八合，日三服。呕者加半夏五合，下利去大黄，寒多者加生姜至半斤。

【功用】温通散寒，清泻热结，行气导滞，补益正气。

【主治】寒热气滞夹虚证。

【解读方药】厚朴七物汤有7味药，由小承气汤、厚朴三物汤、厚朴大黄汤、大黄甘草汤、桂枝甘草汤、桂枝去芍药汤为基础方所组成。大黄既是清泻热结药又是泻热祛瘀药；桂枝、生姜既是温通散寒药又是调理气机药；厚朴、枳实既是行气降气药又是平调寒热药；大枣、甘草既是益气药又是补血生津药，还是缓急药。从方中用药用量及调配关系可知厚朴七物汤是治疗寒热气滞夹虚证的重要基础用方，治疗各科常见病、多发病、疑难病属于寒热气滞夹虚证者，选用厚朴七物汤常常能取得预期治疗效果。

【案例导读】厚朴七物汤是治疗消化不良便秘的重要基础用方，同时还能治疗诸多病种，而这诸多病种的病变证机必须切合寒热气滞夹虚证，始可用之。

消化不良便秘是临床中比较常见的难治疾病之一。消化不良便秘分为功能性消化不良便秘和器质性消化不良便秘，症状以便秘为主，伴有餐后饱胀、不思饮食、上腹痛、上腹烧灼感、失眠、抑郁、焦虑、注意力不集中等。

厚朴七物汤的主要作用有：①温通散寒；②清泻热结；③行气导滞；④补益正气。厚朴七物汤治疗消化不良便秘的主要病变证机是：①寒郁不通；②热结不行；③气机壅滞；④正气虚弱。厚朴七物汤是治疗消化不良便秘属于寒热气滞夹虚证的重要基础用方，欲取得最佳治疗效果必须重视经方合方。

【案例示范】乙状结肠冗长症术后仍便秘、消化不良

周某，女，50岁。主诉：有多年便秘病史，近3年来便秘症状加重，十余天不大便，痛苦不堪，经检查诊断为乙状结肠冗长症，术后仍然六七天不大便，虽然服用中西药但未能有效改善便秘，近经病友介绍前来诊治。

刻诊： 大便干结困难（1次/8天），受凉加重，腹中烦热，腹胀不能饮食，食而不消，时时腹痛如针刺，恶心，呕吐，身体瘙痒，手足不温，倦怠乏力，口苦口腻，舌质红夹瘀紫，苔黄腻夹白，脉沉弱涩。

中医辨证： 寒热气滞、气虚夹瘀、风痰夹杂证。

治疗原则： 清热温通，益气化瘀，软坚散结，息风化痰。

治疗方药： 厚朴七物汤、土瓜根汁方、半夏泻心汤、附子栝楼汤、甘草海藻汤与藜芦甘草汤合方。

厚朴24g，大黄10g，枳实5g，土瓜根6g，黄连3g，生半夏12g，红参10g，枯芩10g，干姜10g，羊栖藻24g，制附子10g，藜芦1.5g，生姜15g，大枣12枚，炙甘草10g。6剂，以水1000～1200mL，浸泡30分钟，大火烧开，小火煎煮50分钟，去滓取药液，每日分早中晚3次服。

二诊： 大便干结（1次/6天），仍有腹胀、大便困难，前方变枳实为10g、土瓜根为7g，6剂。

三诊： 大便干结（1次/5天），仍有恶心、呕吐、大便困难，以前方变土瓜根为9g、生半夏为15g，6剂。

四诊： 大便干结（1次/3天），大便困难减轻，仍有倦怠乏力，前方变红参为12g，6剂。

五诊： 大便1次/2天，大便困难明显减轻，以前方治疗50余剂，大便基本正常，之后，以前方1周1剂继续巩固疗效。随访2年，一切尚好。

用方体会： 根据大便干结困难（1次/8天）、受凉加重、腹中烦热辨为寒热夹杂，腹胀不能饮食辨为气滞，倦怠乏力辨为气虚，腹痛如针刺、舌质夹瘀紫、脉涩辨为瘀，身体瘙痒、苔腻辨为风痰，以此辨为寒热气滞、气虚夹瘀、风痰夹杂证。选用厚朴七物汤温通散寒，清泻热结，行气导滞，补益正气；土瓜根汁方清热通便，活血化瘀；半夏泻心汤平调寒热，益气降逆；附子栝楼汤温阳化痰，行气通便；甘草海藻汤益气软坚散结；藜芦甘草汤益气息风化痰。

方药相互为用，以奏其效。

厚朴三物汤

【方歌】仲景厚朴三物汤，厚朴八两大黄四，枳实五枚合成方，方药用量必牢记。

【组成】大黄酒洗，四两（12g）　厚朴炙，去皮，八两（24g）　枳实炙，五枚（5g）

【用法】上三味，以水一斗二升，先煮二味，取五升，内大黄，煮取二升。温服一升。以利为度。

【功用】清泻热结，行气降逆，温化寒湿。

【主治】气滞热结夹寒证。

【解读方药】厚朴三物汤有3味药，由小承气汤、厚朴大黄汤为基础方所组成。厚朴既是行气降逆药又是温化寒湿药；枳实既是行气降逆药又是清热药；大黄既是泻热药又是燥湿药，还是祛瘀药。从方中用药用量及调配关系可知厚朴三物汤是治疗气滞热结夹寒证的重要基础用方，治疗各科常见病、多发病、疑难病属于气滞热结夹寒证者，选用厚朴三物汤常常能取得预期治疗效果。

【案例导读】厚朴三物汤是治疗结肠黑变病的重要基础用方，同时还能治疗诸多病种，而这诸多病种的病变证机必须切合气滞热结夹寒证，始可用之。

结肠黑变病是临床中非常难治的疾病之一。结肠黑变病分为1度结肠黑变病、2度结肠黑变病和3度结肠黑变病，主要症状有消化不良、便秘、排便困难、腹胀、腹痛、不思饮食等，并发症主要有水肿性结肠狭窄、结肠息肉、结肠腺瘤、结肠癌、电解质紊乱、肠功能紊乱等。

厚朴三物汤的主要作用有：①清泻热结；②行气降逆；③温化寒湿。厚朴三物汤治疗结肠黑变病的主要病变证机是：①郁热内结；②浊气壅滞；③气不化湿。厚朴三物汤是治疗结肠黑变病属于气滞热结夹寒证的重要基础用方，欲取得最佳治疗效果必须重视经方合方。

【案例示范】结肠黑变病

吴某，女，55岁。主诉：有多年便秘病史，近2年大便困难症状加重，经检查诊断为结肠黑变病，服用中西药但未能有效改善大便困难，近经病友介绍前来诊治。

刻诊：大便干结困难（1次/6天），腹中烦热胀痛，肛门潮湿发热，夜间小腿抽筋，不思饮食，食热则腹胀缓解，情绪低落，急躁易怒，手足不温，倦怠乏力，口渴不欲饮水，舌质淡红夹瘀紫，苔腻黄白夹杂，脉沉弱涩。

中医辨证：气滞热结、虚郁夹瘀、风痰夹寒证。

治疗原则：行气解郁，泻热温通，益气化瘀，软坚散结，息风化痰。

治疗方药：厚朴三物汤、土瓜根汁方、大黄附子汤、大柴胡汤、甘草海藻汤与藜芦甘草汤合方。

大黄12g，厚朴24g，枳实5g，土瓜根6g，制附子15g，细辛6g，柴胡24g，生半夏12g，红参10g，白芍10g，枯芩10g，羊栖藻24g，藜芦1.5g，生姜15g，大枣12枚，炙甘草10g。6剂，以水1000～1200mL，浸泡30分钟，大火烧开，小火煎煮50分钟，去滓取药液，每日分早中晚3次服。

二诊：大便干结（1次/6天），大便困难减轻，仍有腹中烦热胀痛，前方变厚朴为30g，变枳实、细辛为各10g，变白芍、枯芩为各15g，6剂。

三诊：大便干结（1次/4天），大便困难明显减轻，仍有倦怠乏力，前方变红参为12g，6剂。

四诊：大便干结（1次/3天），大便困难基本消除，仍有小腿抽筋，前方变藜芦为3g，6剂。

五诊：大便基本正常，以前方治疗120余剂，大便正常，经复查结肠黑变病基本消除，又巩固疗效30余剂。随访1年，一切尚好。

用方体会：根据大便干结困难（1次/6天）、腹中烦热胀痛辨为气滞热结，倦怠乏力辨为虚，舌质淡红夹瘀紫、脉沉弱涩辨为寒热虚夹瘀，情绪低落、急躁易怒辨为郁，小腿抽筋、苔腻辨为风痰，手足不温辨为寒，以此辨为气滞热结、虚郁夹瘀、风痰夹寒证。选用厚朴三物汤清泻热结，行气降逆，温化寒湿；土瓜根汁方清热通便，活血化瘀；大黄附子汤温通止痛，清泻热结；大柴胡汤平调寒热，益气解郁，缓急止痛；甘草海藻汤益气软坚散结；藜芦甘草汤益气息风化痰。方药相互为用，以奏其效。

厚朴大黄汤

【方歌】仲景厚朴大黄汤，六两大黄四枳实，厚朴一尺除痰饮，泻热行气化痰实。

【组成】大黄六两（18g） 厚朴一尺（30g） 枳实四枚（4g）

【用法】上三味，以水五升，煮取二升。分温再服。

【功用】清泻热结，行气降逆，理血消癥，温化寒湿。

【主治】热结瘀滞寒饮证。

【解读方药】厚朴大黄汤有 3 味药，其中由小承气汤、厚朴三物汤为基础方所组成。大黄既是通泻热结药又是燥湿泻水药，还是祛瘀消癥药；厚朴既是行气降逆药又是温化寒饮药，还是理血药；枳实既是行气降逆药又是清热药，还是益气药。从方中用药用量及调配关系可知厚朴大黄汤是治疗热结瘀滞寒饮证的重要基础用方，治疗各科常见病、多发病、疑难病属于热结瘀滞寒饮证者，选用厚朴大黄汤常常能取得预期治疗效果。

【案例导读】厚朴大黄汤是治疗结肠息肉的重要基础用方，同时还能治疗诸多病种，而这诸多病种的病变证机必须切合热结瘀滞寒饮证，始可用之。

结肠息肉是临床中比较难治的疾病之一，主要症状有大便中夹杂血、便秘与腹泻反复交替出现、腹痛、贫血等，并发症主要有消化道出血、黄疸、出血、肠套叠等。

厚朴大黄汤的主要作用有：①清泻热结；②行气降逆；③理血消癥；④温化寒湿。厚朴大黄汤治疗结肠息肉的主要病变证机是：①郁热内结；②浊气壅滞；③血脉不利；④气不化湿。厚朴大黄汤是治疗结肠息肉属于热结瘀滞寒饮证的重要基础用方，欲取得最佳治疗效果必须重视经方合方。

【案例示范】结肠息肉术后复发、产后大便难

卫某，女，47 岁。主诉：有 20 年产后大便难病史，在 2 年前大便困难症状加重，经检查诊断为结肠多发息肉，术后半年结肠多发息肉复发，仍然大便困难，痛苦不堪，服用中西药但未能有效改善大便困难，近经病友介绍前来诊治。

刻诊： 腹中坚硬烦热胀痛，大便干结困难，不思饮食，呕吐痰涎，食则腹胀加重，手足烦热，面色萎黄，头晕目眩，倦怠乏力，夜间小腿怕冷抽筋，口淡不渴，舌质淡夹瘀紫，苔腻黄白夹杂，脉沉弱涩。

中医辨证： 热结气滞、寒饮夹瘀、气虚风痰证。

治疗原则： 泻热行气，温化寒饮，益气化瘀，软坚散结，息风化痰。

治疗方药： 厚朴大黄汤、土瓜根汁方、桂枝茯苓丸、附子半夏汤、甘草海藻汤与藜芦甘草汤合方。

大黄 18g，厚朴 30g，枳实 5g，土瓜根 6g，桂尖 24g，茯苓 24g，牡丹皮 24g，白芍 24g，桃仁 24g，制附子 10g，生半夏 12g，羊栖藻 24g，红参 10g，藜芦 1.5g，生姜 15g，大枣 12 枚，炙甘草 10g。6 剂，以水 1000 ~ 1200mL，浸泡 30 分钟，大火烧开，小火煎煮 50 分钟，去滓取药液，每日分早中晚 3 次服。

二诊：大便较前通畅，仍有腹中坚硬，前方变羊栖藻为 30g，6 剂。

三诊：大便基本正常，仍有夜间小腿怕冷抽筋，前方变制附子为 12g、藜芦为 3g，6 剂。

四诊：大便正常，仍有头晕目眩、倦怠乏力，前方变红参为 12g，6 剂。

五诊：诸症状基本趋于缓解，以前方治疗 100 余剂，经复查结肠多发息肉基本消除；又以前方治疗 60 余剂，经复查结肠息肉消除。随访 2 年，一切尚好。

用方体会：根据腹中坚硬烦热胀痛、舌质瘀紫辨为热结瘀滞，怕冷、口淡不渴、呕吐痰涎辨为寒饮，头晕目眩、倦怠乏力涩辨为虚，夜间小腿抽筋、苔腻辨为风痰，以此辨为热结气滞、寒饮夹瘀、气虚风痰证。选用厚朴大黄汤清泻热结，行气降逆，理血消癥，温化寒湿；土瓜根汁方清热通便，活血化瘀；桂枝茯苓丸活血化瘀消癥；附子半夏汤温阳化痰，燥湿化痰；甘草海藻汤益气软坚散结；藜芦甘草汤益气息风化痰。方药相互为用，以奏其效。

厚朴麻黄汤

【方歌】厚朴麻黄汤石膏，细辛小麦五味子，干姜杏仁与半夏，寒热气郁服之宜。

【组成】厚朴五两（15g） 麻黄四两（12g） 石膏如鸡子大（48g） 杏仁半升（12g） 半夏半升（12g） 干姜二两（6g） 细辛二两（6g） 小麦一升（24g） 五味子半升（12g）

【用法】上九味，以水一斗二升，先煮小麦熟，去滓。内诸药，煮取三升，温服一升，日三服。

【功用】宣肺散寒，行气降逆，清泻郁热，敛肺益气。

【主治】肺寒热气郁夹虚证。

【解读方药】厚朴麻黄汤有 9 味药，由半夏干姜散为基础方所组成。厚朴既是行气降气药又是化湿药；麻黄、细辛既是宣肺散寒药又是化饮化痰药；石膏既是清热药又是生津化阴药；杏仁既是降肺第一要药又是化痰药，还是润燥药；半夏既是温肺宣降药又是燥湿化痰药；干姜既是温阳散寒药又是调理气机药；五味子既是益气药又是敛阴化阴药；小麦既是平补脏腑之气药又是生津养阴药。从方中用药用量及调配关系可知厚朴麻黄汤是治疗肺寒热气郁夹虚证的重要基础用方，治疗肺系常见病、多发病、疑难病属于肺寒热气郁夹虚证者，选用厚朴麻黄汤常常能取得预期治疗效果。

【案例导读】厚朴麻黄汤是治疗肺纤维化的重要基础用方，同时还能治疗诸多病种，而这诸多病种的病变证机必须切合肺寒热气郁夹虚证，始可用之。

肺纤维化又称间质性肺疾病，是临床中比较常见的难治疾病之一，肺纤维化分为原发性肺纤维化、继发性肺纤维化、特发性肺纤维化、肺间质纤维化、间质性肺炎，主要症状有干咳、呼吸困难进行性加重、杵状指、口唇发绀、胸闷、气短等，主要并发症有慢性阻塞性肺疾病、阻塞性睡眠呼吸暂停综合征、静脉血栓栓塞症等。

厚朴麻黄汤的主要作用有：①宣肺散寒；②行气降逆；③清泻郁热；④敛肺益气。厚朴麻黄汤治疗肺纤维化的主要病变证机是：①肺寒气逆；②郁热内生；③肺虚不敛。厚朴麻黄汤是治疗肺纤维化属于肺寒热气郁夹虚证的重要基础用方，欲取得最佳治疗效果必须重视经方合方。

【案例示范】肺纤维化、肺结节、慢性肺炎

毛某，男，59岁。主诉：有多年慢性肺炎病史，3年前症状加重，经检查又诊断为肺纤维化、肺结节，服用中西药但未能有效控制症状，近经病友介绍前来诊治。

刻诊：咳嗽无痰，有时咳吐少量黏液痰，胸中憋闷胀满，受凉加重，呼吸短促，呼吸费力，气短不足一息，大便干结，手足烦热瘙痒，形体消瘦，面色萎黄，倦怠乏力，口唇瘀紫，口渴欲饮热水，舌质淡红夹瘀紫，苔白腻夹黄，脉沉弱涩。

中医辨证：寒热气郁、虚瘀风痰证。

治疗原则：宣肺散寒，清肺泻热，益气行气，化瘀散结，息风化痰。

治疗方药：厚朴麻黄汤、桂枝茯苓丸、附子半夏汤、甘草海藻汤与藜芦人参汤合方。

厚朴15g，麻黄12g，石膏50g，杏仁12g，生半夏12g，干姜6g，细辛6g，小麦 24g，五味子 12g，大黄 6g，桃仁 4g，土元 10g，制附子 10g，红参 10g，藜芦 1.5g，生姜 15g，大枣 12 枚，炙甘草 10g。6 剂，以水 1000 ~ 1200mL，浸泡 30 分钟，大火烧开，小火煎煮 50 分钟，去滓取药液，每日分早中晚 3 次服。

二诊：咳嗽减轻，仍有胸闷，前方变厚朴为 24g，6 剂。

三诊：呼吸较前通畅，仍有倦怠乏力，前方变红参为 12g，6 剂。

四诊：大便基本正常，手足烦热基本消除，仍有口唇瘀紫，前方变桃仁、土元为各 15g，6 剂。

五诊：诸症状较前明显减轻，以前方治疗 100 余剂，诸症状消除，经复查慢性肺炎基本痊愈，肺结节较前明显减小，肺纤维化较前减轻；又以前方治疗 100 余剂，经复查肺结节基本痊愈，肺纤维化较前又有减轻，继以前方巩固疗效。随访 1 年，一切尚好。

用方体会：根据咳嗽无痰、受凉加重、手足烦热辨为寒夹热，胸中憋闷胀满辨为气郁，口唇瘀紫辨为瘀，面色萎黄、倦怠乏力辨为虚，手足瘙痒、苔腻辨为风痰，以此辨为寒热气郁、瘀虚风痰证。选用厚朴麻黄汤宣肺散寒，行气降逆，清泻郁热，敛肺益气；桂枝茯苓丸活血化瘀泻热；附子半夏汤温阳化瘀，燥湿化痰；甘草海藻汤益气软坚散结；藜芦人参汤益气息风化痰。方药相互为用，以奏其效。

侯氏黑散

【方歌】侯氏黑散菊白辛，黄芩当芎矾桂姜，茯苓牡蛎桔防参，寒温补泻效非常。

【组成】菊花四十分（120g）　白术十分（30g）　细辛三分（9g）　茯苓三分（9g）　牡蛎三分（9g）　桔梗八分（24g）　防风十分（30g）　人参三分（9g）　矾石三分（9g）　黄芩五分（15g）　当归三分（9g）　干姜三分（9g）　川芎三分（9g）　桂枝三分（9g）

【用法】上十四味，杵为散，酒服方寸匕，日一服，初服二十日，温酒调服，禁一切鱼肉、大蒜，常宜冷食，自能助药力，在腹中不下也。热食即下矣，冷食自能助药力。

【功用】清热散寒，益气化瘀，燥湿化痰，疏散息风。

【主治】寒热虚瘀痰风证。

【解读方药】侯氏黑散有 14 味药，由矾石汤为基础方所组成。菊花既是清热药又是行散药，还是调理气血药；黄芩既是清热药又是燥湿药；矾石既是清热燥湿药又是平息内风药；牡蛎既是清热药又是潜阳息风药；桔梗既是宣利药又是清热药；桂枝、细辛、防风既是疏散外风药又是消散内风药，还是温通营卫脏腑药；干姜既是温阳散寒药又是调理气机药；人参既是补气第一要药又是生津药；白术、茯苓既是益气药又是治湿药，白术偏于燥湿，茯苓偏于利湿，当归既是补血药又是通经活血药；川芎既是活血药又是行气药。从方中用药用量及调配关系可知侯氏黑散是治疗寒热虚瘀痰风证的重要基础用方，治疗各科常见病、多发病、疑难病属于寒热虚瘀痰风证者，选用侯氏黑散常常能取得预期治疗效果。

【案例导读】侯氏黑散是治疗脑萎缩的重要基础用方，同时还能治疗诸多病种，而这诸多病种的病变证机必须切合寒热虚瘀痰风证，始可用之。

脑萎缩是临床中比较常见的难治疾病之一，男性多发于女性，临床分为弥漫性脑萎缩和局限性脑萎缩，又分为大脑功能衰退和认知功能减退。其主要症状有痴呆、智能障碍、记忆障碍、行为障碍、语言障碍、认知障碍、视觉障碍、感觉障碍、排便障碍、肢体共济失调、意向性震颤、头晕头痛、失眠多梦、腰膝酸软、手足发麻、耳鸣耳聋等，并发症主要有偏瘫、癫痫等。

侯氏黑散的主要作用有：①清热散寒；②益气化瘀；③燥湿化痰；④疏散息风。侯氏黑散治疗脑萎缩的主要病变证机是：①热扰寒结；②气虚生瘀；③风痰肆虐。侯氏黑散是治疗脑萎缩属于寒热虚瘀痰风证的重要基础用方，欲取得最佳治疗效果必须重视经方合方。

【案例示范】脑萎缩、脑白质脱髓鞘、腔隙性脑梗

郑某，女，71 岁。主诉：有 5 年腔隙性脑梗、脑白质脱髓鞘病史，1 年前经复查又诊断为脑萎缩，服用中西药但未能有效控制症状表现，近经病友介绍前来诊治。

刻诊：头晕，头痛如针刺，手足冰凉，心胸烦热，肢体麻木，反应迟钝，动作迟缓，自言自语，闭门不出，多疑多虑，答非所问，性格急躁，记忆力明显减退，倦怠乏力，舌质淡红，苔腻黄白夹杂，脉沉弱涩。

中医辨证：寒热虚瘀、风痰夹杂证。

治疗原则：温通散寒，清宣郁热，益气化瘀，息风化痰。

治疗方药：侯氏黑散与藜芦人参汤合方。

菊花 60g，白术 15g，细辛 5g，茯苓 5g，牡蛎 5g，桔梗 12g，防风 15g，红参 10g，白矾 5g，枯芩 8g，当归 5g，干姜 5g，川芎 5g，桂尖 5g，藜芦 1.5g，生姜 15g，大枣 12 枚，炙甘草 10g。6 剂，以水 1000 ~ 1200mL，浸泡 30 分钟，大火烧开，小火煎煮 50 分钟，去滓取药液，每日分早中晚 3 次服。

二诊：心胸烦热减轻，仍有手足冰凉，前方变细辛、干姜、桂尖为各 12g，6 剂。

三诊：手足较前温和，仍有头痛如针刺，前方变当归、川芎为各 15g，6 剂。

四诊：头痛较前减轻，仍有闭门不出、肢体麻木，前方变茯苓为 24g、白矾为 9g、藜芦为 3g，6 剂。

五诊：诸症状较前均有好转，以前方治疗 120 余剂，诸症状较前又有好转；又以前方治疗 150 余剂，诸症状较前又有明显好转；继以前方巩固疗效。随访 1 年，一切尚好。

用方体会：根据头晕、手足冰凉辨为寒，心胸烦热辨为热，倦怠乏力、脉沉弱辨为虚，头痛如针刺辨为瘀，肢体麻木、苔腻辨为风痰，反应迟钝、动作迟缓、自言自语、闭门不出、多疑多虑辨为痰瘀心窍，以此辨为寒热虚瘀、风痰夹杂证。选用侯氏黑散清热散寒，益气化瘀，燥湿化痰，疏散息风；藜芦人参汤益气息风化痰。方药相互为用，以奏其效。

禹余粮丸

【方歌】禹余粮丸基础方，阴津不固诸般疾，脏腑营卫皆可治，固涩阴津功效奇。

【组成】禹余粮二斤（100g）（编者注：仲景原书无用量，此处为编者所加）

【用法】上一味，捣碎，以蜜为丸，为十二丸，温服一丸，日分三服。

注：既可用丸剂又可用汤剂，汤剂用量可根据病情酌情选择 30g 或 50g。

【功用】温涩固脱，生津敛阴。

【主治】阴津滑脱证。

【解读方药】禹余粮丸仅有 1 味药，《神农本草经》认为，禹余粮"主咳逆寒热，烦满下利，赤白，血闭，癥瘕，大热"。禹余粮既是温涩固脱药又是益阴敛阴药，还是通经消癥药。从方中用药用量及调配关系可知禹余粮丸是治疗阴津滑脱证的重要基础用方，治疗各科常见病、多发病、疑难病属于阴津滑脱证者，选用禹余粮丸常常能取得预期治疗效果。

【案例导读】禹余粮丸是治疗老年性阴道炎的重要基础用方，同时还能治疗诸多病种，而这诸多病种的病变证机必须切合阴津滑脱证，始可用之。

老年性阴道炎是临床中比较难治疾病之一，主要症状有阴道分泌物增多、阴道黏膜充血、性生活疼痛、外阴瘙痒、阴道上皮浅表溃疡、尿频、尿急、尿痛、尿不尽等，并发症主要有皮肤皲裂、外阴糜烂溃疡、宫腔积脓。

禹余粮丸的主要作用有：①温涩固脱；②生津敛阴。禹余粮丸治疗老年性阴道炎的主要病变证机是：①阴津滑脱；②阴不滋荣。禹余粮丸是治疗老年性阴道炎属于阴津滑脱证的重要基础用方，欲取得最佳治疗效果必须重视经方合方。

【案例示范】老年性阴道炎、漏尿症

蒋某，女，69岁。主诉：有6年老年性阴道炎病史，3年前又出现漏尿症，服用中西药但未能有效控制症状表现，近经病友介绍前来诊治。

刻诊：阴道分泌物增多，阴道黏膜充血，外阴瘙痒，阴道疼痛，小便灼热，尿频，尿急，尿痛，尿不尽，咳嗽、走路、说话即漏尿，急躁易怒，倦怠乏力，手足不温，口苦口腻，舌质淡红，苔腻黄白夹杂，脉沉弱。

中医辨证：阴津滑脱、气虚气郁、寒热风痰证。

治疗原则：固涩阴津，益气行气，清热散寒，息风化痰。

治疗方药：禹余粮丸、苦参汤、狼牙汤、黄连粉方、葵子茯苓散、小柴胡汤、薏苡附子败酱散与藜芦甘草汤合方。

禹余粮50g，苦参20g，狼牙24g，黄连24g，柴胡24g，枯芩10g，生半夏12g，红参10g，薏苡仁30g，制附子10g，败酱草15g，葵子50g，茯苓10g，藜芦1.5g，生姜15g，大枣12枚，炙甘草10g。6剂，以水1000～1200mL，浸泡30分钟，大火烧开，小火煎煮50分钟，去滓取药液，每日分早中晚3次服。

二诊：阴道分泌物减轻，仍有小便热痛，前方变枯芩为24g，6剂。

三诊：尿频、尿痛、尿急、尿不尽、阴道疼痛减轻，仍有尿漏，前方变红参为12g，6剂。

四诊：口苦口腻基本消除，仍有外阴瘙痒，前方变茯苓为24g、藜芦为

3g，6 剂。

五诊：诸症状较前趋于缓解，以前方治疗 50 余剂，诸症状基本消除，又以前方治疗 30 余剂，诸症状消除。随访 1 年，一切尚好。

用方体会：根据阴道分泌物增多、阴道黏膜充血、尿频、尿急、尿不尽辨为阴津滑脱，倦怠乏力、脉沉弱辨为虚，急躁易怒辨为郁，小便灼热辨为热，手足不温辨为寒，外阴麻木、苔腻辨为风痰，以此辨为阴津滑脱、气虚气郁、寒热风痰证。选用禹余粮丸温涩固脱，生津敛阴；苦参汤、狼牙汤、黄连粉方清热燥湿；葵子茯苓散益气清热利湿；小柴胡汤平调寒热，益气行气；薏苡附子败酱散益气温阳，清热利湿；藜芦甘草汤益气息风化痰。方药相互为用，以奏其效。

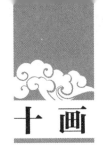

十 画

真武汤

【方歌】真武汤益气温阳，茯苓芍术附子姜，通利水气能敛阴，各科杂病效非常。

【组成】茯苓三两（9g）　芍药三两（9g）　生姜切，三两（9g）　白术二两（6g）附子炮，去皮，破八片，一枚（5g）

【用法】上五味，以水八升，煮取三升，去滓。温服七合，日三服。若咳者，加五味子半升，细辛、干姜各一两；若小便利者，去茯苓；若下利者，去芍药，加干姜二两；若呕者，去附子，加生姜足前成半斤。

【功用】温阳化瘀，益气利湿，补血敛阴。

【主治】寒湿虚瘀伤血证。

【解读方药】真武汤有5味药。附子既是温壮阳气药又是活血消癥药，还是行散降逆药；白术、茯苓既是益气药又是治湿药，白术偏于温阳燥湿，茯苓偏于平淡利湿；芍药既是补血药又是活血药，还是利水药；生姜既是温阳散寒药还是调理气机药。从方中用药用量及调配关系可知真武汤是治疗寒湿虚瘀伤血证的重要基础用方，治疗各科常见病、多发病、疑难病属于寒湿虚瘀伤血证者，选用真武汤常常能取得预期治疗效果。

【案例导读】真武汤是治疗间质性肾炎的重要基础用方，同时还能治疗诸多病种，而这诸多病种的病变证机必须切合寒湿虚瘀伤血证，始可用之。

间质性肾炎是临床中比较难治疾病之一，临床分为急性间质性肾炎和慢性间质性肾炎，主要症状有腰痛、夜尿多、肾性糖尿、血尿、轻度蛋白尿、关节痛、淋巴结肿大、高血压等，并发症主要有尿毒症、肾衰竭、肾性贫血。

真武汤的主要作用有：①温阳化瘀；②益气利湿；③补血敛阴。真武汤治疗间质性肾炎的主要病变证机是：①寒湿浸淫；②气虚不化；③血脉不利；④阴血受损。真武汤是治疗间质性肾炎属于寒湿虚瘀伤血证的重要基础用方，欲取得最佳治疗效果必须重视经方合方。

【案例示范】肾性贫血、慢性间质性肾炎、高血压

梁某，男，57岁。主诉：有多年慢性间质性肾炎、原发性高血压病史，在

2年前经复查又诊断为肾性贫血，住院及门诊治疗，服用中西药但未能有效改善症状表现，尿蛋白（3+），隐血（3+），血红蛋白79g/L，血压165/110mmHg，近经病友介绍前来诊治。

刻诊：腰痛，白天小便少，夜间小便多，怕冷，手足不温，倦怠乏力，头晕目眩，身体瘙痒，有时关节疼痛，下肢水肿，肢体沉重，情绪低落、急躁易怒，口苦咽干，舌质红夹瘀紫，苔薄黄白夹杂，脉沉弱涩。

中医辨证：阳虚水气、气血虚弱、郁热风痰证。

治疗原则：温阳利水，补益气血，行气清热，息风化痰。

治疗方药：真武汤、当归芍药散、小柴胡汤、蒲灰散与藜芦甘草汤合方。

茯苓10g，白芍50g，白术12g，制附子5g，当归10g，川芎24g，茯苓12g，泽泻24g，柴胡24g，枯芩10g，生半夏12g，红参10g，滑石10g，蒲黄20g，藜芦1.5g，生姜15g，大枣12枚，炙甘草10g。6剂，以水1000～1200mL，浸泡30分钟，大火烧开，小火煎煮50分钟，去滓取药液，每日分早中晚3次服。

二诊：情绪低落好转，仍有怕冷、手足不温，前方变制附子为10g，6剂。

三诊：头晕目眩减轻、夜间尿频减少，仍有肢体沉重，前方变白术为24g，6剂。

四诊：白天小便增多，仍有轻微下肢水肿、身体瘙痒，前方变泽泻为40g、藜芦为2g，6剂。

五诊：诸症状较前趋于减轻，以前方治疗60余剂，诸症状基本消除，经复查尿蛋白（1+），隐血阴性，血红蛋白112g/L，血压142/103mmHg；又以前方治疗60余剂，诸症状消除，经复查尿蛋白阴性，隐血阴性，血红蛋白125g/L，血压120/85mmHg；继续以前方断断续续巩固治疗。随访1年，一切尚好。

用方体会：根据腰痛、白天小便少、夜间小便多辨为阳虚水气，头晕目眩、倦怠乏力、脉沉弱辨为气血虚，情绪低落、急躁易怒辨为郁，口苦咽燥、舌质红辨为热，肢体沉重、身体瘙痒辨为风痰，以此辨为阳虚水气、气血虚弱、郁热风痰证。选用真武汤温阳化痰，益气利湿，补血敛阴；当归芍药散补益气血，利水化湿；小柴胡汤平调寒热，益气行气；蒲灰散清热利湿，活血利水；藜芦甘草汤益气息风化痰。方药相互为用，以奏其效。

桂枝汤

【方歌】调补气血桂枝汤，芍药甘草姜枣同，气血虚弱夹寒证，内外兼治有奇功。

【组成】桂枝三两（9g）　芍药三两（9g）　甘草炙，二两（6g）　生姜切，三两（9g）　大枣十二枚，擘

【用法】上五味，哎咀三味，以水七升，微火煮取三升，去滓。适寒温，服一升。服已须臾，啜热稀粥一升余，以助药力。温服令一时许，遍身漐漐微似有汗者益佳，不可令如水流漓，病必不除。若一服汗出病差，停后服，不必尽剂。若不汗，更服依前法。又不汗，后服小促其间，半日许令三服尽。若病重者，一日一夜服，周时观之。服一剂尽，病证犹在者，更作服。若不汗出，乃服至二三剂。禁生冷，黏滑，肉面，五辛，酒酪，臭恶等。

【功用】补益气血，调和营卫，温通散寒。

【主治】气血虚夹寒证；太阳中风证。

【解读方药】桂枝汤中有 5 味药，由芍药甘草汤、桂枝甘草汤、甘草汤为基础方所组成，这三个基础方都不是解表方。桂枝、生姜既是辛温解表药，又是温里散寒药；芍药、大枣、甘草既是调补营卫的重要用药，又是补益气血的重要基本用药。从方中用药用量及调配关系可知桂枝汤是治疗气血虚夹寒证的重要基础用方，治疗各科常见病、多发病、疑难病属于气血虚夹寒证者，选用桂枝汤常常能取得预期治疗效果。

【案例导读】桂枝汤是治疗顽固性感冒的重要基础用方，同时还能治疗诸多病种，而这诸多病种的病变证机必须切合气血虚夹寒证，始可用之。

顽固性感冒是临床中比较常见的难治疾病之一，顽固性感冒分为风寒感冒、寒热夹杂性感冒和内伤感冒。顽固性感冒常见的症状有发热、怕冷、头痛、流鼻涕、全身酸困、肌肉疼痛等。

桂枝汤的主要作用有：①补益气血；②调和营卫；③温通散寒。桂枝汤治疗顽固性感冒的主要病变证机是：①气血虚弱；②营卫不和；③风寒侵袭。桂枝汤是治疗顽固性感冒属于气血虚夹寒证的重要基础用方，欲取得最佳治疗效果必须重视经方合方。

【案例示范】长期低热、顽固性感冒、白细胞减少症

徐某，女，55 岁。主诉：有多年低热、顽固性感冒病史，在 3 年前经检

查白细胞 $1.13×10^9$/儿，经骨髓穿刺检查白细胞减少原因不明，服用中西药但白细胞仍然在 $1.6×10^9$/儿以下，近经病友介绍前来诊治。

刻诊： 发热，怕冷，手足不温，头痛，全身酸困，肌肉疼痛，右半身汗出，左半身无汗，面色萎黄，倦怠乏力，头晕目眩，皮肤瘙痒，口苦咽干，少言寡语，闷闷不乐，舌质淡红夹瘀紫，苔白腻夹黄，脉沉弱。

中医辨证： 气血虚弱，营卫不和，气郁夹热，寒夹风痰证。

治疗原则： 补益气血，调和营卫，行气清热，温阳散寒，息风化痰。

治疗方药： 桂枝汤、麻黄汤、四逆汤、胶姜汤、小柴胡汤与藜芦甘草汤合方。

桂尖 10g，白芍 10g，麻黄 10g，杏仁 15g，生附子 5g，干姜 10g，阿胶珠 10g，柴胡 24g，枯芩 10g，生半夏 12g，红参 10g，藜芦 1.5g，生姜 10g，大枣 12 枚，炙甘草 10g。6 剂，以水 1000 ~ 1200mL，浸泡 30 分钟，大火烧开，小火煎煮 40 分钟左右，然后把火关上，将生附子加入药中，浸泡 5 分钟左右，再把火打开，大火烧开后再以小火煎煮 10 分钟即可，去滓取药液，每日分早中晚 3 次服。

二诊： 发热消除，仍有怕冷、手足不温，前方变生附子为 6g、干姜为 12g，6 剂。

三诊： 怕冷消除，仍有头痛，前方变白芍为 24g，6 剂。

四诊： 全身酸困、肌肉疼痛明显减轻，仍有倦怠乏力、皮肤瘙痒，前方变红参为 12g、藜芦为 3g，6 剂。

五诊： 诸症状较前明显减轻，以前方治疗 30 余剂，诸症状消除，经复查白细胞 $5.9×10^9$/L；又以前方巩固治疗 50 余剂，诸症状消除，经复查白细胞 $7.6×10^9$/L。随访 1 年，一切尚好。

用方体会： 根据面色萎黄、倦怠乏力、头晕目眩辨为气血虚，发热、怕冷、头痛、全身酸困、肌肉疼痛、右半身汗出、左半身无汗辨为营卫不和，少言寡语、闷闷不乐辨为郁，口苦咽干辨为热，皮肤瘙痒、苔腻辨为风痰，手足不温、怕冷辨为寒，以此辨为气血虚弱、营卫不和、气郁夹热、寒夹风痰证。选用桂枝汤补益气血，调和营卫，温通散寒；麻黄汤宣发营卫散寒；四逆汤益气温阳，散寒化瘀；胶姜汤温补气血；小柴胡汤平调寒热，益气行气；藜芦甘草汤益气息风化痰。方药相互为用，以奏其效。

桂枝二麻黄一汤

【方歌】桂枝二麻黄一汤，调整用量示范方，辨治脏腑及营卫，调补宣通效非常。

【组成】桂枝去皮，一两十七铢（5.4g）　芍药一两六铢（3.7g）　麻黄去节，十六铢（2.1g）　生姜切，一两六铢（3.7g）　杏仁去皮尖，十六个（2.5g）　甘草炙，一两二铢（3.2g）　大枣擘，五枚

【用法】上七味，以水五升，先煮麻黄一二沸，去上沫，内诸药，煮取二升，去滓。温服一升，日再。本云：桂枝汤二分；麻黄汤一分，合为二升，分再服。今合为一方，将息如前法。

【功用】宣散温通，养血敛阴，补益正气。

【主治】寒郁夹气血虚证。

【解读方药】桂枝二麻黄一汤有7味药，由桂枝甘草汤、芍药甘草汤、甘草麻黄汤、桂枝汤、麻黄汤、桂枝麻黄各半汤为基础方所组成。麻黄、桂枝、生姜既是宣发营卫药又是温通脏腑药；芍药既是补益营卫药又是补益脏腑药；杏仁既是化痰药又是润燥药，还是降泄药；大枣、甘草既是益气药又是生津药，还是缓急药。从方中用药用量及调配关系可知桂枝二麻黄一汤是治疗寒郁夹气血虚证的重要基础用方，治疗各科常见病、多发病、疑难病属于寒郁夹气血虚证者，选用桂枝二麻黄一汤常常能取得预期治疗效果。

【案例导读】桂枝二麻黄一汤是治疗过敏性皮炎的重要基础用方，同时还能治疗诸多病种，而这诸多病种的病变证机必须切合寒郁夹气血虚证，始可用之。

过敏性皮炎又称接触性皮炎，是临床中比较常见的难治皮肤病之一。过敏性皮炎分为变态反应性过敏性皮炎和原发刺激性过敏性皮炎，主要症状有皮肤瘙痒、红斑、肿胀、丘疹、丘疱疹、水疱、大疱、破溃后形成糜烂面等，主要并发症有皮肤感染、败血症等。

桂枝二麻黄一汤的主要作用有：①宣散温通；②养血敛阴；③补益正气。桂枝二麻黄一汤治疗过敏性皮炎的主要病变证机是：①寒郁营卫；②经脉不利；③正气虚弱。桂枝二麻黄一汤是治疗过敏性皮炎属于寒郁夹气血虚证的重要基础用方，欲取得最佳治疗效果必须重视经方合方。

【案例示范】顽固性过敏性皮炎

朱某，女，41岁。主诉：有多年顽固性过敏性皮炎病史，服用中西药但未能有效控制病情反复发作，近经病友介绍前来诊治。

刻诊：皮肤瘙痒，受凉加重，皮肤红肿，丘疱疹，无汗，怕冷，手足不温，大便干结，肛门灼热，口苦口腻，舌质淡红夹瘀紫，苔白腻夹黄，脉沉弱。

中医辨证：气血虚弱、营卫不和、湿热内结、瘀夹风痰证。

治疗原则：补益气血，调和营卫，清泻热结，温通化瘀，息风化痰。

治疗方药：桂枝二麻黄一汤、四逆汤、桃核承气汤、半夏泻心汤与藜芦甘草汤合方。

桂枝15g，白芍10g，麻黄5g，杏仁5g，生附子5g，干姜10g，桃仁10g，大黄12g，芒硝6g，黄连3g，枯芩10g，生半夏12g，红参10g，藜芦1.5g，生姜10g，大枣12枚，炙甘草10g。6剂，以水1000～1200mL，浸泡30分钟，大火烧开，小火煎煮40分钟左右，然后把火关上，将生附子加入药中，浸泡5分钟左右，再把火打开，大火烧开后再以小火煎煮10分钟即可，去滓取药液，每日分早中晚3次服。

二诊：红肿明显消退，仍有瘙痒，前方变藜芦为3g，6剂。

三诊：瘙痒明显减轻，仍有口苦口腻，前方变黄连、枯芩为各15g，6剂。

四诊：过敏症状基本消除，仍有怕冷，前方变生附子为6g，6剂。

五诊：诸症状消除，以前方治疗50余剂，诸症状未再发作。随访1年，一切尚好。

用方体会：根据皮肤瘙痒、受凉加重辨为寒，皮肤红肿、丘疱疹、无汗、怕冷、手足不温辨为营卫不和、寒热夹杂，大便干结、肛门灼热、口苦口腻辨为湿热内结，舌质淡红夹瘀紫辨为寒热夹瘀，皮肤瘙痒、苔腻辨为风痰，以此辨为气血虚弱、营卫不和、湿热内结、瘀夹风痰证。选用桂枝二麻黄一汤宣散温通，养血敛阴，补益正气；四逆汤益气温阳，散寒化瘀；桃核承气汤活血化瘀，温通泻热；半夏泻心汤平调寒热，益气温阳；藜芦甘草汤益气息风化痰。方药相互为用，以奏其效。

桂枝二越婢一汤

【方歌】桂枝二越婢一汤，合方用药调用量，寒郁气虚夹热证，治内治外效非常。

【组成】桂枝去皮，十八铢（2.3g）　芍药十八铢（2.3g）　麻黄十八铢（2.3g）　甘草炙，十八铢（2.3g）　大枣擘，四枚　生姜切，一两二铢（3.3g）　石膏碎，绵裹，一两（3g）

【用法】上七味，以水五升，煮麻黄一二沸，去上沫，内诸药，煮取二升，去滓。温服一升。本云：当裁为越婢汤；桂枝汤合之，饮一升。今合为一方；桂枝汤二分，越婢汤一分。

【功用】温宣散寒，补益气血，兼清郁热。

【主治】寒郁气虚夹热证。

【解读方药】桂枝二越婢一汤有 7 味药，由桂枝甘草汤、芍药甘草汤、甘草麻黄汤、桂枝汤、越婢汤为基础方所组成。麻黄、桂枝、生姜既是宣发营卫药又是温通散寒药；芍药既是补血药又是活血药，还是敛阴缓急药；石膏既是清热药又是生津药；大枣、甘草既是益气药又是生津药，还是缓急药。从方中用药用量及调配关系可知桂枝二越婢一汤是治疗寒郁气虚夹热证的重要基础用方，治疗各科常见病、多发病、疑难病属于寒郁气虚夹热证者，选用桂枝二越婢一汤常常能取得预期治疗效果。

【案例导读】桂枝二越婢一汤是治疗荨麻疹的重要基础用方，同时还能治疗诸多病种，而这诸多病种的病变证机必须切合寒郁气虚夹热证，始可用之。

荨麻疹是临床中比较常见的难治疾病之一。荨麻疹分为内源性荨麻疹和外源性荨麻疹，又分为急性荨麻疹、慢性荨麻疹、物理性荨麻疹、胆碱能性荨麻疹等，主要症状有皮肤瘙痒、风团、红晕、水疱等，主要并发症状有神经症状、心脏症状、肌肉关节症状、呼吸道症状、胃肠道症状，以及全身症状等。

桂枝二越婢一汤的主要作用有：①温宣散寒；②补益气血；③兼清郁热。桂枝二越婢一汤治疗荨麻疹的主要病变证机是：①寒郁营卫；②气血不足；③郁热内扰。桂枝二越婢一汤是治疗荨麻疹属于寒郁气虚夹热证的重要基础用方，欲取得最佳治疗效果必须重视经方合方。

【案例示范】慢性胆碱能性荨麻疹

朱某，女，41 岁。主诉：有多年慢性荨麻疹病史，病情反复发作，经检查诊断为胆碱能性荨麻疹，服用中西药但未能有效控制症状，近经病友介绍前来诊治。

刻诊：皮肤红晕风团，瘙痒，麻刺感，灼热感，受凉或活动后加重，急躁易怒，情绪低落，腹痛，大便溏泻，倦怠乏力，怕冷，手足不温，口苦咽干，舌质淡红，苔腻黄白夹杂，脉沉弱。

中医辨证：气血虚弱、营卫不和、寒夹气郁、热夹风痰证。

治疗原则：补益气血，调和营卫，清热解郁，温通散寒，息风化痰。

治疗方药：桂枝二越婢一汤、小柴胡汤、竹叶汤、白虎汤与藜芦甘草汤合方。

桂尖 10g，白芍 10g，麻黄 10g，石膏 50g，竹叶 20g，葛根 20g，防风 6g，桔梗 6g，红参 10g，制附子 5g，柴胡 24g，枯芩 10g，生半夏 12g，知母 20g，藜芦 1.5g，生姜 10g，大枣 12 枚，炙甘草 10g。6 剂，以水 1000 ~ 1200mL，浸泡 30 分钟，大火烧开，小火煎煮 50 分钟，去滓取药液，每日分早中晚 3 次服。

二诊：瘙痒明显消退，仍有怕冷、手足不温，前方变制附子、桂尖为各 12g，6 剂。

三诊：瘙痒较前又有明显减轻，仍有腹痛，前方变白芍为 24g，6 剂。

四诊：大便正常、腹痛止，仍有轻微瘙痒，前方变藜芦为 3g，6 剂。

五诊：诸症状基本消除，以前方治疗 20 余剂，诸症状未再发作，患者要求巩固治疗一个月。随访 1 年，一切尚好。

用方体会：根据皮肤红晕风团、活动后加重辨为气血虚，皮肤红晕风团、灼热感、受凉加重辨为营卫不和、寒热夹杂，急躁易怒，情绪低落辨为郁，瘙痒、苔腻辨为风痰，以此辨为气血虚弱、营卫不和、寒夹气郁、热夹风痰证。选用桂枝二越婢一汤温宣散寒，补益气血，兼清郁热；小柴胡汤平调寒热，益气行气；竹叶汤温通阳气，清泻郁热，补益中气；白虎汤清泻郁热；藜芦甘草汤益气息风化痰。方药相互为用，以奏其效。

桂枝麻黄各半汤

【方歌】桂枝麻黄各半汤，寒郁夹虚合成方，因人而异治杂病，合方巧在用量上。

【组成】桂枝去皮，一两十六铢（5.2g）　芍药　生姜切　甘草　炙麻黄去节，各一两（各3g）　大枣擘，四枚　杏仁汤渍，去皮尖及两仁者，二十四枚（4g）

【用法】上七味，以水五升，先煮麻黄一二沸，去上沫，内诸药，煮取一升八合，去滓。温服六合，本云：桂枝汤三合；麻黄汤三合，并为六合。顿服，将息如上法。

【功用】温通宣散，调理气血，补益气血。

【主治】寒郁夹气血虚证。

【解读方药】桂枝麻黄各半汤有7味药，由芍药甘草汤、桂枝甘草汤、甘草汤、杏子汤、甘草麻黄汤、桂枝汤、麻黄汤、桂枝二麻黄一汤为基础方所组成。桂枝、麻黄、生姜既是行散调气药又是温通活血药；杏仁既是化痰药又是润燥药，还是降泄药；芍药既是补血药又是敛阴药，还是活血缓急药；大枣、甘草既是益气药又是缓急药。从方中用药用量及调配关系可知桂枝麻黄各半汤是治疗寒郁夹气血虚证的重要基础用方，治疗各科常见病、多发病、疑难病属于寒郁夹气血虚证者，选用桂枝麻黄各半汤常常能取得预期治疗效果。

【案例导读】桂枝麻黄各半汤是治疗顽固性身体瘙痒症的重要基础用方，同时还能治疗诸多病种，而这诸多病种的病变证机必须切合寒郁夹气血虚证，始可用之。

顽固性身体瘙痒症是临床中比较常见的顽固性难治性疾病之一，临床中分为全身性瘙痒和局部性瘙痒，引起瘙痒的主要原因为有些疾病引起的瘙痒、有些食物过敏引起的瘙痒、有些药物过敏引起的瘙痒、有些自然环境因素引起的瘙痒。主要症状有的人以针刺样瘙痒为主，有的人以灼热样瘙痒为主，有的人以虫行样瘙痒为主，有的人以风吹样瘙痒为主。

桂枝麻黄各半汤的主要作用有：①温通宣散；②调理气血；③补益气血。桂枝麻黄各半汤治疗身体瘙痒症的主要病变证机是：①寒郁营卫；②气血不利；③正气虚弱。桂枝麻黄各半汤是治疗身体瘙痒症属于寒郁夹气血虚证的重要基础用方，欲取得最佳治疗效果必须重视经方合方。

【案例示范】颈项扁平苔藓

詹某，女，61岁。主诉：有多年颈项扁平苔藓病史，内服、外用中西药都未能有效控制症状，近经病友介绍前来诊治。

刻诊：颈项部紫红色多角形扁平丘疹，坚韧干燥，表面光滑呈蜡样，瘙痒，受凉或活动后加重，急躁易怒，情绪低落，大便干结，倦怠乏力，怕冷，手足不温，口苦口腻，舌质暗红夹瘀紫，苔腻黄白夹杂，脉沉弱涩。

中医辨证：气血虚弱、营卫不和、寒热气郁、瘀夹风痰证。

治疗原则：补益气血，调和营卫，清热散寒，行气化瘀，息风化痰。

治疗方药：桂枝麻黄各半汤、桃核承气汤、小柴胡汤、黄连粉方、附子半夏汤与藜芦甘草汤合方。

桂尖 15g，白芍 10g，麻黄 10g，杏仁 15g，桃仁 10g，大黄 12g，芒硝 6g，柴胡 24g，枯芩 10g，生半夏 12g，红参 10g，黄连 24g，制附子 10g，藜芦 1.5g，生姜 10g，大枣 12 枚，炙甘草 10g。6 剂，以水 1000 ~ 1200mL，浸泡 30 分钟，大火烧开，小火煎煮 50 分钟，去滓取药液，每日分早中晚 3 次服。

二诊：大便干结基本消除，仍有瘙痒，前方变白芍为 24g、藜芦为 2g，6 剂。

三诊：瘙痒较前减轻，仍有受凉加重，前方变桂尖为 20g，麻黄、制附子为各 12g，6 剂。

四诊：扁平丘疹较前减轻，怕冷、手足不温基本消除，仍有皮肤坚韧干燥，前方变白芍为 30g、杏仁为 20g，6 剂。

五诊：诸症状较前减轻，又以前方治疗 90 余剂，诸症状基本消除，又以前方治疗 50 余剂。随访 1 年，一切尚好。

用方体会：根据瘙痒、活动后加重、倦怠乏力、脉沉弱辨为气血虚，颈项部紫红色多角形扁平丘疹、坚韧干燥、表面光滑呈蜡样辨为营卫不和、寒热夹杂，怕冷、手足不温辨为寒，口苦口腻辨为湿热，舌质暗红夹瘀紫、脉涩辨为瘀，瘙痒、苔腻辨为风痰，以此辨为气血虚弱、营卫不和、寒热气郁、瘀夹风痰证。选用桂枝麻黄各半汤温通宣散，调理气血，补益气血；桃核承气汤清泻瘀热，益气温通；小柴胡汤平调寒热，益气行气；黄连粉方清热燥湿；附子半夏汤温通燥湿；藜芦甘草汤益气息风化痰。方药相互为用，以奏其效。

桂枝人参汤

【方歌】桂枝人参汤干姜，白术甘草合成方，益气温阳能散寒，治表治里效非常。

【组成】桂枝别切，四两（12g）　甘草炙，四两（12g）　白术三两（9g）　人参三两（9g）　干姜三两（9g）

【用法】上五味，以水九升，先煮四味，取五升，内桂，更煮取三升，去滓。温服一升，日再夜一服。

【功用】温阳散寒，益气燥湿，调补营卫。

【主治】阳虚夹湿证。

【解读方药】桂枝人参汤有5味药，由桂枝甘草汤、甘草干姜汤、理中丸为基础方所组成。桂枝、干姜既是走里温通阳气药又是走表温通散寒药；人参既是补气第一要药又是生津药；白术既是补气药又是燥湿药；甘草既是益气药又是生津药，还是缓急药。从方中用药用量及调配关系可知桂枝人参汤是治疗阳虚夹湿证的重要基础用方，治疗各科常见病、多发病、疑难病属于阳虚夹湿证者，选用桂枝人参汤常常能取得预期治疗效果。

【案例导读】桂枝人参汤是治疗肠胃型感冒的重要基础用方，同时还能治疗诸多病种，而这诸多病种的病变证机必须切合阳虚夹湿证，始可用之。

肠胃型感冒是临床中比较常见的难治疾病之一。肠胃型感冒分为肠胃型病毒性感冒和肠胃型非病毒性感冒，主要症状有恶心、呕吐、腹泻、发热、怕冷、全身肌肉关节不舒服等，主要并发症有病毒性心肌炎、休克、电解质及酸碱平衡紊乱等。

桂枝人参汤的主要作用有：①温阳散寒；②益气燥湿；③调补营卫。桂枝人参汤治疗肠胃型感冒的主要病变证机是：①阳虚不温；②气虚夹湿；③风寒侵袭。桂枝人参汤是治疗肠胃型感冒属于阳虚夹湿证的重要基础用方，欲取得最佳治疗效果必须重视经方合方。

【案例示范】鸡皮样胃炎、幽门螺杆菌阳性、肠胃型感冒

马某，男，42岁。主诉：有多年慢性胃炎病史，在2年前经复查诊断为鸡皮样胃炎、幽门螺杆菌阳性，服用西药即转阴，停用西药则又为阳性，反复感冒，经久不愈，服用中西药但未能有效控制症状，近经病友介绍前来诊治。

刻诊：腹痛腹胀，恶心，呕吐，发热，汗出，怕冷，全身肌肉关节不舒服，夜间小腿抽筋，大便溏泻，肢体困重，受凉或食凉后加重，情绪低落，急躁易怒，倦怠乏力，手足不温，口苦口干，口渴欲饮热水，舌质淡红，苔薄黄白夹杂，脉沉弱。

中医辨证：虚寒夹热、营卫虚弱、气郁风痰证。

治疗原则：益气散寒，清热行气，调补营卫，息风化痰。

治疗方药：桂枝人参汤、桂枝麻黄各半汤、小柴胡汤、四逆散、橘皮汤、附子半夏汤与藜芦甘草汤合方。

桂尖 12g，白术 10g，红参 10g，干姜 10g，白芍 15g，麻黄 10g，杏仁 15g，柴胡 24g，枯芩 10g，生半夏 12g，枳实 15g，陈皮 12g，制附子 10g，藜芦 1.5g，生姜 24g，大枣 12 枚，炙甘草 15g。6 剂，以水 1000 ～ 1200mL，浸泡 30 分钟，大火烧开，小火煎煮 50 分钟，去滓取药液，每日分早中晚 3 次服。

二诊：发热怕冷基本消除，仍有腹胀，前方变陈皮为 30g，6 剂。

三诊：腹胀较前明显减轻，仍有腹痛，前方变白芍为 24g，6 剂。

四诊：全身肌肉关节不舒服基本消除，仍有夜间小腿抽筋，前方变白芍为 30g、藜芦为 3g，6 剂。

五诊：诸症状基本消除，复查幽门螺杆菌阴性，以前方治疗 80 余剂，经复查鸡皮样胃炎痊愈、幽门螺杆菌阴性。随访 1 年，一切尚好。

用方体会：根据腹痛腹胀、恶心、呕吐、受凉或食凉后加重辨为寒，发热、汗出、怕冷、全身肌肉关节不舒服辨为营卫虚弱，口苦口干、口渴欲饮热水辨为寒热夹杂，倦怠乏力、脉沉弱辨为虚，情绪低落、急躁易怒辨为郁，肢体沉重、小腿抽筋辨为风痰，以此辨为虚寒夹热、营卫虚弱、气郁风痰证。选用桂枝人参汤温阳散寒，益气燥湿，调补营卫；桂枝麻黄各半汤调补营卫，宣畅气机；小柴胡汤平调寒热，益气行气；四逆散补益气血，行气解郁；橘皮汤行气降逆；附子半夏汤温通燥湿；藜芦甘草汤益气息风化痰。方药相互为用，以奏其效。

桂枝甘草汤

【**方歌**】温补桂枝甘草汤，脏腑营卫基础方，治内治外阳虚证，各科杂病服之康。

【**组成**】桂枝去皮，四两（12g）　甘草炙，二两（6g）

【**用法**】上二味，以水三升，温服一升，去滓。顿服。

【**功用**】温通阳气，补益正气。

【**主治**】阳虚证。

【**解读方药**】桂枝甘草汤有 2 味药。桂枝既是温阳药又是补阳药，还是通经行散药；甘草既是益气药又是生津药，还是缓急药。从方中用药用量及调配关系可知桂枝甘草汤是治疗阳虚证的重要基础用方，治疗各科常见病、多发病、疑难病属于阳虚证者，选用桂枝甘草汤常常能取得预期治疗效果。

【案例导读】桂枝甘草汤是治疗房性心动过速的重要基础用方，同时还能治疗诸多病种，而这诸多病种的病变证机必须切合阳虚证，始可用之。

房性心动过速是临床中比较常见的难治疾病之一。房性心动过速分为自律性房性心动过速、折返性房性心动过速、混乱性房性心动过速，主要症状有心悸、头晕、倦怠乏力、气短、大汗淋漓、恶心、呕吐、胸痛、胸闷、呼吸困难、昏厥、心绞痛等。主要并发症有急性心力衰竭、慢性心力衰竭、休克等。

桂枝甘草汤的主要作用有：①温通阳气；②补益正气。桂枝甘草汤治疗房性心动过速的主要病变证机是：①阴寒内生；②正气虚弱。桂枝甘草汤是治疗房性心动过速属于阳虚证的重要基础用方，欲取得最佳治疗效果必须重视经方合方。

【案例示范】房性心动过速、慢性心力衰竭

蒋某，男，59岁。主诉：有多年房性心动过速病史，在2年前复查又诊断为慢性心力衰竭，服用中西药但未能有效控制症状，服用西药未能将心率控制在100次/分以下，近经病友介绍前来诊治。

刻诊：心悸，胸闷，胸中憋气，倦怠乏力，头晕，时有晕厥，时有心痛，呼吸急促，咳嗽，不思食欲，小便不利，全身水肿，情绪低落，急躁易怒，全身怕冷，手颤抖，手足不温，口苦口干，口渴不欲饮水，舌质淡红夹瘀紫，苔腻黄白夹杂，脉沉弱涩。

中医辨证：阳虚不固、心肺郁瘀、水气风痰证。

治疗原则：益气温阳，宣利心肺，行气利水，温通化瘀，息风化痰。

治疗方药：桂枝甘草汤、四逆汤、麻黄汤、葵子茯苓散、小柴胡汤、橘皮汤与藜芦甘草汤合方。

桂尖20g，生附子5g，干姜5g，麻黄10g，杏仁15g，红参10g，柴胡24g，枯芩10g，生半夏12g，陈皮12g，冬葵子50g，茯苓10g，藜芦1.5g，生姜24g，大枣12枚，炙甘草10g。6剂，以水1000～1200mL，浸泡30分钟，大火烧开，小火煎煮40分钟左右，然后把火关上，将生附子加入药中，浸泡5分钟左右，再把火打开，大火烧开后再以小火煎煮10分钟即可，去滓取药液，每日分早中晚3次服。

二诊：心悸减轻，仍有倦怠乏力，前方变红参为12g，6剂。

三诊：心悸、倦怠乏力较前明显减轻，仍有胸闷，前方变陈皮为30g，6

剂。

四诊： 胸闷明显减轻，手足不温较前温和，仍有水肿，前方变茯苓为24g，6剂。

五诊： 诸症状较前又有明显减轻，复查心率在89次/分，又以前方治疗60余剂，诸症状基本消除，经复查心率72次/分，继以前方巩固治疗。随访2年，一切尚好。

用方体会： 根据心悸、呼吸急促、全身怕冷辨为阳虚不固，心悸、胸闷、胸中憋气、呼吸急促、咳嗽辨为心肺郁滞，情绪低落、急躁易怒辨为郁，全身水肿辨为水气，手颤抖、苔腻辨为风痰，舌质淡红夹瘀紫辨为瘀，以此辨为阳虚不固、心肺郁瘀、水气风痰证。选用桂枝甘草汤温通阳气，补益正气；四逆汤益气温阳化瘀；麻黄汤温宣心肺利水；葵子茯苓散益气利水；小柴胡汤平调寒热，益气行气；橘皮汤行气降逆；藜芦甘草汤益气息风化痰。方药相互为用，以奏其效。

桂枝甘草龙骨牡蛎汤

【方歌】 桂枝甘草龙牡汤，温阳益气能潜阳，治心治肝又治肾，阳虚阳亢病可康。

【组成】 桂枝去皮，一两（3g）　甘草炙，二两（6g）　牡蛎熬，二两（6g）　龙骨二两（6g）

【用法】 上四味，以水五升，煮取二升半，去滓。温服八合，日三服。

【功用】 益气温阳，益阴潜阳。

【主治】 阳虚阳亢证。

【解读方药】 桂枝甘草龙骨牡蛎汤有4味药，由桂枝甘草汤为基础方所组成。桂枝既是温通阳气药又是温通血脉药；龙骨、牡蛎既是清热药又是敛阴潜阳药，还是安神药；甘草既是益气药又是生津药，还是缓急药。从方中用药用量及调配关系可知桂枝甘草龙骨牡蛎汤是治疗阳虚阳亢证的重要基础用方，治疗各科常见病、多发病、疑难病属于阳虚阳亢证者，选用桂枝甘草龙骨牡蛎汤常常能取得预期治疗效果。

【案例导读】 桂枝甘草龙骨牡蛎汤是治疗心脏室性期前收缩的重要基础用方，同时还能治疗诸多病种，而这诸多病种的病变证机必须切合阳虚阳亢证，始可用之。

心脏室性期前收缩是临床中比较常见的难治疾病之一。心脏室性期前收缩分为偶发性心脏室性期前收缩和频发性心脏室性期前收缩。引起心脏室性期前收缩的主要原因有自主神经功能因素、器质性心脏病、代谢性疾病、电解质紊乱、药物因素，心脏室性期前收缩的主要症状有心悸、心前区不适、心跳暂停感、胸壁撞击感，心跳冲击喉咙感，以及头晕目眩、胸闷、倦怠乏力等，主要并发症有心绞痛、急性心力衰竭、急性心肌梗死、低血压等。

桂枝甘草龙骨牡蛎汤的主要作用有：①益气温阳；②益阴潜阳。桂枝甘草龙骨牡蛎汤治疗心脏室性期前收缩的主要病变证机是：①阳虚不固；②阴不制阳；③虚阳躁动。桂枝甘草龙骨牡蛎汤是治疗心脏室性期前收缩属于阳虚阳亢证的重要基础用方，欲取得最佳治疗效果必须重视经方合方。

【案例示范】心脏室性期前收缩、充血型缺血性心肌病

杨某，男，55岁。主诉：有多年心脏室性期前收缩病史，在2年前复查又诊断为充血型缺血性心肌病，服用中西药但未能有效控制症状，近经病友介绍前来诊治。

刻诊： 心悸，心烦，心痛如刺，心跳暂停感、心跳冲击喉咙感、心胸麻木感，胸闷，失眠多梦，头晕目眩，倦怠乏力，情绪低落，急躁易怒，手足冰凉，口苦口腻，口渴欲饮热水，舌质淡红夹瘀紫，苔腻黄白夹杂，脉沉弱涩。

中医辨证： 阳虚阳亢、浊气郁结、风痰瘀热证。

治疗原则： 温阳潜阳，行气化瘀，清解郁热，息风化痰。

治疗方药： 桂枝甘草龙骨牡蛎汤、四逆汤、枳实薤白桂枝汤、小柴胡汤、橘皮汤与藜芦甘草汤合方。

桂尖10g，龙骨12g，牡蛎12g，生附子5g，干姜5g，枳实4g，薤白24g，全栝楼30g，厚朴12g，红参10g，柴胡24g，枯芩10g，生半夏12g，陈皮12g，藜芦1.5g，生姜10g，大枣12枚，炙甘草10g。6剂，以水1000～1200mL，浸泡30分钟，大火烧开，小火煎煮40分钟左右，然后把火关上，将生附子加入药中，浸泡5分钟左右，再把火打开，大火烧开后再以小火煎煮10分钟即可，去滓取药液，每日分早中晚3次服。

二诊： 心痛减轻，仍有心烦、失眠多梦，前方变龙骨、牡蛎为各24g，6剂。

三诊： 心悸较前减轻，仍有手足冰凉，前方变生附子、干姜为各6g，6

剂。

四诊：心悸、心烦、心痛较前又有减轻，仍有胸闷，前方变枳实为 12g、陈皮为 30g，6 剂。

五诊：诸症状较前趋于好转，以前方治疗 50 余剂，诸症状基本消除，又以前方治疗 60 余剂，经复查心脏室性期前收缩基本恢复正常，继以前方巩固治疗 60 剂，诸症状消除。随访 1 年，一切尚好。

用方体会：根据心悸、心烦、失眠多梦、手足冰凉辨为阳虚阳亢，心跳暂停感、心跳冲击喉咙感、心胸麻木感、胸闷辨为浊气郁结，情绪低落、急躁易怒辨为郁，心痛如刺、脉涩辨为瘀，心胸麻木感、苔腻辨为风痰，口苦口腻、口渴欲饮热水辨为寒热夹杂，以此辨为阳虚阳亢、浊气郁结、风痰瘀热证。选用桂枝甘草龙骨牡蛎汤益气温阳，益阴潜阳；四逆汤益气温阳化瘀；枳实薤白桂枝汤行气化痰，温通化瘀；小柴胡汤平调寒热，益气行气；橘皮汤行气降逆；藜芦甘草汤益气息风化痰。方药相互为用，以奏其效。

桂枝附子汤

【方歌】桂枝附子枣草姜，阳虚寒瘀诸般疾，温补散寒兼化瘀，各科杂病皆可医。

【组成】桂枝去皮，四两（12g） 附子炮，去皮，破，三枚（15g） 生姜切，三两（9g） 大枣擘，十二枚 甘草炙，二两（6g）

【用法】上五味，以水六升，煮取二升，去滓。分温三服。

【功用】温阳散寒，补益正气，活血散结。

【主治】阳虚寒瘀证。

【解读方药】桂枝附子汤有 5 味药，由桂枝甘草汤、头风摩散为基础方所组成。附子既是温阳散寒第一要药又是化瘀消癥第一要药，桂枝既是温阳散寒药又是通经化瘀药，生姜既是温通行散药又是调理脾胃药，大枣、甘草既是益气生津药又是补血缓急药。从方中用药用量及调配关系可知桂枝附子汤是治疗阳虚寒瘀证的重要基础用方，治疗各科常见病、多发病、疑难病属于阳虚寒瘀证者，选用桂枝附子汤常常能取得预期治疗效果。

【案例导读】桂枝附子汤是治疗重症肌无力的重要基础用方，同时还能治疗诸多病种，而这诸多病种的病变证机必须切合阳虚寒瘀证，始可用之。

重症肌无力又称获得性自身免疫性重症肌无力，是临床中非常难治疾病之一。其主要症状有眼皮下垂、眼球转动不灵活、视物模糊、复视、斜视、表情淡漠、苦笑面容、语言不利、话带鼻音、咀嚼无力、饮水呛咳、吞咽困难、转颈耸肩无力、颈软抬头困难、肢体软弱无力、活动运动受限等。

桂枝附子汤的主要作用有：①温阳散寒；②补益正气；③活血散结。桂枝附子汤治疗重症肌无力的病变证机是：①阴寒凝结；②正气虚弱；③气血不调。桂枝附子汤是治疗重症肌无力属于阳虚寒瘀证的重要基础用方，欲取得最佳治疗效果必须重视经方合方。

【案例示范】重症肌无力

许某，男，60岁。主诉：有多年重症肌无力病史，近1年病情呈进行性加重，服用中西药但未能有效控制病情发展，经病友介绍前来诊治。

刻诊：全身软弱无力，肌肉颤抖，眼皮下垂，眼球转动不灵活，表情淡漠、苦笑面容、语言不利，咀嚼无力，饮水呛咳，吞咽困难，转颈耸肩无力，颈软抬头困难，大便干结，怕冷，手足冰凉，面色黧黑，倦怠乏力，口苦咽干，舌质暗淡夹瘀紫，苔黄腻夹白，脉沉弱涩。

中医辨证：寒瘀夹虚、风痰夹热证。

治疗原则：温阳化瘀，补益气血，息风化痰。

治疗方药：桂枝附子汤、乌头汤、小柴胡汤、大黄附子汤与藜芦甘草汤合方。

桂枝12g，制附子15g，制川乌10g，麻黄10g，白芍10g，黄芪10g，柴胡24g，生半夏24g，枯芩10g，红参10g，大黄10g，细辛6g，藜芦1.5g，生姜10g，大枣12枚，炙甘草10g。6剂，以水1000～1200mL，浸泡30分钟，大火烧开，小火煎煮50分钟，去滓取药液，每日分早中晚3次服。

二诊：手足冰凉略有好转，仍有倦怠乏力，前方变红参为12g，6剂。

三诊：大便较前通畅，仍有肌肉颤抖，前方变白芍为30g、藜芦为2g，6剂。

四诊：表情淡漠略好转，仍有口苦，前方变枯芩为20g，6剂。

五诊：倦怠乏力较前好转，以前方治疗100余剂，病情稳定未继续加重；又以前方治疗150余剂，病情稳定，自觉身体较前活动有力；仍以前方继续巩固治疗。随访2年，病情稳定，患者及家属对治疗效果满意，仍在继续治疗之中。

用方体会： 根据全身软弱无力、手足冰凉辨为虚寒，舌质暗淡夹瘀紫、脉沉弱涩辨为寒瘀，口苦咽干、苔黄腻夹白辨为寒热夹杂，肌肉颤抖、苔腻辨为风痰，表情淡漠、苦笑面容辨为郁，以此辨为寒瘀夹虚、风痰夹热证。选用桂枝附子汤温阳散寒，补益正气，活血散结；乌头汤补益气血，温通宣通经脉；小柴胡汤平调寒热，益气行气；大黄附子汤温通化瘀泻热；藜芦甘草汤益气息风化痰。方药相互为用，以奏其效。

桂枝茯苓丸

【方歌】 桂枝茯苓桃芍丹，脏腑癥积基础方，各科杂病皆可治，活血消癥效非常。

【组成】 桂枝　茯苓　牡丹去心　芍药　桃仁去皮尖，熬，各等分（各12g）

【用法】 上五味，末之，炼蜜和丸，如兔屎大，每日食前服一丸。不知，加至三丸。

【功用】 温通经脉，消癥散结，凉血补血，利水消肿。

【主治】 寒热湿瘀虚证。

【解读方药】 桂枝茯苓丸有5味药。桂枝既是温阳散寒药又是通经化瘀药，茯苓既是益气药又是利湿化湿药；桃仁既是活血化瘀药又是滋润生津药；牡丹皮既是清热药又是凉血药，还是活血消癥药；芍药既是清热药又是补血药，还是活血药。从方中用药用量及调配关系可知桂枝茯苓丸是治疗寒热湿瘀虚证的重要基础用方，治疗各科常见病、多发病、疑难病属于寒热湿瘀虚证者，选用桂枝茯苓丸常常能取得预期治疗效果。

【案例导读】 桂枝茯苓丸是治疗子宫内膜异位症的重要基础用方，同时还能治疗诸多病种，而这诸多病种的病变证机必须切合寒热湿瘀虚证，始可用之。

子宫内膜异位症是临床中比较顽固难治的疾病之一，临床分为腹膜型子宫内膜异位症，卵巢型子宫内膜异位症，深部浸润型子宫内膜异位症，腹壁、会阴、肺、胸膜等远处子宫内膜异位症。其主要症状有痛经、非经期腹痛、性交痛、排便痛，疼痛可放射至会阴部、肛门及大腿，月经量多，经期延长，经期淋漓不尽，经前期点滴出血，腹泻或便秘，便血。其并发症主要有排卵障碍、黄体功能不良，卵巢输卵管周围粘连。

桂枝茯苓丸的主要作用有：①温通经脉；②消癥散结；③凉血补血；④利水消肿。桂枝茯苓丸治疗子宫内膜异位症的主要病变证机是：①瘀血阻滞；②寒郁经脉；③郁热内结；④阴血受损。桂枝茯苓丸是治疗子宫内膜异位症属于寒热湿瘀虚证的重要基础用方，欲取得最佳治疗效果必须重视经方合方。

【案例示范一】子宫内膜异位症、不孕症

樊某，女，35岁。主诉：有多年子宫内膜异位症病史，近3年来备孕未受孕，服用3年中西药可子宫内膜异位症仍在，仍未受孕，近经病友介绍前来诊治。

刻诊：小腹痞硬针刺样疼痛，因性生活、排便、月经期、受凉加重疼痛，月经量多夹血块，漏下不止，面色萎黄，倦怠乏力，手足冰冷，肢体沉重，夜间小腿抽筋，口渴欲饮热水，舌质淡红夹瘀紫，苔腻黄白夹杂，脉沉弱涩。

中医辨证：寒瘀夹虚、热夹风痰证。

治疗原则：温阳活血，补益气血，清热益阴，息风化痰。

治疗方药：桂枝茯苓丸、温经汤、附子半夏汤与藜芦甘草汤合方。

桂尖24g，茯苓24g，桃仁24g，白芍24g，牡丹皮24g，吴茱萸10g，生半夏12g，当归6g，红参10g，川芎6g，阿胶珠6g，麦冬24g，制附子10g，羊栖藻24g，藜芦1.5g，生姜24g，大枣12枚，炙甘草10g。6剂，以水1000~1200mL，浸泡30分钟，大火烧开，小火煎煮50分钟，去滓取药液，每日分早中晚3次服。

二诊：夜间小腿抽筋缓解，仍有小腹痞硬，前方变羊栖藻为30g，6剂。

三诊：小腹刺痛较前减轻，月经夹血块明显减少，仍有倦怠乏力，前方变红参为12g，6剂。

四诊：漏下不止消除，仍有面萎黄，前方变当归、白芍为各15g，6剂。

五诊：诸症状较前减轻，又以前方治疗60余剂，诸症状基本消除，又以前方治疗100余剂，经复查子宫内膜异位症基本消除，又治疗30剂，告知其已妊娠。随访1年，男婴已出生，母子一切尚好。

用方体会：根据小腹痞硬针刺样疼痛、受凉加重疼痛辨为寒瘀，面色萎黄、倦怠乏力辨为气血虚，口渴欲饮热水、舌质淡红辨为寒夹热，夜间小腿抽筋、苔腻辨为风痰，以此辨为寒瘀夹虚、热夹风痰证。选用桂枝茯苓丸温通经脉，消癥散结，凉血补血，利水消肿；温经汤温通经脉，补益气血，益阴清热；附子半夏汤温阳燥湿化痰；藜芦甘草汤益气息风化痰。方药相互为用，以奏其效。

【案例示范二】宫颈腺癌、子宫肌瘤、甲状腺结节 4A 级

夏某，女，45 岁。主诉：有多年子宫肌瘤病史，在 5 个月前经复查子宫肌瘤、甲状腺结节时又发现宫颈腺癌，其哥哥在某中医院工作并任业务副院长，建议其手术治疗，其拒绝手术治疗，其哥哥推荐其前来诊治。

刻诊：小腹疼痛坚硬，月经夹杂血块，阴道时时刺痛瘙痒，情绪低落，急躁易怒，喜忘，心胸烦热，怕冷，手足不温，倦怠乏力，口苦口干，口渴不欲饮水，舌质淡红夹瘀紫，苔腻黄白夹杂，脉沉弱涩。

中医辨证：瘀郁癥积、气虚生寒、热夹风痰证。

治疗原则：活血消癥，行气益气，温阳清热，息风化痰。

治疗方药：桂枝茯苓丸、小柴胡汤、附子贝母汤、甘草海藻汤与藜芦甘草汤合方。

桂尖 24g，茯苓 24g，桃仁 24g，白芍 24g，牡丹皮 24g，柴胡 24g，生半夏 12g，枯芩 10g，红参 10g，制附子 10g，浙贝 12g，羊栖藻 24g，藜芦 1.5g，生姜 24g，大枣 12 枚，炙甘草 10g。6 剂，以水 1000 ~ 1200mL，浸泡 30 分钟，大火烧开，小火煎煮 50 分钟，去滓取药液，每日分早中晚 3 次服。

二诊：口苦减轻，仍有阴道刺痛，前方加水蛭、虻虫各 5g，6 剂。

三诊：阴道刺痛、小腹疼痛较前明显减轻，仍有怕冷，前方变制附子为 15g，6 剂。

四诊：月经夹血块明显减少，仍有小腹坚硬感、阴道瘙痒，前方变藜芦为 3g，6 剂。

五诊：诸症状较前减轻，以前方治疗 120 余剂，诸症状消除，经 2019 年 9 月 26 日复查宫颈癌，与原片 2019 年 3 月 14 日对比原病灶缩小；又以前方治疗 150 余剂，经 2020 年 3 月 26 日复查宫颈癌，与原片 2019 年 9 月 26 日对比原病灶消失；患者要求继续巩固治疗。随访 2 年，一切尚好。

用方体会：根据小腹疼痛坚硬、月经夹杂血块、阴道时时刺痛辨为瘀血癥积，情绪低落、急躁易怒辨为郁，怕冷、手足不温辨为寒，倦怠乏力、脉沉弱辨为虚，阴道瘙痒、苔腻辨为风痰，口苦口干、口渴不欲饮水辨为寒热夹杂，以此辨为瘀郁癥积、气虚生寒、热夹风痰证。选用桂枝茯苓丸温通经脉，消癥散结，凉血补血，利水消肿；小柴胡汤平调寒热，益气行气；附子贝母汤温阳化痰，清热化痰；甘草海藻汤益气软坚散结；藜芦甘草汤益气息风化痰。方药相互为用，以奏其效。

桂枝生姜枳实汤

【方歌】桂枝生姜枳实汤，温通行气基础方，寒气壅滞血不利，经方合方效非常。

【组成】桂枝三两（9g）　生姜三两（9g）　枳实五枚（5g）

【用法】上三味，以水六升，煮取三升。分温三服。

【功用】温阳散寒，通利血脉，行气清热。

【主治】寒郁气滞夹热证。

【解读方药】桂枝生姜枳实汤有3味药。桂枝既是温阳散寒药又是通经化瘀药；生姜既是温通散寒药又是调理气机升降药；枳实既是清热药又是行气药，还是益气药。从方中用药用量及调配关系可知桂枝生姜枳实汤是治疗寒郁气滞夹热证的重要基础用方，治疗各科常见病、多发病、疑难病属于寒郁气滞夹热证者，选用桂枝生姜枳实汤常常能取得预期治疗效果。

【案例导读】桂枝生姜枳实汤是治疗心脏 β 受体综合征的重要基础用方，还能治疗诸多病种，而这诸多病种的病变证机必须切合寒郁气滞夹热证，始可用之。

心脏 β 受体综合征是临床中比较顽固的难治疾病之一，主要症状有胸闷，心前区针刺样疼痛、牵扯样疼痛、刀割样疼痛，心悸，失眠，多梦，头晕，多汗，耳鸣，焦虑，烦躁易怒，手震颤，手足发冷，倦怠乏力，呼吸不利，尿频，大便次数多或便秘等，并发症主要有心力衰竭。

桂枝生姜枳实汤的主要作用有：①温阳散寒；②通利血脉；③行气清热。桂枝生姜枳实汤治疗心脏 β 受体综合征的主要病变证机是：①阴寒内生；②血脉不利；③气郁化热。桂枝生姜枳实汤是治疗心脏 β 受体综合征属于寒郁气滞夹热证的重要基础用方，欲取得最佳治疗效果必须重视经方合方。

【案例示范】心脏 β 受体亢进综合征、窦性心动过速

韩某，女，42岁。主诉：有多年心脏 β 受体亢进综合征、窦性心动过速病史，近3年来又按抑郁症、焦虑症治疗，心率仍在103次/分左右，服用中西药但未能有效控制症状，近经病友介绍前来诊治。

刻诊： 胸闷，心悸，心前区刺痛，头晕目眩，头痛，头昏，倦怠乏力，喜

叹息，多汗，失眠多梦，四肢麻木颤抖，受凉或劳累或情绪异常加重，急躁易怒，手足不温，口苦口干，口渴欲饮热水，舌质淡红夹瘀紫，苔腻黄白夹杂，脉沉弱涩。

中医辨证：寒郁气滞、气虚夹热、瘀夹风痰证。

治疗原则：温阳行气，益气清热，活血化瘀，息风化痰。

治疗方药：桂枝生姜枳实汤、桂枝加龙骨牡蛎汤、桂枝茯苓丸、小柴胡汤、附子半夏汤与藜芦甘草汤合方。

桂尖 20g，枳实 5g，白芍 20g，龙骨 10g，牡蛎 10g，茯苓 20g，桃仁 20g，牡丹皮 20g，柴胡 24g，生半夏 12g，枯芩 10g，红参 10g，制附子 10g，藜芦 1.5g，生姜 10g，大枣 12 枚，炙甘草 10g。6 剂，以水 1000 ~ 1200mL，浸泡 30 分钟，大火烧开，小火煎煮 50 分钟，去滓取药液，每日分早中晚 3 次服。

二诊：心前区刺痛减轻，仍有失眠多梦，前方变龙骨、牡蛎为各 30g，6 剂。

三诊：急躁易怒好转，仍有四肢麻木颤抖，前方变白芍为 30g、藜芦为 3g，6 剂。

四诊：心悸、心痛、多汗基本消除，仍有倦怠乏力，前方变红参为 12g，6 剂。

五诊：诸症状较前明显缓解，以前方治疗 100 余剂，诸症状消除，复查心率 74 次 / 分；又以前方治疗 100 余剂，又复查心率 74 次 / 分。随访 1 年，一切尚好。

用方体会：根据胸闷、心悸、心前区刺痛、受凉或情绪异常加重辨为寒郁气滞，倦怠乏力、脉沉弱辨为虚，口苦口干、口渴欲饮热水辨为寒热夹杂，手足不温辨为虚，四肢麻木颤抖、苔腻辨为风痰，心前区刺痛、脉涩辨为瘀，以此辨为寒郁气滞、气虚夹热、瘀夹风痰证。选用桂枝生姜枳实汤温阳散寒，通利血脉，行气清热；桂枝加龙骨牡蛎汤益气安神，温阳制阳；桂枝茯苓丸活血化瘀；小柴胡汤平调寒热，益气行气；附子半夏汤温阳燥湿；藜芦甘草汤益气息风化痰。方药相互为用，以奏其效。

桂枝芍药知母汤

【方歌】桂枝芍药知母汤，麻黄生姜与甘草，白术防风与附子，阳虚夹热效果好。

【组成】桂枝四两（12g）　芍药三两（9g）　甘草二两（6g）　麻黄二两（6g）　生姜五两（15g）　白术五两（15g）　知母四两（12g）　防风四两（12g）　附子炮，二枚（10g）

【用法】上九味，以水七升，煮取二升。温服七合，日三服。

【功用】温阳散寒，温通血脉，益气燥湿，清热益阴。

【主治】寒瘀湿虚夹热证。

【解读方药】桂枝芍药知母汤有9味药，由桂枝甘草汤、芍药甘草汤、甘草麻黄汤、甘草附子汤为基础方所组成。附子既是温壮阳气药又是活血消癥药；麻黄、桂枝、生姜、防风既是温阳散寒药又是温通经脉药，还是温化寒湿药；芍药既是补血药又是活血药，还是缓急止痛药；白术既是益气药又是燥湿药，知母既是清热药又是益阴药；甘草既是益气药又是生津药，还是缓急止痛药。从方中用药用量及调配关系可知桂枝芍药知母汤是治疗寒瘀湿虚夹热证的重要基础用方，治疗各科常见病、多发病、疑难病属于寒瘀湿虚夹热证者，选用桂枝芍药知母汤常常能取得预期治疗效果。

【案例导读】桂枝芍药知母汤是治疗成人斯蒂尔病的重要基础用方，同时还能治疗诸多病种，而这诸多病种的病变证机必须切合寒瘀湿虚夹热证，始可用之。

成人斯蒂尔病是临床中非常顽固的难治疾病之一，主要症状有发热、关节痛、皮疹、肌痛、咽痛、淋巴结肿大、白细胞总数和中性粒细胞增多、血小板增多等，并发症主要有心脏病变、肺部病变、神经系统病变、眼部病变、口腔病变、纤维素性胸膜炎、癫痫、脑膜脑炎、脑内高压等。

桂枝芍药知母汤的主要作用有：①温阳散寒；②温通血脉；③益气燥湿；④清热益阴。桂枝芍药知母汤治疗成人斯蒂尔病的主要病变证机是：①寒湿浸淫；②血脉瘀滞；③正气虚弱；④郁热内生。桂枝芍药知母汤是治疗成人斯蒂尔病属于寒瘀湿虚夹热证的重要基础用方，欲取得最佳治疗效果必须重视经方合方。

【案例示范】成人斯蒂尔病、间质性肺炎

尚某，女，63岁。主诉：有多年成人斯蒂尔病病史，在5年前因咳嗽经检查又诊断为间质性肺炎，服用中西药但未能有效控制症状，近经病友介绍前来诊治。

刻诊：关节肌肉疼痛，发热，咽痛，皮疹，咳嗽，咳痰黄白夹杂，动则气喘，受凉或劳累加重，烦躁不安，倦怠乏力，小腿抽筋，手足不温，口渴欲饮热水，舌质淡红夹瘀紫，苔腻黄白夹杂，脉沉弱。

中医辨证：寒凝夹虚、肺卫夹热、瘀夹风痰证。

治疗原则：温阳散寒，益气化瘀，清宣肺卫，息风化痰。

治疗方药：桂枝芍药知母汤、麻杏石甘汤、紫参汤、乌头汤、附子半夏汤与藜芦人参汤合方。

桂尖 12g，白芍 10g，麻黄 12g，白术 15g，知母 12g，防风 12g，制附子 10g，杏仁 10g，石膏 50g，制川乌 10g，黄芪 10g，生半夏 12g，紫参 24g，红参 10g，藜芦 1.5g，生姜 15g，大枣 12 枚，炙甘草 10g。6 剂，以水 1000～1200mL，浸泡 30 分钟，大火烧开，小火煎煮 50 分钟，去滓取药液，每日分早中晚 3 次服。

二诊：咳嗽减轻，仍有发热、烦躁，前方变知母为 20g，6 剂。

三诊：关节肌肉疼痛减轻，仍有倦怠乏力，前方变红参为 12g，6 剂。

四诊：手足不温好转，仍有小腿抽筋，前方变藜芦为 3g，6 剂。

五诊：诸症状较前缓解，又以前方治疗 100 余剂，诸症状基本消除，经复查外周血白细胞、血沉、C- 反应蛋白等各项指标正常；又以前方治疗 100 余剂，经复查血细胞、血沉、C- 反应蛋白等各项指标正常；仍以前方断断续续巩固治疗。随访 2 年，一切尚好。

用方体会：根据关节肌肉疼痛、受凉加重辨为寒凝，又根据发热、皮疹、咳嗽辨为肺卫蕴热，因倦怠乏力、脉沉弱辨为虚，又因口渴欲饮热水、舌质淡红夹瘀紫辨为寒热夹瘀，复因小腿抽筋、苔腻辨为风痰，以此辨为寒凝夹虚、肺卫夹热、瘀夹风痰证。选用桂枝芍药知母汤温阳散寒，温通血脉，益气燥湿，清热益阴；麻杏石甘汤温通清宣肺卫；紫参汤清泻郁热；乌头汤补益气血，温通化痰；附子半夏汤温阳化痰，燥湿化痰；藜芦人参汤益气息风化痰。方药相互为用，以奏其效。

桂苓五味甘草汤（茯苓桂枝五味甘草汤）

【方歌】桂苓五味甘草汤，温化利水益气阴，寒水伤气又伤阴，经方合方功效奇。

【组成】桂枝去皮,四两(12g) 茯苓四两(12g) 甘草炙,三两(9g) 五味子半升(12g)

【用法】上四味,以水八升,煮取三升,去滓。分三温服。

【功用】温阳通经,益气利水,益阴敛阴。

【主治】寒水伤气阴证。

【解读方药】桂苓五味甘草汤有4味药,由桂枝甘草汤为基础方所组成。桂枝既是温阳散寒药又是温通经脉药,还是温化寒湿药;茯苓既是益气药又是渗利水湿药;五味子既是益气药又是益阴收敛药;甘草既是益气药又是生津药。从方中用药用量及调配关系可知桂苓五味甘草汤是治疗寒水伤气阴证的重要基础用方,治疗各科常见病、多发病、疑难病属于寒水伤气阴证者,选用桂苓五味甘草汤常常能取得预期治疗效果。

【案例导读】桂苓五味甘草汤是治疗多发性大动脉炎的重要基础用方,同时还能治疗诸多病种,而这诸多病种的病变证机必须切合寒水伤气阴证,始可用之。

多发性大动脉炎是临床中非常顽固难治的疾病之一,临床分为头臂动脉型、胸-腹主动脉型、混合型、肺动脉型。自身免疫病变、遗传因素、内分泌因素是引起多发性大动脉炎的主要原因。多发性大动脉炎的主要症状有发热、全身不适、倦怠乏力、头痛、头胀、头昏、头晕目眩、咳嗽、咯血、气短、心悸、耳鸣、视物模糊、吞咽困难、不思饮食、恶心、肢体麻木、下肢发凉、间歇性跛行、消瘦、盗汗、关节疼痛、关节红斑等;并发症主要有心力衰竭、血管病变、皮肤坏死溃疡等。

桂苓五味甘草汤的主要作用有:①温阳通经;②益气利水;③益阴敛阴。桂苓五味甘草汤治疗多发性大动脉炎的主要病变证机是:①寒郁经脉;②血脉瘀滞;③水气浸淫;④气阴受损。桂苓五味甘草汤是治疗多发性大动脉炎属于寒水伤气阴证的重要基础用方,欲取得最佳治疗效果必须重视经方合方。

【案例示范】多发性大动脉炎(胸-腹主动脉-肺动脉型)

许某,女,60岁。主诉:有多年多发性大动脉炎病史,住院及门诊治疗,服用中西药但未能有效控制病情,近经病友介绍前来诊治。

刻诊:头晕,头胀,头痛,头热,心悸,气短,咳嗽,咯血,四肢麻木,下肢冰凉,下肢水肿,倦怠乏力,间歇性跛行,口干咽燥,口渴不欲饮水,舌质淡红夹瘀紫,苔白厚腻夹黄,脉沉弱涩。

中医辨证：寒凝夹虚、肺热气逆、瘀水风痰证。

治疗原则：温阳益气，清热降逆，利水化瘀，息风化痰。

治疗方药：桂苓五味甘草汤、麻杏石甘汤、紫参汤、赤丸、蒲灰散与藜芦人参汤合方。

桂尖 12g，茯苓 12g，五味子 12g，麻黄 12g，杏仁 10g，石膏 50g，紫参 24g，制川乌 6g，生半夏 12g，茯苓 12g，细辛 3g，滑石 10g，蒲黄 20g，红参 10g，藜芦 1.5g，生姜 10g，大枣 12 枚，炙甘草 10g。6 剂，以水 1000 ～ 1200mL，浸泡 30 分钟，大火烧开，小火煎煮 50 分钟，去滓取药液，每日分早中晚 3 次服。

二诊：头痛、头晕减轻，仍有下肢冰凉，前方变桂尖为 20g、制川乌为 12g、细辛为 6g，6 剂。

三诊：咳嗽、咯血明显减轻，仍有四肢麻木，前方变藜芦为 2g，6 剂。

四诊：四肢麻木减轻，仍有倦怠乏力、下肢水肿，前方变茯苓为 20g、红参为 12g，6 剂。

五诊：诸症状较前减轻，以前方治疗 80 余剂，诸症状基本消除，经复查外周血白细胞、血沉、C- 反应蛋白等各项指标正常；又以前方巩固治疗 120 余剂，经复查血细胞、血沉、C- 反应蛋白等各项指标正常。随访 2 年，一切尚好。

用方体会：根据头晕、头胀、头痛、下肢冰凉辨为寒凝，头热、咯血、口干咽燥辨为肺热，倦怠乏力、脉沉弱辨为虚，下肢水肿辨为水气浸淫，舌质淡红夹瘀紫、脉涩辨为瘀，四肢麻木、苔腻辨为风痰，以此辨为寒凝夹虚、肺热气逆、瘀水风痰证。选用桂苓五味甘草汤温阳通经，益气利水，益气敛阴；麻杏石甘汤、紫参汤温通清热，宣肺降逆；赤丸温通化瘀利水；蒲灰散利水化瘀；藜芦人参汤益气息风化痰。方药相互为用，以奏其效。

桂苓五味甘草去桂加姜辛夏汤

【方歌】桂苓味草去桂枝，干姜细辛半夏汤，寒痰伤阴又伤气，温补敛阴效非常。

【组成】茯苓四两（12g） 甘草二两（6g） 细辛二两（6g） 干姜二两（6g） 五味子半升（12g） 半夏半升（12g）

【**用法**】上六味，以水八升，煮取三升，去滓。温服半升，日三。

【**功用**】温阳散寒，燥湿化痰，益气敛阴，渗利水湿。

【**主治**】寒痰水伤气阴证。

【**解读方药**】桂苓五味甘草去桂加姜辛夏汤有 6 味药，由苓甘五味姜辛汤为基础方所组成。茯苓既是益气药又是渗利水湿药；五味子既是益气药又是益阴收敛药；干姜、细辛既是温阳散寒药又是宣通气机药，还是温化寒痰药；半夏既是温化降逆药又是燥湿化痰药；甘草既是益气药又是生津药。从方中用药用量及调配关系可知桂苓五味甘草去桂加姜辛夏汤是治疗寒痰水伤气阴证的重要基础用方，治疗各科常见病、多发病、疑难病属于寒痰水伤气阴证者，选用桂苓五味甘草去桂加姜辛夏汤常常能取得预期治疗效果。

【**案例导读**】桂苓五味甘草去桂加姜辛夏汤是治疗间质性肺炎的重要基础用方，同时还能治疗诸多病种，而这诸多病种的病变证机必须切合寒痰水伤气阴证，始可用之。

间质性肺炎是临床中比较顽固难治的疾病之一，主要症状有呼吸困难呈进行性加重、咳嗽、咳痰、咯血、发热、倦怠乏力、胸痛、肿胀、眼干等；并发症主要有肺动脉高压、右心衰竭、呼吸衰竭、肺部感染等。

桂苓五味甘草去桂加姜辛夏汤的主要作用有：①温阳散寒；②燥湿化痰；③益气敛阴；④渗利水湿。桂苓五味甘草去桂加姜辛夏汤治疗间质性肺炎的主要病变证机是：①寒痰蕴结；②阳不温化；③水湿肆虐；④气阴受损。桂苓五味甘草去桂加姜辛夏汤是治疗间质性肺炎属于寒痰水伤气阴证的重要基础用方，欲取得最佳治疗效果必须重视经方合方。

【**案例示范**】小细胞肺癌术后复发并转移、间质性肺炎

孙某，女，54 岁。主诉：有多年间质性肺炎病史，2 年前经复查又诊断为小细胞肺癌，术后 9 个月复查术后复发并转移，服用中西药但未能有效控制病情发展，近经病友介绍前来诊治。

刻诊：阵发性刺激性咳嗽，受凉或活动后加重，时时咳痰夹血，胸中痰鸣，气喘气急，胸闷，胸痛，呼吸不利，声音嘶哑，时时发热，怕冷，手足不温，倦怠乏力，口干，口渴欲饮热水，舌质淡红，苔白腻夹黄，脉沉弱。

中医辨证：肺寒夹热、气虚伤血、风痰夹杂证。

治疗原则：温阳清热，益气固血，息风化痰。

治疗方药：桂苓五味甘草去桂加姜辛夏汤、麻杏石甘汤、紫参汤、胶姜汤

与参藜夏附藻草汤合方。

　　茯苓 12g，细辛 6g，干姜 10g，五味子 12g，生半夏 12g，麻黄 12g，杏仁 10g，石膏 50g，紫参 24g，制附子 10g，羊栖藻 24g，阿胶珠 6g，红参 10g，藜芦 1.5g，生姜 10g，大枣 12 枚，炙甘草 10g。6 剂，以水 1000～1200mL，浸泡 30 分钟，大火烧开，小火煎煮 50 分钟，去滓取药液，每日分早中晚 3 次服。

　　二诊：咳嗽减轻，仍有胸痛，前方变细辛为 10g，6 剂。

　　三诊：口干口渴基本消除，仍有咯血，前方变阿胶珠为 9g，6 剂。

　　四诊：胸中痰鸣明显减轻，手足不温明显好转，仍有倦怠乏力、胸闷，以前方变羊栖藻为 30g、红参为 12g，6 剂。

　　五诊：诸症状较前减轻，又以前方治疗 120 余剂，诸症状基本消除，经复查转移病灶较前又有减小；以前方巩固治疗 120 余剂，经复查转移病灶较前明显减小；以前方巩固治疗 120 余剂，经复查转移病灶基本消除，仍以前方继续巩固治疗。随访 5 年，一切尚好。

　　用方体会：根据阵发性刺激性咳嗽、受凉加重辨为寒，口干、口渴欲饮热水、舌质淡红辨为寒夹热，倦怠乏力、脉沉弱辨为虚，时时咳痰夹血辨为气不固血，胸中痰鸣、苔腻辨为风痰，以此辨为肺寒夹热、气虚伤血、风痰夹杂证。选用桂苓五味甘草去桂加姜辛夏汤温阳散寒，燥湿化痰，益气敛阴，渗利水湿；麻杏石甘汤、紫参汤温通清热，宣肺降逆；胶姜汤温阳补血止血；参藜夏附藻草汤益气软坚，温通血脉，息风化痰。方药相互为用，以奏其效。

桂枝去芍药加附子汤

　　【方歌】桂枝去芍加附汤，温补阳气基础方，脏腑气血营卫虚，经方合方用之良。

　　【组成】桂枝去皮，三两（9g）　生姜切，三两（9g）　甘草炙，二两（6g）　大枣擘，十二枚　附子炮，去皮，破八片，一枚（5g）

　　【用法】上五味，以水七升，煮取三升，去滓。温服一升。本云：桂枝汤，今去芍药，加附子，将息如前法。

　　【功用】补益正气，调和营卫，温壮阳气，通经化瘀。

　　【主治】气虚寒瘀证。

　　【解读方药】桂枝去芍药加附子汤有 5 味药，由桂枝甘草汤、桂枝去芍药汤、甘草汤为基础方所组成。桂枝既是辛温解表药又是温里散寒药，还是通经化瘀药；附子既是温阳散寒第一要药又是活血消癥第一要药；生姜既是温通营卫药又是温通脏腑药，还是调理气机升降药；大枣、甘草既是补益营卫药又是补血生津药。从方中用药用量及调配关系可知桂枝去芍药加附子汤是治疗气虚寒瘀证的重要基础用方，治疗各科常见病、多发病、疑难病属于气虚寒瘀证者，选用桂枝去芍药加附子汤常常能取得预期治疗效果。

【案例导读】桂枝去芍药加附子汤是治疗肥厚型心肌病的重要基础用方，同时还能治疗诸多病种，而这诸多病种的病变证机必须切合气虚寒瘀证，始可用之。

肥厚型心肌病是临床中比较难治的疾病之一，临床中分为梗阻型、隐匿型梗阻、无梗阻型，主要症状有呼吸困难、阵发性夜间呼吸困难、端坐呼吸、心绞痛、心悸、头晕、晕厥等，并发症主要有心内膜炎、心肌梗死等。

桂枝去芍药加附子汤的主要作用有：①补益正气；②调和营卫；③温壮阳气；④通经化瘀。桂枝去芍药加附子汤治疗肥厚型心肌病的主要病变证机是：①正气虚弱；②营卫不和；③寒凝不通；④血脉瘀滞。桂枝去芍药加附子汤是治疗肥厚型心肌病属于气虚寒瘀证的重要基础用方，欲取得最佳治疗效果必须重视经方合方。

【案例示范】肥厚型梗阻性心肌病

夏某，男，59 岁。主诉：有多年肥厚型梗阻性心肌病病史，近 2 年来症状加重，服用中西药但未能有效控制症状，近经病友介绍前来诊治。

刻诊：阵发性呼吸困难，心绞痛，夜间或受凉加重，端坐呼吸，心悸，头晕，晕厥，肌肉颤抖，倦怠乏力，动则气喘，怕冷，手足冰凉，情绪低落，急躁易怒，口苦口腻，舌质淡夹瘀紫，苔腻黄白夹杂，脉沉弱涩。

中医辨证：寒伤阳气、心肺不利、郁夹湿热、风痰夹瘀证。

治疗原则：壮阳益气，宣利化瘀，清热燥湿，息风化痰。

治疗方药：桂枝去芍药加附子汤、四逆汤、麻黄汤、大建中汤、小柴胡汤、黄连粉方与藜芦甘草汤合方。

桂尖 20g，制附子 5g，生附子 5g，干姜 12g，麻黄 10g，杏仁 15g，红参 10g，胶饴 24g，花椒 5g，柴胡 24g，生半夏 12g，枯芩 10g，黄连 24g，藜芦 1.5g，生姜 10g，大枣 12 枚，炙甘草 10g。6 剂，以水 1000～1200mL，浸泡 30 分钟，大火烧开，小火煎煮 40 分钟左右，然后把火关上，将生附子加入药中，浸泡 5 分钟左右，再把火打开，大火烧开后再以小火煎煮 10 分钟即可，去滓取药液，每日分早中晚 3 次服。

二诊：呼吸困难较前略有减轻，仍有动则气喘，前方变红参为 12g，6 剂。

三诊：倦怠乏力好转，仍有手足冰凉，前方变制附子为 10g、生附子为 6g，6 剂。

四诊：晕厥未再出现，手足冰凉明显好转，仍有肌肉颤抖，前方变藜芦为 3g，6 剂。

五诊：诸症状较前趋于缓解，以前方治疗 120 余剂，诸症状基本消除，经复查心影增大及心室增大较前减小；以前方治疗 150 余剂，经复查心影增大及心室增大较前又有减小；以前方巩固治疗 150 余剂，经复查心影增大及心室增大较前又有减小，仍以前方断断续续巩固治疗。随访 3 年，一切尚好。

用方体会：根据阵发性呼吸困难、心绞痛、夜间或受凉加重辨为寒，端坐呼吸、心悸、头晕、晕厥辨为心肺不利，倦怠乏力、动则气喘辨为虚，舌质淡夹瘀紫、脉涩辨为瘀，情绪低落、急躁易怒辨为郁，口苦口腻、肌肉颤抖、苔腻辨为风痰热，以此辨为寒伤阳气、心肺不利、郁夹湿热、风痰夹瘀证。选用桂枝去芍药加附子汤补益正气，调和营卫，温壮阳气，通经化瘀；四逆汤温壮阳气化瘀；麻黄汤宣利心肺；大建中汤益气温通止痛；小柴胡汤平调寒热，益气行气；黄连粉方清热燥湿；藜芦甘草汤益气息风化痰。方药相互为用，以奏其效。

桂枝去芍药加蜀漆牡蛎龙骨救逆汤

【方歌】桂枝去芍加蜀漆，牡蛎龙骨救逆汤，阳虚阳亢夹痰证，经方合方效非常。

【组成】桂枝去皮，三两（9g）　甘草炙，二两（6g）　生姜切，三两（9g）　大枣擘，十二枚　牡蛎熬，五两（15g）　龙骨四两（12g）　蜀漆洗去腥，三两（9g）

【用法】上七味，以水一斗二升，先煮蜀漆减二升，内诸药，煮取三升，去滓。温服一升。本云：桂枝汤，去芍药，加蜀漆、牡蛎、龙骨。

【功用】温通散寒，清热化痰，调和营卫，育阴潜阳，补益正气。

【主治】寒热痰虚阳亢证。

【解读方药】桂枝去芍药加蜀漆牡蛎龙骨救逆汤有 7 味药，由桂枝甘草汤、桂枝去芍药汤、桂枝甘草龙骨牡蛎汤、甘草汤为基础方所组成。桂枝既是辛温解表药又是温里散寒药，还是通经化瘀药；蜀漆既是清热化痰药又是安神药；龙骨、牡蛎既是育阴潜阳药又是安神药，还是清热药；生姜既是温通营卫药又是温通脏腑药，还是调理气机升降药；大枣、甘草既是补益营卫药又是补血生津药。从方中用药用量及调配关系可知桂枝去芍药加蜀漆牡蛎龙骨救逆汤是治疗寒热痰虚阳亢证的重要基础用方，治疗各科常见病、多发病、疑难病属于寒热痰虚阳亢证者，选用桂枝去芍药加蜀漆牡蛎龙骨救逆汤常常能取得预期治疗效果。

【案例导读】桂枝去芍药加蜀漆牡蛎龙骨救逆汤是治疗疑病症的重要基础用方，同时还能治疗诸多病种，而这诸多病种的病变证机必须切合寒热痰虚阳亢证，始可用之。

疑病症又称为疑病性神经症，是临床中非常难治的疾病之一，主要症状有自觉全身不适、不知痛处、忧心忡忡、焦虑不安、恐惧不解、烦恼不宁、痛苦不堪、心悸、失眠多梦、呼吸困难、吞咽困难、恶心、泛酸、胀气等。

桂枝去芍药加蜀漆牡蛎龙骨救逆汤的主要作用有：①温通散寒；②清热化痰；③调和营卫；④育阴潜阳；⑤补益正气。桂枝去芍药加蜀漆牡蛎龙骨救逆汤治疗疑病症的主要病变证机是：①寒郁浸淫；②痰热肆虐；③阴不制阳；④正气虚弱。桂枝去芍药加蜀漆牡蛎龙骨救逆汤是治疗疑病症属于寒热痰虚阳亢证的重要基础用方，欲取得最佳治疗效果必须重视经方合方。

【案例示范】疑病症、睡眠障碍

谢某，女，48岁。主诉：有多年疑病症、睡眠障碍病史，近2年症状加重，服用中西药但未能有效控制症状，近经病友介绍前来诊治。

刻诊：自觉心、肺、肝、脾、肾、大肠、小肠、膀胱、妇科都有病变，以及全身肌肉关节酸困胀痛且不知酸困胀痛的病变部位，喉中痰多，白天嗜睡，夜间清醒，倦怠乏力，动则气喘，心胸烦热，手足冰凉，自汗，盗汗，心悸，耳鸣，手指抽动，情绪低落，急躁易怒，口苦口腻，舌质淡红，苔腻黄白夹杂，脉沉弱。

中医辨证：湿热夹寒、心肾不交、郁虚风痰证。

治疗原则：温阳清热，益气行气，交通心肾，息风化痰。

治疗方药：桂枝去芍药加蜀漆牡蛎龙骨救逆汤、四逆汤、桂枝加龙骨牡蛎汤、黄连粉方、小柴胡汤、附子半夏汤与藜芦甘草汤合方。

桂尖 10g，牡蛎 24g，龙骨 21g，蜀漆 10g，生附子 5g，白芍 10g，柴胡 24g，生半夏 24g，红参 10g，枯芩 10g，制附子 10g，干姜 5g，黄连 24g，藜芦 1.5g，生姜 10g，大枣 12 枚，炙甘草 10g。6 剂，以水 1000～1200mL，浸泡 30 分钟，大火烧开，小火煎煮 40 分钟左右，然后把火关上，将生附子加入药中，浸泡 5 分钟左右，再把火打开，大火烧开后再以小火煎煮 10 分钟即可，去滓取药液，每日分早中晚 3 次服。

二诊：口苦口腻减轻，仍有手足冰凉，前方变生附子为 6g、干姜为 10g，6 剂。

三诊：手足冰凉好转，自汗减轻，仍有盗汗、倦怠乏力，前方变牡蛎、龙骨、白芍为各 30g，变红参为 12g，6 剂。

四诊：白天嗜睡、夜间清醒较前略有好转，仍有手指抽动，前方变藜芦为 3g，6 剂。

五诊：诸症状较前减轻，又以前方治疗 150 余剂，诸症状基本消除；以前方治疗 150 余剂；复以前方巩固治疗 60 余剂。随访 1 年，一切尚好。

用方体会：根据心胸烦热、手足冰凉、自汗、盗汗辨为寒热夹杂，倦怠乏力、动则气喘辨为虚，白天嗜睡、夜间清醒、心悸、耳鸣辨为心肾不交，口苦口腻辨为湿热，情绪低落、急躁易怒辨为郁，喉中痰多、手指抽动、苔腻辨为风痰，以此辨为湿热夹寒、心肾不交、郁虚风痰证。选用桂枝去芍药加蜀漆牡蛎龙骨救逆汤温通散寒，清热化痰，调和营卫，育阴潜阳，补益正气；四逆汤温壮阳气；桂枝加龙骨牡蛎汤温阳制阳，交通心肾；黄连粉方清热燥湿；小柴胡汤平调寒热，益气行气；附子半夏汤温阳燥湿化痰；藜芦甘草汤益气息风化痰。方药相互为用，以奏其效。

桂枝去芍药加麻黄附子细辛汤

【方歌】桂枝去芍加麻黄，附子细辛合成方，温化寒饮能壮阳，治外治里效非常。

【组成】桂枝三两（9g）　生姜三两（9g）　甘草二两（6g）　大枣十二枚　麻黄二两（6g）　细辛二两（6g）　附子炮，一枚（5g）

【用法】上七味，以水七升，煮麻黄，去上沫，内诸药，煮取二升，分温三服。当汗出，如虫行皮中，即愈。

【功用】温阳散寒，温通消癥，补益正气。

【主治】寒凝瘀阻气虚证。

【解读方药】桂枝去芍药加麻黄附子细辛汤有7味药，由桂枝甘草汤、桂枝去芍药汤、麻黄附子细辛汤、麻黄附子甘草汤、甘草汤为基础方所组成。麻黄、细辛、桂枝既是辛温解表药又是温里散寒药，还是宣通经气血脉药；附子既是温阳散寒第一要药又是活血消癥第一要药；生姜既是温通营卫药又是温通脏腑药，还是调理气机升降药；大枣、甘草既是补益营卫药又是补血生津药。从方中用药用量及调配关系可知桂枝去芍药加麻黄附子细辛汤是治疗寒凝瘀阻气虚证的重要基础用方，治疗各科常见病、多发病、疑难病属于寒凝瘀阻气虚证者，选用桂枝去芍药加麻黄附子细辛汤常常能取得预期治疗效果。

【案例导读】桂枝去芍药加麻黄附子细辛汤是治疗食管憩室的重要基础用方，同时还能治疗诸多病种，而这诸多病种的病变证机必须切合寒凝瘀阻气虚证，始可用之。

食管憩室是临床中比较难治的疾病之一，临床中分为咽食管憩室、食管中段憩室、膈上型食管憩室，主要症状有吞咽异物感呈进行性加重、吞咽哽噎、吞咽困难、食物反流、颈部压迫感、背部疼痛感等，并发症主要有食管支气管瘘、慢性营养不良、肺部感染性、食管梗阻、憩室穿孔等。

桂枝去芍药加麻黄附子细辛汤的主要作用有：①温阳散寒；②温通消癥；③补益正气。桂枝去芍药加麻黄附子细辛汤治疗食管憩室的主要病变证机是：①寒凝经气；②瘀阻经脉；③正气虚弱。桂枝去芍药加麻黄附子细辛汤是治疗食管憩室属于寒凝瘀阻气虚证的重要基础用方，欲取得最佳治疗效果必须重视经方合方。

【案例示范】食管憩室

杨某，女，53岁。主诉：有多年食管憩室病史，近2年来症状加重，服用中西药但未能有效控制症状，近经病友介绍前来诊治。

刻诊： 吞咽不利，食物反流，食凉加重，吞咽异物感，吞咽哽噎感，颈部压迫感，背部疼痛感，大便干结，手足不温，倦怠乏力，口苦口腻，舌质淡红，苔腻黄白夹杂，脉沉弱。

中医辨证： 寒结气逆、气虚湿热、风痰夹杂证。

治疗原则： 温阳散寒，降气益气，清热燥湿，息风化痰。

治疗方药： 桂枝去芍药加麻黄附子细辛汤、大黄附子汤、半夏泻心汤、橘皮竹茹汤、附子贝母汤与藜芦甘草汤合方。

桂尖 10g，麻黄 6g，细辛 6g，制附子 15g，大黄 10g，黄连 3g，生半夏 24g，红参 10g，枯芩 10g，陈皮 50g，竹茹 50g，桔梗 12g，藜芦 1.5g，生姜 10g，大枣 30 枚，炙甘草 15g。6 剂，以水 1000～1200mL，浸泡 30 分钟，大火烧开，小火煎煮 50 分钟，去滓取药液，每日分早中晚 3 次服。

二诊： 食物反流略有减轻，仍有手足不温，前方变细辛为 10g，6 剂。

三诊： 吞咽不利略有减轻，仍有大便干结，前方变大黄为 12g，6 剂。

四诊： 吞咽异物感较前减轻，仍有口苦口腻，前方变黄连为 10g，6 剂。

五诊： 诸症状较前减轻，以前方治疗 100 余剂，诸症状基本消除；以前方治疗 120 余剂，症状消除，经复查食管憩室较前明显恢复。随访 1 年，一切尚好。

用方体会： 根据吞咽不利、食凉加重辨为寒，食物反流、吞咽哽噎感辨为气逆，倦怠乏力、脉沉弱辨为虚，口苦口腻辨为湿热，吞咽异物感、苔腻辨为风痰，以此辨为寒结气逆、气虚湿热、风痰夹杂证。选用桂枝去芍药加麻黄附子细辛汤温阳散寒，温通消癥，补益正气；大黄附子汤温通泻热；半夏泻心汤平调寒热，益气清热；橘皮竹茹汤行气降逆，益气和中；附子贝母汤温阳清热，益阴化痰；藜芦甘草汤益气息风化痰。方药相互为用，以奏其效。

桂枝去芍药汤

【方歌】 桂枝汤中去芍药，益气散寒基础方，脏腑营卫虚寒证，经方合方效非常。

【组成】 桂枝去皮，三两（9g） 生姜切，三两（9g） 甘草炙，二两（6g） 大枣擘，十二枚

【用法】 上四味，以水七升，煮取三升，去滓。温服一升。本云：桂枝汤，今去芍药，将息如前法。

【功用】 补益正气，调和营卫，温通散寒。

【主治】 气虚寒郁证。

【解读方药】 桂枝去芍药汤有 4 味药，由桂枝甘草汤、甘草汤为基础方所组成。桂枝既是辛温解表药又是温里散寒药，还是温通经脉药；生姜既是温通营卫药又是温通脏腑药，还是调理气机升降药；大枣、甘草既是补益营卫药又

是补血生津药。从方中用药用量及调配关系可知桂枝去芍药汤是治疗气虚寒郁证的重要基础用方，治疗各科常见病、多发病、疑难病属于气虚寒郁证者，选用桂枝去芍药汤常常能取得预期治疗效果。

【案例导读】桂枝去芍药汤是治疗房室传导阻滞的重要基础用方，同时还能治疗诸多病种，而这诸多病种的病变证机必须切合气虚寒郁证，始可用之。

房室传导阻滞是临床中比较难治的疾病之一，临床中分为不完全性房室传导阻滞和完全性房室传导阻滞，主要症状有心率40次/分左右、呼吸急促、昏厥、倦怠乏力、胸痛、抽搐等，并发症主要有室颤、心力衰竭、心源性休克、脑缺血、猝死等。

桂枝去芍药汤的主要作用有：①补益正气；②调和营卫；③温通散寒。桂枝去芍药汤治疗房室传导阻滞的主要病变证机是：①正气虚弱；②营卫不和；③寒郁肆虐。桂枝去芍药汤是治疗房室传导阻滞属于气虚寒郁证的重要基础用方，欲取得最佳治疗效果必须重视经方合方。

【案例示范】完全性房室传导阻滞、预激综合征

夏某，女，55岁。主诉：有多年房室传导阻滞病史，在2年前复查又诊断为预激综合征，服用中西药但未能有效控制症状，近经病友介绍前来诊治。

刻诊：心痛，胸闷，气短，倦怠乏力，头晕目眩，晕厥，活动后或受凉加重，手足抽搐，怕冷，手足冰凉，表情沉默，不欲言语，口苦口干，口渴不欲饮水，舌质淡红，苔腻黄白夹杂，脉沉弱。

中医辨证：气虚寒滞、气郁夹热、风痰夹杂证。

治疗原则：益气温阳，行气清热，息风化痰。

治疗方药：桂枝去芍药汤、四逆汤、小柴胡汤、枳实薤白桂枝汤、附子白蔹汤与藜芦人参汤合方。

桂尖10g，生附子5g，干姜5g，柴胡24g，生半夏12g，红参10g，枯芩10g，枳实5g，薤白24g，全栝楼30g，厚朴12g，制附子10g，白蔹6g，藜芦1.5g，生姜10g，大枣12枚，炙甘草10g。6剂，以水1000～1200mL，浸泡30分钟，大火烧开，小火煎煮40分钟左右，然后把火关上，将生附子加入药中，浸泡5分钟左右，再把火打开，大火烧开后再以小火煎煮10分钟即可，去滓取药液，每日分早中晚3次服。

二诊：心痛较前减轻，仍有手足冰凉，前方变干姜为10g，6剂。

三诊：头晕目眩减轻，仍有胸闷、倦怠乏力，前方变红参、枳实为各12g，

6剂。

四诊： 心痛较前明显减轻，仍有手足抽搐，前方变藜芦为3g，6剂。

五诊： 诸症状较前明显减轻，以前方治疗120余剂，诸症状消除，经复查为不完全性房室传导阻滞；以前方治疗120余剂，经复查不完全性房室传导阻滞基本消除；以前方巩固治疗100余剂，经复查房室传导阻滞消除。随访1年，一切尚好。

用方体会： 根据心痛、胸闷、晕厥、活动后或受凉加重辨为气虚寒滞，表情沉默、不欲言语辨为郁，口苦口干、口渴不欲饮水辨为寒夹热，手足抽搐、苔腻辨为风痰，以此辨为气虚寒滞、气郁夹热、风痰夹杂证。选用桂枝去芍药汤补益正气，调和营卫，温通散寒；四逆汤温壮阳气；小柴胡汤平调寒热，益气行气；枳实薤白桂枝汤行气通阳，化瘀化痰；附子白蔹汤温阳清热止抽；藜芦人参汤益气息风化痰。方药相互为用，以奏其效。

桂枝去桂加茯苓白术汤

【方歌】 桂枝去桂加苓术，芍药甘草枣生姜，益气敛阴能利湿，各科杂病效非常。

【组成】 芍药三两（9g） 甘草炙，二两（6g） 生姜切，三两（9g） 白术三两（9g） 茯苓三两（9g） 大枣擘，十二枚

【用法】 上六味，以水八升，煮取三升，去滓。温服一升，小便利则愈。本云：桂枝汤，今去桂枝，加茯苓、白术。

【功用】 健脾燥湿，益气利湿，调和营卫，补血敛阴。

【主治】 寒湿气血虚证。

【解读方药】 桂枝去桂加茯苓白术汤有6味药，由芍药甘草汤、甘草汤为基础方所组成。生姜既是温通营卫药又是温通脏腑药，还是调理气机药；茯苓、白术既是益气药又是治湿药，白术偏于温苦燥湿，茯苓偏于甘淡利湿；芍药既是补血敛阴药还是活血药；大枣、甘草既是补益营卫药又是补血生津药。从方中用药用量及调配关系可知桂枝去桂加茯苓白术汤是治疗寒湿气血虚证的重要基础用方，治疗各科常见病、多发病、疑难病属于寒湿气血虚证者，选用桂枝去桂加茯苓白术汤常常能取得预期治疗效果。

【案例导读】 桂枝去桂加茯苓白术汤是治疗幽门梗阻的重要基础用方，同

时还能治疗诸多病种，而这诸多病种的病变证机必须切合寒湿气血虚证，始可用之。

幽门梗阻是临床中比较难治的疾病之一，临床中分为炎症水肿性梗阻、痉挛性梗阻、粘连性梗阻、瘢痕性梗阻。其主要症状有脘腹胀满膨隆，餐后脘腹疼痛加重，下午晚间呕吐比较重，胃脘有振水声，嗳气夹食物酸臭味、小便少，消瘦等；并发症主要有营养不良、脱水、电解质紊乱等。

桂枝去桂加茯苓白术汤的主要作用有：①健脾燥湿；②益气利湿；③调和营卫；④补血敛阴。桂枝去桂加茯苓白术汤治疗幽门梗阻的主要病变证机是：①寒湿浸淫；②气不化湿；③气血虚弱。桂枝去桂加茯苓白术汤是治疗幽门梗阻属于寒湿气血虚证的重要基础用方，欲取得最佳治疗效果必须重视经方合方。

【案例示范】幽门粘连性梗阻

许某，男，37岁。主诉：有3年余幽门粘连性梗阻病史，近1年来症状加重，服用中西药但未能有效控制症状，近经病友介绍前来诊治。

刻诊： 脘腹胀满膨隆，食后加重脘腹疼痛，下午晚间呕吐食物痰涎比较明显，胃中有振水声，嗳气夹食物酸臭味，小便不利，形体消瘦，怕冷，手足不温，小腿抽筋，倦怠乏力，口苦口腻，舌质淡红夹瘀紫，苔白腻夹黄，脉沉弱涩。

中医辨证： 寒水阻滞、痰浊气逆、气虚气滞、风痰夹热证。

治疗原则： 温阳化水，降逆化痰，益气行气，清热燥淡，息风化痰。

治疗方药： 桂枝去桂加茯苓白术汤、大半夏汤、桂枝茯苓丸、黄连汤、橘皮汤、附子白及汤与藜芦甘草汤合方。

白芍20g，白术10g，茯苓20g，生半夏48g，红参10g，白蜜60mL，黄连10g，干姜10g，桂尖20g，桃仁20g，牡丹皮20g，陈皮12g，制附子10g，白及6g，藜芦1.5g，生姜24g，大枣12枚，炙甘草10g。6剂，以水1000～1200mL，浸泡30分钟，大火烧开，小火煎煮50分钟，去滓取药液，每日分早中晚3次服。

二诊： 脘腹胀满膨隆减轻，仍有嗳气，前方变陈皮为40g，6剂。

三诊： 下午晚间呕吐明显减轻，仍有口苦口腻，前方变黄连为12g，6剂。

四诊： 怕冷、手足不温基本消除，仍有舌质瘀紫，前方变白及为10g，6剂。

五诊：诸症状较前缓解，又以前方治疗 60 余剂，诸症状消除，经复查幽门粘连性梗阻较前明显减轻；后又以前方治疗 30 余剂，经复查幽门性梗阻痊愈。随访 1 年，一切尚好。

用方体会：根据脘腹胀满膨隆、胃中有振水声、怕冷辨为寒水，呕吐食物痰涎、嗳气夹食物酸臭味辨为痰浊气逆气滞，倦怠乏力辨为虚，口苦口腻辨为湿热，小腿抽筋、苔腻辨为风痰，以此辨为寒水阻滞、痰浊气逆、气虚气滞、风痰夹热证。选用桂枝去桂加茯苓白术汤健脾燥湿，益气利湿，调和营卫，补血敛阴；大半夏汤益气降逆化痰；桂枝茯苓丸活血化瘀，益气利水；黄连汤平调寒热，益气通阳；橘皮汤行气降逆；附子白及汤温阳化瘀生新；藜芦甘草汤益气息风化痰。方药相互为用，以奏其效。

桂枝附子去桂加白术汤（白术附子汤）

【方歌】白术附子汤生姜，大枣甘草合成方，脏腑筋骨诸般证，温通益气效非常。

【组成】附子炮，去皮，破，三枚（15g）　白术四两（12g）　生姜切，三两（9g）　大枣擘，十二枚　甘草炙，二两（6g）

【用法】上五味，以水六升，煮取二升，去滓。分温三服。初一服，其人身如痹，半日许复服之，三服都尽，其人如冒状，勿怪。此以附子、术并走皮内，逐水气未得除，故使之耳。法当加桂枝四两，此本一方二法。以大便硬，小便自利，去桂也；以大便不硬，小便不利，当加桂。附子三枚，恐多也，虚弱家及产妇，宜减服之。

【功用】温阳散寒，温通筋骨，活血化瘀，益气燥湿。

【主治】寒瘀湿气虚证。

【解读方药】白术附子汤有 5 味药，由头风摩散为基础方所组成。附子既是温阳散寒第一要药又是活血消癥第一要药，还是行散降泄药；白术既是温通阳气药又是温化寒湿药；生姜既是温阳散寒药又是行散通利药；甘草、大枣既是益气药又是补血生津药，还是缓急止痛药。从方中用药用量及调配关系可知白术附子汤是治疗寒瘀湿气虚证的重要基础用方，治疗各科常见病、多发病、疑难病属于寒瘀湿气虚证者，选用白术附子汤常常能取得预期治疗效果。

【案例导读】白术附子汤是治疗膝关节滑膜炎的重要基础用方，同时还能治疗诸多病种，而这诸多病种的病变证机必须切合寒瘀湿气虚证，始可用之。

膝关节滑膜炎是临床中比较难治的疾病之一，临床中分为原发性膝关节滑膜炎和继发性膝关节滑膜炎。其主要症状有膝关节疼痛活动后加重，休息后减轻，关节肿胀，活动受限，下蹲困难，跛行等；主要并发症有膝关节损伤、膝关节粘连、膝关节退行性病变等。

白术附子汤的主要作用有：①温阳散寒；②温通筋骨；③活血化瘀；④益气燥湿。白术附子汤治疗膝关节滑膜炎的主要病变证机是：①寒凝筋骨；②瘀阻经脉；③湿困经气；④正气虚弱。白术附子汤是治疗膝关节滑膜炎属于寒瘀湿气虚证的重要基础用方，欲取得最佳治疗效果必须重视经方合方。

【案例示范】膝关节滑膜炎、骨性膝关节炎

蒋某，女，46岁。主诉：有多年膝关节滑膜炎、骨性膝关节炎病史，2年来症状加重，服用中西药但未能有效控制症状，近经病友介绍前来诊治。

刻诊：膝关节疼痛，关节僵硬，关节肿胀，活动后或受凉后加重，休息后减轻，活动受限，下蹲困难，跛行，怕冷，手足不温，脚抽搐，腹胀，倦怠乏力，少言寡语，情绪低落，口苦咽干，舌质淡红夹瘀紫，苔白腻夹黄，脉沉弱涩。

中医辨证：寒湿瘀阻、气虚气郁、风痰夹热证。

治疗原则：温化寒湿，通阳化瘀，益气行气，息风化痰。

治疗方药：白术附子汤、乌头汤、小柴胡汤、橘皮汤、栝楼桂枝汤与藜芦甘草汤合方。

制附子15g，白术12g，白芍10g，制川乌10g，黄芪10g，麻黄10g，生半夏12g，红参10g，柴胡24g，枯芩10g，桂尖10g，天花粉6g，藜芦1.5g，陈皮12g，生姜24g，大枣12枚，炙甘草10g。6剂，以水1000～1200mL，浸泡30分钟，大火烧开，小火煎煮50分钟，去滓取药液，每日分早中晚3次服。

二诊：怕冷、手足不温明显减轻，仍有关节僵硬，前方变天花粉为24g，6剂。

三诊：膝关节疼痛减轻，仍有腹胀，前方变陈皮为30g，6剂。

四诊：脚抽搐基本消除，仍有倦怠乏力，前方变红参为12g，6剂。

五诊：诸症状较前趋于缓解，以前方治疗100余剂，诸症状消除，经复查膝关节滑膜炎、骨性膝关节炎较前明显好转；又以前方治疗80余剂，经复查膝关节滑膜炎、骨性膝关节炎基本痊愈。随访1年，一切尚好。

用方体会：根据膝关节疼痛、关节僵硬、关节肿胀、活动后或受凉后加重、休息后减轻辨为寒湿夹虚，舌质淡红夹瘀紫、脉沉弱涩辨为瘀夹虚，少言寡语、情绪低落辨为郁，怕冷、口苦咽干、舌质淡红辨为寒夹热，脚抽搐、苔腻辨为风痰，以此辨为寒湿瘀阻、气虚气郁、风痰夹热证。选用白术附子汤温阳散寒，温通筋骨，活血化瘀，益气燥湿；乌头汤益气补血，宣通散寒；小柴胡汤平调寒热，益气行气；橘皮汤行气降逆；栝楼桂枝汤调补营卫，温通化阴；藜芦甘草汤益气息风化痰。方药相互为用，以奏其效。

桂枝加桂汤

【方歌】仲景桂枝加桂汤，桂枝汤中桂五两，寒逆夹气血虚证，调配用量效优良。

【组成】桂枝去皮，五两（15g）　芍药三两（9g）　甘草炙，二两（6g）　生姜切，三两（9g）　大枣擘，十二枚

【用法】上五味，以水七升，煮取三升，去滓。温服一升。本云：桂枝汤，今加桂满五两，所以加桂者，以泄奔豚气也。

【功用】散寒降逆，补益气血，温补阳气。

【主治】寒逆夹气血虚证。

【解读方药】桂枝加桂汤中有5味药，由芍药甘草汤、桂枝甘草汤、桂枝汤、桂枝加芍药汤、甘草汤为基础方所组成。桂枝既是治表药又是治里药，既是温通散寒药又是降泄浊逆药，还是通经化瘀药；生姜既是温通行散药又是温里散寒药；芍药既是补血药又是收敛阴津药，还是活血药；大枣、甘草既是补益营卫药，又是补益脏腑药。从方中用药用量及调配关系可知桂枝加桂枝汤是治疗寒逆夹气血虚证的重要基础用方，治疗各科常见病、多发病、疑难病属于寒逆夹气血虚证者，选用桂枝加桂汤常常能取得预期治疗效果。

【案例导读】桂枝加桂汤是治疗心脏自主神经紊乱综合征的重要基础用方，同时还能治疗诸多病种，而这诸多病种的病变证机必须切合寒逆夹气血虚证，始可用之。

心脏自主神经紊乱综合征又称心脏神经官能症，是临床中比较难治的疾病之一，主要症状有心前区疼痛、心悸、气短、叹息、以深呼吸为快、倦怠乏力、头晕、头痛、多汗、失眠、脸红灼热、焦虑易激动、自觉气体上冲心胸、不思饮食、恶心、呕吐、肌肉跳动、手脚发麻等。

桂枝加桂汤的主要作用有：①散寒降逆；②补益气血；③温补阳气。桂枝加桂汤治疗的心脏自主神经紊乱综合征的主要病变证机是：①寒气逆乱；②气血虚弱；③阳气不温。桂枝加桂汤治疗心脏自主神经紊乱综合征属于寒逆夹气血虚证的重要基础用方，欲取得最佳治疗效果必须重视经方合方。

【案例示范】心脏自主神经紊乱综合征

郑某，女，45岁。主诉：有多年心前区疼痛病史，经多地多次检查未发现明显器质性病变，之后确诊为心脏自主神经紊乱综合征，服用中西药但未能有效控制症状，近经病友介绍前来诊治。

刻诊： 自觉冷气上冲心胸，烦躁欲死，心前区疼痛，心悸，气短，叹息，以深呼吸为快，倦怠乏力，头晕目眩，头痛，多汗，失眠多梦，噩梦连篇，怕冷，手足不温，颜面灼热，情绪低落，烦躁不安，不思饮食，恶心，呕吐，肌肉跳动，手脚发麻，舌质淡红瘀紫，苔白腻夹黄，脉沉弱涩。

中医辨证： 寒逆夹虚、心肝夹热、郁瘀风痰证。

治疗原则： 温通降逆，调补心肝，清热益气，行气化瘀，息风化痰。

治疗方药： 桂枝加桂汤、小柴胡汤、桂枝加龙骨牡蛎汤、酸枣仁汤、橘皮汤、附子半夏汤与藜芦甘草汤合方。

桂尖20g，白芍10g，生半夏12g，红参10g，柴胡24g，枯芩10g，龙骨10g，牡蛎10g，酸枣仁50g，茯苓6g，知母6g，川芎6g，制附子10g，藜芦1.5g，陈皮12g，生姜24g，大枣12枚，炙甘草10g。6剂，以水1000～1200mL，浸泡30分钟，大火烧开，小火煎煮50分钟，去滓取药液，每日分早中晚3次服。

二诊： 心悸减轻，仍有噩梦连篇、汗出，前方变白芍为24g，龙骨、牡蛎为各30g，6剂。

三诊： 噩梦、心悸、心痛较前明显减少，仍有颜面灼热、恶心、呕吐，以前方变枯芩为24g、知母为15g、陈皮为40g，6剂。

四诊： 濒死感、气上冲心胸明显减轻，仍有肌肉跳动，前方变白芍为30g、藜芦为3g，6剂。

五诊： 诸症状较前趋于缓解，以前方治疗60余剂，诸症状消除，又以前方巩固治疗60余剂。随访1年，一切尚好。

用方体会： 根据自觉冷气上冲心胸、烦躁欲死、心前区疼痛辨为寒气上逆，心悸、噩梦连篇辨为心肝血虚，颜面灼热、手足不温辨为寒热夹杂，情绪低落辨为郁，舌质淡红瘀紫、脉沉弱涩辨为寒热虚夹瘀，肌肉跳动、苔腻辨为风痰，以此辨为寒逆夹虚、心肝夹热、郁瘀风痰证。选用桂枝加桂汤散寒降逆，补益气血，温补阳气；小柴胡汤平调寒热，益气行气；桂枝加龙骨牡蛎汤温阳潜阳，交通心肾；酸枣仁汤调补心肝，益气补血，活血清热；橘皮汤行气降逆；附子半夏汤温阳化瘀，燥湿化痰；藜芦甘草汤益气息风化痰。方药相互为用，以奏其效。

桂枝加芍药汤

【方歌】仲景桂枝加芍药，桂枝汤中倍芍药，血虚伤气夹寒证，调整用量最重要。

【组成】桂枝去皮，三两（9g）　芍药六两（18g）　甘草炙，二两（6g）　生姜切，三两（9g）　大枣擘，十二枚

【用法】上五味，以水七升，煮取三升，去滓。温分三服。本云：桂枝汤，今加芍药。

【功用】温阳散寒，益气补血，敛阴兼清。

【主治】血虚伤气夹寒证。

【解读方药】桂枝加芍药汤有 5 味药，由甘草汤、芍药甘草汤、桂枝甘草汤、桂枝汤、桂枝加桂汤为基础方所组成。桂枝、生姜既是温阳散寒药又是温通脏腑气血营卫药；芍药既是补血药又是敛阴药，还是清泻缓急止痛药；甘草、大枣既是益气药又是补血生津药，还是缓急止痛药。从方中用药用量及调配关系可知桂枝加芍药汤是治疗血虚伤气夹寒证的重要基础用方，治疗各科常见病、多发病、疑难病属于血虚伤气夹寒证者，选用桂枝加芍药汤常常能取得预期治疗效果。

【案例导读】桂枝加芍药汤是治疗肠痉挛的重要基础用方，同时还能治疗诸多病种，而这诸多病种的病变证机必须切合血虚伤气夹寒证，始可用之。

肠痉挛是临床中比较难治的疾病之一，临床中分为原发性肠痉挛和继发性肠痉挛，主要症状为突然性阵发性剧烈性腹痛，以脐周为主，常常伴有腹胀、恶心、呕吐，以及发热、排便排气异常等；主要并发症有肠瘘、肠套叠、肠坏死、肠道破裂、腹膜炎，以及脱水、休克等。

桂枝加芍药汤的主要作用有：①温阳散寒；②益气补血；③敛阴兼清。桂

枝加芍药汤治疗肠痉挛的主要病变证机是：①寒郁经脉；②气虚夹热；③血虚不荣。桂枝加芍药汤是治疗肠痉挛属于血虚伤气夹寒证的重要基础用方，欲取得最佳治疗效果必须重视经方合方。

【案例示范】小儿肠痉挛

许某，女，7岁。其母代诉：有3年肠痉挛病史，经检查未发现明显器质性病变，服用中西药但未能有效控制症状，肠痉挛仍然反复发作，近经病友介绍前来诊治。

刻诊：阵发性剧烈性腹痛，活动后或受凉后加重，腹胀，恶心，呕吐痰涎，时时发热，手足抽搐冰凉，大便溏泻，面色苍白，倦怠乏力，舌质淡红，苔腻黄白夹杂，脉沉弱。

中医辨证：寒结夹虚、痰蕴气逆、风痰夹热证。

治疗原则：温阳散寒，补益气血，化痰清热，息风化痰。

治疗方药：桂枝加芍药汤、四逆汤、大建中汤、橘皮汤、小半夏汤与藜芦甘草汤合方。

桂尖10g，白芍20g，生附子5g，干姜12g，红参10g，花椒6g，胶饴24g，生半夏24g，藜芦1.5g，陈皮12g，生姜24g，大枣12枚，炙甘草10g。6剂，以水1000～1200mL，浸泡30分钟，大火烧开，小火煎煮40分钟左右，然后把火关上，将生附子加入药中，浸泡5分钟左右，再把火打开，大火烧开后再以小火煎煮10分钟即可，去滓取药液，每日分早中晚3次服。

二诊：腹痛未再发作，仍有腹胀，前方变陈皮为30g，6剂。

三诊：腹胀消除，仍有大便溏泻，前方变花椒为9g，6剂。

四诊：手足冰凉消除，仍有面色萎黄，前方变红参为12g，6剂。

五诊：诸症状基本消除，以前方治疗30余剂，诸症状消除。随访1年，一切尚好。

用方体会：根据阵发性剧烈性腹痛、活动后或受凉后加重辨为寒夹气虚，腹胀、恶心、呕吐痰涎辨为痰蕴气滞气逆，面色苍白、倦怠乏力辨为气血虚弱，舌质淡红、苔腻黄白夹杂辨为寒热夹杂，手足抽搐、苔腻辨为风痰，以此辨为寒结夹虚、痰蕴气逆、风痰夹热证。选用桂枝加芍药汤温阳散寒，益气补血，敛阴兼清；四逆汤温壮阳气；大建中汤益气温阳止痛；橘皮汤行气降逆；小半夏汤燥湿化痰降逆；藜芦甘草汤益气息风化痰。方药相互为用，以奏其效。

桂枝加大黄汤

【方歌】桂枝汤中加大黄，芍药用量为六两，热结血虚伤阳证，各科杂病此方良。

【组成】桂枝去皮，三两（9g）　芍药六两（18g）　大黄二两（6g）　甘草炙，二两（6g）　生姜切，三两（9g）　大枣擘，十二枚

【用法】上六味，以水七升，煮取三升，去滓。温服一升，日三服。

【功用】清泻热结，补血益气，温阳通络。

【主治】热结血虚伤阳证。

【解读方药】桂枝加大黄汤有6味药，由甘草汤、芍药甘草汤、桂枝甘草汤、桂枝汤、桂枝加桂汤、桂枝加芍药汤为基础方所组成。桂枝、生姜既是温阳散寒药又是温通脏腑气血营卫药；芍药既是补血药又是敛阴药，还是缓急止痛药；大黄既是通泻热结药又是祛瘀药；甘草、大枣既是益气药又是补血生津药，还是缓急止痛药。从方中用药用量及调配关系可知桂枝加大黄汤是治疗热结血虚伤阳证的重要基础用方，治疗各科常见病、多发病、疑难病属于热结血虚伤阳证者，选用桂枝加大黄汤常常能取得预期治疗效果。

【案例导读】桂枝加大黄汤是治疗慢性胃扭转的重要基础用方，同时还能治疗诸多病种，而这诸多病种的病变证机必须切合热结血虚伤阳证，始可用之。

慢性胃扭转是临床中比较难治疾病之一，临床中分为原发性胃扭转和继发性胃扭转，主要症状有脘腹胀满疼痛、不思饮食、倦怠乏力、恶心、呕吐、泛酸、胸痛等，并发症主要有胃壁缺血坏死穿孔、脓毒性休克、水电解质酸碱平衡紊乱等。

桂枝加大黄汤的主要作用有：①清泻热结；②补血益气；③温阳通络。桂枝加大黄汤治疗慢性胃扭转的主要病变证机是：①郁热蕴结；②血虚不荣；③气虚生寒。桂枝加大黄汤是治疗慢性胃扭转属于热结血虚伤阳证的重要基础用方，欲取得最佳治疗效果必须重视经方合方。

【案例示范】慢性胃扭转

孙某，男，51岁。主诉：在3年前因胃痛经治疗后且反复不愈，经检查诊断为胃扭转，服用中西药但未能有效控制症状，近经病友介绍前来诊治。

刻诊：脘腹胀满疼痛，时如针刺样硬痛，不思饮食，倦怠乏力，恶心，呕吐，泛酸，胸痛，大便干结，头晕目眩，面色不荣，倦怠乏力，手足不温，口苦口腻，舌质淡红夹瘀紫，苔腻黄白夹杂，脉沉弱涩。

中医辨证： 虚夹寒瘀、湿热夹痰证。

治疗原则： 补益清热，温阳化瘀，燥湿化痰。

治疗方药： 桂枝加大黄汤、半夏泻心汤、大半夏汤、橘皮汤、附子白及汤与甘草海藻汤合方。

桂尖 10g，白芍 20g，大黄 6g，红参 10g，枯芩 10g，黄连 3g，干姜 10g，红参 10g，白蜜 60mL，生半夏 48g，羊栖藻 24g，制附子 10g，陈皮 12g，生姜 24g，大枣 12 枚，炙甘草 10g。6 剂，以水 1000 ~ 1200mL，浸泡 30 分钟，大火烧开，小火煎煮 50 分钟，去滓取药液，每日分早中晚 3 次服。

二诊： 恶心、呕吐明显减轻，仍有脘腹胀满疼痛，前方变桂尖为 20g、白芍为 30g，6 剂。

三诊： 脘腹胀满疼痛较前减轻，仍有泛酸，前方变黄连为 10g，6 剂。

四诊： 口苦口腻基本消除，仍有头晕目眩，前方变红参为 12g，6 剂。

五诊： 诸症状基本趋于缓解，以前方治疗 50 余剂，诸症状消除；又以前方治疗 50 余剂，诸症状消除，经复查胃扭转痊愈。随访 1 年，一切尚好。

用方体会： 根据头晕目眩、面色不荣、倦怠乏力辨为气血虚，时如针刺样疼痛、舌质淡红夹瘀紫、脉沉弱涩辨为瘀，手足不温辨为寒，苔腻辨为痰瘀，以此辨为虚夹寒瘀、湿热夹痰证。选用桂枝加大黄汤清泻热结，补血益气，温阳通络；半夏泻心汤平调寒热，益气降逆；大半夏汤益气缓急降逆；橘皮汤行气降逆；附子白及汤温阳化瘀；甘草海藻汤益气软坚散结。方药相互为用，以奏其效。

桂枝新加汤（桂枝加芍药生姜各一两人参三两新加汤）

【方歌】 桂枝新加汤人参，芍药甘草枣生姜，脏腑营卫诸虚证，调整用量效非常。

【组成】 桂枝去皮，三两（9g）　芍药四两（12g）　生姜切，四两（12g）　甘草炙，二两（6g）　人参三两（9g）　大枣擘，十二枚

【用法】 上六味，以水一斗二升，煮取三升，去滓。温服一升。本云：桂

枝汤，今加芍药、生姜、人参。

【**功用**】大补元气，补血敛阴，温通血脉，缓急止痛。

【**主治**】气虚寒郁伤血证。

【**解读方药**】桂枝新加汤有 6 味药，由甘草汤、芍药甘草汤、桂枝甘草汤、桂枝汤、桂枝加桂汤、桂枝加芍药汤为基础方所组成。桂枝、生姜既是温阳散寒药又是温通脏腑气血营卫药；芍药既是补血药又是敛阴药，还是缓急止痛药；人参、甘草、大枣既是益气药又是生津药，人参更是补气第一要药，大枣还是补血药。从方中用药用量及调配关系可知桂枝新加汤是治疗气虚寒郁伤血证的重要基础用方，治疗各科常见病、多发病、疑难病属于气虚寒郁伤血证者，选用桂枝新加汤常常能取得预期治疗效果。

【**案例导读**】桂枝新加汤是治疗神经性头痛 / 产后身体疼痛的重要基础用方，同时还能治疗诸多病种，而这诸多病种的病变证机必须切合气虚寒郁伤血证，始可用之。

（1）神经性头痛是临床中比较难治的疾病之一，焦虑紧张、生活环境、社会压力是引起神经性头痛的主要原因。其主要症状有持续性的头痛，或闷痛，或压迫感，或沉重感，或紧箍感，疼痛部位或以两颞侧为主，或以后枕部为主，或以头顶部为主，或以整个头部为主，伴有头晕，烦躁易怒，焦虑不安，心悸，气短，恐惧，耳鸣，失眠多梦，腰酸背痛，颈部僵硬，等等。其并发症主要有精神心理障碍、视物不清等。

（2）产后身体疼痛是产后常见的症状之一。产后身体疼痛的主要原因，一是产后气血虚弱，二是产后调养调理调护不当，三是产后风寒侵入，四是产后肌肉筋脉骨节既不得气血所养又被风寒侵袭肆虐。症状以产后身体疼痛为主。

桂枝新加汤的主要作用有：①大补元气；②补血敛阴；③温通血脉；④缓急止痛。桂枝新加汤治疗神经性头痛 / 产后身体疼痛的主要病变证机是：①气血虚弱；②寒阻脉络；③血脉不利。桂枝新加汤是治疗神经性头痛 / 产后身体疼痛属于气虚寒郁伤血证的重要基础用方，欲取得最佳治疗效果必须重视经方合方。

【案例示范】神经性头痛、三叉神经痛

田某，女，43 岁。主诉：有多年神经性头痛、三叉神经痛病史，服用中西药但未能有效控制症状，近经病友介绍前来诊治。

刻诊：头痛如压迫感，左侧头痛如针刺，受凉或劳累后加重疼痛，面肌抽动，头晕目眩，烦躁易怒，焦虑不安，心悸，气短，恐惧，耳鸣，失眠多梦，手足冰凉，口苦口腻，舌质淡红夹瘀紫，苔腻黄白夹杂，脉沉弱涩。

中医辨证：寒夹气虚、瘀夹血虚、气郁夹热、心肾不交、风痰夹杂证。

治疗原则：益气散寒，补血活血，行气清热，交通心肾，息风化痰。

治疗方药：桂枝新加汤、四逆汤、小柴胡汤、黄连粉方、桂枝加龙骨牡蛎汤、附子白蔹汤与藜芦甘草汤合方。

桂枝10g，白芍12g，红参10g，生附子5g，干姜5g，柴胡24g，枯芩10g，生半夏12g，黄连24g，龙骨10g，牡蛎10g，白蔹6g，藜芦1.5g，生姜12g，大枣12枚，炙甘草10g。6剂，以水1000～1200mL，浸泡30分钟，大火烧开，小火煎煮40分钟左右，然后把火关上，将生附子加入药中，浸泡5分钟左右，再把火打开，大火烧开后再以小火煎煮10分钟即可，去滓取药液，每日分早中晚3次服。

二诊：头痛减轻，仍有头晕目眩，前方变白芍为30g、红参为12g，6剂。

三诊：头痛较前又有减轻，仍有面肌抽动，前方变白蔹为10g、藜芦为3g，6剂。

四诊：头痛较前又有明显减轻，仍有失眠多梦，前方变龙骨、牡蛎为各30g，6剂。

五诊：诸症状基本趋于缓解，以前方治疗50余剂，诸症状消除；又以前方治疗30余剂，诸症状消除。随访1年，一切尚好。

用方体会：根据头痛、劳累后加重辨为虚，头痛如针刺、舌质淡红夹瘀紫、脉涩辨为瘀，头痛、受凉加重辨为寒，烦躁易怒、焦虑不安、口苦口腻辨为郁夹湿热，耳鸣、失眠多梦辨为心肾不交，面肌抽动、苔腻辨为风痰，以此辨为寒夹气虚、瘀夹血虚、气郁夹热、心肾不交、风痰夹杂证。选用桂枝新加汤大补元气，补血敛阴，温通血脉，缓急止痛；四逆汤益气温阳化瘀；小柴胡汤平调寒热，益气行气；黄连粉方清热燥湿；桂枝加龙骨牡蛎汤温阳潜阳，交通心肾；附子白蔹汤温阳解痉；藜芦甘草汤益气息风化痰。方药相互为用，以奏其效。

桂枝加附子汤

【方歌】桂枝汤中加附子，寒瘀夹气血虚证，温阳化瘀益气血，治表治里功效增。

【组成】桂枝去皮，三两（9g） 芍药三两（9g） 甘草炙，二两（6g） 生姜切，三两（9g） 大枣擘，十二枚 附子炮，去皮，破八片，一枚（5g）

【用法】上六味，以水七升，煮取三升，去滓。温服一升。本云：桂枝汤，今加附子，将息如前法。

【功用】温阳散寒，通经化瘀，补益气血。

【主治】寒瘀夹气血虚证。

【解读方药】桂枝加附子汤有6味药，由甘草汤、桂枝甘草汤、芍药甘草汤、桂枝汤、头风摩散为基础方所组成。附子、桂枝既是温阳散寒药又是温通化瘀药；芍药既是补血药又是活血药，还是敛阴缓急药；生姜既是温通行散药又是调理脾胃药；大枣、甘草既是益气生津药又是补血缓急药。从方中用药用量及调配关系可知桂枝加附子汤是治疗寒瘀夹气血虚证的重要基础用方，治疗各科常见病、多发病、疑难病属于寒瘀夹气血虚证者，选用桂枝加附子汤常常能取得预期治疗效果。

【案例导读】桂枝加附子汤是治疗病毒性心肌炎的重要基础用方，同时还能治疗诸多病种，而这诸多病种的病变证机必须切合寒瘀夹气血虚证，始可用之。

病毒性心肌炎是临床中比较常见的顽固性难治疾病之一。病毒性心肌炎分为急性病毒性心肌炎和慢性病毒性心肌炎。其临床表现分为感冒症状、心脏症状、消化系统症状，感冒症状主要有发热、头痛、咽痛、咳嗽，全身不适及关节痛；心脏症状主要有胸痛、心悸、胸闷、气促、倦怠乏力，以及昏厥、紫绀；消化道症状主要有腹泻、呕吐、恶心等。常见并发症有心律失常、心力衰竭、休克、猝死等。

桂枝加附子汤的主要作用有：①温阳散寒；②通经化瘀；③补益气血。桂枝加附子汤治疗病毒性心肌炎的主要病变证机是：①寒凝不通；②瘀阻脉络；③气血虚弱。桂枝加附子汤是治疗病毒性心肌炎属于寒瘀夹气血虚证的重要基础用方，欲取得最佳治疗效果必须重视经方合方。

【案例示范】病毒性心肌炎、心律失常

石某，女，27岁。主诉：有3年病毒性心肌炎病史，在1年前经复查又诊断为心律失常，服用中西药但未能有效控制症状，近经病友介绍前来诊治。

刻诊：心悸，胸痛如针刺，受凉加重，胸闷，急躁易怒，呼吸急促，面色不荣，倦怠乏力，头晕，呕吐，恶心，大便溏泻，怕冷、手足冰凉，手指抽搐，口苦咽干，舌质淡红夹瘀紫，苔白腻夹黄，脉沉弱涩。

中医辨证：寒瘀夹虚、热夹气郁、风痰夹杂证。

治疗原则：温阳化瘀，补益气血，行气清热，息风化痰。

治疗方药：桂枝加附子汤、四逆汤、枳实薤白桂枝汤、小柴胡汤与藜芦甘草汤合方。

桂尖10g，白芍10g，制附子6g，生附子5g，干姜5g，枳实5g，薤白24g，厚朴10g，全栝楼30g，红参10g，柴胡24g，枯芩10g，生半夏12g，藜芦1.5g，生姜10g，大枣12枚，炙甘草10g。6剂，以水1000～1200mL，浸泡30分钟，大火烧开，小火煎煮40分钟左右，然后把火关上，将生附子加入药中，浸泡5分钟左右，再把火打开，大火烧开后再以小火煎煮10分钟即可，去滓取药液，每日分早中晚3次服。

二诊：心悸减轻，仍有胸闷，前方变枳实为12g，6剂。

三诊：胸闷较前减轻，仍有手足冰凉，前方变制附子、干姜为各10g，6剂。

四诊：胸痛基本消除，仍有恶心、大便溏泻，前方变生半夏为15g、全栝楼为24g，6剂。

五诊：诸症状基本消除，以前方治疗30余剂，诸症状消除；又以前方治疗40余剂，经复查各项指标基本恢复正常；以前方继续巩固治疗20余剂。随访1年，一切尚好。

用方体会：根据心悸、胸痛如针刺、受凉加重辨为寒瘀，手足冰凉、口苦咽干辨为寒热夹杂，胸闷、急躁易怒辨为气郁，舌质淡红夹瘀紫、脉涩辨为寒热夹瘀，手指抽搐、苔白腻夹黄辨为风痰夹寒热，以此辨为寒瘀夹虚、热夹气郁、风痰夹杂证。选用桂枝加附子汤温阳散寒，通经化瘀，补益气血；四逆汤益气温阳化瘀；枳实薤白桂枝汤温通清热，行气化痰；小柴胡汤平调寒热，益气行气；藜芦甘草汤益气息风化痰。方药相互为用，以奏其效。

桂枝加葛根汤

【方歌】桂枝汤中用麻葛，解肌散邪能舒筋，汗出恶风项背强，临床活用别拘紧。

【组成】葛根四两（12g）　桂枝去皮，二两（6g）　芍药二两（6g）　生姜切，三两（9g）　甘草炙，二两（6g）　大枣十二枚，擘　[麻黄去节，三两（9g）]

【用法】上六味，以水一斗，先煮葛根，减二升，去上沫，内诸药，煮取三升，去滓。温服一升，覆取微似汗，不须啜粥，余如桂枝法将息及禁忌。

【功用】温通营卫，舒达筋脉，补益气血，兼清夹热。

【主治】气血虚寒郁夹热证；太阳柔痉证。

【解读方药】桂枝加葛根汤有7味药，解表药有4味，治里药有7味，由甘草汤、桂枝甘草汤、芍药甘草汤、桂枝汤、甘草麻黄汤所组成。桂枝、生姜、葛根、麻黄既是重要治表药又是重要治里药，还是重要通经柔筋药；芍药、大枣、甘草既是补益营卫药又是补益脏腑之气血药。从方中用药用量及调配关系可知桂枝加葛根汤是治疗气血虚寒郁夹热证的重要基础用方，应用桂枝加葛根汤并不局限于治疗太阳柔痉证，更可辨治各科常见病、多发病、疑难病及疫病属于气血虚寒郁夹热证者。

【案例导读】桂枝加葛根汤是治疗颈椎病的重要基础用方，同时还能治疗诸多病种，而这诸多病种的病变证机必须切合气血虚寒郁夹热证，始可用之。

颈椎病是临床中比较常见的难治疾病之一。颈椎病主要有颈椎突出、颈椎膨出、颈椎增生、颈椎椎间管粘连、颈椎椎间管狭窄等。颈椎病以疼痛、僵硬、活动受限为主要临床表现。

桂枝加葛根汤的主要作用有：①温通营卫；②舒达筋脉；③补益气血；④兼清夹热。桂枝加葛根汤治疗颈椎病的主要病变证机是：①寒郁营卫；②筋脉郁滞；③寒郁夹热；④正气虚弱。桂枝加葛根汤是治疗颈椎病属于气血虚寒郁夹热证的重要基础用方，欲取得最佳治疗效果必须重视经方合方。

【案例示范】颈椎小关节紊乱综合征

牛某，男，38岁。主诉：有多年颈椎小关节紊乱综合征病史，服用中西药但未能有效控制症状，近经病友介绍前来诊治。

刻诊：颈项强直僵硬疼痛，活动受限，受凉加重，头昏，视物不清，眼震颤，面部麻木，怕冷、手足不温，自汗出，倦怠乏力，口苦口腻，舌质淡红夹瘀紫，苔腻黄白夹杂，脉沉弱涩。

中医辨证： 寒瘀湿热、虚夹风痰证。

治疗原则： 温阳化瘀，宣通经脉，清热燥湿，益气补血，息风化痰。

治疗方药： 桂枝加葛根汤、乌头汤、半夏泻心汤、附子花粉汤与藜芦甘草汤合方。

葛根12g，桂尖6g，白芍10g，麻黄10g，制川乌10g，黄芪10g，红参10g，黄连3g，枯芩10g，生半夏12g，藜芦1.5g，制附子10g，天花粉24g，生姜10g，大枣12枚，干姜10g，炙甘草10g。6剂，以水1000～1200mL，浸泡30分钟，大火烧开，小火煎煮50分钟，去滓取药液，每日分早中晚3次服。

二诊： 颈项强直、僵硬、疼痛略有减轻，仍有头昏，前方变白芍为30g，6剂。

三诊： 颈项强直、僵硬、疼痛较前又有减轻，仍有汗出，前方变制附子、干姜为各10g，6剂。

四诊： 颈项强直、僵硬、疼痛明显减轻，仍有眼震颤、面部麻木，前方变麻黄为12g、藜芦为3g，6剂。

五诊： 诸症状趋于缓解，以前方治疗80余剂，诸症状消除；又以前方巩固治疗50余剂。随访1年，一切尚好。

用方体会： 根据颈项强直僵硬疼痛、受凉加重辨为寒，舌质淡红夹瘀紫、脉沉弱涩辨为瘀夹寒热虚，口苦口腻辨为湿热，倦怠乏力、脉沉弱辨为虚，面部麻木、苔腻辨为风痰，以此辨为寒瘀湿热、虚夹风痰证。选用桂枝加葛根汤温通营卫，舒达筋脉，补益气血，兼清夹热；乌头汤补益气血，温阳化瘀；半夏泻心汤平调寒热，益气降逆；附子花粉汤温阳化瘀，益阴清热；藜芦甘草汤益气息风化痰。方药相互为用，以奏其效。

桂枝加厚朴杏仁汤

【方歌】 桂枝厚朴杏仁汤，芍药甘草大枣姜，寒郁痰滞夹虚证，温宣降逆效非常。

【组成】 桂枝去皮，三两（9g）　甘草炙，二两（6g）　生姜切，三两（9g）　芍药三两（9g）　大枣擘，十二枚　厚朴炙，去皮，二两（6g）　杏仁去皮尖，五十枚（8.5g）

【用法】 上七味，以水七升，微火煮取三升，去滓。温服一升。覆取微似汗。

【功用】温阳散寒，降气化痰，补益气血。

【主治】寒郁痰滞夹虚证。

【解读方药】桂枝加厚朴杏仁汤有7味药，由桂枝甘草汤、芍药甘草汤、杏子汤、甘草汤、桂枝汤为基础方所组成。桂枝、生姜既是温宣营卫药又是温宣脏腑药；杏仁既是降肺第一要药又是化痰药，还是润肺药；厚朴既是行气降逆药又是温化寒湿药；芍药既是补血益营药又是敛阴缓急药；大枣、甘草既是益气药又是生津药，还是缓急药。从方中用药用量及调配关系可知桂枝加厚朴杏仁汤是治疗寒郁痰滞夹虚证的重要基础用方，治疗各科常见病、多发病、疑难病属于寒郁痰滞夹虚证者，选用桂枝加厚朴杏仁汤常常能取得预期治疗效果。

【案例导读】桂枝加厚朴杏仁汤是治疗过敏性支气管哮喘的重要基础用方，同时还能治疗诸多病种，而这诸多病种的病变证机必须切合寒郁痰滞夹虚证，始可用之。

过敏性支气管哮喘是临床中比较常见的难治疾病之一，分为外源性过敏性支气管哮喘、内源性过敏性支气管哮喘和混合性过敏性支气管哮喘，症状在发作前以鼻咽痒、眼痒、打喷嚏、流鼻涕、咳嗽为主，发作后主要有胸闷气急、呼吸困难、端坐呼吸、额头汗出、口唇发绀等，主要并发症有慢性阻塞性肺疾病、间质性肺疾病。

桂枝加厚朴杏仁汤的主要作用有：①温阳散寒；②降气化痰；③补益气血。桂枝加厚朴杏仁汤治疗过敏性支气管哮喘的主要病变证机是：①寒郁肺卫；②痰阻气滞；③气血虚损。桂枝加厚朴杏仁汤是治疗过敏性支气管哮喘属于寒郁痰滞夹虚证的重要基础用方，欲取得最佳治疗效果必须重视经方合方。

【案例示范】过敏性支气管哮喘、嗜酸粒细胞性支气管哮喘

邱某，男，61岁。主诉：有多年过敏性支气管哮喘病史，在3年前经复查又诊断为嗜酸粒细胞性支气管哮喘，服用中西药但未能有效控制症状，近经病友介绍前来诊治。

刻诊：胸闷气急，哮喘，受凉加重，呼吸不利，端坐呼吸，额头汗出，身无汗，口唇青紫，咽喉不利，咯吐白痰夹黄，皮肤瘙痒，倦怠乏力，口苦口干，口渴欲饮热水，舌质淡红夹瘀紫，苔白腻夹黄，脉沉弱涩。

中医辨证：肺寒夹虚、风痰瘀热证。

治疗原则：温补散寒，宣肺降逆，化瘀清热，息风化痰。

治疗方药：桂枝加厚朴杏仁汤、小青龙加石膏汤、附子贝母汤与藜芦人参汤合方。

桂尖 10g，白芍 10g，杏仁 10g，厚朴 6g，麻黄 10g，干姜 10g，细辛 10g，生半夏 12g，五味子 12g，石膏 6g，制附子 10g，浙贝母 12g，红参 10g，藜芦 1.5g，生姜 10g，大枣 12 枚，炙甘草 10g。6 剂，以水 1000～1200mL，浸泡 30 分钟，大火烧开，小火煎煮 50 分钟，去滓取药液，每日分早中晚 3 次服。

二诊：哮喘略有减轻，仍有胸闷，前方变厚朴为 24g，6 剂。

三诊：咽喉不利减轻，仍有额头汗出，前方变白芍为 24g，6 剂。

四诊：端坐呼吸明显减轻，口唇青紫明显减轻，仍有倦怠乏力、口苦口干，前方变石膏为 24g、红参为 12g，6 剂。

五诊：诸症状趋于缓解，以前方治疗 60 余剂，诸症状消除；又以前方巩固治疗 50 余剂。随访 1 年，一切尚好。

用方体会：根据胸闷气急、哮喘、受凉加重辨为寒，倦怠乏力、脉沉弱辨为虚，口唇青紫、舌质淡红夹瘀紫辨为寒热夹瘀，口苦口干、口渴欲饮热水辨为寒热夹杂，皮肤瘙痒、苔腻辨为风痰，哮喘、咳痰白痰夹黄辨为寒热气逆夹痰，以此辨为肺寒夹虚、风痰瘀热证。选用桂枝加厚朴杏仁汤温阳散寒，降气化痰，补益气血；小青龙加石膏汤温肺宣肺，降逆清热；附子贝母汤温阳化瘀，清热利咽；藜芦人参汤益气息风化痰。方药相互为用，以奏其效。

桂枝加黄芪汤

【方歌】桂枝汤中加黄芪，调补营卫气血虚，脏腑诸虚皆可治，治表治里病可去。

【组成】桂枝三两（9g）　芍药三两（9g）　甘草二两（6g）　生姜三两（9g）　大枣十二枚　黄芪二两（6g）

【用法】上六味，以水八升，煮取三升，温服一升，须臾，饮热稀粥一升余，以助药力，温服，取微汗；若不汗，更服。

【功用】温通散寒，补益气血，敛阴固表。

【主治】寒郁气血虚证。

【解读方药】桂枝加黄芪汤有 6 味药，由桂枝甘草汤、芍药甘草汤、桂枝汤为基础方所组成。桂枝、生姜既是温通散寒药又是温通气血药；黄芪、大枣、甘草既是补益营卫药又是补益气血药；芍药既是补血药又是收敛药，还是缓急药。从方中用药用量及调配关系可知桂枝加黄芪汤是治疗寒郁气血虚证的重要基础用方，治疗各科常见病、多发病、疑难病属于寒郁气血虚证者，选用桂枝加黄芪汤常常能取得预期治疗效果。

【案例导读】桂枝加黄芪汤是治疗自汗多汗症的重要基础用方，同时还能治疗诸多病种，而这诸多病种的病变证机必须切合寒郁气血虚证，始可用之。

自汗多汗是临床中比较常见的顽固性难治性病变之一。自汗多汗症分为局限性自汗多汗症和泛发性自汗多汗症，自主神经损伤、自主神经功能紊乱、内分泌失调、汗腺神经兴奋和汗腺神经紧张，以及遗传因素等为其主要原因，主要症状有局限性汗流如水或全身广泛性汗流如水、体癣、足癣、臭汗症、毛囊炎、焦虑和抑郁等。

桂枝加黄芪汤的主要作用有：①温通散寒；②补益气血；③敛阴固表。桂枝加黄芪汤治疗自汗多汗症的主要病变证机是：①寒郁阳气；②气虚不固；③血虚不守。桂枝加黄芪汤是治疗自汗多汗症属于寒郁气血虚证的重要基础用方，欲取得最佳治疗效果必须重视经方合方。

【案例示范】自汗多汗症、黄汗症

梁某，男，36岁。主诉：有多年自汗症病史，在2年前又出现腋下、阴囊汗出色黄，经检查未发现明显器质性病变，服用中西药但未能有效控制症状，近经病友介绍前来诊治。

刻诊： 头、手汗出如流水，手指麻木冰凉，腋下、阴囊潮湿汗出色黄，失眠多梦，耳鸣，倦怠乏力，口苦口腻，口渴不欲饮水，舌质淡红，苔腻黄白夹杂，脉沉弱。

中医辨证： 阳虚不固、阴津不藏、心肾不交、风痰湿热证。

治疗原则： 温阳固摄，敛阴固藏，交通心肾，清热燥湿，息风化痰。

治疗方药： 桂枝加黄芪汤、桂枝加龙骨牡蛎汤、半夏泻心汤、附子花粉汤与藜芦甘草汤合方。

桂尖10g，白芍10g，黄芪6g，龙骨10g，牡蛎10g，红参10g，枯芩10g，生半夏12g，干姜10g，黄连3g，制附子10g，天花粉24g，藜芦1.5g，生姜10g，大枣12枚，炙甘草10g。6剂，以水1000～1200mL，浸泡30分钟，大火烧开，小火煎煮50分钟，去滓取药液，每日分早中晚3次服。

二诊： 手指冰凉略有减轻，仍有汗出较多，前方变白芍为 30g，变干姜、制附子为各 12g，6 剂。

三诊： 头、手汗出略有减少，仍有腋下、阴囊汗出色黄，前方变枯芩为 15g、黄连为 10g，6 剂。

四诊： 头、手、腋下、阴囊汗出较前减少，仍有倦怠乏力，前方变黄芪为 24g、红参为 12g，6 剂。

五诊： 诸症状较前又有减轻，以前方治疗 50 余剂，诸症状基本消除；后又以前方巩固治疗 50 余剂，诸症状消除。随访 1 年，一切尚好。

用方体会： 根据头、手汗出如流水，手指冰凉辨为阳虚不固、阴津不藏；失眠多梦、耳鸣辨为心肾不交；腋下、阴囊汗出色黄、口苦口腻辨为湿热；口渴不欲饮水、舌质淡红辨为寒热夹杂；手指麻木、苔腻辨为风痰，以此辨为阳虚不固、阴津不藏、心肾不交、风痰湿热证。选用桂枝加黄芪汤温通散寒，补益气血，敛阴固表；桂枝加龙骨牡蛎汤温阳潜阳，交通心肾；半夏泻心汤平调寒热，益气燥湿；附子花粉汤温阳益阴清热；藜芦甘草汤益气息风化痰。方药相互为用，以奏其效。

桂枝加龙骨牡蛎汤

【方歌】 桂枝龙骨牡蛎汤，芍药甘草与姜枣，温阳潜阳益气血，治心治肾效果好。

【组成】 桂枝　芍药　生姜各三两（各 9g）　甘草二两（6g）　大枣十二枚　龙骨　牡蛎各三两（各 9g）

【用法】 上七味，以水七升，煮取三升。分温三服。

【功用】 温通阳气，补益气血，清降潜阳。

【主治】 心肾寒热夹虚证。

【解读方药】 桂枝加龙骨牡蛎汤有 7 味药，由桂枝甘草汤、芍药甘草汤、桂枝汤、桂枝甘草龙骨牡蛎汤为基础方所组成。桂枝、生姜既是温通行散药又是调理气机升降药；芍药既是补血药又是活血药，还是潜阳敛阴药；龙骨、牡蛎既是清热药又是潜阳安神药；大枣、甘草既是益气药又是生津药，更是缓急药。从方中用药用量及调配关系可知桂枝加龙骨牡蛎汤是治疗心肾寒热夹虚证的重要基础用方，治疗心肾常见病、多发病、疑难病属于心肾寒热夹虚证者，选用桂枝加龙骨牡蛎汤常常能取得预期治疗效果。

【案例导读】桂枝加龙骨牡蛎汤是治疗神经性耳鸣的重要基础用方，同时还能治疗诸多病种，而这诸多病种的病变证机必须切合心肾寒热夹虚证，始可用之。

神经性耳鸣是临床中比较常见的难治疾病之一。神经性耳鸣分为感音性耳鸣、周围神经性耳鸣和中枢神经性耳鸣，其主要症状有的人以蝉鸣音为主，有的人以雷鸣音为主，有的人以刮风音为主，有的人以炮轰音为主，有的人以口哨音为主，有的人以流水音为主；其并发症主要有神经性耳聋、头晕目眩、头痛等。

桂枝加龙骨牡蛎汤的主要作用有：①温通阳气；②补益气血；③清降潜阳。桂枝加龙骨牡蛎汤治疗神经性耳鸣的主要病变证机是：①气血虚弱；②阴寒肆虐；③耳窍不固。桂枝加龙骨牡蛎汤是治疗神经性耳鸣属于心肾寒热夹虚证的重要基础用方，欲取得最佳治疗效果必须重视经方合方。

【案例示范】神经性耳鸣、突发性耳聋

刘某，女，43岁。主诉：有多年神经性耳鸣病史，在3个月之前又出现突发性右耳聋（听力完全丧失），经住院及门诊治疗，服用中西药但未能有效控制症状，近经病友介绍前来诊治。

刻诊：耳鸣，耳聋，耳闷，耳胀，耳中堵塞，耳中如风吹样，失眠多梦，心胸烦热，焦虑抑郁，倦怠乏力，口苦口干，口渴不欲饮水，舌质淡红夹瘀紫，苔腻黄白夹杂，脉沉弱涩。

中医辨证：气虚寒郁、郁热闭窍、瘀夹风痰证。

治疗原则：益气宣通，清热开窍，温阳化瘀，息风化痰。

治疗方药：桂枝加龙骨牡蛎汤、麻杏石甘汤、小柴胡汤、附子白及汤与藜芦甘草汤合方。

桂尖10g，白芍10g，龙骨10g，牡蛎10g，麻黄12g，杏仁10g，石膏24g，红参10g，枯芩10g，生半夏12g，柴胡24g，制附子10g，白及6g，藜芦1.5g，生姜10g，大枣12枚，炙甘草10g。6剂，以水1000～1200mL，浸泡30分钟，大火烧开，小火煎煮50分钟，去滓取药液，每日分早中晚3次服。

二诊：耳闷略有减轻，仍有失眠多梦，前方变龙骨、牡蛎为各30g，6剂。

三诊：失眠多梦略有减轻，仍有心胸烦热，前方变石膏为50g，6剂。

四诊：心胸烦热明显减轻，耳鸣、耳聋较前略有好转，仍有耳中如风吹样，前方变藜芦为 3g，6 剂。

五诊： 耳聋较前明显减轻，耳鸣较前恢复，以前方治疗 50 余剂，耳聋症状基本恢复正常；后又以前方巩固治疗 80 余剂，耳鸣症状较前基本消除。随访 1 年，一切尚好。

用方体会： 根据耳鸣耳聋、失眠多梦、脉沉弱辨为心肾虚弱、寒热夹杂，耳闷耳胀、耳中堵塞、舌质夹瘀紫辨为清窍闭塞夹瘀，心胸烦热、口苦口干、倦怠乏力辨为郁热夹虚，口渴不欲饮水、舌质淡红辨为寒热夹杂，耳中如风吹样、苔腻辨为风痰，以此辨为气虚寒郁、郁热闭窍、瘀夹风痰证。选用桂枝加龙骨牡蛎汤温通阳气，补益气血，清降潜阳；麻杏石甘汤宣通泻热；小柴胡汤平调寒热，益气行气；附子白及汤温阳化瘀；藜芦甘草汤益气息风化痰。方药相互为用，以奏其效。

桃花汤

【方歌】 桃花汤用赤姜米，煎法服法要牢记，阳虚不固滑脱证，温阳固脱服之宜。

【组成】 赤石脂一半全用，一半筛末，一斤（48g）　干姜一两（3g）　粳米一升（24g）

【用法】 上三味，以水七升，煮米令熟，去滓。温服七合，内赤石脂末方寸匕，日三服。若一服愈，余勿服。

【功用】 补益中气，温阳散寒，温涩固脱。

【主治】 气虚伤阳不固证。

【解读方药】 桃花汤有 3 味药。赤石脂既是温涩固脱药又是益气补髓药，还是治痈疔疮药；干姜既是温阳散寒药又是调理气机升降药；粳米既是平补脏腑之气药又是生津化阴药。从方中用药用量及调配关系可知桃花汤是治疗气虚伤阳不固证的重要基础用方，治疗各科常见病、多发病、疑难病属于气虚伤阳不固证者，选用桃花汤常常能取得预期治疗效果。

【案例导读】 桃花汤是治疗溃疡性直肠炎的重要基础用方，同时还能治疗诸多病种，而这诸多病种的病变证机必须切合气虚伤阳不固证，始可用之。

溃疡性直肠炎属于慢性非特异性溃疡性直肠病变，是临床中比较难治的疾病之一，主要症状有腹痛、间歇性大便带血、早上排便次数增多或便秘、倦怠乏力、手足不温等。

桃花汤的主要作用有：①补益中气；②温阳散寒；③温涩固脱。桃花汤治疗溃疡性直肠炎的主要病变证机是：①正气虚弱；②阴寒浸淫；③阳虚不固。桃花汤是治疗溃疡性直肠炎属于气虚伤阳不固证的重要基础用方，欲取得最佳治疗效果必须重视经方合方。

【案例示范】溃疡性直肠炎

夏某，女，43 岁。主诉：有多年溃疡性直肠炎病史，服用中西药但未能有效控制症状，近经病友介绍前来诊治。

刻诊：左少腹胀痛，大便以早上（五更时）溏泻为主且时时夹杂出血，食凉或劳累后加重，偶尔便秘也夹杂出血，怕冷，手足不温，小腿抽筋，情绪低落，急躁易怒，倦怠乏力，口苦口腻，口渴不欲饮水，舌质淡红，苔腻黄白夹杂，脉沉弱涩。

中医辨证：气虚伤阳、脉络不固、气郁内结、湿热风痰证。

治疗原则：益气温阳，温固脉络，行气通结，清热燥湿，息风化痰。

治疗方药：桃花汤、小柴胡汤、半夏泻心汤、大黄附子汤与藜芦甘草汤合方。

赤石脂 50g（一半入汤剂，一半研粉随汤剂服用），干姜 10g，粳米 24g，柴胡 24g，红参 10g，枯芩 10g，生半夏 12g，黄连 3g，大黄 10g，制附子 15g，细辛 6g，藜芦 1.5g，生姜 10g，大枣 12 枚，炙甘草 10g。6 剂，以水 1000～1200mL，浸泡 30 分钟，大火烧开，小火煎煮 50 分钟，去滓取药液，每日分早中晚 3 次服。

二诊：怕冷、手足不温明显好转，仍有口苦，前方变黄连为 10g，6 剂。

三诊：大便较前明显好转，小腿抽筋未再发作，仍有倦怠乏力，前方变红参为 12g，6 剂。

四诊：大便较前又有明显好转，仍有左少腹胀痛，前方变细辛为 10g，6 剂。

五诊：诸症状较前又有明显好转，以前方治疗 60 余剂，诸症状基本消除；后又以前方巩固治疗 50 余剂，诸症状消除。随访 1 年，一切尚好。

用方体会：根据左少腹胀痛、大便以早上（五更时）溏泻为主且时时夹杂出血、食凉或劳累加重辨为气虚伤阳、脉络不固，便秘、舌质淡红辨为寒热内结，情绪低落辨为气郁，口苦口腻辨为湿热，小腿抽筋、苔腻辨为风痰，以此辨为气虚伤阳、脉络不固、气郁内结、湿热风痰证。选用桃花汤补益中气，温阳散寒，温涩固脱；小柴胡汤平调寒热，益气行气；半夏泻心汤平调寒热，益气降逆；大黄附子汤温通泻热止痛；藜芦甘草汤益气息风化痰。方药相互为用，以奏其效。

桃核承气汤

【方歌】桃核承气汤桃仁，大黄芒硝桂甘草，瘀热阳郁夹气虚，泻热化瘀通阳好。

【组成】桃仁去皮尖，五十个（8.5g）　大黄四两（12g）　桂枝去皮，二两（6g）　甘草炙，二两（6g）　芒硝二两（6g）

【用法】上五味，以水七升，煮取二升半，去滓。内芒硝，更上火微沸，下火。先食，温服五合，日三服。当微利。

【功用】清泻热结，活血化瘀，益气温阳。

【主治】瘀热阳郁夹虚证。

【解读方药】桃核承气汤有5味药，由调胃承气汤、桂枝甘草汤为基础方所组成。桃仁既是活血化瘀药又是润燥生津药；大黄、芒硝既是清泻热结药又是化瘀软坚药；桂枝既是温阳行散药又是通经化瘀药；甘草既是益气药又是生津药，还是缓急药。从方中用药用量及调配关系可知桃核承气汤是治疗瘀热阳郁夹虚证的重要基础用方，治疗各科常见病、多发病、疑难病属于瘀热阳郁夹虚证者，选用桃核承气汤常常能取得预期治疗效果。

【案例导读】桃核承气汤是治疗精神分裂症的重要基础用方，同时还能治疗诸多病种，而这诸多病种的病变证机必须切合瘀热阳郁夹虚证，始可用之。

精神分裂症是临床中非常难治的疾病之一，分为单纯型、偏执型、紧张型、青春期型、残留型、未分化型，以认知功能障碍、思维障碍、情感障碍、意志障碍、感知觉障碍、行为障碍为主要临床特征，主要症状有幻听、幻视、幻嗅、幻味、幻触、妄想、嫉妒、激惹、抑郁、焦虑等，并发症主要有精神衰退、精神残疾等。

桃核承气汤的主要作用有：①清泻热结；②活血化瘀；③益气温阳。桃核承气汤治疗精神分裂症的主要病变证机是：①瘀热内结；②阳郁不通；③正气不足。桃核承气汤是治疗精神分裂症属于瘀热阳郁夹虚证的重要基础用方，欲取得最佳治疗效果必须重视经方合方。

【案例示范】精神分裂症 / 青春型

许某，男，23岁。主诉：有4年精神分裂症病史，服用中西药但未能有效控制症状，2年来症状加重，近经病友介绍前来诊治。

刻诊： 面部潮红，狂躁不安，胡言乱语，骂人毁物，起卧不宁，行为古怪，思维幼稚，言语行为不一致，噩梦连篇，幻视幻听，耳鸣，大便干结（5～6天1次），倦怠乏力，手足冰凉抽搐，口苦口臭，舌质淡红夹瘀紫，苔腻黄白夹杂，脉沉弱涩。

中医辨证： 瘀热阳郁、心肾不交、瘀结阳虚、风痰夹虚证。

治疗原则： 泻热通阳，平调寒热，交通心肾，调气化瘀，息风化痰。

治疗方药： 桃核承气汤、小柴胡汤、桂枝加龙骨牡蛎汤、附子白蔹汤与藜芦甘草汤合方。

桃仁10g，大黄12g，桂尖10g，芒硝6g，柴胡24g，红参10g，枯芩10g，生半夏12g，白芍10g，龙骨24g，牡蛎24g，制附子10g，白蔹6g，藜芦1.5g，生姜10g，大枣12枚，炙甘草10g。6剂，以水1000～1200mL，浸泡30分钟，大火烧开，小火煎煮50分钟，去滓取药液，每日分早中晚3次服。

二诊： 诸症状略有减轻，仍有大便干结，前方变大黄为24g，6剂。

三诊： 大便通畅，仍有噩梦连篇，前方变白芍、龙骨、牡蛎为各30g，6剂。

四诊： 狂躁不安较前好转，仍有手足冰凉抽搐，前方变制附子为15g、藜芦为3g，6剂。

五诊： 诸症状较前又有好转，以前方治疗100余剂，诸症状明显缓解；又以前方巩固治疗100余剂，诸症状基本消除；继以前方巩固疗效1年。随访2年，一切尚好。

用方体会： 根据狂躁不安、舌质瘀紫辨为瘀热，面部潮红、大便干结辨为热结，幻视幻听辨为心肾阳亢不交，手足冰凉辨为阳郁阳虚，手足抽筋、苔腻辨为风痰，以此辨为瘀热阳郁、心肾不交、瘀结阳虚、风痰夹虚证。选用桃核承气汤清泻热结，活血化瘀，益气温阳；小柴胡汤平调寒热，益气行气；桂枝加龙骨牡蛎汤交通心肾，益阴潜阳；附子白蔹汤温阳化瘀止抽；藜芦甘草汤益气息风化痰。方药相互为用，以奏其效。

桔梗汤

【方歌】肺痈咽痛桔梗汤，桔梗甘草合成方，清宣郁热能益气，经方合方效非常。

【组成】桔梗一两（3g） 甘草二两（6g）

【用法】上二味，以水三升，煮取一升，去滓。温分再服。（又，《金匮要略》云：上二味，以水三升，煮取一升，分温再服，则吐脓血也）

【功用】益气清热，宣降化痰。

【主治】气虚痰热证。

【解读方药】桔梗汤有2味药，由甘草汤为基础方所组成。桔梗既是清热消痈药又是宣降化痰药，还是通利咽喉药；甘草既是清热药又是益气药，还是生津缓急药。从方中用药用量及调配关系可知桔梗汤是治疗气虚痰热证的重要基础用方，治疗各科常见病、多发病、疑难病属于气虚痰热证者，选用桔梗汤常常能取得预期治疗效果。

【案例导读】桔梗汤是治疗慢性滤泡性咽炎的重要基础用方，同时还能治疗诸多病种，而这诸多病种的病变证机必须切合气虚痰热证，始可用之。

慢性滤泡性咽炎是临床中比较难治的疾病之一，主要症状有咽部不适有异物感，吞咽不下，吐之不出，刺激性咳嗽、咽喉干燥、憋胀、堵塞、瘙痒、咯吐黏痰、恶心等。并发症主要有鼻炎、鼻窦炎、中耳炎、喉炎、气管炎、支气管炎、肺炎、肾炎、脓毒血症、风湿病等。

桔梗汤的主要作用有：①益气清热；②宣降化痰。桔梗汤治疗慢性滤泡性咽炎的主要病变证机是：①气虚不化；②痰热内生。桔梗汤是治疗慢性滤泡性咽炎属于气虚痰热证的重要基础用方，欲取得最佳治疗效果必须重视经方合方。

【案例示范】慢性滤泡性咽炎

郑某，男，42岁。主诉：有多年慢性滤泡性咽炎病史，服用中西药但未能有效控制症状，近经病友介绍前来诊治。

刻诊：咽灼热异物感，咽喉干燥憋胀堵塞，咽痒，吞咽不下，吐之不出，刺激性咳嗽，咯吐黏痰，恶心，倦怠乏力，手足不温，口苦，渴欲饮热水，舌红苔少，脉沉弱。

中医辨证：痰热伤阴、气虚夹寒、风痰浸淫证。

治疗原则：清热化痰，益气温阳，滋阴润燥，息风化痰。

治疗方药：桔梗汤、麦门冬汤、附子贝母汤与藜芦甘草汤合方。

桔梗 10g，生甘草 20g，麦冬 170g，生半夏 24g，红参 10g，粳米 10g，制附子 10g，浙贝 12g，藜芦 1.5g，生姜 10g，大枣 12 枚，炙甘草 10g。6 剂，以水 1000 ~ 1200mL，浸泡 30 分钟，大火烧开，小火煎煮 50 分钟，去滓取药液，每日分早中晚 3 次服。

二诊：咽喉干燥减轻，大便略溏，以前方变麦冬为 150g，6 剂。

三诊：恶心基本消除，大便正常，仍有口苦，前方加枯芩 24g，6 剂。

四诊：咽喉异物感基本消除，仍有咯吐黏痰，前方变桔梗为 30g、藜芦为 2g，6 剂。

五诊：诸症状较前明显减轻，以前方治疗 30 余剂，诸症状基本消除；后又以前方巩固治疗 20 余剂，诸症状消除。随访 1 年，一切尚好。

用方体会：根据咽灼热异物感、咯吐黏痰辨为痰热，倦怠乏力、脉沉弱辨为气虚，咽喉干燥、舌红少苔辨为阴虚，手足不温、渴欲饮热水辨为寒热夹杂，咽痒、黏痰辨为风痰，以此辨为痰热伤阴、气虚夹寒、风痰浸淫证。选用桔梗汤加大用量旨在益气清热，宣降化痰；麦门冬汤滋阴清热，益气降逆，利咽化痰；附子贝母汤温通阳气，清热化痰；藜芦甘草汤益气息风化痰。方药相互为用，以奏其效。

栝楼桂枝汤

【方歌】桂枝汤中加楼根，营卫筋脉及脏腑，寒热气虚伤阴血，经方合方病可除。

【组成】栝楼根二两（6g）　桂枝三两（9g）　芍药三两（9g）　甘草二两（6g）　生姜三两（9g）　大枣十二枚

【用法】上六味，以水九升，煮取三升，分温三服，取微汗。汗不出，食顷，啜热粥发之。

【功用】温阳散寒，清热益阴，补益气血，通经化瘀。

【主治】寒热虚伤筋骨证。

【解读方药】栝楼桂枝汤有 6 味药，由桂枝甘草汤、芍药甘草汤、桂枝汤、桂枝去芍药汤、桂枝加芍药汤、桂枝加桂汤为基础方所组成。桂枝既是温通散寒药又是通经化瘀药；生姜既是温通散寒药又是调理气机升降药；芍药既是补血药又是活血药，还是清热缓急药；栝楼根既是清热益阴药又是强健肌肉筋骨药；大枣、甘草既是益气药又是生津药，更是缓急药。从方中用药用量及调配关系可知栝楼桂枝汤是治疗寒热虚伤筋骨证的重要基础用方，治疗各科常见病、多发病、疑难病属于寒热虚伤筋骨证者，选用栝楼桂枝汤常常能取得预期治疗效果。

【案例导读】栝楼桂枝汤是治疗胸椎间盘突出的重要基础用方，同时还能治疗诸多病种，而这诸多病种的病变证机必须切合寒热虚伤筋骨证，始可用之。

胸椎间盘突出是临床中比较顽固难治的疾病之一，临床中分为中央型、旁中央型、外侧型和硬膜内型，主要症状有胸背痛牵引一侧或两侧下肢痛，放射腹股沟及阴部疼痛，肌肉无力，肌肉僵硬，肌肉痉挛，肌麻木，因咳嗽、打喷嚏、活动量大而加重疼痛。

栝楼桂枝汤的主要作用有：①温阳散寒；②清热益阴；③补益气血；④通经化瘀。栝楼桂枝汤治疗胸椎间盘突出的主要病变证机是：①阳虚寒结；②郁热伤阴；③气血虚弱；④筋骨不利。栝楼桂枝汤是治疗胸椎间盘突出属于寒热虚伤筋骨证的重要基础用方，欲取得最佳治疗效果必须重视经方合方。

【案例示范】胸椎间盘突出、腰椎间盘膨出突出、腰椎增生

马某，男，49岁。主诉：有多年胸椎间盘突出、腰椎间盘膨出、腰椎增生病史，服用中西药但未能有效控制症状，近经病友介绍前来诊治。

刻诊：胸腰痛牵引两侧下肢痛、腹股沟及阴部疼痛，胸背腰肌肉僵硬，肌肉无力，肌肉痉挛，肌麻木，眼睑下垂，因受凉、咳嗽、打喷嚏、劳累加重疼痛，倦怠乏力，怕冷，手足不温，口苦口腻，舌质淡红，苔腻黄白夹杂，脉沉弱。

中医辨证：寒热夹虚、损伤筋骨、风痰肆虐证。

治疗原则：温阳散寒，清热燥湿，强健筋骨，补益气血，息风化痰。

治疗方药：栝楼桂枝汤、麻黄加术汤、甘草附子汤、半夏泻心汤与藜芦甘草汤合方。

天花粉6g，桂尖12g，白芍10g，麻黄10g，杏仁15g，制附子10g，白术12g，生半夏12g，红参10g，枯芩10g，黄连3g，干姜10g，藜芦1.5g，生姜

10g，大枣 12 枚，炙甘草 10g。6 剂，以水 1000 ~ 1200mL，浸泡 30 分钟，大火烧开，小火煎煮 50 分钟，去滓取药液，每日分早中晚 3 次服。

二诊：胸腰痛减轻，仍有怕冷、手足不温，前方变制附子为 12g、干姜为 12g，6 剂。

三诊：怕冷、手足不温明显好转，仍有口苦口腻，前方变黄连为 10g，6 剂。

四诊：胸腰痛较前又有明显减轻，仍有肌肉僵硬、眼睑下垂、肌肉痉挛，前方变天花粉为 24g、红参为 12g、藜芦为 3g，6 剂。

五诊：诸症状较前明显减轻，以前方治疗 100 余剂，诸症状基本消除；后又以前方巩固治疗 80 余剂，诸症状消除。随访 2 年，一切尚好。

用方体会：根据胸腰痛、肌肉僵硬、怕冷辨为寒伤筋骨，口苦口腻辨为湿热，倦怠乏力、脉沉弱辨为虚，舌质淡红、苔腻黄白夹杂辨为寒热夹杂，肌肉痉挛、苔腻辨为风痰，以此辨为寒热夹虚、损伤筋骨、风痰肆虐证。选用栝楼桂枝汤温阳散寒，清热益阴，补益气血，通经化瘀；麻黄加术汤宣通筋骨，益气燥湿；甘草附子汤温通阳气，强健筋骨，益气和中；半夏泻心汤平调寒热，益气降逆；藜芦甘草汤益气息风化痰。方药相互为用，以奏其效。

栝楼薤白白酒汤

【方歌】栝楼薤白白酒汤，行气化痰能化瘀，气郁痰阻夹瘀血，心肺病变疾可除。

【组成】栝楼实捣，一枚（30g）　薤白半升（12g）　白酒七升

【用法】上三味，同煮，取二升，分温再服。

【功用】温通化瘀，清热化痰，行气解郁。

【主治】郁瘀寒痰夹热证。

【解读方药】栝楼薤白白酒汤有 3 味药。栝楼既是开胸行气药又是清热化痰药，还是生津化阴药；薤白既是宽胸行气药又是通阳行散药；白酒既是通阳行气药又是活血化瘀药；栝楼、薤白、白酒都具有行气解郁作用。从方中用药用量及调配关系可知栝楼薤白白酒汤是治疗郁瘀寒痰夹热证的重要基础用方，治疗心肺常见病、多发病、疑难病属于郁瘀寒痰夹热证者，选用栝楼薤白白酒汤常常能取得预期治疗效果。

【案例导读】栝楼薤白白酒汤是治疗冠心病胸闷的重要基础用方，同时还能治疗诸多病种，而这诸多病种的病变证机必须切合郁瘀寒痰夹热证，始可用之。

冠心病胸闷是临床中比较常见的难治性疾病之一。冠心病主要分为稳定型心绞痛、缺血性心肌病、隐匿性冠心病、不稳定型心绞痛、非 ST 段抬高型心肌梗死和 ST 段抬高型心肌梗死。其主要症状有胸闷、胸痛、乏力、呼吸困难，以及出汗、恶心、呕吐，并发症主要有心力衰竭、心脏破裂、心室壁瘤、动脉栓塞等。

栝楼薤白白酒汤的主要作用有：①温通化瘀；②行气解郁；③清热化痰。栝楼薤白白酒汤治疗冠心病胸闷的主要病变证机是：①寒郁血脉；②气机郁滞；③痰热蕴结。栝楼薤白白酒汤是治疗冠心病胸闷属于郁瘀寒痰夹热证的重要基础用方，欲取得最佳治疗效果必须重视经方合方。

【案例示范】冠心病、心肌梗死型

邱某，男，56 岁。主诉：有多年冠心病病史，近 3 年来心肌梗死反复发作，服用中西药但未能有效控制病情，近经病友介绍前来诊治。

刻诊：心痛如刀割牵引肩部臂部，胸中憋闷不得呼吸，呼吸短促，多汗，头晕，恶心，情绪低落，急躁易怒，怕冷、夜间小腿抽筋，手足不温，晕厥，口苦咽干，舌质淡红夹瘀紫，苔白腻夹黄，脉沉弱涩。

中医辨证：寒凝经脉、郁瘀夹虚、风痰夹热证。

治疗原则：温通散寒，行气化瘀，益气清热，息风化痰。

治疗方药：栝楼薤白白酒汤、橘枳姜汤、乌头赤石脂丸、小柴胡汤与藜芦甘草汤合方。

全栝楼 30g，薤白 12g，陈皮 50g，枳实 10g，花椒 10g，制川乌 3g，制附子 5g，干姜 10g，赤石脂 10g，生半夏 12g，红参 10g，枯芩 10g，柴胡 24g，藜芦 1.5g，生姜 24g，大枣 12 枚，炙甘草 10g。6 剂，以水 1000 ~ 1200mL，白酒 30mL，浸泡 30 分钟，大火烧开，小火煎煮 50 分钟，去滓取药液，每日分早中晚 3 次服。

二诊：心痛减轻，仍有怕冷、手足不温，前方变制川乌、制附子各为 6g，6 剂。

三诊：胸中憋闷减轻，仍有恶心，前方变生半夏为 15g，6 剂。

四诊：心痛、胸闷较前又有减轻，仍有倦怠乏力、夜间小腿抽搐，前方变红参为 12g、藜芦为 3g，6 剂。

五诊：诸症状较前明显减轻，以前方治疗 30 余剂，诸症状基本消除；又以前方巩固治疗 30 余剂，诸症状消除；为了巩固疗效，又以前方巩固治疗 100 余剂。随访 1 年，一切尚好。

用方体会：根据心痛、手足不温、怕冷辨为寒凝，情绪低落辨为郁，心痛如刀割、舌质夹瘀紫辨为瘀，倦怠乏力、脉沉弱辨为虚，口苦咽干辨为郁热，再因夜间小腿抽筋、苔腻辨为风痰，以此辨为寒凝经脉、郁瘀夹虚、风痰夹热证。选用栝楼薤白白酒汤温通化瘀，清热化痰，行气解郁；橘枳姜汤行气降逆；乌头赤石脂丸温通化瘀，收敛止痛；小柴胡汤平调寒热，益气行气；藜芦甘草汤益气息风化痰。方药相互为用，以奏其效。

栝楼薤白半夏汤

【**方歌**】栝楼薤白半夏汤，白酒活血又行气，气郁夹痰寒热方，变通经方服之宜。

【**组成**】栝楼实捣，一枚（30g）　薤白三两（9g）　半夏半升（12g）　白酒一斗（700mL）（编者注：张仲景用白酒 700mL 即当今半成品白酒 700mL，用当今成品白酒约 70mL 即可）

【**用法**】上四味，同煮，取四升，温服一升，日三服。

【**功用**】通阳化瘀，清热化痰，行气解郁。

【**主治**】痰热郁瘀夹寒证。

【**解读方药**】栝楼薤白半夏汤有 4 味药，由栝楼薤白白酒汤为基础方所组成。栝楼既是开胸行气药又是清热化痰药，还是生津化阴药；薤白既是宽胸行气药又是通阳行散药；白酒既是通阳行气药又是活血化瘀药；半夏既是醒脾升清药又是和胃降逆药，还是温阳燥湿化痰、辛开苦降调理气机药。从方中用药用量及调配关系可知栝楼薤白半夏汤是治疗痰热郁瘀夹寒证的重要基础用方，治疗心肺常见病、多发病、疑难病属于痰热郁瘀夹寒证者，选用栝楼薤白半夏汤常常能取得预期治疗效果。

【**案例导读**】栝楼薤白半夏汤是治疗冠状动脉狭窄的重要基础用方，同时还能治疗诸多病种，而这诸多病种的病变证机必须切合痰热郁瘀夹寒证，始可用之。

冠状动脉狭窄是临床中比较常见的难治性疾病之一，临床分为4级：一级冠状动脉狭窄面积＜25%，二级冠状动脉狭窄面积＜50%，三级冠状动脉狭窄面积＜75%，四级冠状动脉狭窄面积＜100%。其主要症状有心悸、心绞痛、胸闷、呼吸困难、眩晕、气促、出汗、寒战、恶心、昏厥，并发症主要有心力衰竭、心脏破裂、心室壁瘤、动脉栓塞等。

栝楼薤白半夏汤的主要作用有：①清热涤痰；②行气化痰；③温阳化瘀。栝楼薤白半夏汤治疗冠状动脉狭窄的主要病变证机是：①痰热凝结；②寒郁气机；③血脉不利。栝楼薤白半夏汤是治疗冠状动脉狭窄属于痰热郁瘀夹寒证的重要基础用方，欲取得最佳治疗效果必须重视经方合方。

【案例示范】冠状动脉狭窄

常某，男，58岁。主诉：有多年冠状动脉狭窄病史，1年前经检查冠状动脉狭窄65%，半年前因症状加重经复查冠状动脉狭窄86%，因范围比较广泛无法做介入疗法，服用中西药但未能有效控制病情发展，经病友介绍前来诊治。

刻诊：心痛如针刺，胸闷，心悸，呼吸急促，头晕目眩，晕厥，出汗，恶心，呕吐，怕冷，手足不温，肢体沉重，肌肉颤抖，倦怠乏力，面色苍白，口苦口腻，舌质淡红夹瘀紫，苔腻黄白夹杂，脉沉弱涩。

中医辨证：寒湿阻滞、瘀血夹虚、风痰湿热证。

治疗原则：温通燥湿，补益气血，化瘀清热，息风化痰。

治疗方药：栝楼薤白半夏汤、橘枳姜汤、当归四逆汤、黄连粉方、薏苡附子散与藜芦人参汤合方。

全栝楼30g，薤白12g，生半夏12g，陈皮50g，枳实10g，桂尖10g，当归10g，白芍10g，细辛10g，通草6g，红参10g，薏苡仁5g，黄连12g，制附子10g，藜芦1.5g，生姜24g，大枣25枚，炙甘草10g。6剂，以水1000~1200mL，白酒30mL，浸泡30分钟，大火烧开，小火煎煮50分钟，去滓取药液，每日分早中晚3次服。

二诊：心痛、胸闷减轻，仍有肢体沉重，前方变薏苡仁为30g，6剂。

三诊：头晕目眩减轻，未再出现晕厥，仍有面色苍白，前方变当归、白芍各为24g，变红参为12g，6剂。

四诊：面色苍白较前好转，仍有肌肉颤抖，前方变藜芦为3g，6剂。

五诊：诸症状较前减轻，以前方治疗120余剂，诸症状基本消除；又以前方巩固治疗150余剂，诸症状消除，经复查冠状动脉狭窄23%；继以前方巩固疗效。随访 2 年，一切尚好。

用方体会：根据心痛、手足不温、肢体沉重辨为寒湿，心痛如针刺、舌质夹瘀紫辨为瘀，倦怠乏力、面色苍白辨为气血虚，口苦口腻辨为湿热，肌肉颤抖、苔腻辨为风痰，以此辨为寒湿阻滞、瘀血夹虚、风痰湿热证。选用栝楼薤白半夏汤通阳化瘀，清热化痰，行气解郁；橘枳姜汤行气降逆；当归四逆汤补血活血，益气温通，通脉止痛；黄连粉方清热燥湿；薏苡附子散温通化瘀，清热利湿；藜芦人参汤益气息风化痰。方药相互为用，以奏其效。

栝楼瞿麦丸

【方歌】仲景栝楼瞿麦丸，茯苓山药与附子，阳虚水气夹阴伤，各科杂病服之宜。

【组成】栝楼根二两（6g） 茯苓三两（9g） 薯蓣三两（9g） 附子炮，一枚（5g） 瞿麦一两（3g）

【用法】上五味，末之，炼蜜丸，梧子大，饮服三丸，日三服。不知，增至七八丸，以小便利，腹中温为知。

【功用】益气温阳，通利血脉，清热益阴。

【主治】阳虚水气伤阴证。

【解读方药】栝楼瞿麦丸有 5 味药。栝楼根既是清热药又是益阴药，还是利水药；瞿麦、茯苓既是利水药又是降泄药，瞿麦利水偏于活血清热，茯苓利水偏于健脾益气；附子既是温阳药又是化瘀药；山药既是益气药又是化阴药。从方中用药用量及调配关系可知栝楼瞿麦丸是治疗阳虚水气伤阴证的重要基础用方，治疗各科常见病、多发病、疑难病属于阳虚水气伤阴证者，选用栝楼瞿麦丸常常能取得预期治疗效果。

【案例导读】栝楼瞿麦丸是治疗糖尿病小便不利的重要基础用方，同时还能治疗诸多病种，而这诸多病种的病变证机必须切合阳虚水气伤阴证，始可用之。

糖尿病小便不利是糖尿病在演变过程中出现的一种特有并发症，属于难治性并发症之一；在临床中糖尿病患者以小便多为主，但有些糖尿病在演变过程中因血糖浓度过高而损伤膀胱神经，引起膀胱神经感受器麻痹而不能正常调控排尿功能，导致小便不利症状，可能伴有小腹胀满或小腹疼痛或小腹拘急等症状。

栝楼瞿麦丸的主要作用有：①益气温阳；②通利血脉；③清热益阴。栝楼瞿麦丸治疗糖尿病小便不利的主要病变证机是：①阳不化水；②气不行津；③血脉不利；④郁热伤阴。栝楼瞿麦丸是治疗糖尿病小便不利属于阳虚水气伤阴证的重要基础用方，欲取得最佳治疗效果必须重视经方合方。

【案例示范】糖尿病、神经性膀胱麻痹（糖尿病膀胱瘫）

徐某，女，60岁。主诉：有20余年糖尿病病史，在2年前又出现小便困难，诊断为神经性膀胱麻痹（糖尿病膀胱瘫），病情仍渐渐加重，小便点点滴滴，经住院及门诊治疗，服用中西药但未能有效控制症状及病情发展，近经病友介绍前来诊治。

刻诊：口渴欲饮热水（每天皮下注射胰岛素42个单位、血糖9.8mmol/L左右），小便短少，点点滴滴，小腹胀满，怕冷，手足不温，皮肤瘙痒，倦怠乏力，口苦口腻，舌质淡红夹瘀紫，苔黄腻夹白，脉沉弱涩。

中医辨证：阳虚伤阴、血水瘀结、湿热风痰证。

治疗原则：温阳益阴，活血利水，清热燥湿，息风化痰。

治疗方药：栝楼瞿麦丸、茯苓戎盐汤、蒲灰散、半夏泻心汤、黄连粉方与藜芦甘草汤合方。

天花粉6g，茯苓24g，山药10g，制附子5g，瞿麦3g，白术6g，戎盐10g，滑石10g，蒲黄20g，红参10g，干姜10g，黄连24g，枯芩10g，生半夏12g，藜芦1.5g，生姜15g，大枣1枚，炙甘草10g。6剂，以水1000~1200mL，浸泡30分钟，大火烧开，小火煎煮50分钟，去滓取药液，每日分早中晚3次服。

二诊：小腹胀满略有减轻，仍有小便短少，前方变茯苓、瞿麦、滑石各为30g，变白术为24g，6剂。

三诊：小便短少较前略有好转，仍有怕冷、手足不温，前方变制附子为10g，6剂。

四诊：小便短少较前又有好转，仍有口苦口腻，前方变枯芩为30g，6剂。

五诊：诸症状较前又有好转，以前方治疗50余剂，小便基本正常，每天皮下注射胰岛素36个单位，经复查血糖7.9mmol/L；又以前方巩固治疗50余剂，小便正常，每天皮下注射胰岛素24个单位，经复查血糖6.7mmol/L；继以前方巩固疗效。随访1年，一切尚好。

用方体会：根据口渴欲饮热水、手足不温辨为阳虚伤阴，小便短少、点点滴滴辨为水气内停，舌瘀紫、脉涩辨为瘀，口苦口腻辨为湿热，皮肤瘙痒、苔腻辨为风痰，以此辨为阳虚伤阴、血水瘀结、湿热风痰证。选用栝楼瞿麦丸益气温阳，通利血脉，清热益阴；茯苓戎盐汤益气利水；蒲灰散活血化瘀利水；半夏泻心汤平调寒热，益气降逆；黄连粉方清热燥湿；藜芦甘草汤益气息风化痰。方药相互为用，以奏其效。

栝楼牡蛎散

【方歌】仲景栝楼牡蛎散，清热滋阴基础方，脏腑营卫诸般疾，经方合方效优良。

【组成】栝楼根　牡蛎熬，各等分

【用法】上为细末，饮服方寸匕，日三服。

【功用】清热益阴，软坚敛阴。

【主治】郁热伤阴证。

【解读方药】栝楼牡蛎散有2味药。栝楼根既是清热药又是生津益阴药，还是利水药；牡蛎既是清热药又是敛阴药，还是软坚散结药。从方中用药用量及调配关系可知栝楼牡蛎散是治疗郁热伤阴证的重要基础用方，治疗各科常见病、多发病、疑难病属于郁热伤阴证者，选用栝楼牡蛎散常常能取得预期治疗效果。

【案例导读】栝楼牡蛎散是治疗口腔干燥综合征的重要基础用方，同时还能治疗诸多病种，而这诸多病种的病变证机必须切合郁热伤阴证，始可用之。

口腔干燥综合征是临床中比较难治的病变之一，主要症状有口腔干燥、眼部咽部鼻腔干燥、皮肤干燥、口中苦涩、舌部运动不灵活、吞咽困难、口唇干裂鳞屑、口角皲裂等。

栝楼牡蛎散的主要作用有：①清热益阴；②软坚敛阴。栝楼牡蛎散治疗口腔干燥综合征的主要病变证机是：①郁热内生；②灼损阴津。栝楼牡蛎散是治疗口腔干燥综合征属于郁热伤阴证的重要基础用方，欲取得最佳治疗效果必须重视经方合方。

【案例示范】口腔干燥综合征

毛某，女，49岁。主诉：有多年口腔干燥综合征病史，多次检查未发现明显器质性病变，经住院及门诊治疗，服用中西药但未能有效控制症状，近经病友介绍前来诊治。

刻诊： 口腔灼热干燥瘙痒，口中苦涩，舌体运动不灵活，吞咽不利，口唇干裂鳞屑，口角皲裂，怕冷，倦怠乏力，舌质淡红，苔腻黄白夹杂，脉沉弱。

中医辨证： 湿热伤阴、阳虚风痰证。

治疗原则： 清热益阴，益气散寒，息风化痰。

治疗方药： 栝楼牡蛎散、百合地黄汤、半夏泻心汤、附子贝母汤与藜芦甘草汤合方。

天花粉 24g，牡蛎 24g，百合 15g，生地黄 50g，红参 10g，干姜 10g，黄连 3g，枯芩 10g，生半夏 12g，制附子 10g，浙贝 10g，藜芦 1.5g，生姜 10g，大枣 12 枚，炙甘草 10g。6 剂，以水 1000 ~ 1200mL，浸泡 30 分钟，大火烧开，小火煎煮 50 分钟，去滓取药液，每日分早中晚 3 次服。

二诊： 口腔灼热干燥减轻，仍有瘙痒，前方变藜芦为 3g，6 剂。

三诊： 口腔灼热干燥较前又有减轻，仍有咽喉不利，前方变浙贝为 24g，6 剂。

四诊： 口腔灼热干燥较前又有明显减轻，仍有口苦口腻，前方变黄连、枯芩各为 15g，6 剂。

五诊： 口腔灼热干燥明显缓解，以前方治疗 50 余剂，口腔灼热干燥基本正常；又以前方治疗 50 余剂，口腔灼热干燥消除；复以前方巩固治疗 30 剂。随访 1 年，一切尚好。

用方体会： 根据口腔灼热干燥辨为湿热郁结伤阴，倦怠乏力辨为气虚，怕冷辨为寒，口中苦涩辨为湿热伤阴，口腔瘙痒、苔腻辨为风痰，以此辨为湿热伤阴、阳虚风痰证。选用栝楼牡蛎散清热益阴，软坚敛阴；百合地黄汤滋阴凉血清热；半夏泻心汤平调寒热，益气降逆；附子贝母汤温阳益阴利咽；藜芦甘草汤益气息风化痰。方药相互为用，以奏其效。

柴胡桂枝汤

【方歌】柴胡桂枝治表里，经方合用调剂量，寒热郁结夹气虚，清调温补功效良。

【组成】桂枝去皮，一两半（4.5g） 黄芩一两半（4.5g） 芍药一两半（4.5g） 人参一两半（4.5g） 甘草炙，一两（3g） 半夏洗，二合半（6g） 大枣擘，六枚 生姜

切，一两半（4.5g） 柴胡四两（12g）

【用法】上九味，以水七升，煮取三升，去滓。温服一升。本云：人参汤，作如桂枝法，加半夏、柴胡、黄芩，复如柴胡法，今用人参作半剂。（编者注："本云……"至末29字，与方意不符，恐为叔和批注混入正文，宜删）

【功用】清热调气，温通降气，平调内外，补益中气。

【主治】寒热郁结夹虚证。

【解读方药】柴胡桂枝汤中有9味药，由甘草汤、桂枝甘草汤、芍药甘草汤、桂枝汤、黄芩汤、黄芩加半夏生姜汤、小半夏汤、生姜半夏汤、小柴胡汤为基础方所组成。桂枝、生姜、柴胡既是重要治太阳药又是重要治脏腑药，重在平调寒热；柴胡、黄芩既是清热药又是辛开苦降调气药；桂枝、生姜、半夏既是温通散寒药又是辛开苦降调气药；芍药既是补血药又是缓急药；人参、大枣、甘草既是重要益气药又是重要生津化阴药。从方中用药用量及调配关系可知柴胡桂枝汤是治疗寒热郁结夹虚证的重要基础用方，可以治疗各科常见病、多发病、疑难病属于寒热郁结夹虚证者。

【案例导读】柴胡桂枝汤是治疗胆囊切除术后综合征的重要基础用方，同时还能治疗诸多病种，而这诸多病种的病变证机必须切合寒热郁结夹虚证，始可用之。

胆囊切除术后综合征是临床中比较常见的难治性疾病之一，主要症状有胁肋隐痛或钝痛或绞痛、压迫感、不思饮食、恶心、腹胀，以及寒战、高热。并发症主要有溃疡病、慢性胰腺炎、慢性肝炎、黄疸、胆汁性腹膜炎、腹腔内出血等。

柴胡桂枝汤的主要作用有：①清热调气；②温通降气；③平调内外；④补益中气。柴胡桂枝汤治疗胆囊切除术后综合征的主要病变证机是：①郁热蕴结；②寒郁浸淫；③气机郁结；④正气虚弱。柴胡桂枝汤是治疗胆囊切除术后综合征属于寒热郁结夹虚证的重要基础用方，欲取得最佳治疗效果必须重视经方合方。

【案例示范】胆囊切除术后综合征

蒋某，男，55岁。主诉：在10年前因胆囊结石全切术后，随即出现诸多症状更甚于术前，多次检查诊断为胆囊切除术后综合征，服用中西药但未能有效控制症状，近经病友介绍前来诊治。

刻诊：胁肋胀闷刺痛，胃脘胁肋压迫拘紧感，不思饮食，恶心，腹胀，全身肌肉酸困胀痛，皮肤瘙痒，心胸烦热，情绪低落，急躁易怒，大便不畅，怕冷，手足不温，倦怠乏力，口苦口腻，舌质淡红夹瘀紫，苔腻黄白夹杂，脉沉弱涩。

中医辨证：寒热夹虚、气郁血瘀、风痰夹杂证。

治疗原则：温阳散寒，益气清热，行气活血，息风化痰。

治疗方药：柴胡桂枝汤、桂枝茯苓丸、半夏泻心汤、橘皮汤、附子白及汤与藜芦甘草汤合方。

柴胡24g，枯芩10g，红参10g，生半夏12g，桂枝20g，白芍20g，桃仁20g，茯苓20g，牡丹皮20g，黄连3g，干姜10g，陈皮12g，制附子10g，白及6g，藜芦1.5g，生姜24g，大枣12枚，炙甘草10g。6剂，以水1000~1200mL，浸泡30分钟，大火烧开，小火煎煮50分钟，去滓取药液，每日分早中晚3次服。

二诊：怕冷减轻，仍有口苦口腻，前方变黄连为10g，6剂。

三诊：心胸烦热减轻，仍有胸闷、腹胀，前方变陈皮为40g，6剂。

四诊：恶心消除，仍有倦怠乏力、皮肤瘙痒，前方变红参为12g、藜芦为3g，6剂。

五诊：诸症状较前明显缓解，以前方治疗60余剂，诸症状基本消除；后又以前方治疗40余剂，诸症状消除。随访1年，一切尚好。

用方体会：根据怕冷、手足不温辨为寒，心胸烦热、口苦辨为湿热，情绪低落、急躁易怒辨为郁，倦怠乏力辨为虚，胁肋刺痛、舌质瘀紫辨为瘀，皮肤瘙痒、苔腻辨为风痰，以此辨为寒热夹虚、气郁血瘀、风痰夹杂证。选用柴胡桂枝汤清热调气，温通降气，平调内外，补益中气；桂枝茯苓丸活血化瘀，平调寒热；半夏泻心汤平调寒热，益气降逆；橘皮汤行气降逆；附子白及汤温阳化瘀；藜芦甘草汤益气息风化痰。方药相互为用，以奏其效。

柴胡桂枝干姜汤

【方歌】柴胡桂枝干姜汤，栝楼牡蛎芩甘草，寒热郁夹伤阴证，辨治杂病功效好。

【组成】柴胡半斤（24g）　桂枝去皮，三两（9g）　干姜二两（6g）　栝楼根四两（12g）　黄芩三两（9g）　牡蛎熬，三两（9g）　甘草炙，二两（6g）

【用法】上七味，以水一斗二升，煮取六升，去滓。再煎取三升，温服一升，日三服。初服微烦，复服，汗出便愈。

【功用】温通阳气，清透郁热，行气解郁，益气生津。

【主治】寒热郁伤阴证。

【解读方药】柴胡桂枝干姜汤有7味药，由栝楼牡蛎散、桂枝甘草汤、甘草干姜汤为基础方所组成。桂枝、干姜既是温阳散寒药又是行散宣通药，柴胡、黄芩既是清热药又是辛开苦降调气药，栝楼根、牡蛎既是清热药又是化阴敛阴药，柴胡、桂枝既是行散调气药又是平调寒热药，甘草既是益气药又是生津药。从方中用药剂量及调配关系可知柴胡桂枝干姜汤是治疗寒热郁伤阴证的重要基础用方，应用柴胡桂枝干姜汤可以治疗各科常见病、多发病、疑难病属于寒热郁伤阴证者。

【案例导读】柴胡桂枝干姜汤是治疗甲状腺功能亢进症的重要基础用方，同时还能治疗诸多病种，而这诸多病种的病变证机必须切合寒热郁伤阴证，始可用之。

甲状腺功能亢进症是临床中比较常见的疾病之一。甲状腺功能亢进症分为原发性甲状腺功能亢进症、继发性甲状腺功能亢进症和高功能腺瘤。甲状腺功能亢进症的主要症状有怕热、多汗、多食、心慌、体重下降、消瘦、心情烦躁且容易激动、甲状腺肿大，以及手抖、眼球突出、腹泻、女子月经减少、不孕等，常见并发症有甲亢危象、甲亢性心脏病、甲状腺相关性眼病等。

柴胡桂枝干姜汤的主要作用有：①温通阳气；②清透郁热；③行气解郁；④益气生津。柴胡桂枝干姜汤治疗甲状腺功能亢进症的主要病变证机是：①阴寒内生；②郁热肆虐；③气机郁滞；④阴津受损。柴胡桂枝干姜汤是治疗甲状腺功能亢进症属于寒热郁夹伤阴证的重要基础用方，欲取得最佳治疗效果必须重视经方合方。

【案例示范】甲状腺功能亢进症、甲状腺眼球突出症

刘某，女，47岁。主诉：有多年甲状腺功能亢进症病史，近3年来又出现甲状腺眼球突出症，服用中西药但未能有效控制症状，近经病友介绍前来诊治。

刻诊：身体烦热，情绪低落，急躁易怒，眼球突出，自汗，盗汗，失眠多梦，头晕，耳鸣，咽喉不利，易于饥饿，心悸气短，形体消瘦，夜间小腿怕冷抽筋，口苦口腻，舌质淡红，苔腻黄白夹杂，脉沉弱。

中医辨证：寒热夹郁、阳亢伤阴、虚夹风痰证。

治疗原则：温阳清热，行气益气，制阳和阴，息风化痰。

治疗方药：柴胡桂枝干姜汤、桂枝加龙骨牡蛎汤、半夏泻心汤、附子贝母汤与藜芦甘草汤合方。

柴胡 24g，桂尖 10g，干姜 10g，天花粉 12g，枯芩 20g，牡蛎 20g，白芍 10g，龙骨 10g，红参 10g，生半夏 12g，黄连 3g，制附子 10g，浙贝 12g，藜芦 1.5g，生姜 12g，大枣 12 枚，炙甘草 10g。6 剂，以水 1000 ~ 1200mL，浸泡 30 分钟，大火烧开，小火煎煮 50 分钟，去滓取药液，每日分早中晚 3 次服。

二诊：易于饥饿略有减轻，仍有身体烦热、口苦口腻，前方变黄连为 10g，变天花粉、枯芩为各 24g，6 剂。

三诊：身体烦热减轻，仍有头晕、耳鸣，前方变牡蛎、龙骨为各 30g，6 剂。

四诊：小腿怕冷基本消除，仍有小腿抽筋，前方变藜芦为 2g，6 剂。

五诊：诸症状较前减轻，以前方治疗 120 余剂，诸症状基本消除，眼球突出明显好转；又以前方治疗 150 余剂，诸症状消除，眼球突出基本消除。随访 1 年，一切尚好。

用方体会：根据身体烦热、夜间小腿怕冷、舌质淡红辨为寒热，情绪低落、急躁易怒辨为郁，自汗、盗汗、失眠多梦辨为阳亢伤阴，心悸气短辨为虚，小腿抽筋、苔腻辨为风痰，以此辨为寒热夹郁、阳亢伤阴、虚夹风痰证。选用柴胡桂枝干姜汤温通阳气，清透郁热，行气解郁，益气生津；桂枝加龙骨牡蛎汤交通心肾、制阳益阴，平调寒热；半夏泻心汤平调寒热，益气降逆；附子贝母汤温阳清热利咽；藜芦甘草汤益气息风化痰。方药相互为用，以奏其效。

柴胡加芒硝汤

【方歌】小柴胡汤加芒硝，寒热郁虚燥结方，内外妇儿诸般疾，经方变通效非常。

【组成】柴胡二两十六铢（8g） 黄芩一两（3g） 人参一两（3g） 甘草炙，一两（3g） 生姜切，一两（3g） 半夏二十铢（2.1g） 大枣擘，四枚 芒硝二两（6g）

【用法】上八味，以水四升，煮取二升，去滓。内芒硝，更煮微沸，分温再服，不解，更作。

【功用】辛散解表，清泻郁热，行气解郁，温阳散寒，调理气机，补益正气。

【主治】热结虚郁夹寒证。

【解读方药】柴胡加芒硝汤中有8味药，由小柴胡汤为基础方所组成。柴胡、生姜既是治表药又是调气理气药，柴胡、黄芩既是清热药又是燥湿药，芒硝既是清泻热结药又是软坚散结药，半夏、生姜既是辛开苦降调理气机药又是温阳散寒药，人参、大枣、甘草既是重要补益营卫药又是重要补益脏腑之气药。从方中用药用量及调配关系可知柴胡加芒硝汤是治疗热结虚郁夹寒证的重要基础用方，治疗临床各科常见病、多发病、疑难病及疫病属于热结虚郁夹寒证者，选用柴胡加芒硝汤常常能取得预期治疗效果。

【案例导读】柴胡加芒硝汤是治疗胰腺真性囊肿的重要基础用方，同时还能治疗诸多病种，而这诸多病种的病变证机必须切合热结虚郁夹寒证，始可用之。

胰腺真性囊肿是胰腺囊性病变，是临床中比较难治的病变之一。主要症状有腹部持续性钝痛、腹胀、不思饮食、恶心、呕吐、大便干结、身目发黄、腹水、下肢浮肿等；并发症主要有门脉高压、脓毒血症、胰腺脓肿、胸腔积液、腹腔积液、胃底静脉曲张破裂出血、囊肿破裂穿孔等。

柴胡加芒硝汤的主要作用有：①辛散解表；②清泻热结；③行气解郁；④温阳散寒；⑤调理气机；⑥补益正气。柴胡加芒硝汤治疗胰腺真性囊肿的主要病变证机是：①郁热内结；②阴寒内生；③气机不利；④正气虚弱。柴胡加芒硝汤是治疗胰腺真性囊肿属于热结虚郁夹寒证的重要基础用方，欲取得最佳治疗效果必须重视经方合方。

【案例示范】胰腺真性囊肿

刘某，女，46岁。主诉：有多年胰腺真性囊肿病史，服用中西药但未能有效控制症状，近经病友介绍前来诊治。

刻诊：腹部持续性钝痛，腹胀痞硬，心胸烦热，急躁易怒，不思饮食，恶心，呕吐，大便干结，身目发黄，下肢水肿，皮肤瘙痒，倦怠乏力，手足不温，口苦口腻，舌质淡红夹瘀紫，苔腻黄白夹杂，脉沉弱涩。

中医辨证：热结夹郁、气虚夹寒、风痰夹瘀证。

治疗原则：行气泻热，益气温通，软坚化瘀，息风化痰。

治疗方药：柴胡加芒硝汤、茵陈蒿汤、橘皮竹茹汤、黄连粉方、甘草海藻汤、附子白及汤与藜芦甘草汤合方。

柴胡24g，生半夏12g，红参10g，枯芩10g，芒硝6g，茵陈20g，栀子30g，大黄6g，陈皮50g，竹茹50g，黄连24g，制附子10g，羊栖藻24g，藜芦1.5g，生姜12g，大枣30枚，炙甘草15g。6剂，以水1000～1200mL，浸泡30分钟，大火烧开，小火煎煮50分钟，去滓取药液，每日分早中晚3次服。

二诊：口苦口腻、恶心、呕吐减轻，仍有大便干结，前方变大黄为10g，6剂。

三诊：身目发黄明显消退，仍有腹胀痞硬，前方变羊栖藻为30g，6剂。

四诊：下肢水肿基本消退，仍有皮肤瘙痒，前方变藜芦为3g，6剂。

五诊：诸症状较前明显减轻，以前方治疗150余剂，诸症状基本消除，经复查胰腺真性囊肿较前明显减少；又以前方治疗100余剂，诸症状消除，胰腺真性囊肿痊愈。随访1年，一切尚好。

用方体会：根据腹胀痞硬、大便干结辨为热结，心烦、急躁易怒辨为郁，倦怠乏力、脉虚弱辨为虚，手足不温辨为寒，舌质瘀紫、脉涩辨为瘀，皮肤瘙痒、苔腻辨为风痰，以此辨为热结夹郁、气虚夹寒、风痰夹瘀证。选用柴胡加芒硝汤清泻郁热，行气解郁，温阳散寒，调理气机，补益正气；茵陈蒿汤泻热利湿祛瘀；橘皮竹茹汤益气行气降逆；黄连粉方清热燥湿；甘草海藻汤益气软坚散结；附子白及汤温阳化瘀；藜芦甘草汤益气息风化痰。方药相互为用，以奏其效。

柴胡加龙骨牡蛎汤

【方歌】 柴胡龙骨牡蛎汤，人参黄芩生姜铅，桂枝茯苓黄半夏，大枣同煎最安全。

【组成】 柴胡四两（12g）　龙骨一两半（4.5g）　黄芩一两半（4.5g）　生姜切，一两半（4.5g）　铅丹一两半（4.5g）　人参一两半（4.5g）　桂枝去皮，一两半（4.5g）　茯苓一两半（4.5g）　半夏洗，二合半（6g）　大黄二两（6g）　牡蛎熬，一两半（4.5g）　大枣擘，六枚

【用法】 上十二味，以水八升，煮取四升，内大黄，切如棋子，更煮一两沸，去滓。温服一升。本云：柴胡汤，今加龙骨等。

【功用】温阳散寒，清泻热结，行气解郁，潜阳息风，燥湿化痰，补益正气。

【主治】寒热虚郁痰风证。

【解读方药】柴胡加龙骨牡蛎汤有 12 味药。柴胡、桂枝、生姜既是治表药又是调气理气药，柴胡、黄芩既是清热药又是辛开苦降调理气机药；大黄既是清泻热结药又是通降祛瘀药；半夏、生姜既是燥湿化痰药又是辛开苦降调理气机药，还是温阳散寒药；铅丹、龙骨、牡蛎既是清热化痰药又是潜阳息风药，还是安神定志药；茯苓既是益气药又是渗利痰湿药，还是安神药；人参、大枣既是重要补益营卫药又是重要补益脏腑之气药。从方中用药用量及调配关系进一步得知柴胡加龙骨牡蛎汤是治疗寒热虚郁痰风证的重要基础用方，治疗临床各科常见病、多发病、疑难病及疫病属于寒热虚郁痰风证者，选用柴胡加龙骨牡蛎汤常常能取得预期治疗效果。

【案例导读】柴胡加龙骨牡蛎汤是治疗颈椎 – 基底动脉供血不足的重要基础用方，同时还能治疗诸多病种，而这诸多病种的病变证机必须切合寒热虚郁痰风证，始可用之。

颈椎 – 基底动脉供血不足是临床中比较难治疾病之一。高血压、糖尿病、高脂血症、心脏病、颈动脉病、周围血管病、高凝状态、高同型半胱氨酸血症是引起颈椎 – 基底动脉供血不足的主要原因。其主要症状有头晕目眩、晕厥、头面肢体麻木、肢体软弱瘫痪、感觉异常、步态或肢体共济失调、构音或吞咽障碍、易跌倒、声音嘶哑等，并发症主要有中枢性面瘫、肢体偏瘫、舌瘫、眼震等。

柴胡加龙骨牡蛎汤的主要作用有：①温阳散寒；②清泻热结；③行气解郁；④潜阳息风；⑤燥湿化痰；⑥补益正气。柴胡加龙骨牡蛎汤治疗颈椎 – 基底动脉供血不足的主要病变证机是：①郁热内结；②阴寒内生；③痰气郁结；④正气虚弱。柴胡加龙骨牡蛎汤是颈椎 – 基底动脉供血不足属于寒热虚郁痰风证的重要基础方，欲取得最佳治疗效果必须重视经方合方。

【案例示范】颈椎 – 基底动脉供血不足

李某，女，39 岁。主诉：有多年颈椎 – 基底动脉供血不足病史，服用中西药但未能有效控制症状，近经病友介绍前来诊治。

刻诊：头晕目眩，时时晕厥，头面肢体麻木，因情绪异常或活动后加重，肢体软弱无力，视物模糊，头重脚轻，吞咽不利，易于跌倒，心胸烦热，急躁易怒，失眠多梦，大便干结，怕冷，手足不温，口苦口干，舌质淡红，苔腻黄白夹杂，脉沉弱。

中医辨证： 寒热夹郁、虚夹风痰、经脉阻滞、心肾不交证。

治疗原则： 温阳泻热，益气温通，宣通经脉，息风化痰。

治疗方药： 柴胡加龙骨牡蛎汤、乌头汤、桂枝加龙骨牡蛎汤与藜芦甘草汤合方。

柴胡 24g，枯芩 10g，红参 10g，生半夏 12g，桂尖 10g，茯苓 10g，大黄 6g，牡蛎 20g，龙骨 20g，制川乌 10g，麻黄 10g，黄芪 10g，白芍 10g，藜芦 1.5g，生姜 10g，大枣 12 枚，炙甘草 10g。6 剂，以水 1000 ~ 1200mL，浸泡 30 分钟，大火烧开，小火煎煮 50 分钟，去滓取药液，每日分早中晚 3 次服。

二诊： 大便通畅，仍有肢体软弱无力，前方变红参为 12g，6 剂。

三诊： 急躁易怒好转，仍有头面肢体麻木，前方变白芍为 30g、藜芦为 3g，6 剂。

四诊： 头重脚轻基本消除，仍有吞咽不利，前方变生半夏为 15g，6 剂。

五诊： 诸症状较前好转，以前方治疗 80 余剂，诸症状基本消除；后又以前方治疗 60 余剂，诸症状消除。随访 1 年，一切尚好。

用方体会： 根据心胸烦热、口苦口干辨为热，怕冷、手足不温辨为寒，急躁易怒辨为郁，肢体软弱无力辨为虚，头面肢体麻木、苔腻辨为风痰，以此辨为寒热夹郁、虚夹风痰、经脉阻滞、心肾不交证。选用柴胡加龙骨牡蛎汤温阳散寒，清泻热结，行气解郁，潜阳息风，燥湿化痰，补益正气；乌头汤补益气血，温宣经脉；桂枝加龙骨牡蛎汤益气温阳，育阴潜阳，交通心肾；藜芦甘草汤益气息风化痰。方药相互为用，以奏其效。

调胃承气汤

【方歌】 调胃承气硝黄草，辨治热结夹气虚，治表治里审证机，各科杂病病可除。

【组成】 大黄酒洗，四两（12g） 芒硝半升（12g） 甘草炙，二两（6g）

【用法】 上三味，以水三升，煮取一升，去滓。内芒硝，更上火微煮，令沸，少少温服之（编者注：此用法是《伤寒论》第 29 条所言）。温顿服之（编者注：此四字是《伤寒论》第 207 条所言）。

【**功用**】清泻热结，补益正气。

【**主治**】热结夹虚证。

【**解读方药**】调胃承气汤有 3 味药，由大黄甘草汤为基础方所组成。大黄既是泻热药又是祛瘀药，更是通降药；芒硝既是泻热药又是软坚药；甘草既是益气药又是生津药，更是缓急止痛药。从方中用药用量及调配关系可知调胃承气汤是治疗热结夹虚证的重要基础用方，治疗各科常见病、多发病、疑难病属于热结夹虚证者，选用调胃承气汤常常能取得预期治疗效果。

【**案例导读**】调胃承气汤是治疗痔疮的重要基础用方，同时还能治疗诸多病种，而这诸多病种的病变证机必须切合热结夹虚证，始可用之。

痔疮是临床中比较常见的难治性疾病之一，痔疮分为内痔、外痔、混合痔，其中外痔又分为血栓性外痔、炎症性外痔、结缔组织外痔、静脉曲张性外痔等。主要症状内痔有便血、痔核脱出、疼痛、黏液外溢、瘙痒等；外痔有肿痛、瘙痒、异物感等；混合痔兼有内痔和外痔的症状。其并发症主要有肛周湿疹、便秘等。

调胃承气汤的主要作用有：①清泻热结；②补益正气。调胃承气汤治疗痔疮的主要病变证机是：①郁热内结；②正气虚弱。调胃承气汤是治疗痔疮属于热结夹虚证的重要基础用方，欲取得最佳治疗效果必须重视经方合方。

【**案例示范**】**痔疮、肛周湿疹**

许某，女，37 岁。主诉：有多年痔疮病史，在 2 年前又诊断为肛周湿疹，可内服外用中西药未能有效控制症状，近经病友介绍前来诊治。

刻诊：便血，痔核脱出，肛周丘疹，水疱，瘙痒，灼热，疼痛，大便干结，倦怠乏力，怕冷，手足不温，口苦口腻，舌质淡红，苔腻黄白夹杂，脉沉弱。

中医辨证：热结夹湿、气虚夹寒、风痰蕴结证。

治疗原则：泻热燥湿，益气温阳，息风化痰。

治疗方药：调胃承气汤、半夏泻心汤、黄连粉方、苦参汤、附子贝母汤与藜芦甘草汤合方。

大黄12g，芒硝12g，黄连24g，枯芩10g，红参10g，生半夏12g，干姜10g，苦参20，制附子10g，浙贝10g，藜芦1.5g，生姜10g，大枣12枚，炙甘草10g。6剂，以水1000～1200mL，浸泡30分钟，大火烧开，小火煎煮50分钟，去滓取药液，每日分早中晚3次服。

二诊：大便较前通畅，仍有肛周丘疹，前方变枯芩为24g，6剂。

三诊：肛周湿疹较前减轻，便血未再出现，仍有瘙痒，前方变藜芦为3g，6剂。

四诊：痔核脱出基本消除，仍有倦怠乏力，前方变红参为12g，6剂。

五诊：诸症状基本消除，以前方治疗30余剂，诸症状消除；又以前方治疗30余剂，经复查痔疮、肛周湿疹痊愈。随访1年，一切尚好。

用方体会：根据痔疮、灼热、大便干结辨为热结，肛周湿疹、水疱辨为湿热，倦怠乏力辨为虚，怕冷、手足不温辨为寒，肛周瘙痒、苔腻辨为风痰，以此辨为热结夹湿、气虚夹寒、风痰蕴结证。选用调胃承气汤清泻热结，补益正气；半夏泻心汤平调寒热，益气降逆；黄连粉方、苦参汤清热燥痰；附子贝母汤温阳清热化痰；藜芦甘草汤益气息风化痰。方药相互为用，以奏其效。

胶艾汤

【方歌】胶艾汤中芎甘草；当归芍药与地黄，血虚夹瘀及出血，补血止血效非常。

【组成】川芎　阿胶　甘草各二两（6g）　艾叶　当归各三两（9g）　芍药四两（12g）　干地黄六两（18g）

【用法】上七味，以水五升，清酒三升，合煮取三升，去滓，内胶，令消尽。温服一升，日三服。不差，更作。

【功用】温通补血，清滋养血，行气活血，温固止血。

【主治】血虚不固夹瘀证。

【解读方药】胶艾汤中有7味药，补血止血药有1味，即阿胶；补血活血药有2味，即当归、芍药；滋阴补血药有1味，即生地黄；行气活血药有1味，即川芎；温阳止血药有1味，即艾叶；益气药有1味，即甘草。阿胶、当归、芍药、生地黄以补血为主，其中阿胶、当归以温补为主，芍药、生地黄以清补为主，当归、芍药兼以活血行血；阿胶、艾叶以止血为主；川芎既是活血药又是行气药；甘草既是益气生津药又是缓急药。从方中用药用量及调配关系可知胶艾汤是治疗血虚不固夹瘀证的重要基础用方，治疗各科常见病、多发病、疑难病属于血虚不固夹瘀证者，选用胶艾汤常常能取得预期治疗效果。

【案例导读】胶艾汤是治疗席汉综合征/缺铁性贫血的重要基础用方，同时还能治疗诸多病种，而这诸多病种的病变证机必须切合血虚不固夹瘀证，始可用之。

（1）席汉综合征是临床中比较难治疾病之一，主要临床表现有性欲消失，阴道干燥，性生活涩痛、困难，阴毛、腋毛脱落，头发、眉毛稀疏，乳房、生殖器萎缩，皮肤干燥、粗糙、瘙痒，情绪低落、表情沉默，倦怠乏力，嗜睡，反应迟钝，怕冷，手足冰凉，大便干结，不思饮食，口渴欲饮热水，面色苍白。其并发症主要有贫血、水肿、消瘦等。

（2）缺铁性贫血是临床中比较常见的难治性病变之一，缺铁性贫血以儿童及女子发病率比较高，引起缺铁性贫血的主要原因有消化吸收功能障碍、慢性胃肠病变、慢性消耗性病变、慢性出血性病变等。缺铁性贫血的主要临床表现有面色苍白、倦怠乏力、头晕目眩、心悸气短、头痛、耳鸣、不思饮食、心率增快，以及心烦易怒、烦躁不安、注意力不集中、口腔炎、舌乳头萎缩、口角皲裂、毛发干枯、脱落等。

胶艾汤的主要作用有：①温通补血；②清滋养血；③行气活血；④温固止血。胶艾汤治疗缺铁性贫血／席汉综合征的主要病变证机是：①血虚不固；②阴虚不滋；③血气不和。胶艾汤是治疗席汉综合征／缺铁性贫血属于血虚不固夹瘀证的重要基础用方，欲取得最佳治疗效果必须重视经方合方。

【案例示范】

1. 席汉综合征

夏某，女，48岁。主诉：有20年席汉综合征病史，服用中西药但未能有效控制症状，近经病友介绍前来诊治。

刻诊： 性欲基本丧失，阴道干燥，性生活涩痛，阴毛、腋毛脱落，头发、眉毛稀疏，乳房、生殖器萎缩，皮肤干燥、粗糙、瘙痒，情绪低落、表情沉默，倦怠乏力，嗜睡，反应迟钝，怕冷，手足冰凉，大便干结，不思饮食，口渴欲饮热水，舌质淡红夹瘀紫，苔腻黄白夹杂，脉沉弱涩。

中医辨证： 血虚伤阴、气虚伤阳、郁瘀风痰证。

治疗原则： 补血化阴，益气化阳，行气化瘀，息风化痰。

治疗方药： 胶艾汤、百合地黄汤、小柴胡汤、四逆汤与藜芦甘草汤合方。

川芎6g，阿胶珠6g，艾叶10g，当归10g，白芍12g，生地黄50g，百合15g，红参10g，柴胡24g，枯芩10g，生半夏12g，生附子5g，干姜5g，藜芦1.5g，生姜10g，大枣12枚，炙甘草10g。6剂，以水1000～1200mL，浸泡

30分钟，大火烧开，小火煎煮40分钟左右，把火关上，将生附子加入药中，浸泡5分钟左右，再把火打开，大火烧开后再以小火煎煮10分钟，去滓取药液，每日分早中晚3次服。

二诊：阴道干燥减轻，仍有手足冰凉，前方变生附子为6g、干姜为10g，6剂。

三诊：手足冰凉好转，仍有倦怠乏力，前方变红参为12g，6剂。

四诊：大便干结较前通畅，仍有皮肤干燥粗糙瘙痒，前方变当归、白芍为各24g，变藜芦为3g，6剂。

五诊：性欲较前恢复，以前方治疗100余剂，诸症状较前明显减轻；又以前方治疗150余剂，诸症状消除；复以前方巩固治疗50剂，诸症状消除。随访1年，一切尚好。

用方体会：根据阴道干燥、皮肤粗糙辨为血虚伤阴，倦怠乏力、手足冰凉辨为气虚伤阳，情绪低落、表情沉默辨为气郁，舌质夹瘀紫、脉涩辨为瘀，皮肤瘙痒、苔腻辨为风痰，以此辨为血虚伤阴、气虚伤阳、郁瘀风痰证。选用胶艾汤温通补血，清滋养血，行气活血；百合地黄汤滋阴凉血清热；小柴胡汤平调寒热，益气行气；四逆汤温阳壮阳；藜芦甘草汤益气息风化痰。方药相互为用，以奏其效。

2.缺铁性贫血、缺铁性吞咽困难

郑某，女，36岁。主诉：有多年缺铁性贫血病史，反复不愈，近2年又出现间歇性吞咽困难，曾疑为食管癌，多次检查未发现明显器质性病变，服用中西药但未能有效控制症状，近经病友介绍前来诊治。

刻诊：面色苍白，倦怠乏力，头晕目眩，心悸气短，咽喉堵塞感似有痰，间歇性吞咽困难，不思饮食，月经量多色淡质稀，夜间心胸烦热，怕冷，手足不温，肌肤麻木颤抖，口渴欲饮热水，舌质淡红夹瘀紫，苔薄黄白夹杂，脉沉弱涩。

中医辨证：气血虚弱、寒热夹杂、瘀夹风痰证。

治疗原则：补益气血，平调寒热，温通化瘀，息风化痰。

治疗方药：胶艾汤、半夏厚朴汤、胶姜汤、四逆汤、附子贝母汤与藜芦甘草汤合方。

川芎6g，阿胶珠6g，艾叶10g，当归10g，白芍12g，红参10g，生地黄20g，生半夏24g，厚朴10g，茯苓12g，紫苏叶6g，干姜10g，生附子5g，制附子 10g，浙贝 12g，藜芦 1.5g，生姜 15g，大枣 12 枚，炙甘草 10g。6 剂，以水 1000～1200mL，浸泡 30 分钟，大火烧开，小火煎煮 40 分钟左右，把火关上，将生附子加入药中，浸泡 5 分钟左右，再把火打开，大火烧开后再以小火煎煮 10 分钟，去滓取药液，每日分早中晚 3 次服。

二诊：怕冷减轻，仍有面色苍白、头晕目眩、心悸气短，前方变当归、白芍为各 24g，变红参为 12g，6 剂。

三诊：面色苍白较前好转，仍有肌肤麻木颤抖，前方变白芍为 30g、藜芦为 3g，6 剂。

四诊：间歇性吞咽困难未再发作，仍有心胸烦热，前方变生地黄为 30g，6 剂。

五诊：诸症状较前好转，以前方治疗 60 余剂，诸症状基本消除，经复查各项指标恢复正常；又以前方治疗 30 余剂，诸症状消除，又经复查各项指标正常。随访 1 年，一切尚好。

用方体会：根据面色苍白、倦怠乏力辨为气血虚弱，心胸烦热辨为热，怕冷、手足不温辨为寒，舌质夹瘀紫、脉涩辨为瘀，肌肤麻木颤抖、咽喉堵塞感似有痰辨为风痰，以此辨为气血虚弱、寒热夹杂、瘀夹风痰证。选用胶艾汤温通补血，清滋养血，行气活血；半夏厚朴汤行气降逆，利咽化痰；胶姜汤温阳补血；四逆汤温中祛寒；附子贝母汤温阳化瘀，清热化痰；藜芦甘草汤益气息风化痰。方药相互为用，以奏其效。

胶姜汤

【方歌】胶姜汤补血散寒，血虚寒结基础方，内外妇儿诸般疾，经方合方效非常。

【组成】阿胶三两（9g）　干姜三两（9g）（方药及剂量引自《经方辨治疑难杂病技巧》）

【用法】上二味，以水四升，煮干姜减一升，去滓，内胶烊化，微沸。温服一升，日三服。（用法引自《经方辨治疑难杂病技巧》）

【功用】补血止血，温阳散寒。

【主治】血虚寒结证。

【解读方药】胶姜汤有 2 味药。阿胶既是补血药又是止血药，还是化阴药；

干姜既是温阳散寒止血药又是调理气机升降药。从方中用药用量及调配关系可知胶姜汤是治疗血虚寒结证的重要基础用方，治疗各科常见病、多发病、疑难病属于血虚寒结证者，选用胶姜汤常常能取得预期治疗效果。

【案例导读】胶姜汤是治疗再生障碍性贫血的重要基础用方，同时还能治疗诸多病种，而这诸多病种的病变证机必须切合血虚寒结证，始可用之。

再生障碍性贫血是临床中比较难治的病变之一，临床中分为急性再生障碍性贫血和慢性再生障碍性贫血，主要临床表现有面色苍白、倦怠乏力、头晕目眩、心悸、气短、恶心呕吐、形体消瘦，以及消化系统出血、呼吸系统出血、泌尿系统出血、脑出血等；并发症主要有贫血、感染等。

胶姜汤的主要作用有：①补血止血；②温阳散寒。胶姜汤治疗再生障碍性贫血的主要病变证机是：①阴血虚弱；②阴寒内结。胶姜汤是治疗再生障碍性贫血属于血虚寒结证的重要基础用方，欲取得最佳治疗效果必须重视经方合方。

【案例示范】再生障碍性贫血、白细胞减少之发热反复发作

徐某，男，62岁。主诉：有多年再生障碍性贫血病史，在1年前至今发热反复发作，服用中西药但未能有效控制症状，近经病友介绍前来诊治。

刻诊：面色苍白，倦怠乏力，怕冷，手足冰凉，倦怠乏力，头晕目眩，心悸，气短，恶心呕吐，形体消瘦，身热（体温38.4℃），夜间小腿抽筋，情绪低落，急躁易怒，口苦咽干，舌质淡红，苔白腻夹黄，脉沉弱。

中医辨证：血虚夹寒、气虚夹热、郁夹风痰证。

治疗原则：补血散寒，益气清热，行气解郁，息风化痰。

治疗方药：胶姜汤、小柴胡汤、麻杏石甘汤、四逆汤、橘皮汤、附子白及汤与藜芦甘草汤合方。

阿胶珠10g，干姜10g，柴胡24g，枯芩10g，红参10g，生半夏12g，麻黄12g，杏仁10g，石膏50g，制附子10g，生附子5g，白及6g，陈皮12g，藜芦1.5g，生姜24g，大枣12枚，炙甘草10g。6剂，以水1000～1200mL，浸泡30分钟，大火烧开，小火煎煮40分钟左右，把火关上，将生附子加入药中，浸泡5分钟左右，再把火打开，大火烧开后再以小火煎煮10分钟，去滓取药液，每日分早中晚3次服。

二诊：手足冰凉较前好转，仍有心悸，前方变红参为12g，6剂。

三诊：身热基本消除，仍有恶心呕吐，前方变陈皮为30g，6剂。

四诊：身热未再发作，面色苍白较前好转，仍有夜间小腿抽筋，前方变石膏为24g、藜芦为2g，6剂。

五诊：诸症状明显减轻，以前方治疗120余剂，诸症状基本消除；后又以前方治疗100余剂，经复查各项指标基本正常；仍以前方巩固治疗效果。随访2年，一切尚好。

用方体会：根据面色苍白、怕冷、手足冰凉辨为血虚夹寒，倦怠乏力、脉沉弱辨为气虚，口苦咽干辨为热，情绪低落辨为郁，夜间小腿抽筋、苔腻辨为风痰，以此辨为血虚夹寒、气虚夹热、郁夹风痰证。选用胶姜汤补血止血，温阳散寒；小柴胡汤平调寒热，益气行气；麻杏石甘汤宣通泻热；四逆汤温壮阳气；橘皮汤行气降逆；附子白及汤温阳生新；藜芦甘草汤益气息风化痰。方药相互为用，以奏其效。

狼牙汤

【方歌】狼牙汤是基础方，治病贵在用合方，湿热疮疡诸般疾，各科杂病效非常。

【组成】狼牙三两（9g）

【用法】上一味，以水四升，煮取半升，以绵缠箸如茧，浸汤沥阴中，日四遍。

【功用】清热燥湿，消肿敛疮。

【主治】湿热生疮证。

【解读方药】《金匮要略》中说："少阴脉滑而数者，阴中即生疮，阴中蚀疮烂者，狼牙汤洗之。"狼牙汤仅有1味药。狼牙既是清热药又是燥湿药，还是敛疮药。从方中用药用量及调配关系可知狼牙汤是治疗湿热生疮证的重要基础用方，治疗各科常见病、多发病、疑难病属于湿热生疮证者，选用狼牙汤常常能取得预期治疗效果。

【案例导读】狼牙汤是治疗阴道炎的重要基础用方，同时还能治疗诸多病种，而这诸多病种的病变证机必须切合湿热生疮证，始可用之。

阴道炎是临床中比较常见的妇科难治疾病之一，分为细菌性阴道炎、混合性阴道炎、老年性阴道炎、霉菌性阴道炎、婴幼儿外阴阴道炎、寄生虫性阴道炎等，主要症状有带下量比较多，有异味、瘙痒、疼痛、坠胀、发热，以及尿频、尿急、尿痛等，主要并发症有盆腔炎、子宫内膜炎、宫颈炎、附件炎，以及流产、早产、不孕症等。

狼牙汤的主要作用有：①清热燥湿；②消肿敛疮。狼牙汤治疗阴道炎的主要病变证机是：①湿浸经气；②热伤血脉。狼牙汤是治疗阴道炎属于湿热生疮证的重要基础用方，欲取得最佳治疗效果必须重视经方合方。

【案例示范】阴道炎、宫颈鳞状上皮乳头状增生病变、人乳头瘤病毒（HPV-39、HPV-53、HPV-56）阳性

詹某，女，38岁。主诉：有多年阴道炎病史，在1年前经检查诊断为宫颈鳞状上皮乳头状增生病变、人乳头瘤病毒（HPV-39、HPV-53、HPV-56）阳性，即手术治疗，在术后6个月复查人乳头瘤病毒复发，经妇科检查发现宫颈表面乳头状突起，服用中西药但未能达到治疗目的，近经病友介绍前来诊治。

刻诊： 带下量多呈淡黄色，有异味，有接触性出血，阴中瘙痒、疼痛，小腹怕冷硬坠胀，发热，伴有尿频、尿急、尿痛，情绪低落，急躁易怒，倦怠乏力，口苦口腻，舌质淡红，苔腻黄白夹杂，脉沉弱。

中医辨证： 湿热夹寒、郁虚风痰证。

治疗原则： 清热燥湿，益气行气，息风化痰。

治疗方药： 狼牙汤、苦参汤、矾石汤、黄连粉方、小柴胡汤、薏苡附子败酱散、甘草海藻汤与藜芦芍药汤合方。

狼牙10g，苦参20g，黄连24g，白矾6g，柴胡24g，生半夏12g，枯芩10g，红参10g，制附子10g，薏苡仁30g，败酱草15g，羊栖藻24g，藜芦1.5g，生姜10g，大枣12枚，炙甘草10g。6剂，以水1000～1200mL，浸泡30分钟，大火烧开，小火煎煮50分钟，去滓取药液，每日分早中晚3次服。

二诊： 带下减少，仍有带下异味，前方变狼牙为24g，6剂。

三诊： 带下异味减轻，仍有瘙痒，前方变枯芩为24g、藜芦为3g，6剂。

四诊： 尿频、尿急、尿痛明显减轻，仍有小腹怕冷，前方变制附子为12g，6剂。

五诊： 诸症状较前减轻，以前方治疗100余剂，经复查HPV-39、HPV-53、HPV-56阴性。随访1年，一切正常。

用方体会： 根据带下量多呈淡黄色、口苦口腻辨为湿热，小腹怕冷硬坠胀辨为寒结，急躁易怒、情绪低落辨为郁，阴中瘙痒、苔腻辨为风痰，倦怠乏力辨为气虚，以此辨为湿热夹寒、郁虚风痰证。选用狼牙汤、苦参汤、矾石汤黄连粉方清热燥湿解毒；小柴胡汤平调寒热，益气调气；薏苡附子败酱散温阳清热，利湿解毒；甘草海藻汤益气软坚散结；藜芦芍药汤息风化痰，缓急止痛。方药相互为用，以奏其效。

射干麻黄汤

【方歌】射干麻黄治寒饮，咽喉不利在宣肺，细辛紫菀款冬花，姜枣半夏与五味。

【组成】射干十三枚（9g）　麻黄四两（12g）　生姜四两（12g）　细辛　紫菀款冬花各三两（9g）　五味子半升（12g）　大枣七枚　半夏大者，洗，八枚（12g）

【用法】上九味，以水一斗二升，先煮麻黄两沸，去上沫，内诸药，煮取三升，分温三服。

【功用】温宣肺气，降逆化痰，益气敛阴，兼清郁热。

【主治】寒痰夹热伤阴证。

【解读方药】射干麻黄汤有9味药，由生姜半夏汤、半夏麻黄丸为基础方所组成。射干既是降肺药又是化痰药，还是清降利咽药；麻黄、细辛既是温宣利肺药又是降逆化痰药；紫菀、款冬花既是止咳药又是平喘药，还是调理肺气药；半夏既是降肺药又是化痰药，还是利咽药；生姜既是温宣药又是降逆药；五味子既是敛肺药又是养阴生津药；大枣既是益气药又是补血药，还是缓急药。从方中用药用量及调配关系可知射干麻黄汤是治疗寒痰夹热伤阴证的重要基础用方，治疗肺系常见病、多发病、疑难病属于寒痰夹热伤阴证者，选用射干麻黄汤常常能取得预期治疗效果。

【案例导读】射干麻黄汤是治疗支气管哮喘的重要基础用方，同时还能治疗诸多病种，而这诸多病种的病变证机必须切合寒痰夹热伤阴证，始可用之。

支气管哮喘是临床中比较常见的难治疾病之一。支气管哮喘分为过敏性哮喘、运动性哮喘、感染性哮喘、药物性哮喘、混合性哮喘，主要症状有反复发作性喘息、气短乏力、呼吸困难、胸闷、咳嗽，可能伴有鼻痒、眼痒等，主要并发症有慢性阻塞性肺疾病、慢性肺源性心脏病、慢性呼吸衰竭、自发性气胸、肺不张等。

射干麻黄汤的主要作用有：①温宣肺气；②降逆化痰；③益气敛阴；④兼清郁热。射干麻黄汤治疗支气管哮喘的主要病变证机是：①寒郁痰蕴；②浊气上逆；③阴伤夹热；④正气虚弱。射干麻黄汤是治疗支气管哮喘属于寒痰夹热伤阴证的重要基础用方，欲取得最佳治疗效果必须重视经方合方。

【案例示范】支气管哮喘、慢性肺炎、肺大疱

蒋某，男，73岁。主诉：有20年支气管哮喘、慢性肺炎病史，3年前又诊断为肺大疱，服用中西药但未能有效控制症状，近经病友介绍前来诊治。

刻诊： 反复发作性哮喘，受凉或活动后加重哮喘，喉中痰鸣，咽干咽痒咳嗽，呼吸不利，胸中憋闷，气短，倦怠乏力，怕冷，手足不温，口渴欲饮热水，舌质淡红，苔白腻夹黄，脉沉弱。

中医辨证： 肺寒夹热、肺虚伤阴、风痰气逆证。

治疗原则： 温肺散寒，益气清热，宣降肺气，息风化痰。

治疗方药： 射干麻黄汤、麻黄汤、橘皮汤、附子贝母汤与藜芦人参汤合方。

射干40g，麻黄12g，细辛10g，紫菀10g，款冬花10g，五味子12g，生半夏24g，桂尖6g，杏仁15g，制附子10g，浙贝12g，陈皮12g，红参10g，藜芦1.5g，生姜24g，大枣12枚，炙甘草10g。6剂，以水1000～1200mL，浸泡30分钟，大火烧开，小火煎煮50分钟，去滓取药液，每日分早中晚3次服。

二诊： 哮喘略有减轻，仍有怕冷，前方变制附子为12g，6剂。

三诊： 喉中痰鸣减轻，仍有胸中憋闷、气短，前方变陈皮为40g、红参为12g，6剂。

四诊： 哮喘较前减轻，仍有咽痒咳嗽，前方变紫菀、款冬花为各15g，变藜芦为3g，6剂。

五诊： 诸症状较前减轻，以前方治疗100余剂，诸症状基本消除；又以前方治疗120余剂，诸症状消除；仍以前方巩固治疗效果。随访2年，一切尚好。

用方体会： 根据哮喘、受凉加重辨为寒，咽干、口渴欲饮热水辨为热伤阴，倦怠乏力、脉沉弱辨为虚，胸中憋闷辨为肺气不降，咽痒咳嗽、苔腻辨为风痰，以此辨为肺寒夹热、肺虚伤阴、风痰气逆证。选用射干麻黄汤温宣肺气，降逆化痰，益气敛阴，兼清郁热；麻黄汤温宣降逆；橘皮汤行气降逆；附子贝母汤温阳益气化痰；藜芦人参汤益气息风化痰。方药相互为用，以奏其效。

烧裈散

【方歌】 烧裈散治阴阳易，男女阴病皆可宜，内服外用相结合，经方合方功效奇。

【组成】妇人中裈近隐处，剪烧作灰，方寸匕（9g）

【用法】上一味，以水服方寸匕，日三服。小便即利，阴头微肿，此为愈也。妇人病，取男子裈，烧，服。

注：既可作为内服药又可作为外用药，内服外用结合治疗效果比较好。

【功用】温化寒毒，通利水气。

【主治】寒毒水气证。

【解读方药】烧裈散仅有 1 味药。烧裈既是温化寒毒药又是消肿散结药，还是通利小便药。从方中用药用量及调配关系可知烧裈散是治疗寒毒水气证的重要基础用方，治疗各科常见病、多发病、疑难病属于寒毒水气证者，选用烧裈散常常能取得预期治疗效果。

【案例导读】烧裈散是治疗外阴白斑病变的重要基础用方，同时还能治疗诸多病种，而这诸多病种的病变证机必须切合寒毒水气证，始可用之。

外阴白斑病变属于外阴上皮内非瘤样病变的妇科疾病之一，是临床中非常难治的疾病之一，临床中分为外阴鳞状上皮细胞增生，外阴硬化苔藓型、复合型。其主要症状有外阴奇痒难忍，外阴干燥、烧灼感，皮肤隆起增厚，表皮角化伴有鳞屑或湿疹样改变，外阴刺痛，性生活疼痛等；并发症主要有不典型增生、原位癌等。

烧裈散的主要作用有：①温化寒毒；②通利水气。烧裈散治疗外阴白斑病变的主要病变证机是：①寒毒郁结；②水气浸淫。烧裈散是治疗外阴白斑病变属于寒毒水气证的重要基础用方，欲取得最佳治疗效果必须重视经方合方。

【案例示范】外阴白斑、外阴瘙痒症

刘某，女，46 岁。主诉：有多年外阴白斑、外阴瘙痒症病史，内服外用中西药但未能有效控制症状，近经病友介绍前来诊治。

刻诊：外阴白斑奇痒干燥难忍，时有烧灼感，时有冰凉感，外阴皮肤左右两侧隆起增厚，时时外阴刺痛，湿疹样改变，性生活疼痛，倦怠乏力，怕冷，手足不温，口苦口腻，舌质淡红夹瘀紫，苔腻黄白夹杂，脉沉弱。

中医辨证：寒热夹虚、瘀夹风痰证。

治疗原则：温肺散寒，益气清热，宣降肺气，息风化痰。

治疗方药一：雄黄熏方

雄黄 2g，将雄黄置于碗内，将碗置于火上烤，然后用雄黄冒的烟外熏白斑，每天 1 ~ 2 次。

治疗方药二：烧裈散。

取男子裈裆烧灰为散，每次 2g，将烧裈散敷在白斑患处，每天 2 次。

治疗方药三：半夏泻心汤、黄连粉方、蛇床子散、附子白及汤与藜芦甘草汤合方。

生半夏 12g，黄连 24g，枯芩 10g，干姜 10g，红参 10g，蛇床子 24g，制附子 10g，白及 6g，藜芦 1.5g，生姜 24g，大枣 12 枚，炙甘草 10g。6 剂，以水 1000 ~ 1200mL，浸泡 30 分钟，大火烧开，小火煎煮 50 分钟，去滓取药液，每日分早中晚 3 次服。

二诊：奇痒略有减轻，仍有刺痛，以前方三变蛇床子为 30g、白及为 10g、藜芦为 2g，6 剂。仍外用治疗方药一、二。

三诊：奇痒减轻，仍有口苦口腻、气短，前方三变枯芩为 24g，6 剂。

四诊：奇痒较前又有减轻，仍有倦怠乏力，前方三变红参为 12g，6 剂。

五诊：白斑较前减轻，以前方三治疗 60 余剂，白斑基本消除；又以前方三治疗 60 余剂，诸症状消除；又以前方三治疗 20 余剂。随访 1 年，一切尚好。

用方体会：根据外阴白斑、时有烧灼感辨为寒郁夹热，倦怠乏力辨为虚，外阴刺痛、脉涩辨为瘀，外阴瘙痒、苔腻辨为风痰，以此辨为寒热夹虚、瘀夹风痰证。选用烧裈散温化寒毒，通利小气；雄黄熏方温化寒毒；半夏泻心汤平调寒热，益气降逆；黄连粉方温阳清热燥湿；蛇床子散温化寒湿；附子白及汤温阳化瘀；藜芦甘草汤益气息风化痰。方药相互为用，以奏其效。

通脉四逆汤

【**方歌**】壮阳通脉四逆汤，附子干姜与甘草，治病贵在调用量，各科杂病效非常。

【**组成**】甘草炙，二两（6g）　干姜三两（9g）[强人可四两（12g）　附子生用，去皮，破八片，大者一枚（8g）

【**用法**】上三味，以水三升，煮取一升二合，去滓。分温再服。其脉即出者愈。面色赤者，加葱九茎；腹中痛者，去葱，加芍药二两；呕者，加生姜二两；咽痛者，去芍药，加桔梗一两；利止脉不出者，去桔梗，加人参二两。病皆与方相应者，乃服之。

【**功用**】温壮阳气，活血化瘀，补益正气。

【**主治**】阳虚不固夹瘀证。

【**解读方药**】通脉四逆汤有 3 味药，由头风摩散、干姜附子汤、甘草干姜汤、四逆汤为基础方所组成。附子既是温壮阳气第一要药又是活血消癥第一要药；干姜既是温阳散寒药又是调理气机升降药；甘草既是益气药又是生津药，还是缓急药。从方中用药用量及调配关系可知通脉四逆汤是治疗阳虚不固夹瘀证的重要基础用方，治疗各科常见病、多发病、疑难病属于阳虚不固夹瘀证者，选用通脉四逆汤常常能取得预期治疗效果。

【**案例导读**】通脉四逆汤是治疗周期性瘫痪 / 低血压的重要基础用方，同时还能治疗诸多病种，而这诸多病种的病变证机必须切合阳虚不固夹瘀证，始可用之。

（1）周期性瘫痪是临床中比较常见的难治疾病之一。周期性瘫痪分为低血钾型、正血钾型和高血钾型，主要症状有对称性四肢软瘫、颈肌无力、抬头困难、肢体麻木酸痛无力、呼吸困难、心悸、小便不利等，主要并发症有肌肉萎缩、心肺肾功能障碍等。

（2）低血压即成年人上肢动脉血压低于 90/60mmHg。低血压是临床中比较常见的难治疾病之一，分为生理性低血压和病理性低血压，主要症状有头晕目眩、视物模糊、恶心、倦怠乏力、注意力不集中、全身怕冷、面色苍白、脉象微弱等，主要并发症有休克、晕厥、跌倒等。

通脉四逆汤的主要作用有：①温壮阳气；②活血化瘀；③补益正气。通脉四逆汤治疗周期性瘫痪 / 低血压的主要病变证机是：①阳气大虚；②血脉不利；③气虚不固。通脉四逆汤是治疗周期性瘫痪 / 低血压属于阳虚不固夹瘀证的重要基础用方，欲取得最佳治疗效果必须重视经方合方。

【**案例示范**】**周期性瘫痪、低血钾症**

夏某，男，38 岁。主诉：有多年周期性瘫痪、低血钾症病史，住院及门诊治疗，服用中西药但未能有效控制症状，近经病友介绍前来诊治。

刻诊：周期性对称性四肢软瘫，颈肌无力，抬头困难，肢体麻木酸痛无力，胸闷，呼吸不利，心悸，情绪低落，急躁易怒，倦怠乏力，怕冷，手足冰凉，口苦口干，舌质淡夹瘀紫，苔白腻夹黄，脉沉弱涩。

中医辨证：寒伤阳气、气郁血瘀、风痰夹热证。

治疗原则：益气温阳，行气清热，通脉化瘀，息风化痰。

治疗方药： 通脉四逆汤、小柴胡汤、麻黄汤、黄芪桂枝五物汤、桂枝人参汤、附子白及汤与藜芦甘草汤合方。

干姜12g，生附子10g，柴胡24g，生半夏12g，红参10g，枯芩10g，麻黄10g，杏仁15g，桂尖12g，白术10g，白芍10g，白及6g，黄芪10g，藜芦1.5g，生姜10g，大枣12枚，炙甘草10g。6剂，以水1000～1200mL，浸泡30分钟，大火烧开，小火煎煮40分钟左右，把火关上，将生附子加入药中，浸泡5分钟左右，再把火打开，大火烧开后再以小火煎煮10分钟，去滓取药液，每日分早中晚3次服。

二诊： 怕冷、手足冰凉减轻，仍有倦怠乏力，前方变红参为12g，6剂。

三诊： 心悸好转，仍有肢体麻木酸痛无力，前方变红参、黄芪为各15g，变藜芦为3g，6剂。

四诊： 周期性对称性四肢软瘫未再发作，仍有口苦，前方变枯芩为15g，6剂。

五诊： 诸症状较前缓解，以前方治疗120余剂，诸症状基本消除，经复查血钾正常；又以前方治疗120余剂，诸症状消除，复查血钾正常。随访1年，一切尚好。

用方体会： 根据周期性对称性四肢软瘫、怕冷、手足冰凉辨为寒伤阳气，情绪低落、急躁易怒辨为郁，倦怠乏力、脉虚弱辨为虚，舌质淡夹瘀紫、脉沉弱涩辨为虚夹瘀，口苦口干辨为寒夹热，肢体麻木、苔腻辨为风痰，以此辨为寒伤阳气、气郁血瘀、风痰夹热证。选用通脉四逆汤温壮阳气，活血化瘀，补益正气；小柴胡汤平调寒热，益气行气；麻黄汤宣通经气脉络；黄芪桂枝五物汤益气温通；桂枝人参汤益气温阳散寒；附子白及汤温阳化瘀；藜芦甘草汤益气息风化痰。方药相互为用，以奏其效。

通脉四逆加猪胆汁汤

【方歌】 通脉四逆加猪胆，益阴回阳能化瘀，阳虚阴伤夹瘀血，各科杂病病可愈。

【组成】 附子生用，去皮，破八片，大者一枚（8g）　干姜三两（9g）[强人可四两（12g）]　猪胆汁半合（3mL）　甘草炙，二两（6g）

【用法】 上四味，以水三升，煮取一升二合，去滓。内猪胆汁，分温再服。

其脉即来，无猪胆，以羊胆代之。

【功用】温壮阳气，活血化瘀，补益正气，兼清郁热。

【主治】阳虚夹热夹瘀证。

【解读方药】通脉四逆加猪胆汁汤有4味药，由头风摩散、干姜附子汤、甘草干姜汤、四逆汤、通脉四逆汤为基础方所组成。附子既是温壮阳气第一要药又是活血消癥第一要药；干姜既是温阳散寒药又是调理气机升降药；猪胆汁/羊胆汁既是清热药又是益阴药；甘草既是益气药又是生津药，还是缓急药。从方中用药用量及调配关系可知通脉四逆加猪胆汁汤是治疗阳虚夹热夹瘀证的重要基础用方，治疗各科常见病、多发病、疑难病属于阳虚夹热夹瘀证者，选用通脉四逆加猪胆汁汤常常能取得预期治疗效果。

【案例导读】通脉四逆加猪胆汁汤是治疗运动神经元病/呼吸衰竭的重要基础用方，同时还能治疗诸多病种，而这诸多病种的病变证机必须切合阳虚夹热夹瘀证，始可用之。

（1）运动神经元病属于慢性进行性神经系统变性疾病，是临床中非常难治的疾病之一，主要症状有肌无力、身体颤抖、进行性肌萎缩、语言不利、吞咽困难、饮水呛咳、咀嚼无力、痴呆、感觉异常、大小便功能障碍等，并发症主要有肺部感染、营养不良、褥疮等。

（2）呼吸衰竭是临床中比较难治的疾病之一，临床分为急性呼吸衰竭和慢性呼吸衰竭。其主要症状有呼吸困难、心动过速、心律失常、口唇指甲发绀、精神错乱、躁狂、嗜睡、表情淡漠、昏迷、抽搐；并发症主要有酸碱平衡紊乱、肺性脑病、右心衰竭、肾功能不全、消化道功能障碍等。

通脉四逆加猪胆汁汤的主要作用有：①温壮阳气；②活血化瘀；③补益正气；④兼清郁热。通脉四逆加猪胆汁汤治疗运动神经元病/呼吸衰竭的主要病变证机是：①阳气大虚；②血脉不利；③气虚不固；④郁热内生。通脉四逆加猪胆汁汤是治疗运动神经元病/呼吸衰竭属于阳虚夹热夹瘀证的重要基础用方，欲取得最佳治疗效果必须重视经方合方。

【案例示范】

1. 运动神经元病、右心衰竭

郑某，女，57岁。主诉：有3年运动神经元病病史，1年前又诊断为右心衰竭，服用中西药但未能有效控制病情发展，近经病友介绍前来诊治。

刻诊：肌无力，肌萎缩，身体颤抖，语言不利，吞咽困难，饮水呛咳，咀嚼无力，心悸，心胸烦热，情绪低落，不欲言语，不思饮食，恶心，大小便功能障碍，倦怠乏力，下肢水肿，怕冷，手足冰凉，口苦口腻，舌质淡夹瘀紫，苔腻黄白夹杂，脉沉弱涩。

中医辨证：寒伤阳气、气郁血瘀、水气肆虐、湿热风痰证。

治疗原则：益气温阳，行气化瘀，清热燥湿，利水降逆，息风化痰。

治疗方药：通脉四逆加猪胆汁汤、小柴胡汤、半夏泻心汤、麻黄加术汤、泽泻汤、橘皮汤与藜芦甘草汤合方。

干姜12g，生附子10g，柴胡24g，生半夏12g，红参10g，枯芩10g，黄连3g，麻黄10g，杏仁15g，桂尖6g，白术20g，泽泻15g，白及6g，陈皮12g，藜芦1.5g，生姜10g，大枣12枚，炙甘草10g。6剂，以水1000～1200mL，猪胆汁3mL，浸泡30分钟，大火烧开，小火煎煮40分钟左右，把火关上，将生附子加入药中，浸泡5分钟左右，再把火打开，大火烧开后再以小火煎煮10分钟，去滓取药液，每日分早中晚3次服。

二诊：怕冷、手足冰凉略有减轻，仍有恶心、饮水呛咳、心胸烦热、口苦口腻，前方变黄连为10g、泽泻为50g、陈皮为30g，6剂。

三诊：下肢水肿减轻，仍有倦怠无力、身体颤抖，前方变红参为12g、藜芦为2g，6剂。

四诊：倦怠乏力略有好转，心悸消除，大便小便基本正常，仍有肌无力、咀嚼无力，前方变红参为15g，6剂。

五诊：诸症状较前趋于稳定，以前方治疗150余剂，病情稳定，症状趋于缓解；又以前方治疗150余剂，病情稳定，症状较前又有好转，仍以前方继续巩固治疗。随访3年，病情缓解，一切尚好。

用方体会：根据肌无力、肌萎缩、怕冷、手足冰凉辨为寒伤阳气，情绪低落、不欲言语辨为郁，倦怠乏力、脉虚弱辨为虚，舌质淡夹瘀紫、脉沉弱涩辨为虚夹瘀，心胸烦热、口苦口腻辨为湿热，身体颤抖、苔腻辨为风痰，以此辨为寒伤阳气、气郁血瘀、水气肆虐、湿热风痰证。选用通脉四逆加猪胆汁汤温壮阳气，活血化瘀，补益正气，兼清郁热；小柴胡汤平调寒热，益气行气；半夏泻心汤平调寒热，益气降逆；麻黄加术汤益气宣通经气脉络；泽泻汤益气燥湿，利水消肿；橘皮汤行气降逆；藜芦甘草汤益气息风化痰。方药相互为用，以奏其效。

2. 慢性呼吸衰竭

许某，男，69岁。主诉：有多年慢性呼吸衰竭病史，近1年症状加重，服用中西药但未能有效控制病情发展，经病友介绍前来诊治。

刻诊：呼吸困难，呼吸急促，心悸，气喘，口唇指甲青紫，心胸烦热，烦躁不安，嗜睡，倦怠乏力，四肢抽搐，怕冷，手足冰凉，口苦口腻，舌质淡红夹瘀紫，苔白腻夹黄，脉沉弱涩。

中医辨证：阳虚夹瘀、湿热风痰证。

治疗原则：益气散寒，温阳化瘀，清热燥湿，息风化痰。

治疗方药：通脉四逆加猪胆汁汤、麻杏石甘汤、麻黄汤、半夏泻心汤、桂枝加龙骨牡蛎汤与藜芦甘草汤合方。

干姜12g，生附子10g，生半夏12g，红参10g，枯芩10g，黄连3g，麻黄10g，杏仁15g，石膏24g，桂尖10g，白芍10g，龙骨10g，牡蛎10g，藜芦1.5g，生姜10g，大枣12枚，炙甘草10g。6剂，以水1000～1200mL，猪胆汁3mL，浸泡30分钟，大火烧开，小火煎煮40分钟左右，把火关上，将生附子加入药中，浸泡5分钟左右，再把火打开，大火烧开后再以小火煎煮10分钟，去滓取药液，每日分早中晚3次服。

二诊：呼吸困难好转，仍有心悸、四肢抽搐，前方变红参为12g、白芍为30g、藜芦为3g，6剂。

三诊：嗜睡好转，仍有心胸烦热，前方变黄连为10g、石膏为50g，6剂。

四诊：怕冷、手足冰凉、口苦口腻基本消除，仍有烦躁不安，前方变龙骨、牡蛎为各30g，6剂。

五诊：诸症状较前稳定，以前方治疗30余剂，诸症状基本消除；又以前方治疗50余剂，诸症状消除；又以前方巩固治疗20余剂。随访1年，一切尚好。

用方体会：根据倦怠乏力、怕冷、手足冰凉辨为气虚生寒，口唇指甲青紫、脉涩辨为瘀，心胸烦热、口苦口腻辨为湿热，四肢抽搐、苔腻辨为风痰，以此辨为阳虚夹瘀、湿热风痰证。选用通脉四逆加猪胆汁汤温壮阳气，活血化瘀，补益正气，兼清郁热；麻杏石甘汤温宣肺气，清降郁热；麻黄汤益气温通宣降；半夏泻心汤温阳散寒，清热燥湿，益气降逆；桂枝加龙骨牡蛎汤温通潜阳安神；藜芦甘草汤益气息风化痰。方药相互为用，以奏其效。

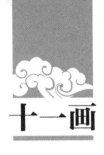
理中丸（人参汤）

【方歌】理中丸参术草姜，治上治下又治中，脏腑虚寒夹湿证，益气温阳最有功。

【组成】人参　干姜　甘草炙　白术各三两（9g）

【用法】上四味，捣筛，蜜和为丸，如鸡子黄许大。以沸汤数合，和一丸，研碎，温服之。日三四，夜二服。腹中未热，益至三四丸，然不及汤。汤法：以四物依两数切，用水八升，煮取三升，去滓。温服一升，日三服。若脐上筑者，肾气动也，去术加桂四两；吐多者，去术加生姜三两；下多者，还用术；悸者加茯苓二两；渴欲得水者，加术，足前成四两半；腹中痛者，加人参，足前成四两半；寒者，加干姜，足前成四两半；腹满者，去术，加附子一枚。服汤后，如食顷，饮热粥一升许，微自温，勿发揭衣被。

【功用】补益正气，温通散寒。

【主治】气虚寒证。

【解读方药】理中丸有4味药，由甘草汤、甘草干姜汤为基础方所组成。人参、白术、甘草既是补气药又是散寒药，人参补气偏于大补及生津，甘草补气偏于缓补及生津，白术补气偏于平补及燥湿；干姜既是温阳散寒药又是调理脾胃药。从方中用药用量及调配关系可知理中丸是治疗气虚寒证的重要基础用方，治疗各科常见病、多发病、疑难病属于气虚寒证者，选用理中丸常常能取得预期治疗效果。

【案例导读】理中丸是治疗慢性胃炎的重要基础用方，同时还能治疗诸多病种，而这诸多病种的病变证机必须切合气虚寒证，始可用之。

慢性胃炎是临床中比较常见的难治疾病之一，临床中分为萎缩性胃炎和非萎缩性胃炎。萎缩性胃炎常常伴有腺体增生和肠化生，治疗难度比较大；非萎缩性胃炎主要有浅表性胃炎、红斑性胃炎、反流性胃炎、糜烂性胃炎，治疗难度没有萎缩性胃炎难度大，症状有的人以胃脘不舒服为主，有的人以痞满为主，有的人以疼痛为主，有的人以胀闷为主，有的人以嘈杂为主，有的人以恶心呕吐为主，有的人以不思饮食为主。慢性胃炎的并发症主要有胃溃疡、贫血等。

理中丸的主要作用有：①补益正气；②温通散寒。理中丸治疗慢性胃炎的主要病变证机是：①正气虚弱；②阴寒内生。理中丸是治疗慢性胃炎属于气虚寒证的重要基础用方，欲取得最佳治疗效果必须重视经方合方。

【案例示范】慢性萎缩性胃炎、胃多发息肉术后复发、结肠多发息肉术后复发

叶某，女，48岁。主诉：有多年慢性萎缩性胃炎病史，3年前又诊断为胃多发息肉、结肠多发息肉并手术，2年前复查胃多发息肉、结肠多发息肉术后复发，服用中西药但未能有效改善症状及控制病情发展，近经病友介绍前来诊治。

刻诊：脘腹胀满痞硬隐痛，有时针刺样痛，恶心，呕吐，劳累或受凉加重，吞咽不利，便秘与腹泻交替出现，里急后重，大便时有夹脓血，倦怠乏力，怕冷，手足麻木不温，口苦口腻，舌质淡夹瘀紫，苔白腻夹黄，脉沉弱涩。

中医辨证：气虚生寒、瘀伤血脉、风痰夹热证。

治疗原则：益气散寒，化瘀清热，软坚散结，息风化痰。

治疗方药：理中丸、桂枝茯苓丸、半夏泻心汤与参藜夏附藻草汤合方。

红参10g，干姜10g，白术10g，黄连3g，生半夏12g，枯芩10g，桂尖20g，茯苓20g，桃仁20g，白芍20g，丹皮20g，制附子10g，羊栖藻24g，藜芦1.5g，生姜10g，大枣12枚，炙甘草10g。6剂，以水1000～1200mL，浸泡30分钟，大火烧开，小火煎煮50分钟，去滓取药液，每日分早中晚3次服。

二诊：脘腹胀满痞硬隐痛减轻，仍有恶心呕吐，前方变生半夏为15g，6剂。

三诊：怕冷、手足不温较前减轻，仍有口苦口腻，前方变黄连为10g，6剂。

四诊：大便基本正常，未再出现针刺样疼痛，仍有手足麻木，前方变藜芦为2g，6剂。

五诊：诸症状较前明显缓解，以前方治疗60余剂，诸症状消除；又以前方治疗120余剂，经复查慢性萎缩性胃炎痊愈、胃多发息肉、结肠多发息肉基本消除；继续以前方巩固治疗30剂。随访2年，一切尚好。

用方体会：根据脘腹胀满隐痛、劳累受凉加重辨为虚寒，针刺样疼痛、脉沉弱涩辨为瘀，大便时有夹脓血辨为瘀伤血，口苦口腻辨为湿热，手足麻木、苔腻辨为风痰，以此辨为气虚生寒、瘀伤血脉、风痰夹热证。选用理中丸补益正气，温通散寒，固摄脉络；桂枝茯苓丸活血化瘀；半夏泻心汤平调寒热，益气降逆；参蓣夏附藻草汤益气温阳，化瘀降逆，软坚散结，息风化痰。方药相互为用，以奏其效。

黄芩汤

【方歌】黄芩汤中用大枣，芍药甘草基础方，湿热夹气血虚证，既清又补效非常。

【组成】黄芩三两（9g）　芍药二两（6g）　甘草炙，二两（6g）　大枣擘，十二枚

【用法】上四味，以水一斗，煮取三升，去滓。温服一升，日再夜一服。

【功用】清热燥湿，补益气血。

【主治】湿热气血虚证。

【解读方药】黄芩汤有 4 味药，由芍药甘草汤为基础方所组成。黄芩既是清热药又是燥湿药，还是降泄药；芍药既是补血药又是敛阴药，还是活血止痛药；大枣、甘草既是补益脏腑药又是补益营卫药，还是缓急止痛药。从方中用药用量及调配关系可知黄芩汤是治疗湿热气血虚证的重要基础用方，治疗各科常见病、多发病、疑难病属于湿热气血虚证者，选用黄芩汤常常能取得预期治疗效果。

【案例导读】黄芩汤是治疗胆管炎的重要基础用方，同时还能治疗诸多病种，而这诸多病种的病变证机必须切合湿热气血虚证，始可用之。

胆管炎是临床中比较难治疾病之一，分为急性胆管炎和慢性胆管炎，又分为感染性胆管炎和非感染性胆管炎。其主要症状有腹痛、恶心、呕吐、发热、寒战、黄疸等，严重者有胡言乱语、嗜睡、神志昏迷等。其主要并发症有胆道出血、肝脓肿、多器官功能衰竭、脓毒症休克等。

黄芩汤的主要作用有：①清热燥湿；②补益气血。黄芩汤治疗胆管炎的主要病变证机是：①湿热郁结；②气血虚弱。黄芩汤是治疗胆管炎属于湿热气血虚证的重要基础用方，欲取得最佳治疗效果必须重视经方合方。

【案例示范】慢性胆管炎

夏某，女，50岁。主诉：有多年慢性胆管炎病史，服用中西药但未能有效改善症状，近经病友介绍前来诊治。

刻诊： 脘腹胀痛，时时针刺样疼痛，心胸烦热，恶心，呕吐，不思饮食，身目发黄，皮肤瘙痒，肢体沉重，情绪低落，急躁易怒，大便干结，发热，怕冷，手足不温，面色不荣，倦怠乏力，口苦口腻，舌质淡红夹瘀紫，苔白腻夹黄，脉沉弱涩。

中医辨证： 湿热夹虚、瘀血夹寒、郁夹风痰证。

治疗原则： 清热燥湿，补益气血，行气活血，温通阳气，息风化痰。

治疗方药： 黄芩汤、小柴胡汤、茵陈蒿汤、小建中汤、附子白及汤与藜芦甘草汤合方。

枯芩20g，白芍20g，红参10g，柴胡24g，生半夏12g，桂尖10g，胶饴24g，茵陈20g，栀子15g，大黄6g，制附子10g，藜芦1.5g，生姜10g，大枣12枚，炙甘草10g。6剂，以水1000~1200mL，浸泡30分钟，大火烧开，小火煎煮50分钟，去滓取药液，每日分早中晚3次服。

二诊： 心胸烦热减轻，仍有身目发黄，前方变茵陈为30g，6剂。

三诊： 身目发黄较前减轻，仍有恶心、呕吐，前方变生半夏为24g，6剂。

四诊： 发热消除，仍有针刺样疼痛，前方加白及10g，变白芍为30g，6剂。

五诊： 诸症状较前缓解，以前方治疗60余剂，诸症状消除；又以前方治疗20余剂，经复查慢性胆管炎基本痊愈。随访1年，一切尚好。

用方体会： 根据脘腹胀满、心胸烦热、口苦口腻辨为湿热，面色不荣、倦怠乏力辨为气血虚，怕冷、手足不温、痛如针刺、舌质夹瘀紫辨为寒夹瘀，情绪低落、急躁易怒辨为郁，皮肤瘙痒、苔腻辨为风痰，以此辨为湿热夹虚、瘀血夹寒、郁夹风痰证。选用黄芩汤清热燥湿，补益气血；小柴胡汤平调寒热，益气行气；茵陈蒿汤泻热利湿；小建中汤温通补益气血；附子白及汤温阳散寒，化瘀生新；藜芦甘草汤益气息风化痰。方药相互为用，以奏其效。

黄芩加半夏生姜汤

【方歌】 黄芩半夏生姜汤，芍药大枣与甘草，寒热痰气血虚证，经方调配效果好。

【**组成**】黄芩三两（9g） 芍药二两（6g） 甘草炙，二两（6g） 大枣擘，十二枚 半夏洗，半升（12g） 生姜切，一两半（4.5g）

【**用法**】上六味，以水一斗，煮取三升，去滓。温服一升，日再夜一服。

【**功用**】清热燥湿，补益气血，温通化痰。

【**主治**】寒热痰夹虚证。

【**解读方药**】黄芩加半夏生姜汤有6味药，由甘草汤、芍药甘草汤、黄芩汤为基础方所组成。黄芩既是清热药又是燥湿药，还是降泄药；芍药既是补血药又是敛阴药，还是活血止痛药；半夏、生姜既是温阳散寒药又是降逆化痰药，还是辛开苦降调理气机药；大枣、甘草既是益气药又是生津药，还是缓急止痛药。从方中用药用量及调配关系可知黄芩加半夏生姜汤是治疗寒热痰夹虚证的重要基础用方，治疗各科常见病、多发病、疑难病属于寒热痰夹虚证者，选用黄芩加半夏生姜汤常常能取得预期治疗效果。

【**案例导读**】黄芩加半夏生姜汤是治疗弥漫性食管痉挛的重要基础用方，同时还能治疗诸多病种，而这诸多病种的病变证机必须切合寒热痰夹虚证，始可用之。

弥漫性食管痉挛是临床中比较难治的疾病之一，主要症状有胸骨后痉挛性疼痛，牵引颈部、肩胛、上肢疼痛，反胃，下咽困难等，并发症主要有吸入性肺炎、心律失常、食管性晕厥等。

黄芩加半夏生姜汤的主要作用有：①清热燥湿；②补益气血；③温通化痰。黄芩加半夏生姜汤治疗弥漫性食管痉挛的主要病变证机是：①湿热郁结；②气血虚弱；③寒痰郁结。黄芩加半夏生姜汤是治疗弥漫性食管痉挛属于寒热痰夹虚证的重要基础用方，欲取得最佳治疗效果必须重视经方合方。

【**案例示范**】**弥漫性食管痉挛**

谢某，女，50岁。主诉：有多年弥漫性食管痉挛病史，服用中西药但未能有效改善症状，近经病友介绍前来诊治。

刻诊：胸骨后拘急拘紧样疼痛，牵引颈部肩胛上肢疼痛，恶心呕吐，嗳气，心胸烦热，胸中憋闷，咽喉不利，吞咽不畅，手指麻木，手足不温，面色不荣，倦怠乏力，口苦口腻，舌质淡红，苔白腻夹黄，脉沉弱。

中医辨证：湿热夹虚、气滞气逆、寒夹风痰证。

治疗原则：清热燥湿，补益气血，行气降气，温通阳气，息风化痰。

治疗方药：黄芩加半夏生姜汤、半夏泻心汤、枳实薤白桂枝汤、橘皮汤、附子贝母汤与藜芦甘草汤合方。

枯芩 20g，白芍 10g，红参 10g，黄连 3g，生半夏 24g，干姜 10g，枳实 4g，薤白 24g，桂尖 3g，全栝楼 30g，厚朴 12g，制附子 10g，浙贝 10g，陈皮 12g，藜芦 1.5g，生姜 24g，大枣 12 枚，炙甘草 10g。6 剂，以水 1000 ~ 1200mL，浸泡 30 分钟，大火烧开，小火煎煮 50 分钟，去滓取药液，每日分早中晚 3 次服。

二诊：恶心呕吐明显减轻，手足较前温和，仍有胸骨后拘急拘紧样疼痛，前方变白芍为 30g，变枳实、桂尖为各 12g，变陈皮为 40g，6 剂。

三诊：胸中憋闷减轻，仍有手指麻木，前方变藜芦为 3g，6 剂。

四诊：胸骨后拘急拘紧样疼痛明显减轻，仍有口苦口腻，前方变黄连为 10g，6 剂。

五诊：诸症状较前明显减轻，以前方治疗 30 余剂，诸症状消除；又以前方治疗 40 余剂，症状未再发作。随访 1 年，一切尚好。

用方体会：根据胸骨后拘急拘紧样疼痛、心胸烦热、口苦口腻辨为湿热，面色不荣、倦怠乏力辨为气血虚，胸中憋闷、吞咽不畅辨为气滞，手足不温辨为寒，牵引颈部肩胛、上肢疼痛辨为气逆，手指麻木、苔腻辨为风痰，以此辨为湿热夹虚、气滞气逆、寒夹风痰证。选用黄芩加半夏生姜汤清热燥湿，补益气血，温通化痰；半夏泻心汤平调寒热，益气降气；枳实薤白桂枝汤行气通阳，化痰降逆；橘皮汤行气降气；附子贝母汤温阳散寒，清热利咽；藜芦甘草汤益气息风化痰。方药相互为用，以奏其效。

黄连汤

【方歌】黄连汤中甘草姜，大人参枣夏桂枝，寒湿气虚夹郁热，寒热补泻因人宜。

【组成】黄连三两（9g）　甘草炙，三两（9g）　干姜三两（9g）　桂枝去皮，三两（9g）　人参二两（6g）　半夏洗，半升（12g）　大枣擘，十二枚

【用法】上七味，以水一斗，煮取六升，去滓。温服一升，日三服，夜二服。

【功用】温阳散寒，补益正气，清热燥湿，调理气机。

【主治】寒湿气虚夹热证。

【解读方药】黄连汤有7味药，由半夏干姜散、桂枝甘草汤、甘草干姜汤为基础方所组成。黄连既是清热药又是燥湿药，还是降泄药；干姜、桂枝既是温阳散寒药又是温阳化湿药；半夏既是醒脾升清药又是和胃化痰降逆药；人参、大枣、甘草补益正气，人参是补气药中第一要药，大枣补气能生血，甘草补气能生津。从方中用药用量及调配关系可知黄连汤是治疗寒湿气虚夹热证的重要基础用方，治疗各科常见病、多发病、疑难病属于寒湿气虚夹热证者，选用黄连汤常常能取得预期治疗效果。

【案例导读】黄连汤是治疗胆汁反流性胃炎的重要基础用方，同时还能治疗诸多病种，而这诸多病种的病变证机必须切合寒湿气虚夹热证，始可用之。

胆汁反流性胃炎是临床中比较常见的难治疾病之一，分为原发性胆汁反流性胃炎和继发性胆汁反流性胃炎。其主要症状有脘腹持续性烧灼痛、餐后疼痛加重、胸骨后痛、胃脘胀满、胆汁性恶心呕吐、大便溏泻、不思饮食、嗳气、泛酸、形体消瘦等。其主要并发症有食管狭窄、胃溃疡、胃穿孔、胃癌、吸入性肺炎、气管炎、咽炎、声带炎等。

黄连汤的主要作用有：①温阳散寒；②补益正气；③清热燥湿；④调理气机。黄连汤治疗胆汁反流性胃炎的主要病变证机是：①阴寒内生；②正气虚弱；③湿热蕴结。黄连汤是治疗胆管炎属于寒湿气虚夹热证的重要基础用方，欲取得最佳治疗效果必须重视经方合方。

【案例示范】胆汁反流性胃炎、慢性声带炎

马某，女，56岁。主诉：有多年胆汁反流性胃炎病史，3年前又诊断为声带炎，服用中西药但未能有效改善症状，近经病友介绍前来诊治。

刻诊：胃脘胀满热痛，胸中烦热，咽痒，声音嘶哑，咳痰不爽，因受凉加重，不思饮食，嗳气，泛酸，恶心呕吐，情绪低落，急躁易怒，形体消瘦，怕冷，手足冰凉，倦怠乏力，口苦口腻，舌质淡红，苔腻黄白夹杂，脉沉弱。

中医辨证：寒热夹虚、郁夹风痰证。

治疗原则：清热燥湿，温阳散寒，益气行气，息风化痰。

治疗方药：黄连汤、小柴胡汤、半夏厚朴汤、栀子豉汤、附子贝母汤与藜芦甘草汤合方。

黄连10g，干姜10g，桂尖10g，红参10g，生半夏24g，柴胡24g，枯芩10g，厚朴10g，茯苓12g，紫苏叶6g，制附子10g，浙贝10g，栀子15g，淡豆豉 10g, 藜芦 1.5g, 生姜 20g, 大枣 12 枚, 炙甘草 10g。6 剂, 以水 1000 ~ 1200mL, 浸泡 30 分钟, 大火烧开, 小火煎煮 50 分钟, 去滓取药液, 每日分早中晚 3 次服。

二诊： 胃脘胀满减轻, 仍有胃脘灼热, 前方变黄连、枯芩、栀子为各 24g, 6 剂。

三诊： 胃脘胸中烦热明显减轻, 仍有声音嘶哑, 前方变浙贝为 15g, 6 剂。

四诊： 怕冷、手足冰凉、嗳气、泛酸基本消除, 仍有咽痒, 前方变藜芦为 3g, 6 剂。

五诊： 诸症状较前明显减轻, 以前方治疗 60 余剂, 诸症状消除, 又以前方治疗 30 余剂。随访 1 年, 一切尚好。

用方体会： 根据胃脘胀满热痛、胸中烦热、因受凉加重辨为寒热夹杂, 倦怠乏力、脉沉弱辨为虚, 情绪低落、急躁易怒辨为气滞, 咽痒、声音嘶哑、咳痰、苔腻辨为风痰, 以此辨为寒热夹虚、郁夹风痰证。选用黄连汤温阳散寒, 补益正气, 清热燥湿, 调理气机; 小柴胡汤平调寒热, 行气益气; 半夏厚朴汤行气降逆, 燥湿化痰; 栀子豉汤清热宣通; 附子贝母汤温阳散寒, 清热利咽; 藜芦甘草汤益气息风化痰。方药相互为用, 以奏其效。

黄连粉方

【方歌】 黄连粉方基础方, 清热燥湿效非常, 脏腑营卫诸般疾, 治病最好用合方。

【组成】 黄连十两（30g）(编者注：原方无剂量, 此乃编者所加)

【用法】 上一味, 研末为散, 和水内服二两半。亦可外用涂患处, 剂量斟酌用之。(编者注：仲景未言用法, 此乃编者所加)

【功用】 清热燥湿, 泻火解毒。

【主治】 湿热灼腐证。

【解读方药】 黄连粉方有 1 味药。《神农本草经》认为, 黄连"味苦寒。主热气, 目痛, 眦伤, 泣出, 明目, 肠澼, 腹痛, 下利, 妇人阴中肿痛。久服, 令人不忘"。黄连既是清热燥湿药又是泻火解毒药。从方中用药用量及调配关系可知黄连粉方是治疗湿热灼腐证的重要基础用方, 治疗各科常见病、多发病、疑难病属于湿热灼腐证者, 选用黄连粉方常常能取得预期治疗效果。

【案例导读】黄连粉方是治疗灼口综合征的重要基础用方，同时还能治疗诸多病种，而这诸多病种的病变证机必须切合湿热灼腐证，始可用之。

灼口综合征又称舌痛症，是临床中比较难治的病变之一，主要症状有口腔烧灼样疼痛，晚上最重，舌感觉异常，影响饮食及语言交流，等等。

黄连粉方的主要作用有：①清热燥湿；②泻火解毒。黄连粉方治疗灼口综合征的主要病变证机是：①湿热蕴结；②灼损脉络。黄连粉方是治疗灼口综合征属于湿热灼腐证的重要基础用方，欲取得最佳治疗效果必须重视经方合方。

【案例示范】灼口综合征

梁某，女，43岁。主诉：有多年灼口综合征病史，近2年来症状加重，服用中西药但未能有效改善症状，近经病友介绍前来诊治。

刻诊：口腔烧灼样疼痛，晚上最重，舌头麻木，食凉食热后加重，怕冷，手足不温，倦怠乏力，口苦口腻，舌质淡红，苔腻黄白夹杂，脉沉弱。

中医辨证：湿热夹寒、虚夹风痰证。

治疗原则：清热燥湿，温阳散寒，补益正气，息风化痰。

治疗方药：黄连粉方、竹叶石膏汤、半夏泻心汤、附子花粉汤与藜芦甘草汤合方。

黄连30g，竹叶20g，石膏50g，生半夏12g，麦门冬24g，红参10g，粳米12g，干姜10g，枯芩10g，制附子10g，天花粉12g，藜芦1.5g，生姜10g，大枣12枚，炙甘草10g。6剂，以水1000～1200mL，浸泡30分钟，大火烧开，小火煎煮50分钟，去滓取药液，每日分早中晚3次服。

二诊：口腔灼热减轻，仍有口苦口腻，前方变枯芩为24g，6剂。

三诊：口苦口腻明显减轻，仍有舌头麻木，前方变藜芦为2g，6剂。

四诊：怕冷、手足不温基本消除，仍有倦怠乏力，前方变红参为12g，6剂。

五诊：口腔灼热明显减轻，以前方治疗30余剂，口腔灼热基本消除；又以前方巩固治疗20余剂，口腔灼热痊愈。随访1年，一切尚好。

用方体会：根据口腔灼热、口苦口腻辨为湿热，怕冷、手足不温辨为寒，倦怠乏力辨为虚，舌头麻木、苔腻辨为风痰，以此辨为湿热夹寒、虚夹风痰证。选用黄连粉方清热燥湿，泻火解毒；竹叶石膏汤清热降逆，补益气阴；半夏泻心汤平调寒热，行气燥湿；附子花粉汤温阳散寒，清热益阴；藜芦甘草汤益气息风化痰。方药相互为用，以奏其效。

黄连阿胶汤

【**方歌**】黄连阿胶鸡子黄，黄芩芍药合成方，清热燥湿滋阴血，各科杂病病可康。

【**组成**】黄连四两（12g） 黄芩二两（6g） 芍药二两（6g） 鸡子黄二枚 阿胶三两（9g）

【**用法**】上五味，以水六升，先煮三物，取二升，去滓。内胶烊尽，小冷，内鸡子黄，搅令相得。温服七合，日三服。

【**功用**】清热燥湿，滋补阴血，潜阳活血。

【**主治**】湿热阴血虚证。

【**解读方药**】黄连阿胶汤有 5 味药，清热燥湿药有 2 味，滋补阴血药有 3 味，潜阳活血药有 1 味。黄连、黄芩既是清泻郁热药又是降泄燥湿药；阿胶、鸡子黄、芍药既是重要滋阴药又是重要补血药，芍药既是补血药又是活血药，还是潜阳收敛活血药。从方中用药用量及调配关系可知黄连阿胶汤是治疗湿热阴血虚证的重要基础用方，治疗各科常见病、多发病、疑难病属于湿热阴血虚证者，选用黄连阿胶汤常常能取得预期治疗效果。

【**案例导读**】黄连阿胶汤是治疗心脏早搏的重要基础用方，同时还能治疗诸多病种，而这诸多病种的病变证机必须切合湿热阴血虚证，始可用之。

心脏早搏是临床中比较常见的难治病变之一。心脏早搏又称为期前收缩、期外收缩，根据早搏的病变发生部位分为室性早搏、房性早搏、交界性早搏；根据早搏发作规律分为单个早搏、二联律、三联律。心脏早搏的主要临床表现有心悸、心跳有力感、心跳停顿感、咽部紧缩感，以及焦虑不安、头晕目眩、倦怠乏力、胸闷气短，甚至出现心力衰竭、心绞痛等症状。

黄连阿胶汤的主要作用有：①清热燥湿；②滋补阴血；③潜阳活血。黄连阿胶汤治疗心脏早搏的主要病变证机是：①湿热蕴结；②阴血虚损；③血行不利。黄连阿胶汤是治疗心脏早搏属于湿热阴血虚证的重要基础用方，欲取得最佳治疗效果必须重视经方合方。

【**案例示范**】心脏房室交界性早搏、室性心动过速

刘某，女，43 岁。主诉：有多年心脏房室交界性早搏病史，2 年前经复查又诊断为室性心动过速，服用中西药但未能有效改善症状，近经病友介绍前来

诊治。

刻诊： 心悸，夜间心胸烦热，盗汗，心跳停顿感，咽部紧缩感，焦虑烦躁，头晕目眩，失眠多梦，耳鸣，倦怠乏力，身体颤抖，手足冰凉，身体沉重，口苦口腻，舌质淡红，苔腻黄白夹杂，脉沉弱。

中医辨证： 湿热阴虚、气虚生寒、郁夹风痰、心肾不交证。

治疗原则： 清热燥湿，滋补阴血，益气温阳，行气解郁，交通心肾，息风化痰。

治疗方药： 黄连阿胶汤、桂枝加龙骨牡蛎汤、小柴胡汤、四逆汤与藜芦甘草汤合方。

黄连 12g，枯芩 10g，白芍 10g，阿胶珠 10g，桂尖 10g，龙骨 10g，牡蛎 10g，生半夏 12g，柴胡 24g，红参 10g，生附子 5g，干姜 5g，藜芦 1.5g，生姜 10g，大枣 12 枚，炙甘草 10g。6 剂，以水 1000 ~ 1200mL，浸泡 30 分钟，大火烧开，小火煎煮 40 分钟左右，把火关上，将生附子加入药中，浸泡 5 分钟左右，再把火打开，大火烧开后再以小火煎煮 10 分钟，去滓取药液，每日分早中晚 3 次服。鸡子黄烊化冲服。

二诊： 心悸减轻，仍有心胸烦热，前方变黄连、枯芩为各 15g，6 剂。

三诊： 心悸较前明显减轻，仍有手足冰凉，前方变生附子、干姜为各 6g，变桂尖为 15g，6 剂。

四诊： 焦虑烦躁明显减轻，仍有失眠多梦、耳鸣，前方变白芍、龙骨、牡蛎为各 30g，6 剂。

五诊： 诸症状较前趋于缓解，以前方治疗 60 余剂，经复查心电图显示基本正常；又以前方治疗 60 余剂，又经复查心电图正常。随访 1 年，一切尚好。

用方体会： 根据心悸、口苦口腻辨为湿热，夜间心胸烦热、盗汗辨为阴虚，倦怠乏力、手足冰凉辨为虚寒，焦虑烦躁辨为郁，失眠多梦、耳鸣辨为心肾不交，身体颤抖、苔腻辨为风痰，以此辨为湿热阴虚、气虚生寒、郁夹风痰、心肾不交证。选用黄连阿胶汤清热燥湿，滋补阴血，潜阳活血；桂枝加龙骨牡蛎汤温阳潜阳，交通心肾；小柴胡汤平调寒热，行气益气；四逆汤温通血脉，益气散寒；藜芦甘草汤益气息风化痰。方药相互为用，以奏其效。

黄土汤

【方歌】黄土汤中术附草，阿胶黄芩干地黄，阳虚伤血夹热证，出血用之效非常。

【组成】甘草三两（9g）　干地黄三两（9g）　白术三两（9g）　附子炮，三两（9g）　阿胶三两（9g）　黄芩三两（9g）　灶心黄土半斤（24g）

【用法】上七味，以水八升，煮取三升。分温二服。

【功用】益气温阳，补血止血，清热凉血。

【主治】阳虚夹热伤血证。

【解读方药】黄土汤有7味药。灶心黄土既是温阳散寒药又是固涩止血药；附子既是温阳散寒药又是通经活血药；白术既是益气固摄药又是健脾燥湿药；阿胶既是补血药又是滋阴药，还是止血药；黄芩既是清热药又是燥湿药，还是止血药；干地黄既是清热药又是凉血药，还是止血药；甘草既是益气药又是生津药，还是缓急药。从方中用药用量及调配关系可知黄土汤是治疗阳虚夹热伤血证的重要基础用方，治疗各科常见病、多发病、疑难病属于阳虚夹热伤血证者，选用黄土汤常常能取得预期治疗效果。

【案例导读】黄土汤是消化性溃疡的重要基础用方，同时还能治疗诸多病种，而这诸多病种的病变证机必须切合阳虚夹热伤血证，始可用之。

消化性溃疡是临床中比较常见的难治性病变之一，临床分为胃溃疡和十二指肠溃疡，主要症状有脘腹隐痛或绞痛或针刺样痛或烧灼样痛或钻心痛、胃灼热、恶心、呕吐、嗳气、泛酸等；并发症主要有出血、穿孔、幽门梗阻、癌变等。

黄土汤的主要作用有：①益气温阳；②补血止血；③清热凉血。黄土汤治疗消化性溃疡的主要病变证机是：①阳虚不固；②血虚不守；③郁热迫血。黄土汤是治疗消化性溃疡属于阳虚夹热伤血证的重要基础用方，欲取得最佳治疗效果必须重视经方合方。

【案例示范】胃及十二指肠溃疡伴出血

孙某，女，68岁。主诉：有多年胃及十二指肠的慢性溃疡病史，近2年来大便呈柏油状，多次检查大便呈潜血阳性，服用中西药但未能有效改善症状，近经病友介绍前来诊治。

刻诊：脘腹疼痛拒按，食凉加重，胃脘灼热，恶心，呕吐，嗳气，泛酸，倦怠乏力，大便不畅，怕冷，小腿抽筋，手足冰凉，口苦咽干，舌质淡红，苔腻黄白夹杂，脉沉弱。

中医辨证：阳虚伤血、热夹风痰证。

治疗原则：益气温阳，清热止血，息风化痰。

治疗方药：黄土汤、半夏泻心汤、大建中汤、橘皮汤与藜芦甘草汤合方。

灶心黄土 24g，生地黄 10g，白术 10g，制附子 10g，阿胶珠 10g，枯芩 10g，红参 10g，黄连 3g，生半夏 12g，干姜 12g，胶饴 24g，花椒 6g，陈皮 12g，藜芦 1.5g，生姜 10g，大枣 12 枚，炙甘草 10g。6 剂，以水 1000 ～ 1200mL，浸泡 30 分钟，大火烧开，小火煎煮 50 分钟，去滓取药液，每日分早中晚 3 次服。

二诊：脘腹疼痛减轻，仍有恶心呕吐，前方变陈皮为 30g，6 剂。

三诊：小腿抽筋未再发作，仍有泛酸、胃脘灼热，前方变黄连为 10g，6剂。

四诊：胃脘灼热明显减轻，仍有倦怠乏力，前方变红参为 12g，6 剂。

五诊：诸症状趋于缓解，以前方治疗 60 余剂，经复查胃及十二指肠溃疡痊愈，大便潜血阴性，又以前方治疗 20 余剂。随访 1 年，一切尚好。

用方体会：根据脘腹疼痛拒按、食凉加重辨为寒凝，胃脘灼热辨为寒凝生热，倦怠乏力、脉沉弱辨为虚，大便呈柏油状辨为阳不固血，小腿抽筋、苔腻辨为风痰，以此辨为阳虚伤血、热夹风痰证。选用黄土汤益气温阳，补血止血，清热凉血；半夏泻心汤平调寒热，行气降逆；大建中汤益气温阳，散寒止痛；橘皮汤行气降逆；藜芦甘草汤益气息风化痰。方药相互为用，以奏其效。

黄芪建中汤

【方歌】仲景黄芪建中汤，黄桂姜芍胶草枣，虚劳里急诸不足，温补气血效果好。

【组成】桂枝去皮，三两（9g） 甘草炙，二两（6g） 芍药六两（18g） 生姜切，三两（9g） 大枣擘，十二枚 胶饴一升（70mL） 黄芪一两半（4.5g）

【用法】上七味，以水七升，煮取三升，去滓。内饴，更上微火消解。温服一升，日三服。呕家，不可用建中汤，以甜故也。气短，胸满者，加生姜；

腹满者，去枣，加茯苓一两半；及疗肺虚损不足，补气加半夏三两。

【功用】补益正气，温通阳气，补血敛阴。

【主治】气虚伤阴血夹寒证。

【解读方药】黄芪建中汤有 7 味药，以桂枝甘草汤、芍药甘草汤、桂枝汤、桂枝加芍药汤、小建中汤为基础方。黄芪既是补气药又是固脱药；胶饴既是补气药又是补血化阴药；芍药既是补血药又是敛阴药；桂枝、生姜既是温阳药又是调理气机升降药；大枣、甘草既是益气药又是生津药，还是缓急药。从方中用药用量及调配关系可知黄芪建中汤是治疗气虚伤阴血夹寒证的重要基础用方，治疗各科常见病、多发病、疑难病属于气虚伤阴血夹寒证者，选用黄芪建中汤常常能取得预期治疗效果。

【案例导读】黄芪建中汤是治疗胃下垂的重要基础用方，同时还能治疗诸多病种，而这诸多病种的病变证机必须切合气虚伤阴血夹寒证，始可用之。

胃下垂是临床中比较常见的难治性疾病之一。胃下垂分为轻度胃下垂、中度胃下垂、重度胃下垂。胃下垂的主要症状有腹痛、腹胀、脘腹沉闷、恶心、呕吐、便秘、消瘦、倦怠乏力，以及心悸、晕厥、神经精神症状等；主要并发症有慢性胃炎、内脏下垂、抑郁症等。

黄芪建中汤的主要作用有：①补益正气；②温通阳气；③补血敛阴。黄芪建中汤治疗胃下垂的主要病变证机是：①气虚不固；②阴寒内生；③气血虚弱。黄芪建中汤是治疗胃下垂属于气虚伤阴血夹寒证的重要基础用方，欲取得最佳治疗效果必须重视经方合方。

【案例示范】胃下垂

詹某，女，59 岁。主诉：有多年胃下垂病史，经检查胃下垂 6cm，服用中西药但未能有效改善症状，近经病友介绍前来诊治。

刻诊：脘腹胀痛沉闷下坠，恶心，呕吐，心烦，情绪低落，急躁易怒，大便不畅，形体消瘦，倦怠乏力，怕冷，手足不温，下肢瘙痒，口苦口腻，舌质淡红，苔腻黄白夹杂，脉沉弱。

中医辨证：气血虚弱、气郁夹寒、湿热风痰证。

治疗原则：补益气血，行气温通，清热燥湿，息风化痰。

治疗方药：黄芪建中汤、小柴胡汤、半夏泻心汤、橘枳姜汤、四逆汤与藜芦甘草汤合方。

桂尖 10g，白芍 20g，胶饴 24g，黄芪 5g，柴胡 24g，枯芩 10g，红参 10g，

生半夏12g，黄连3g，陈皮50g，枳实10g，生附子5g，干姜10g，藜芦1.5g，生姜24g，大枣12枚，炙甘草10g。6剂，以水1000～1200mL，浸泡30分钟，大火烧开，小火煎煮40分钟左右，把火关上，将生附子加入药中，浸泡5分钟左右，再把火打开，大火烧开后再以小火煎煮10分钟，去滓取药液，每日分早中晚3次服。

二诊： 恶心、呕吐减轻，仍有怕冷、手足不温，前方变生附子为6g，6剂。

三诊： 怕冷、手足不温较前温和，仍有倦怠乏力，前方变黄芪、红参为各12g，6剂。

四诊： 脘腹胀痛沉闷下坠较前减轻，仍有口苦口腻，前方变黄连为6g，6剂。

五诊： 诸症状趋于缓解，以前方治疗100余剂，诸症状基本消除，经复查胃下垂3cm；又以前方治疗100余剂，诸症状消除，又经复查胃下垂基本痊愈。随访1年，一切尚好。

用方体会： 根据脘腹胀痛沉闷下坠、形体消瘦辨为气血虚，怕冷、手足不温辨为寒，情绪低落、急躁易怒辨为郁，心烦、口苦口腻辨为湿热，下肢瘙痒、苔腻辨为风痰，以此辨为气血虚弱、气郁夹寒、湿热风痰证。选用黄芪建中汤补益正气，温通阳气，补血敛阴；小柴胡汤平调寒热，益气行气；半夏泻心汤平调寒热，行气降逆；橘枳姜汤温通行气调气；四逆汤温阳散寒；藜芦甘草汤益气息风化痰。方药相互为用，以奏其效。

黄芪桂枝五物汤

【方歌】 黄芪桂枝五物汤，芍药大枣与生姜，气虚伤血夹寒证，益气补血能温阳。

【组成】 黄芪三两（9g）　芍药三两（9g）　桂枝三两（9g）　生姜六两（18g）　大枣十二枚

【用法】 上五味，以水六升，煮取二升。温服七合，日三服。

【功用】 益气生血，调补营卫，温通散寒。

【主治】 气虚伤血夹寒证。

【解读方药】 黄芪桂枝五物汤中有5味药。桂枝、生姜既是调理营卫药又是调理脏腑药，还是温通行散药；芍药既是补血药又是敛阴药，还是活血缓急药；黄芪、大枣既是调补营卫药又是调补脏腑气血药。从方中用药用量及调配关系可知黄芪桂枝五物汤是治疗气虚伤血夹寒证的重要基础用方，治疗各科常见病、多发病、疑难病属于气虚伤血夹寒证者，选用黄芪桂枝五物汤常常能取得预期治疗效果。

【案例导读】黄芪桂枝五物汤是治疗多发性末梢神经炎的重要基础用方，同时还能治疗诸多病种，而这诸多病种的病变证机必须切合气虚伤血夹寒证，始可用之。

多发性末梢神经炎是临床中比较难治的疾病之一，主要症状有肢体远端对称性感觉、运动和自主神经功能障碍，肌张力低下，肢端皮肤发凉，肌萎缩，肌肉颤抖，皮肤干燥、苍白、变冷、发绀，发热，关节痛；并发症主要有肢体瘫痪、关节挛缩等。

黄芪桂枝五物汤的主要作用有：①益气生血；②调补营卫；③温通散寒。黄芪桂枝五物汤治疗多发性末梢神经炎的主要病变证机是：①气血虚弱；②营卫不和；③风寒肆虐。黄芪桂枝五物汤是治疗多发性末梢神经炎属于气虚伤血夹寒证的重要基础用方，欲取得最佳治疗效果必须重视经方合方。

【案例示范】多发性末梢神经炎

牛某，女，55岁。主诉：有多年多发性末梢神经炎病史，近2年来症状加重，服用中西药但未能有效控制症状，经病友介绍前来诊治。

刻诊：手足麻木冰凉，四肢沉重无力，下肢肌肉萎缩，肌肉颤抖，皮肤苍白干燥，下肢关节疼痛，情绪低落，急躁易怒，面色不荣，倦怠乏力，口苦口干，口渴欲饮热水，舌质红夹瘀紫，苔白腻夹黄，脉沉弱涩。

中医辨证：气虚生寒、血虚生风、郁热痰瘀证。

治疗原则：益气散寒，补血息风，行气清热，化痰化瘀。

治疗方药：黄芪桂枝五物汤、当归四逆汤、四逆汤、小柴胡汤与藜芦甘草汤合方。

黄芪10g，白芍20g，桂尖20g，细辛10g，通草6g，当归10g，生附子5g，干姜5g，柴胡24g，枯苓10g，生半夏12g，红参10g，陈皮24g，藜芦1.5g，生姜20g，大枣12枚，炙甘草10g。6剂，以水1000～1200mL，浸泡30分钟，大火烧开，小火煎煮40分钟左右，把火关上，将生附子加入药中，浸泡5分钟左右，再把火打开，大火烧开后再以小火煎煮10分钟，去滓取药液，每日分早中晚3次服。

二诊：急躁易怒好转，仍有手足麻木冰凉，前方变生附子、干姜为各6g，藜芦为2g，6剂。

三诊：手足麻木冰凉较前减轻，仍有肌肉颤抖，前方变白芍为30g、藜芦为3g，6剂。

四诊：下肢关节疼痛减轻，仍有四肢无力，前方变红参为12g，6剂。

五诊：诸症状较前减轻，以前方治疗60余剂，诸症状基本消除；又以前方治疗40剂，诸症状消除。随访1年，一切尚好。

用方体会：根据手足冰凉、四肢无力辨为气虚生寒，皮肤苍白、肌肉颤抖辨为血虚生风，情绪低落、急躁易怒辨为气郁，舌质红夹瘀紫辨为瘀，四肢沉重、苔腻辨为痰湿，口苦口干、口渴欲饮热水辨为寒夹热，以此辨为气虚生寒、血虚生风、郁热痰瘀证。选用黄芪桂枝五物汤益气生血，调补营卫，温通散寒；当归四逆汤益气补血，温阳散寒，通脉活血；四逆汤温壮阳气；小柴胡汤平调寒热，益气调气；藜芦甘草汤益气息风化痰。方药相互为用，以奏其效。

黄芪芍桂苦酒汤

【方歌】黄芪芍桂苦酒汤，益气补血能固汗，郁热气虚不固证，汗出不固病可安。

【组成】黄芪五两（15g）　芍药三两（9g）　桂枝三两（9g）　苦酒一升（60mL）

【用法】上三味，以苦酒一升，水七升，相和，煮取三升，温服一升。当心烦，服至六七日乃解。若心烦不止者，以苦酒阻故也。

【功用】补益气血，调补营卫，温通清热。

【主治】寒热气血虚证。

【解读方药】黄芪芍桂苦酒汤中有4味药。桂枝既是温阳散寒药又是温通经脉药；芍药既是补血药又是敛阴药，还是清热益阴药；苦酒既是通利消肿又是滋阴生津药，还是活血化瘀药；黄芪既是补益营卫药又是补益脏腑药。从方中用药用量及调配关系可知黄芪芍桂苦酒汤是治疗寒热气血虚证的重要基础用方，治疗各科常见病、多发病、疑难病属于寒热气血虚证者，选用黄芪芍桂苦酒汤常常能取得预期治疗效果。

【案例导读】黄芪芍桂苦酒汤是治疗黄汗病的重要基础用方，同时还能治疗诸多病种，而这诸多病种的病变证机必须切合寒热气血虚证，始可用之。

黄汗病是临床中比较难治的病变之一，主要症状有汗出色黄、身疼重、皮肤肿胀、发热、汗出、口渴、汗液黏稠等。

黄芪芍桂苦酒汤的主要作用有：①补益气血；②调补营卫；③温通清热。黄芪芍桂苦酒汤治疗黄汗病的主要病变证机是：①气血虚弱；②营卫不和；③寒热浸淫。黄芪芍桂苦酒汤是治疗黄汗病属于寒热气血虚证的重要基础用方，欲取得最佳治疗效果必须重视经方合方。

【案例示范】黄汗病、臭汗症

邓某，女，44岁。主诉：有多年黄汗病、臭汗症病史，经多次检查未发现明显器质性病变，西医曾诊断为内分泌失常，中医诊断为黄汗病、臭汗症，服用中西药但未能有效控制症状，经病友介绍前来诊治。

刻诊： 颈部、腋下、阴部汗出色黄量多似水流状，汗液黏稠夹臭味，身体烦重，自觉皮肤肿胀麻木，时时发热，怕冷，手足不温，情绪低落，急躁易怒，面色不荣，倦怠乏力，口苦口腻，口渴欲饮热水，舌质淡红，苔白腻夹黄，脉沉弱。

中医辨证： 湿热夹寒、气血虚弱、郁夹风痰证。

治疗原则： 清热燥湿，温补气血，行气解郁，息风化痰。

治疗方药： 黄芪芍桂苦酒汤、小柴胡汤、半夏泻心汤、防己茯苓汤、附子半夏汤与藜芦甘草汤合方。

黄芪15g，白芍10g，桂尖10g，黄连3g，干姜5g，柴胡24g，枯芩10g，生半夏12g，红参12g，防己10g，茯苓20g，制附子10g，半夏12g，藜芦1.5g，生姜20g，大枣12枚，炙甘草10g。6剂，以水1000～1200mL、醋（苦酒）60mL，浸泡30分钟，大火烧开，小火煎煮50分钟，去滓取药液，每日分早中晚3次服。

二诊： 身体沉重减轻，仍有汗液黏稠夹臭味，前方变黄连、枯芩为各24g，6剂。

三诊： 黄汗较前减少、身体烦重明显减轻，仍有自觉皮肤肿胀，前方变茯苓为30g，6剂。

四诊： 怕冷、手足不温明显减轻，仍有黄汗，前方变白芍、黄连、枯芩为各30g，6剂。

五诊： 诸症状较前好转，以前方治疗50余剂，诸症状基本消除；又以前方治疗 40 剂，诸症状消除。随访 1 年，一切尚好。

用方体会： 根据颈部腋下阴部汗出色黄量多似水流状、口苦口腻辨为湿热，怕冷、手足温辨为寒，情绪低落、急躁易怒辨为气郁，皮肤肿胀辨为水气，面色不荣、倦怠乏力辨为气血虚，皮肤麻木、苔腻辨为风痰湿，以此辨为湿热夹寒、气血虚弱、郁夹风痰证。选用黄芪芍桂苦酒汤补益气血，调补营卫，温通清热；小柴胡汤平调寒热，益气调气；半夏泻心汤平调寒热，益气燥湿；防己茯苓汤益气通阳利水；附子半夏汤温阳燥湿；藜芦甘草汤益气息风化痰。方药相互为用，以奏其效。

猪苓汤

【方歌】 猪苓汤中用茯苓，泽泻阿胶与滑石，湿热水气夹血虚，各科杂病服之宜。

【组成】 猪苓去皮　茯苓　泽泻　阿胶　滑石碎，各一两（3g）

【用法】 上五味，以水四升，先煮四味，取二升，去滓。内阿胶烊消。温服七升。日三服。

【功用】 清热利湿，补血止血。

【主治】 湿热夹血虚证。

【解读方药】 猪苓汤有 5 味药。猪苓、泽泻、滑石既是利湿化湿药又是清热药；茯苓既是利湿药又是益气药，还是健脾药；阿胶既是补血药又是止血药，还是化阴药。从方中用药用量及调配关系可知猪苓汤是治疗湿热夹血虚证的重要基础用方，治疗各科常见病、多发病、疑难病属于湿热夹血虚证者，选用猪苓汤常常能取得预期治疗效果。

【案例导读】 猪苓汤是治疗肾淀粉样病变的重要基础用方，同时还能治疗诸多病种，而这诸多病种的病变证机必须切合湿热夹血虚证，始可用之。

肾淀粉样病变是临床中比较常见的难治性病变之一，临床中分为原发性肾淀粉样病变和继发性肾淀粉样病变。类风湿关节炎、强直性脊椎炎、炎症性肠病、结核、麻风、慢性肺化脓性感染、骨髓炎、截瘫、多发性骨髓瘤、霍奇金病、甲状腺髓样癌、内分泌疾病等是引起肾淀粉样病变的主要原因。其症状有的人以肾病综合征为主，有的人以慢性肾功能衰竭为主，常常伴有眼睑及颜面及全身水肿、小便呈泡沫状、血尿、腹痛、腰痛、腰困、腰酸、腰沉等；并发症主要有心脏传导阻滞、心肌病变、心脏扩大、房颤、房扑、室性心律失常、心力衰竭等。

猪苓汤的主要作用有：①清热利湿；②补血止血。猪苓汤治疗肾淀粉样病变的主要病变证机是：①热伤脉络；②湿热蕴结；③阴血虚弱。猪苓汤是治疗肾淀粉样病变属于湿热夹血虚证的重要基础用方，欲取得最佳治疗效果必须重视经方合方。

【案例示范】肾淀粉样病变、肾病综合征

朱某，男，57岁。主诉：有2年肾淀粉样病变病史，经检查尿蛋白（++++），尿隐血（+++），服用中西药但未能有效控制症状及病情发展，经病友介绍前来诊治。

刻诊：眼睑、颜面及全身水肿，小便灼热呈泡沫状，血尿，腹痛，腰痛，小便不利，头晕目眩（血压158/116 mmHg），头汗出，手足不温，心悸，心烦，盗汗，情绪低落，急躁易怒，倦怠乏力，肢体沉重，下肢瘙痒，大便溏泻，口苦口腻，舌质淡红，苔腻白黄夹杂，脉沉弱。

中医辨证：湿热水气、气虚生寒、郁夹风痰证。

治疗原则：清热利水，益气散寒，行气解郁，息风化痰。

治疗方药：猪苓汤、真武汤、防己黄芪汤、小柴胡汤与藜芦甘草汤合方。

猪苓10g，茯苓10g，泽泻10g，阿胶珠10g，滑石10g，制附子5g，白术10g，白芍10g，防己3g，黄芪4g，柴胡24g，枯芩10g，生半夏12g，红参10g，藜芦1.5g，生姜10g，大枣12枚，炙甘草10g。6剂，以水1000～1200mL，浸泡30分钟，大火烧开，小火煎煮50分钟，去滓取药液，每日分早中晚3次服。

二诊：大便溏泻减轻，仍有水肿、头晕目眩，前方变猪苓、茯苓、泽泻、滑石为各24g，变白芍为30g，6剂。

三诊：经复查尿蛋白（++），尿隐血（+），小便泡沫较前减少，仍有头汗出，前方变白芍为35g，6剂。

四诊：小便泡沫较前明显减少，仍有倦怠乏力，前方变黄芪为10g，6剂。

五诊：诸症状较前趋于缓解，以前方治疗100余剂，经复查尿蛋白阴性，隐血阴性，血压正常；又以前方治疗100余剂，诸症状消除，经复查尿蛋白阴性，隐血阴性，血压正常。随访1年，一切尚好。

用方体会：根据眼睑、颜面及全身水肿、心烦、盗汗辨为湿热水气伤阴，手足不温、心悸、脉沉弱辨为气血虚，情绪低落、急躁易怒辨为气郁，下肢瘙痒、苔腻辨为风痰湿，以此辨为湿热水气、气虚生寒、郁夹风痰证。选用猪苓汤清热利湿，补血止血；真武汤益气温阳，利水敛阴；防己黄芪汤益气通阳化湿；小柴胡汤平调寒热，益气调气；藜芦甘草汤益气息风化痰。方药相互为用，以奏其效。

猪苓散

【方歌】猪苓散白术茯苓，益气清热能化湿，脏腑营卫皆可治，寒热水气服之宜。

【组成】猪苓　茯苓　白术各等分

【用法】上三味，杵为散，饮服方寸匕，日三服。

注：既可用散剂又可用作汤剂，用汤剂可根据临床治病需要，可选择各10g，或各12g，或各20g。

【功用】清热利湿，温化燥湿，通利水气。

【主治】寒热水气证。

【解读方药】猪苓散有 3 味药。猪苓既是利湿化湿药又是清热利水药；茯苓既是健脾利湿药又是益气利水药；白术既是健脾燥湿药又是温阳益气药。从方中用药用量及调配关系可知猪苓散是治疗寒热水气证的重要基础用方，治疗各科常见病、多发病、疑难病属于寒热水气证者，选用猪苓散常常能取得预期治疗效果。

【案例导读】猪苓散是治疗肾积水的重要基础用方，同时还能治疗诸多病种，而这诸多病种的病变证机必须切合寒热水气证，始可用之。

肾积水是临床中比较常见的难治性病变之一，临床中分为急性肾积水和慢性肾积水。尿路结石、泌尿系肿瘤、生殖系肿瘤、肾盂输尿管狭窄、前列腺增生症、结直肠癌、子宫颈癌、卵巢癌、腹膜后纤维化、盆腔脓肿、肾结核是引起肾积水的主要原因。其主要症状有肾绞痛、恶心、呕吐、血尿、肾区压痛、排尿困难、腰痛、膀胱刺激等；并发症主要有急性肾盂肾炎、肾脓肿、肾衰竭等。

猪苓散的主要作用有：①清热利湿；②温化燥湿；③通利水气。猪苓散治疗肾积水的主要病变证机是：①湿热蕴结；②寒湿郁结；③水气肆虐。猪苓散是治疗肾积水属于寒热水气证的重要基础用方，欲取得最佳治疗效果必须重视经方合方。

【案例示范】肾积水、肾盂肾炎

许某，男，56岁。主诉：有多年肾积水、慢性肾盂肾炎病史，服用中西药但未能有效控制症状及病情发展，经病友介绍前来诊治。

刻诊：腰痛拒按，小便热痛，时有尿血，恶心，呕吐，夜间小便5~6次，小腿抽筋，时时发热（体温37.2℃左右），倦怠乏力，手足不温，自汗，口苦口腻，口渴欲饮热水，舌质淡红夹瘀紫，苔腻黄白夹杂，脉沉弱涩。

中医辨证：湿热夹瘀、气虚水气、寒夹风痰证。

治疗原则：清热利湿，益气化瘀，温阳利水，息风化痰。

治疗方药：猪苓散、茯苓戎盐汤、真武汤、蒲灰散、半夏泻心汤与甘草海藻汤合方。

猪苓12g，茯苓24g，白术12g，戎盐15g，制附子5g，白芍10g，滑石10g，蒲黄20g，黄连3g，枯芩10g，生半夏12g，红参10g，干姜10g，羊栖藻24g，藜芦1.5g，生姜10g，大枣12枚，炙甘草10g。6剂，以水1000～1200mL，浸泡30分钟，大火烧开，小火煎煮50分钟，去滓取药液，每日分早中晚3次服。

二诊：腰痛减轻，仍有尿不利热痛，前方变猪苓为24g、滑石为30g、黄连为10g，6剂。

三诊：小便较前通利，口苦口腻基本消除，仍有手足不温，前方变制附子为10g，6剂。

四诊：腰痛较前明显减轻，仍有恶心呕吐，前方变生半夏为15g，6剂。

五诊：诸症状较前明显减轻，以前方治疗80余剂，经复查肾积水明显减少；又以前方治疗100余剂，诸症状消除，经复查肾积水消除，肾盂肾炎痊愈。随访1年，一切尚好。

用方体会：根据小便热痛、口苦口腻辨为湿热，腰痛拒按、脉涩辨为瘀，夜间小便多、手足不温辨为寒，小腿抽筋、苔腻辨为风痰，倦怠乏力、脉沉弱辨为虚，以此辨为湿热夹瘀、气虚水气、寒夹风痰证。选用猪苓散清热利湿，温化燥湿，通利水气；茯苓戎盐汤益气软坚利水；真武汤温阳化瘀，益气利水；蒲灰散化瘀利水；半夏泻心汤平调寒热，益气降逆；藜芦甘草汤益气息风化痰。方药相互为用，以奏其效。

猪肤汤

【方歌】猪肤汤中蜜白粉，气阴两虚基础方，脏腑营卫诸般疾，经方合方效非常。

【组成】猪肤一斤（48g）　白蜜一升（60mL）　白粉五合（12g）

【用法】上一味，以水一斗，煮取五升，去滓。加白蜜一升，白粉五合，熬香，和令相得，温分六服。

【功用】滋阴化阴，益气清热。

【主治】气阴俱虚证。

【解读方药】猪肤汤有 3 味药。猪肤既是滋阴化阴药又是清热利咽药；白粉、白蜜既是益气药又是化阴药，白粉偏于益气，白蜜偏于滋阴。从方中用药用量及调配关系可知猪肤汤是治疗气阴俱虚证的重要基础用方，治疗各科常见病、多发病、疑难病属于气阴俱虚证者，选用猪肤汤常常能取得预期治疗效果。

【案例导读】猪肤汤是治疗扁桃体肥大的重要基础用方，同时还能治疗诸多病种，而这诸多病种的病变证机必须切合气阴俱虚证，始可用之。

扁桃体肥大是临床中比较难治的疾病之一，主要症状表现耳部症状以耳鸣、耳闷为主，鼻部症状以鼻塞为主，呼吸道感染症状以咳嗽吐痰、气喘、低热为主；并发症主要有鼻窦炎、中耳炎等。

猪肤汤的主要作用有：①滋阴化阴；②益气清热。猪肤汤治疗扁桃体肥大的主要病变证机是：①阴虚生热；②气虚不行。猪肤汤是治疗扁桃体肥大属于气阴俱虚证的重要基础用方，欲取得最佳治疗效果必须重视经方合方。

【案例示范】扁桃体肥大、鼻窦炎

马某，男，3 岁。其母代诉：有 1 年多扁桃体肥大、鼻窦炎病史，经检查扁桃体肥大Ⅲ度，服用中西药均未能有效控制症状，经病友介绍前来诊治。

刻诊：张口呼吸，鼻塞，流鼻涕，口唇面部干燥，扁桃体肥大色鲜红，咳嗽有痰声，咳之不出，气喘，时有发热，大便干结（1 次 /3 天），手足不温，倦怠乏力，舌红少苔，脉沉弱。

中医辨证：阴虚夹热、气虚寒痰证。

治疗原则：滋阴清热，益气化痰，温阳利咽。

治疗方药：猪肤汤、麦门冬汤、麻杏石甘汤与附子贝母汤合方。

猪肤 50g，白蜜 60mL，白粉 12g，麦冬 170g，生半夏 24g，红参 10g，粳米 10g，麻黄 12g，杏仁 10g，石膏 50g，制附子 10g，浙贝 12g，生姜 10g，大枣 12 枚，炙甘草 10g。6 剂，以水 1000 ~ 1200mL，浸泡 30 分钟，大火烧开，小火煎煮 50 分钟，去滓取药液，每日分早中晚 3 次服。

二诊：张口呼吸减轻，仍有鼻塞，前方变麻黄为 15g，6 剂。

三诊：咳嗽、气喘明显减少，仍有扁桃体肥大，前方变浙贝为 15g，6 剂。

四诊：大便略溏，仍有咳痰不出，前方变麦冬为 150g、杏仁为 15g，6 剂。

五诊：诸症状较前明显减轻，以前方治疗 50 余剂，经复查扁桃体肥大Ⅱ度；又以前方治疗 30 余剂，诸症状消除，经复查扁桃体肥大Ⅰ度。随访 1 年，一切尚好。

用方体会：根据张口呼吸、口唇面部干燥、舌红少苔辨为阴虚，咳嗽有痰声、流鼻涕辨为痰湿，倦怠乏力、脉虚弱辨为虚，手足不温辨为寒，以此辨为阴虚夹热、气虚寒痰证，选用猪肤汤滋阴化阴，益气清热；麦门冬汤滋阴清热，益气降逆；麻杏石甘汤温宣清热；附子贝母汤温阳散寒，清热利咽。方药相互为用，以奏其效。

猪胆汁方

【方歌】大猪胆汁醋调方，燥热伤阴基础方，清热润燥能敛阴，治病最好用合方。

【组成】猪胆一枚

【用法】又大猪胆一枚，泻汁，和少许法醋，以灌谷道内，如一食顷，当大便出宿食恶物，甚效。

【功用】清泻燥热，生津润燥。

【主治】燥热伤津证。

【解读方药】猪胆汁方有 2 味药。猪胆汁既是清泻燥热药又是益阴生津药，还是通利药；醋既是滋阴生津药又是通利消肿药，还是活血化瘀药。从方中用药用量及调配关系可知猪胆汁方是治疗燥热伤津证的重要基础用方，治疗各科常见病、多发病、疑难病属于燥热伤津证者，选用猪胆汁方常常能取得预期治疗效果。

【案例导读】猪胆汁方是治疗不完全性肠梗阻的重要基础用方，同时还能治疗诸多病种，而这诸多病种的病变证机必须切合燥热伤津证，始可用之。

不完全性肠梗阻是临床中比较难治疾病之一，临床中分为机械性肠梗阻、非机械性肠梗阻，主要症状有腹痛、腹胀、停止排便排气、恶心、呕吐、畏寒、发热等，并发症主要有水电解质紊乱、休克、呼吸功能紊乱、心脏功能紊乱等。

猪胆汁方的主要作用有：①清泻燥热；②生津润燥。猪胆汁方治疗不完全性肠梗阻的主要病变证机是：①燥热内生；②津不滋润。猪胆汁方是治疗不完全性肠梗阻属于燥热伤津证的重要基础用方，欲取得最佳治疗效果必须重视经方合方。

【案例示范】不完全性肠梗阻

詹某，男，38 岁。主诉：有多年不完全性肠梗阻病史，病情反复发作，服用中西药但未能有效控制症状，经病友介绍前来诊治。

刻诊：腹部胀满烦热疼痛，大便干结不通，肌肤粗糙，恶心，呕吐，身体怕冷，手心发热，脚心怕冷，小肠抽筋，倦怠乏力，口苦口腻，舌质淡红，苔黄腻夹白，脉沉弱。

中医辨证：热结伤津、虚寒风痰证。

治疗原则：泻热生津，益气温阳，息风化痰。

治疗方药：猪胆汁方、大承气汤、半夏泻心汤、附子半夏汤与藜芦甘草汤合方。

大黄 12g，白粉（大米粉）12g，芒硝 8g，厚朴 24g，枳实 5g，生半夏 24g，红参 10g，枯芩 10g，黄连 3g，干姜 10g，制附子 10g，藜芦 1.5g，生姜 10g，大枣 12 枚，炙甘草 10g。6 剂，以水 1000 ~ 1200mL，醋 30mL，浸泡 30 分钟，大火烧开，小火煎煮 50 分钟，去滓取药液，每日分早中晚 3 次服。猪胆汁 50mL 与药液合并服用。

二诊：腹痛腹胀明显减轻，大便基本通畅，仍有腹中烦热，前方变黄连为 10g，6 剂。

三诊：大便正常，仍有小肠抽筋，前方变藜芦为 3g，6 剂。

四诊：手足温和，仍有轻微恶心呕吐，前方变生半夏为 15g，6 剂。

五诊：诸症状趋于缓解，以前方治疗 30 余剂，诸症状基本消除；又以前方治疗 30 余剂，诸症状消除。随访 1 年，一切尚好。

用方体会： 根据腹部胀满烦热疼痛、大便干结不通、肌肤粗糙辨为热结伤津，身体怕冷辨为寒，手心发热、脚心怕冷辨为寒热夹杂，倦怠乏力、脉虚弱辨为虚，小肠抽筋、苔腻辨为风痰，以此辨为热结伤津、虚寒风痰证，选用猪胆汁方清泻燥热，生津润燥；大承气汤泻热行气温通；半夏泻心汤平调寒热，益气降逆；附子半夏汤温通阳降气逆；藜芦甘草汤益气息风化痰。方药相互为用，以奏其效。

猪膏发煎

【方歌】 猪膏发煎经典方，滋阴活血基础方，瘀血伤阴常用方，治病关键是合方。

【组成】 猪膏半斤（24g） 乱发如鸡子大，三枚（10g）

【用法】 上二味，和膏中煎之，发消药成。分再服。病从小便出。

【功用】 滋阴润燥，活血化瘀。

【主治】 阴虚瘀热证。

【解读方药】 猪膏发煎有2味药。猪膏既是清热药又是益阴生津药，还是通大便、利小便药；乱发既是活血化瘀药又是通利水道药。从方中用药用量及调配关系可知猪膏发煎是治疗阴虚瘀血证的重要基础用方，治疗各科常见病、多发病、疑难病属于阴虚瘀血证者，选用猪膏发煎常常能取得预期治疗效果。

【案例导读】 猪膏发煎是治疗阴道干涩的重要基础用方，同时还能治疗诸多病种，而这诸多病种的病变证机必须切合阴虚瘀热证，始可用之。

阴道干涩又称阴道干燥症，是临床中比较难治的疾病之一，临床中分为病理性阴道干涩和非病理性阴道干涩，症状有的人以干涩疼痛为主，有的人以干涩拘急为主，有的以干涩麻木为主，有的人以干涩困重为主，有的人以干涩灼热为主。

猪膏发煎的主要作用有：①滋阴润燥；②活血化瘀。猪膏发煎治疗阴道干涩的主要病变证机是：①阴津受损；②瘀阻脉络。猪膏发煎是治疗阴道干涩属于阴虚瘀血证的重要基础用方，欲取得最佳治疗效果必须重视经方合方。

【案例示范】 阴道干涩

郑某，女，35岁。主诉：有多年阴道干涩病史，内服外用中西药但未能有效控制症状，经病友介绍前来诊治。

刻诊：阴道干涩抽搐，性生活则干涩刺痛，盗汗，潮热，情绪低落，急躁易怒，倦怠乏力，口渴不欲饮水，舌质淡，苔白腻夹黄，脉沉弱涩。

中医辨证：阴虚夹瘀、郁夹风痰证。

治疗原则：滋阴化瘀，行气解郁，息风化痰。

治疗方药：猪膏发煎、百合地黄汤、小柴胡汤、附子花粉汤与藜芦甘草汤合方。

猪膏 24g，乱发 10g，百合 15g，生地黄 50g，柴胡 24g，生半夏 24g，红参 10g，枯芩 10g，制附子 10g，天花粉 12g，藜芦 1.5g，生姜 10g，大枣 12 枚，炙甘草 10g。6 剂，以水 1000 ~ 1200mL，浸泡 30 分钟，大火烧开，小火煎煮 50 分钟，去滓取药液，每日分早中晚 3 次服。

二诊：盗汗减少，仍有潮热，前方变天花粉为 24g，6 剂。

三诊：阴道干涩好转，仍有倦怠乏力，前方变红参为 12g，6 剂。

四诊：阴道干涩较前又有好转，仍有阴道抽搐，前方变藜芦为 3g，6 剂。

五诊：阴道干涩抽搐较前明显好转，以前方治疗 30 余剂，阴道干涩痊愈；又以前方治疗 30 余剂，性生活未再出现干涩刺痛。随访 1 年，一切尚好。

用方体会：根据性生活则干涩刺痛、盗汗、脉涩辨为阴虚夹瘀，情绪低落、急躁易怒辨为郁，口渴不欲饮水辨为寒热夹杂，倦怠乏力、脉虚弱辨为虚，阴道抽搐、苔腻辨为风痰，以此辨为阴虚夹瘀、郁夹风痰证，选用猪膏发煎滋阴润燥，活血化瘀；百合地黄汤清热益阴润燥；小柴胡汤平调寒热，益气行气；附子花粉汤温阳化瘀，清热益阴；藜芦甘草汤益气息风化痰。方药相互为用，以奏其效。

排脓汤

【方歌】排脓汤中桔梗姜，甘草大枣合成方，气虚夹杂寒热证，胃家痈脓病可康。

【组成】甘草二两（6g）　桔梗三两（9g）　生姜一两（3g）　大枣十枚

【用法】上四味，以水三升，煮取一升。温服五合。日再服。

【功用】清宣郁热，益气温通。

【主治】郁热夹寒气虚证。

【解读方药】排脓汤有 4 味药，由桔梗汤为基础方所组成。桔梗既是清热消痈药又是宣降化痰药，还是通利咽喉药；甘草既是清热药又是益气药，还是生津缓急药；生姜既是温阳散寒药又是宣利气机药；大枣既是益气药又是补血药。从方中用药用量及调配关系可知排脓汤是治疗郁热夹寒气虚证的重要基础用方，治疗各科常见病、多发病、疑难病属于郁热夹寒气虚证者，选用排脓汤常常能取得预期治疗效果。

【案例导读】排脓汤是治疗肺脓肿的重要基础用方，同时还能治疗诸多病种，而这诸多病种的病变证机必须切合郁热夹寒气虚证，始可用之。

肺脓肿是临床中比较难治的疾病之一，临床中分为原发性肺脓肿和继发性肺脓肿，又分为急进性肺脓肿和迁延性肺脓肿。其主要症状有高热、咳嗽、咳吐腥臭脓痰、咯血、倦怠乏力、消瘦、贫血，精神萎靡不振、不思饮食等；并发症主要有脓胸、支气管胸膜瘘、败血症等。

排脓汤的主要作用有：①清宣郁热；②益气温通。排脓汤治疗肺脓肿的主要病变证机是：①郁热内生；②损伤脉络；③正气虚弱。排脓汤是治疗肺脓肿属于郁热夹寒气虚证的重要基础用方，欲取得最佳治疗效果必须重视经方合方。

【案例示范】迁延性肺脓肿

徐某，男，38岁。主诉：在3年前因发热、怕冷、咳嗽、咯吐腥臭脓痰等症状，经住院诊断为肺脓肿，出院之后病情反复发作，服用中西药但未能有效控制症状，经病友介绍前来诊治。

刻诊：心胸烦热，身体发热，咳嗽，咳吐腥臭黄脓痰，时时咯血，倦怠乏力，面色不荣，时时怕冷，头晕目眩，不思饮食，口渴欲饮热水，舌质淡红，苔黄腻夹白，脉沉弱。

中医辨证：痰热夹寒、虚夹风痰证。

治疗原则：清宣肺热，益气散寒，息风化痰。

治疗方药：排脓汤、泽漆汤、麻杏石甘汤、附子贝母汤与藜芦甘草汤合方。

桔梗10g，泽漆40g，生半夏12g，紫参15g，白前15g，枯芩10g，红参10g，桂尖10g，麻黄12g，杏仁10g，石膏24g，制附子10g，浙贝12g，藜芦1.5g，生姜10g，大枣12枚，炙甘草10g。6剂，以水1000～1200mL，浸泡30分钟，大火烧开，小火煎煮50分钟，去滓取药液，每日分早中晚3次服。

二诊：咳嗽减轻，仍咳吐腥臭黄脓痰，前方变紫参、枯芩为各24g，变石膏为 50g、浙贝为 15g，6 剂。

三诊： 咳吐腥臭黄脓痰减少，仍有咳嗽，前方变桔梗、杏仁为各 15g，6 剂。

四诊： 未再出现咯血，仍有头晕目眩，前方变藜芦为 2g，6 剂。

五诊： 诸症状较前明显缓解，以前方治疗 50 余剂，诸症状消除；又以前方治疗 30 余剂，经复查迁延性肺脓肿痊愈。随访 1 年，一切尚好。

用方体会： 根据心胸烦热、咳吐腥臭黄脓痰辨为痰热，口渴欲饮热水、舌质淡红辨为寒热夹杂，口渴不欲饮水辨为寒热夹杂，倦怠乏力、脉虚弱辨为虚，头晕目眩、苔腻辨为风痰，以此辨为痰热夹寒、虚夹风痰证。选用排脓汤清宣郁热，益气温通；泽漆汤清泻肺热，益气降逆；麻杏石甘汤温宣清热，降逆化痰；附子贝母汤温阳清热化痰；藜芦甘草汤益气息风化痰。方药相互为用，以奏其效。

排脓散

【方歌】 排脓散中鸡子黄，桔梗芍药用枳实，清热行气能调血，胃热痈脓服之宜。

【组成】 枳实十六枚（16g）　芍药六分（18g）　桔梗二分（6g）　鸡子黄一枚

【用法】 上三味，杵为散，取鸡子黄一枚，以药散与鸡黄相等，揉和令相得，饮和服之，日一服。

【功用】 清宣郁热，行气化滞，滋补阴血。

【主治】 郁热气滞伤血证。

【解读方药】 排脓散有 4 味药。桔梗既是清热消痈药又是宣降化痰药，还是通利咽喉药；枳实既是清热药又是行气化滞药，还是益气长肌药；芍药既是清热药又是补血药，还是活血药；鸡子黄既是补血养血药又是滋阴化阴药。从方中用药用量及调配关系可知排脓散是治疗郁热气滞伤血证的重要基础用方，治疗各科常见病、多发病、疑难病属于郁热气滞伤血证者，选用排脓散常常能取得预期治疗效果。

【案例导读】 排脓散是治疗肝脓肿的重要基础用方，同时还能治疗诸多病种，而这诸多病种的病变证机必须切合郁热气滞伤血证，始可用之。

肝脓肿是临床中比较难治的疾病之一，临床中分为胆源性肝脓肿、细菌性肝脓肿、阿米巴性肝脓肿，主要症状有高热、寒战、肝区疼痛、恶心、呕吐、不思饮食、倦怠乏力、头痛、肌肉酸痛、胸痛及右侧肩牵拉痛、水肿、身体发黄等，并发症主要有弥漫性腹膜炎、肝大、化脓性心包炎、脓毒血症等。

排脓散的主要作用有：①清宣郁热；②行气化滞；③滋补阴血。排脓散治疗肝脓肿的主要病变证机是：①郁热内生；②损伤脉络；③气机郁滞；④阴血受损。排脓散是治疗肝脓肿属于郁热气滞伤血证的重要基础用方，欲取得最佳治疗效果必须重视经方合方。

【案例示范】迁延性肝脓肿

郑某，女，39 岁。主诉：在 2 年前因高热、寒战、肝区疼痛拒按等症状，经住院诊断为细菌性肝脓肿，出院之后病情反复发作，服用中西药但未能有效控制症状，经病友介绍前来诊治。

刻诊：身体发热，胁肋疼痛及右肩牵引拉痛，恶心，呕吐，不思饮食，面色不荣，倦怠乏力，时时怕冷，头痛，肌肉酸痛，身体及目发黄，皮肤瘙痒，大便干结，情绪低落，不欲言语，手足不温，口渴欲饮热水，舌质红，苔黄腻夹白，脉沉弱。

中医辨证：湿热虚郁、寒夹风痰证。

治疗原则：清热利湿，补益气血，行气温阳，息风化痰。

治疗方药：排脓散、茵陈蒿汤、栀子柏皮汤、小柴胡汤、附子花粉汤、甘草海藻汤与藜芦甘草汤合方。

枳实 20g，白芍 20g，桔梗 6g，茵陈 20g，栀子 32g，大黄 6g，黄柏 6g，柴胡 24g，生半夏 12g，红参 10g，枯芩 10g，制附子 10g，天花粉 12g，羊栖藻 24g，生姜 10g，大枣 12 枚，炙甘草 10g。6 剂，以水 1000 ~ 1200mL，浸泡 30 分钟，大火烧开，小火煎煮 50 分钟，去滓取药液，每日分早中晚 3 次服。鸡子黄 1 枚搅碎与药液合并服用。

二诊：身体发热减轻，仍有身体及目发黄，前方变茵陈为 30g，6 剂。

三诊：恶心呕吐好转，仍有胁肋疼痛，前方变白芍为 30g，6 剂。

四诊：大便通畅，身体发热基本消除，仍有倦怠乏力，前方变红参为 12g，6 剂。

五诊：诸症状较前明显好转，以前方治疗 60 余剂，诸症状消除；又以前方治疗 40 余剂，经复查迁延性肝脓肿痊愈。随访 1 年，一切尚好。

用方体会：根据身体发热、身体及目发黄、舌质红辨为湿热，面色不荣、倦怠乏力、脉虚弱辨为气血虚，情绪低落，不欲言语辨为郁，手足不温、渴欲饮热水辨为寒热夹杂，皮肤瘙痒、苔腻辨为风痰，以此辨为湿热虚郁、寒夹风痰证。选用排脓散清宣郁热，行气化滞，滋补阴血；茵陈蒿汤清泻湿热；栀子柏皮汤清热燥湿；小柴胡汤平调寒热，行气益气；附子花粉汤温阳清热益阴；甘草海藻汤益气软坚散结；藜芦甘草汤益气息风化痰。方药相互为用，以奏其效。

旋覆花汤

【方歌】旋覆花汤新绛葱，通阳行血能降气，气血不利可调理，经脉郁瘀服之宜。

【组成】旋覆花三两（9g）　葱十四茎　新绛少许（6g）（编者注：按陶弘景释新绛为茜草）

【用法】上三味，以水三升，煮取一升。顿服之。

【功用】宣通阳气，活血通络，行气降逆。

【主治】寒郁脉络夹热证。

【解读方药】旋覆花汤有3味药。旋覆花既是行气降逆药又是益气药，还是温通化痰药；葱白既是温阳散寒药又是宣通阳气药；新绛即茜草，既是活血药又是凉血药，还是止血药。从方中用药用量及调配关系可知旋覆花汤是治疗寒郁脉络夹热证的重要基础用方，治疗各科常见病、多发病、疑难病属于寒郁脉络夹热证者，选用旋覆花汤常常能取得预期治疗效果。

【案例导读】旋覆花汤是治疗肝囊肿的重要基础用方，同时还能治疗诸多病种，而这诸多病种的病变证机必须切合寒郁脉络夹热证，始可用之。

肝囊肿是临床中比较难治的疾病之一，临床中分为寄生虫性肝囊肿和非寄生虫性肝囊肿，主要症状有右上腹隐痛、餐后饱胀、恶心、呕吐等，并发症主要有急腹症、门静脉高压、黄疸等。

旋覆花汤的主要作用有：①宣通阳气；②活血通络；③行气降逆。旋覆花汤治疗肝囊肿的主要病变证机是：①阳郁不通；②脉络瘀滞；③浊气壅滞。旋覆花汤是治疗肝囊肿属于寒郁脉络夹热证的重要基础用方，欲取得最佳治疗效果必须重视经方合方。

412

王付 经方新思维——经方合方、"十八反"临证精要

【案例示范】肝囊肿、肾囊肿

夏某，女，69岁。主诉：有多年肝囊肿、肾囊肿病史，近1年来经复查肝囊肿2.4cm×1.9cm，肾囊肿1.8cm×1.6cm，服用中西药但未能有效控制症状及囊肿增大，经病友介绍前来诊治。

刻诊：胁肋脘腹时时胀痛，时时刺痛，餐后饱胀，恶心，呕吐，不思饮食，腰酸，腰困，腰痛，下肢沉重，小腿肌肉抽筋，情绪低落，急躁易怒，大便干结，倦怠乏力，手足不温，口苦咽干，舌质红夹瘀紫，苔腻白黄夹杂，脉沉弱涩。

中医辨证：郁瘀夹热、虚寒风痰证。

治疗原则：行气化瘀，清热益气，温通散寒，息风化痰。

治疗方药：旋覆花汤、抵当汤、小柴胡汤、蒲灰散与参藜夏附藻草汤合方。

旋覆花10g，葱十四茎，茜草6g，水蛭5g，虻虫5g，桃仁5g，大黄6g，柴胡24g，生半夏12g，红参10g，枯芩10g，滑石10g，蒲黄20g，制附子10g，羊栖藻24g，生姜10g，大枣12枚，炙甘草10g。6剂，以水1000～1200mL，浸泡30分钟，大火烧开，小火煎煮50分钟，去滓取药液，每日分早中晚3次服。

二诊：胁肋脘腹胀痛减轻，仍有恶心、呕吐，前方变生半夏为15g，6剂。

三诊：腰酸、腰困减轻，仍有大便干结，前方变大黄为10g，6剂。

四诊：大便通畅，仍有口苦，前方变枯芩为24g，6剂。

五诊：诸症状较前好转，以前方治疗120余剂，诸症状消除，经复查肝囊肿1.3cm×0.7cm，肾囊肿1.1cm×0.7cm；又以前方治疗150余剂，经复查肝囊肿、肾囊肿痊愈。随访1年，一切尚好。

用方体会：根据胁肋脘腹时时胀痛、时时刺痛辨为郁瘀夹杂，倦怠乏力、脉虚弱辨为虚，情绪低落、急躁易怒辨为郁，舌质夹瘀紫、脉涩辨为瘀，手足不温、舌质红辨为寒热夹杂，小腿肌肉抽搐、苔腻辨为风痰，以此辨为郁瘀夹热、虚寒风痰证。选用旋覆花汤宣通阳气，活血通络，行气降逆；抵当汤破血逐瘀泻热；小柴胡汤平调寒热，行气益气；蒲灰散清热活血利水；参藜夏附藻草汤益气软坚，活血通阳，息风化痰。方药相互为用，以奏其效。

旋覆代赭汤

【方歌】旋覆代赭用人参，半夏大枣姜甘草，温通益气能降逆，脾胃肝肺效果好。

【组成】旋覆花三两（9g） 代赭石一两（3g） 人参二两（6g） 生姜五两（15g） 甘草炙，三两（9g） 半夏洗，半升（12g） 大枣擘，十二枚

【用法】上七味，以水一斗，煮取六升，去滓。再煎取三升。温服一升，日三服。

【功用】降逆化痰，补益正气，平调寒热。

【主治】寒热虚痰气逆证。

【解读方药】旋覆代赭汤有7味药，由生姜半夏汤为基础方所组成。旋覆花既是行气降逆药又是益气药，还是温通化痰药；代赭石既是清热降泻药又是凉血止血药；半夏既是醒脾升清药又是和胃降逆药，还是辛开苦降调理气机药；生姜既是温阳散寒药又是调理气机药；人参、大枣、甘草既是益气药又是生津药，人参还是补气第一要药。从方中用药用量及调配关系可知旋覆代赭汤是治疗寒热虚痰气逆证的重要基础用方，治疗各科常见病、多发病、疑难病属于寒热虚痰气逆证者，选用旋覆代赭汤常常能取得预期治疗效果。

【案例导读】旋覆代赭汤是治疗慢性红斑性胃炎的重要基础用方，同时还能治疗诸多病种，而这诸多病种的病变证机必须切合寒热虚痰气逆证，始可用之。

慢性红斑性胃炎是临床中比较难治的疾病之一，主要症状有胃胀、胃满、胃痛、胃酸、嗳气、叹息、恶心、呕吐、不思饮食等。

旋覆代赭汤的主要作用有：①降逆化痰；②补益正气；③平调寒热。旋覆代赭汤治疗慢性红斑性胃炎的主要病变证机是：①寒郁夹热；②痰浊气逆；③正气虚弱。旋覆代赭汤是治疗慢性红斑性胃炎属于寒热虚痰气逆证的重要基础用方，欲取得最佳治疗效果必须重视经方合方。

【案例示范】慢性红斑性胃炎、反流性食管炎

毛某，女，67岁。主诉：有多年慢性红斑性胃炎、反流性食管炎病史，3年来症状加重，服用中西药但未能有效控制症状，经病友介绍前来诊治。

刻诊：胃脘胀满，胃中气体上冲至咽不得出，咽中憋胀，胃痛，泛酸，嗳气，叹息，恶心，呕吐，不思饮食，情绪低落，倦怠乏力，手足不温，下肢瘙

痒，口苦口腻，舌质淡红，苔腻黄白夹杂，脉沉弱。

中医辨证：寒热气逆、虚郁风痰证。

治疗原则：温通阳气，清热降逆，行气解郁，息风化痰。

治疗方药：旋覆代赭汤、半夏泻心汤、小柴胡汤、橘皮竹茹汤、附子贝母汤与藜芦甘草汤合方。

旋覆花 10g，代赭石 3g，红参 10g，生半夏 12g，黄连 3g，干姜 10g，柴胡 24g，枯芩 10g，橘皮 50g，竹茹 50g，制附子 10g，浙贝 12g，藜芦 1.5g，生姜 15g，大枣 12 枚，炙甘草 10g。6 剂，以水 1000 ~ 1200mL，浸泡 30 分钟，大火烧开，小火煎煮 50 分钟，去滓取药液，每日分早中晚 3 次服。

二诊：胃中气体上冲至咽不得出、咽中憋胀明显减轻，仍有胃中泛酸，前方变黄连为 10g，6 剂。

三诊：嗳气、叹息基本消除，仍有口苦口腻，前方变黄连、枯芩为各 15g，6 剂。

四诊：胃痛未再发作，仍有下肢瘙痒，前方变藜芦为 3g，6 剂。

五诊：诸症状较前明显好转，以前方治疗 50 余剂，诸症状消除；又以前方治疗 20 余剂，经复查慢性浅表性胃炎、反流性食管炎基本痊愈。随访 1 年，一切尚好。

用方体会：根据胃脘胀满、手足不温辨为寒，倦怠乏力、脉虚弱辨为虚，情绪低落辨为郁，口苦口腻辨为湿热，胃中气体上冲至咽不得出辨为浊气上逆，下肢瘙痒、苔腻辨为风痰，以此辨为寒热气逆、虚郁风痰证。选用旋覆代赭汤降逆化痰，补益正气，平调寒热；半夏泻心汤平调寒热，益气降逆；小柴胡汤平调寒热，行气益气；橘皮竹茹汤益气行气降气；附子贝母汤温阳清热利咽；藜芦甘草汤益气息风化痰。方药相互为用，以奏其效。

蛇床子散

【方歌】蛇床子散经典方，寒湿瘙痒常用方，内服外用变通方，治病核心是合方。

【组成】蛇床子仁 24g　白粉少许 3g

【用法】上一味，末之，以白粉少许，和令相得，如枣大，棉裹内之，自然温。

注：根据治病需要，既作为外用散剂，又可作为内服散剂和汤剂，蛇床子可用 24g 或 30g，米粉可用 3 克或 5g。

【功用】燥湿化湿，消疮止痒，通利关节，定痫止痛，益气化阴。

【主治】湿浊浸淫证。

【解读方药】蛇床子散有 2 味药。《神农本草经》认为，蛇床子"味苦平，主妇人阴中肿痛，男子阴痿，湿痒，除痹气，利关节，癫痫恶疮。久服轻身"。蛇床子既是燥湿化湿药又是消疮止痒药，还是通利关节、定痫止痛药；白粉即米粉，既是益气药又是化阴药。从方中用药用量及调配关系可知蛇床子散是治疗湿浊浸淫证的重要基础用方，治疗各科常见病、多发病、疑难病属于湿浊浸淫证者，选用蛇床子散常常能取得预期治疗效果。

【案例导读】蛇床子散是治疗外阴瘙痒的重要基础用方，同时还能治疗诸多病种，而这诸多病种的病变证机必须切合湿浊浸淫证，始可用之。

外阴瘙痒是临床中比较难治的疾病之一，临床分为局部病变，如前阴及阴道等病变引起的瘙痒（如阴道炎等）、非前阴及阴道等病变引起的外阴瘙痒（如糖尿病等），主要症状有白带增多、外阴皮肤色素脱失、点状出血、外阴灼热感、疼痛，以及尿频、尿急、尿痛、尿异味等，并发症主要有继发性毛囊炎。

蛇床子散的主要作用有：①燥湿化湿；②消疮止痒；③通利关节；④定痫止痛；⑤益气化阴。蛇床子散治疗外阴瘙痒的主要病变证机是：①湿浊浸淫；②气阴受损。蛇床子散是治疗外阴瘙痒属于湿浊浸淫证的重要基础用方，欲取得最佳治疗效果必须重视经方合方。

【案例示范】外阴瘙痒、念珠菌阴道炎

马某，女，45 岁。主诉：有多年外阴瘙痒病史，3 年前经检查又诊断为念珠菌阴道炎，内服外用中西药但未能有效控制症状，经病友介绍前来诊治。

刻诊：外阴皮肤色素脱失怕凉瘙痒，坐卧不宁，白带呈白色豆渣样，有臭味，外阴肿胀时时烧灼感，尿急，尿痛，性交痛，情绪低落，倦怠乏力，手足不温，口苦咽干，舌质淡红，苔腻白黄夹杂，脉沉弱。

中医辨证：寒湿夹热、虚郁风痰证。

治疗原则：温化寒湿，益气清热，行气解郁，息风化痰。

治疗方药：蛇床子散、四逆汤、薏苡附子败酱散、黄连粉方、苦参汤、狼牙汤、小柴胡汤与藜芦甘草汤合方。

蛇床子 24g，白粉（粳米粉）12g，生附子 5g，干姜 5g，薏苡仁 30g，败酱草 15g，制附子 6g，藜芦 1.5g，红参 10g，生半夏 12g，黄连 24g，柴胡 24g，苦参 20g，枯芩 10g，狼牙 24g，生姜 15g，大枣 12 枚，炙甘草 10g。6 剂，以水 1000 ~ 1200mL，浸泡 30 分钟，大火烧开，小火煎煮 40 分钟左右，把火关上，将生附子加入药中，浸泡 5 分钟左右，再把火打开，大火烧开后再以小火煎煮 10 分钟，去滓取药液，每日分早中晚 3 次服。

二诊：外阴瘙痒减轻，仍有阴部怕冷，前方变干姜为 10g，6 剂。

三诊：外阴肿胀时时灼热感减轻，仍有瘙痒，前方变藜芦为 3g，6 剂。

四诊：尿急尿痛基本消除，仍有倦怠乏力，前方变红参为 12g，6 剂。

五诊：诸症状较前明显好转，以前方治疗 30 余剂，诸症状消除；为了巩固疗效，又以前方治疗 50 余剂，经复查念珠菌阴道炎痊愈，外阴瘙痒消除。随访 1 年，一切尚好。

用方体会：根据外阴皮肤色素脱失怕凉瘙痒、白带呈白色豆渣样有臭味辨为寒湿，外阴肿胀时时烧灼感辨为寒夹湿热，情绪低落辨为郁，倦怠乏力辨为虚，外阴瘙痒、苔腻辨为风痰，以此辨为寒湿夹热、虚郁风痰证。选用蛇床子散燥湿化湿，消疮止痒，通利关节，定痛止痛，益气化阴；四逆汤温阳散寒化湿；薏苡附子败酱散温化寒湿清热；黄连粉方、苦参汤、狼牙汤清热燥湿；小柴胡汤平调寒热，益气行气；藜芦甘草汤益气息风化痰。方药相互为用，以奏其效。

麻黄汤

【方歌】麻黄汤中用桂枝，杏仁甘草四般施，寒郁夹湿诸般证，各科杂病因人宜。

【组成】麻黄去节，三两（9g）　桂枝二两（6g）　杏仁去皮尖，七十个（12g）　甘草炙，一两（3g）

【用法】上四味，以水九升，先煮麻黄减二升，去上沫，内诸药，煮取二升半，去滓。温服八合，覆取微似汗，不需啜粥，余如桂枝法将息。

【功用】宣通血脉，降泄浊逆，温经散寒，补益中气。

【主治】寒郁夹湿证；太阳伤寒证。

【解读方药】麻黄汤由甘草麻黄汤、桂枝甘草汤、杏子汤、甘草汤四个基础方所组成,这四个基础方都不是解表方。麻黄汤中的麻黄、桂枝既是辛温解表药,又是温里散寒药,麻黄、桂枝既是辨治太阳病的重要用药,又是辨治脏腑病变的重要用药;杏仁、甘草既是降逆益气的重要用药,又是化湿生津的重要基本用药。麻黄汤既是辨治太阳伤寒证的重要基础用方,又是辨治脏腑寒郁夹湿证的重要基础用方。又根据麻黄汤中用4味药,解表药2味,治里药有4味,进一步得知麻黄汤治疗里证比较多,所以对应用麻黄汤必须要有足够的认识。在临床中运用麻黄汤辨治常见病、多发病、疑难病及疫病常常能取得预期治疗效果。

【案例导读】麻黄汤是治疗血管性头痛的重要基础用方,同时还能治疗诸多病种,而这诸多病种的病变证机必须切合寒郁夹湿证,始可用之。

血管性头痛是临床中比较常见的难治疾病之一,血管性头痛分为原发性血管性头痛和继发性血管性头痛。临床中把头部血管舒缩功能障碍引起的头痛称为原发性血管性头痛,把脑血管疾病引起的头痛称为继发性疼痛。血管性疼痛的主要表现有隐隐作痛、刀割样疼痛、针刺样疼痛、拘急样疼痛等,有的人伴有抑郁、急躁等症状。

麻黄汤的主要作用有:①宣通血脉;②降泄浊逆;③温经散寒;④补益中气。麻黄汤治疗血管性头痛的主要病变证机是:①血脉郁滞;②寒凝不通;③浊气上逆;④正气虚弱。麻黄汤是治疗血管性头痛属于寒郁夹湿证的重要基础用方,欲取得最佳治疗效果必须重视经方合方。

【案例示范】血管神经性头痛、颈椎病眩晕

马某,女,48岁。主诉:有多年血管神经性头痛病史,3年前经检查又诊断为颈椎病眩晕,服用中西药但未能有效控制症状,经病友介绍前来诊治。

刻诊:头痛如针刺怕冷,受凉加重,头晕目眩,天旋地转,恶心,呕吐,急躁易怒,情绪低落,倦怠乏力,手心烦热,盗汗,口苦咽干,舌质淡红夹瘀紫,苔白腻夹黄,脉沉弱涩。

中医辨证:寒瘀夹热、气虚伤阴、郁夹风痰证。

治疗原则:宣通化瘀,益气和阴,行气解郁,息风化痰。

治疗方药:麻黄汤、四逆汤、小柴胡汤、附子花粉汤与藜芦芍药汤合方。

麻黄12g,桂尖6g,杏仁15g,生附子5g,干姜5g,红参10g,生半夏12g,柴胡24g,枯芩10g,天花粉12g,制附子10g,藜芦1.5g,白芍24g,生姜10g,大枣12枚,炙甘草10g。6剂,以水1000~1200mL,浸泡30分钟,

大火烧开，小火煎煮 40 分钟左右，把火关上，将生附子加入药中，浸泡 5 分钟左右，再把火打开，大火烧开后再以小火煎煮 10 分钟，去滓取药液，每日分早中晚 3 次服。

二诊： 头痛减轻，仍有头晕目眩，前方变桂尖为 12g、天花粉为 30g，6 剂。

三诊： 怕冷好转，仍有盗汗，前方变白芍为 30g，6 剂。

四诊： 头痛、头晕目眩较前又有明显减轻，仍有恶心、呕吐，前方变生半夏为 15g，6 剂。

五诊： 诸症状较前趋于好转，以前方治疗 50 余剂，诸症状基本消除；为了巩固疗效，又以前方治疗 60 余剂，诸症状消除。随访 1 年，一切尚好。

用方体会： 根据头痛如针刺、受凉加重辨为寒瘀，手心烦热、盗汗、口苦咽干辨为热伤阴，情绪低落辨为郁，倦怠乏力辨为虚，天旋地转、苔腻辨为风痰，以此辨为寒瘀夹热、气虚伤阴、郁夹风痰证。选用麻黄汤宣通血脉，降泄浊逆，温经散寒，补益中气；四逆汤温阳化瘀，散寒通脉；小柴胡汤平调寒热，益气行气；附子花粉汤温阳化瘀，益阴清热；藜芦芍药汤益气补血，息风化痰。方药相互为用，以奏其效。

麻黄加术汤

【方歌】 仲景麻黄加术汤，宣通散寒能燥湿，脏腑筋骨营卫病，寒湿夹虚服之宜。

【组成】 麻黄去节，三两（9g） 桂枝去皮，二两（6g） 甘草炙，一两（3g） 杏仁去皮尖，七十个（12g） 白术四两（12g）

【用法】 上五味，以水九升，先煮麻黄，减二升，去上沫，内诸药，煮取二升半，去滓。温服八合，覆取微似汗。

【功用】 宣通散寒，降泄燥湿，补益正气。

【主治】 寒湿夹虚证；太阳寒湿表实证。

【解读方药】 麻黄加术汤有 5 味药，由甘草麻黄汤、桂枝甘草汤、杏子汤、麻黄汤为基础方所组成。麻黄、桂枝既是宣通阳气药又是通经散寒药，还是温化水湿药；白术既是益气药又是燥湿药，还是健脾药；杏仁既是降泄痰湿药又是润燥药；甘草既是益气药又是生津药，还是缓急止痛药。从方中用药用量及调配关系可知麻黄加术汤是治疗寒湿夹虚证的重要基础用方，治疗各科常见病、多发病、疑难病属于寒湿夹虚证者，选用麻黄加术汤常常能取得预期治疗效果。

【案例导读】麻黄加术汤是治疗神经肌肉接头病的重要基础用方，同时还能治疗诸多病种，而这诸多病种的病变证机必须切合寒湿夹虚证，始可用之。

神经肌肉接头病是临床中非常难治的疾病之一，主要症状有肌肉萎缩、肌肉无力、肌肉疼痛、肌肉强直、肌肉不自主运动等，主要并发症有呼吸困难、呼吸衰竭、心力衰竭等。

麻黄加术汤的主要作用有：①宣通散寒；②降泄燥湿；③补益正气。麻黄加术汤治疗神经肌肉接头病的主要病变证机是：①寒湿阻滞；②经脉不利；③正气虚弱。麻黄加术汤是治疗神经肌肉接头病属于寒湿夹虚证的重要基础用方，欲取得最佳治疗效果必须重视经方合方。

【案例示范】神经肌肉接头病

马某，女，47岁。主诉：有多年神经肌肉接头病病史，近1年来病情呈进行性加重，服用中西药但未能有效控制病情发展，经病友介绍前来诊治。

刻诊：肌肉萎缩，肌肉无力，肌肉酸困沉重疼痛，肌肉僵硬强直，肌肉不自主蠕动，头痛，关节不舒服，情绪低落，怕冷，手足不温，面色不荣，倦怠乏力，口渴欲饮热水，舌质暗红夹瘀紫，苔白腻夹黄，脉沉弱涩。

中医辨证：寒湿夹虚、风痰瘀热证。

治疗原则：温阳化湿，补益气血，清热化瘀，息风化痰。

治疗方药：麻黄加术汤、桂枝芍药知母汤、小柴胡汤、乌头花粉汤与藜芦甘草汤合方。

麻黄10g，桂枝12g，杏仁15g，白术15g，白芍10g，知母12g，防风12g，制附子10g，制川乌10g，天花粉24g，柴胡24g，生半夏24g，枯芩10g，红参10g，藜芦1.5g，生姜10g，大枣12枚，炙甘草10g。6剂，以水1000～1200mL，浸泡30分钟，大火烧开，小火煎煮50分钟，去滓取药液，每日分早中晚3次服。

二诊：关节不舒服较前减轻，仍有肌肉无力，前方变红参为12g，6剂。

三诊：怕冷、手足不温较前减轻，仍有肌肉酸困沉重疼痛，前方变白术为24g、白芍为30g，6剂。

四诊：怕冷、手足不温较前又有减轻，仍有肌肉无力，前方变红参为15g，

6剂。

五诊：倦怠乏力较前好转，以前方治疗120余剂，肌肉萎缩未再加重；后又以前方治疗120余剂，肌肉僵硬强直较前减轻，自觉身体较前活动有力，肌肉萎缩较前恢复；仍以前方继续巩固治疗。随访1年半，病情基本稳定，患者及家属对治疗满意，仍在继续治疗之中。

用方体会：根据肌肉萎缩、怕冷辨为寒，肌肉酸困沉重辨为湿，面色不荣、倦怠乏力辨为虚，舌质暗红夹瘀紫、脉涩辨为瘀，口渴欲饮热水，苔白腻夹黄辨为寒夹热，肌肉不自主蠕动、苔腻辨为风痰，以此辨为寒湿夹虚、风痰瘀热证。选用麻黄加术汤宣通散寒，降泄燥湿，补益正气；桂枝芍药知母汤温通阳气，宣散寒瘀，清解郁热；小柴胡汤平调寒热，益气行气；乌头花粉汤温通化瘀降逆；藜芦甘草汤益气息风化痰。方药相互为用，以奏其效。

麻黄连轺赤小豆汤

【方歌】麻黄连翘小豆汤，杏仁大枣生梓姜，甘草潦水同煎服，寒热并用效非常。

【组成】麻黄去节，二两（6g）　连翘二两（6g）　杏仁去皮尖，四十个（7g）　赤小豆一升（24g）　大枣擘，十二枚　生梓白皮切，一升（24g）　生姜切，二两（6g）　甘草炙，二两（6g）

【用法】上八味，以潦水一斗，先煮麻黄，再沸，去上沫，内煮药，煮取三升，去滓。分温三服，半日服尽。

【功用】宣通散寒，清热化湿，补益正气。

【主治】寒郁湿热夹虚证。

【解读方药】麻黄连轺赤小豆汤有8味药，由甘草麻黄汤、甘草汤、杏子汤为基础方所组成。麻黄、生姜既是宣通阳气药又是通经散寒药，还是温化水湿药；连轺、生梓白皮既是清热药又是消肿药，连轺偏于散结；赤小豆既是利水化湿药又是消痈排脓药；杏仁既是降泄痰湿药又是润燥药；大枣、甘草既是益气药又是生津药，还是缓急药。从方中用药用量及调配关系可知麻黄连轺赤小豆汤是治疗寒郁湿热夹虚证的重要基础用方，治疗各科常见病、多发病、疑难病属于寒郁湿热夹虚证者，选用麻黄连轺赤小豆汤常常能取得预期治疗效果。

【案例导读】麻黄连轺赤小豆汤是治疗黄疸的重要基础用方,同时还能治疗诸多病种,而这诸多病种的病变证机必须切合寒郁湿热夹虚证,始可用之。

黄疸是临床中比较难治症状之一,临床分为溶血性黄疸、肝细胞性黄疸、胆汁淤积性黄疸、先天性非溶血性黄疸。肝胆胰病变、溶血性贫血是引起黄疸的主要原因。溶血性黄疸的主要症状有身目黄,发热,寒战,头痛,呕吐,腰痛,贫血,血红蛋白尿;肝细胞性黄疸的主要症状有身目黄,轻度皮肤瘙痒,不思饮食,倦怠乏力;胆汁淤积性黄疸的主要症状有身目黄,皮肤瘙痒,心动过缓,小便黄,粪便呈白陶土色。

麻黄连轺赤小豆汤的主要作用有:①宣通散寒;②清热化湿;③补益正气。麻黄连轺赤小豆汤治疗黄疸的主要病变证机是:①寒湿阻滞;②湿热浸淫;③正气虚弱。麻黄连轺赤小豆汤是治疗黄疸属于寒郁湿热夹虚证的重要基础用方,欲取得最佳治疗效果必须重视经方合方。

【案例示范】黄疸、肝内胆管结石

许某,男,51岁。主诉:有多年黄疸、肝内胆管结石病史,2年前肝内胆管结石术后复发,黄疸反复发作不愈,服用中西药但未能有效控制症状,经病友介绍前来诊治。

刻诊:胸胁烦热胀痛,时有针刺样痛且拒按,疼痛牵引背部肩部,受凉加重,身热,身体发黄,恶心,呕吐,情绪低落,不欲言语,倦怠乏力,皮肤瘙痒,口苦咽干,舌质淡红,苔腻黄白夹杂,脉沉弱。

中医辨证:湿热夹瘀、气虚生寒、气郁风痰证。

治疗原则:清热化湿,益气散寒,行气化瘀,息风化痰。

治疗方药:麻黄连轺赤小豆汤、四逆汤、小柴胡汤、橘皮汤与藜芦芍药汤合方。

麻黄6g,连翘6g,杏仁7g,赤小豆24g,梓白皮24g,生附子5g,干姜5g,红参10g,生半夏12g,柴胡24g,枯芩10g,陈皮12g,藜芦1.5g,白芍24g,生姜24g,大枣12枚,炙甘草10g。6剂,以水1000~1200mL,浸泡30分钟,大火烧开,小火煎煮40分钟左右,把火关上,将生附子加入药中,浸泡5分钟左右,再把火打开,大火烧开后再以小火煎煮10分钟,去滓取药液,每日分早中晚3次服。

二诊:胀痛刺痛减轻,仍有皮肤瘙痒,前方变麻黄为12g、藜芦为2g,6剂。

三诊： 身体发黄减轻，仍有怕冷，前方变干姜为 10g，6 剂。

四诊： 针刺样疼痛基本消除，仍有倦怠乏力，前方变红参为 12g，6 剂。

五诊： 诸症状较前趋于明显好转，以前方治疗 100 余剂，诸症状基本消除；后又以前方治疗 120 余剂，诸症状消除，经复查肝内胆管结石痊愈。随访 1 年，一切尚好。

用方体会： 根据胸胁烦热胀痛、时有针刺样痛且拒按辨为湿热夹瘀，倦怠乏力辨为虚，情绪低落、不欲言语、疼痛牵引背部肩部辨为气郁，受凉加重辨为寒，皮肤瘙痒、苔腻辨为风痰，以此辨为湿热夹瘀、气虚生寒、气郁风痰证。选用麻黄连轺赤小豆汤宣通散寒，清热化湿，补益正气；四逆汤温阳化瘀，散寒通脉；小柴胡汤平调寒热，益气行气；橘皮汤行气降逆；藜芦芍药汤益气补血，息风化痰。方药相互为用，以奏其效。

麻黄附子细辛汤

【方歌】 麻黄附子细辛汤，治表治里通用方，寒瘀营卫及脏腑，温化宣通效非常。

【组成】 麻黄去节，二两（6g）　细辛二两（6g）　附子炮，去皮，破八片，一枚（5g）

【用法】 上三味，以水一斗，先煮麻黄，减二升，去上沫，内诸药，煮取三升，去滓。温服一升，日三服。

【功用】 宣通营卫，温通脏腑，化瘀散结。

【主治】 寒瘀凝结证。

【解读方药】 麻黄附子细辛汤有 3 味药，治表药有 2 味，治里药有 3 味。附子既是重要活血化瘀药又是重要温壮阳气药；麻黄、细辛既是治表药又是治里药，还是宣通止痛药；附子、细辛既是通阳药又是壮阳药，还是散寒止痛药。从方中用药用量及调配关系可知麻黄附子细辛汤是治疗寒瘀凝结证的重要基础用方，合理应用麻黄附子细辛汤可以辨治各科常见病、多发病、疑难病及疫病属于寒瘀凝结证者。

【案例导读】 麻黄附子细辛汤是治疗皮肌炎的重要基础用方，同时还能治疗诸多病种，而这诸多病种的病变证机必须切合寒瘀凝结证，始可用之。

皮肌炎是临床中比较常见的难治疾病之一。皮肌炎的主要症状有早晨肌肉僵硬、倦怠乏力、不思饮食、体重减轻、身体发热（体温在 37 ～ 38℃之间，也有 39℃以上）、关节疼痛，以及雷诺现象等。其中肌肉病变有双侧对称性的肌痛／肌肉压痛／肌无力，上下台阶困难，蹲下后不能自行站立，步态蹒跚，行走困难；肺部病变有排痰困难、发热、气短、剧咳、呼吸困难；心脏病变有心悸、心律不齐、心肌炎；肾脏病变有蛋白尿；皮肤病变有皮疹、皮肤角化、增厚、皲裂。其并发症主要有成人呼吸窘迫综合征、右心肥大、右心衰竭、胸膜炎、胸腔积液、肾病综合征。

麻黄附子细辛汤的主要作用有：①宣通营卫；②温通脏腑；③化瘀散结。麻黄附子细辛汤治疗皮肌炎的主要病变证机是：①营卫寒郁；②脏腑寒结；③瘀血阻滞。麻黄附子细辛汤是治疗皮肌炎属于寒瘀凝结证的重要基础用方，欲取得最佳治疗效果必须重视经方合方。

【案例示范】皮肌炎

马某，女，37 岁。主诉：有多年皮肌炎病史，服用中西药但未能有效控制症状及病情发展，经病友介绍前来诊治。

刻诊：皮疹瘙痒，早晨肌肉僵硬，关节疼痛，受凉加重，不思饮食，怕冷，手足不温，呼吸不利，心悸，倦怠乏力，时时身体发热，口苦口腻，舌质淡夹瘀紫，苔腻黄白夹杂，脉沉弱涩。

中医辨证：寒瘀夹热、气虚风痰证。

治疗原则：温阳化瘀，益气清热，息风化痰。

治疗方药：麻黄附子细辛汤、麻杏石甘汤、半夏泻心汤、橘皮汤与藜芦芍药汤合方。

麻黄 12g，细辛 6g，制附子 5g，杏仁 10g，石膏 50g，红参 10g，生半夏 12g，黄连 3g，枯芩 10g，干姜 5g，陈皮 12g，藜芦 1.5g，白芍 24g，生姜 24g，大枣 12 枚，炙甘草 10g。6 剂，以水 1000 ～ 1200mL，浸泡 30 分钟，大火烧开，小火煎煮 50 分钟，去滓取药液，每日分早中晚 3 次服。

二诊：肌肉僵硬减轻，仍有关节疼痛，前方变细辛、制附子为各 10g，6 剂。

三诊：怕冷、手足不温减轻，仍有口苦口腻，前方变黄连、枯芩为各 15g，6 剂。

四诊：时时身体发热未再发作，仍有皮疹瘙痒，前方变藜芦为 3g、白芍为 30g，6 剂。

五诊：诸症状较前缓解，以前方治疗 120 余剂，诸症状基本消除；又以前方治疗 150 余剂，诸症状消除，经复查各项指标恢复正常。随访 1 年，一切尚好。

用方体会：根据皮疹瘙痒、早晨肌肉僵硬、关节疼痛、受凉加重辨为寒，舌质淡夹瘀紫、脉涩辨为瘀，时时身体发热、口苦口腻辨为湿热，心悸、倦怠乏力辨为虚，皮肤瘙痒、苔腻辨为风痰，以此辨为寒瘀夹热、气虚风痰证。选用麻黄附子细辛汤宣通营卫，温通脏腑，化瘀散结；麻杏石甘汤温宣清热；半夏泻心汤平调寒热，益气降逆；橘皮汤行气降逆；藜芦芍药汤补益气血，息风化痰。方药相互为用，以奏其效。

麻黄附子甘草汤（麻黄附子汤）

【方歌】麻黄附子甘草汤，温补化瘀基础方，阳虚瘀血诸般疾，治病合方效非常。

【组成】麻黄去节，二两（6g）　甘草炙，二两（6g）　附子炮，去皮，破八片，一枚（5g）

【用法】上三味，以水七升，先煮麻黄一两沸，去上沫，内诸药，煮取三升，去滓。温服一升，日三服。

【功用】益气温阳，宣通化瘀。

【主治】寒瘀凝结夹虚证。

【解读方药】麻黄附子甘草汤有 3 味药，由甘草麻黄汤为基础方所组成。麻黄既是宣通散寒药又是降泄利水药；附子既是温通散寒药又是活血消癥药；甘草既是益气药又是生津药，还是缓急药。从方中用药用量及调配关系可知麻黄附子甘草汤是治疗寒瘀凝结夹虚证的重要基础用方，治疗各科常见病、多发病、疑难病属于寒瘀凝结夹虚证者，选用麻黄附子甘草汤常常能取得预期治疗效果。

【案例导读】麻黄附子甘草汤是治疗限制型心肌病的重要基础用方，同时还能治疗诸多病种，而这诸多病种的病变证机必须切合寒瘀凝结夹虚证，始可用之。

限制型心肌病是临床中比较常见的难治疾病之一，主要症状有倦怠乏力、呼吸困难、端坐呼吸、活动力减弱、肢体水肿、腹水、不思饮食、小便短少、肚脐肿大等，主要并发症有心律失常、心衰、栓塞、心内膜炎、猝死等。

麻黄附子甘草汤的主要作用有：①益气温阳；②宣通化瘀。麻黄附子甘草汤治疗限制型心肌病的主要病变证机是：①阴寒内生；②血脉瘀阻；③正气虚弱。麻黄附子甘草汤是治疗限制型心肌病属于寒瘀凝结夹虚证的重要基础用方，欲取得最佳治疗效果必须重视经方合方。

【案例示范】限制型心肌病

梁某，男，42岁。主诉：在3年前因呼吸困难，肢体水肿，活动后加重等症状而住院，经检查诊断为限制型心肌病，住院及门诊治疗，服用中西药但均未能有效控制症状及病情发展，经病友介绍前来诊治。

刻诊： 呼吸困难，端坐呼吸，活动力减弱，胸闷，肢体水肿，不思饮食，腹水，肚脐肿大，小便短少，气短，怕冷，四肢抽筋，倦怠乏力，情绪低落，急躁易怒，口苦咽干，口唇青紫，舌质淡红夹瘀紫，苔腻黄白夹杂，脉沉弱涩。

中医辨证： 寒瘀夹虚、气郁夹水、热夹风痰证。

治疗原则： 温阳化瘀，益气化水，行气清热，息风化痰。

治疗方药： 麻黄附子甘草汤、小青龙汤、小柴胡汤、蒲灰散与参藜夏附藻草汤合方。

麻黄10g，制附子10g，细辛10g，桂尖10g，干姜10g，生半夏12g，白芍10g，五味子12g，红参10g，柴胡24g，枯芩10g，滑石10g，蒲黄20g，藜芦1.5g，羊栖藻24g，生姜10g，大枣12枚，炙甘草10g。6剂，以水1000～1200mL，浸泡30分钟，大火烧开，小火煎煮50分钟，去滓取药液，每日分早中晚3次服。

二诊： 呼吸困难减轻，仍有倦怠乏力、气短，前方变红参为12g，6剂。

三诊： 倦怠乏力好转，仍有腹水，前方变滑石为30g、羊栖藻为30g，6剂。

四诊： 胸闷明显减轻，仍有怕冷、四肢抽筋，前方变制附子、干姜为各12g，变白芍为24g、变藜芦为3g，6剂。

五诊： 诸症状较前好转，以前方治疗150余剂，诸症状基本消除；又以前方治疗150余剂，诸症状消除，经复查限制型心肌病较前恢复；仍继续巩固治疗。随访2年，一切尚好。

用方体会： 根据呼吸困难、怕冷、口唇青紫辨为寒瘀，倦怠乏力、脉沉弱辨为虚，腹水、肚脐肿大辨为水气内停，情绪低落辨为郁，口苦咽干辨为寒夹热，四肢抽筋、苔腻辨为风痰，以此辨为寒瘀夹虚、气郁夹水、热夹风痰证。

选用麻黄附子甘草汤益气温阳，宣通化瘀；小青龙汤宣散化水，益气温通，敛阴降逆；小柴胡汤平调寒热，益气行气；蒲灰散化瘀利水清热；参蒌夏附藻草汤益气化瘀，降逆利水，息风化痰。方药相互为用，以奏其效。

麻黄杏仁石膏甘草汤（麻杏石甘汤）

【方歌】仲景麻杏石甘汤，温宣清降法度良，寒热夹杂诸般疾，辨治清窍效力彰。

【组成】麻黄去节，四两（12g）　杏仁去皮尖，五十个（8.5g）　甘草炙，二两（6g）　石膏碎，绵裹，半斤（24g）

【用法】上四味，以水七升，煮麻黄，减二升，去上沫，内诸药，煮取二升，去滓。温服一升。本云：黄耳杯。

【功用】温宣散寒，清泻郁热，益气生津。

【主治】寒郁热伏夹虚证。

【解读方药】麻杏石甘汤有4味药，由甘草麻黄汤、杏子汤为基础方所组成。麻黄既是宣肺第一要药又是解表散寒第一要药；杏仁既是降肺第一要药又是化痰药，还是润肺生津药；石膏既是清热药又是生津药；甘草既是益气药又是生津药，还是缓急药。从方中用药用量及调配关系可知麻杏石甘汤是治疗寒郁热伏夹虚证的重要基础用方，治疗各科常见病、多发病、疑难病属于寒郁热伏夹虚证者，选用麻杏石甘汤常常能取得预期治疗效果。

【案例导读】麻杏石甘汤是治疗鼻咽气管炎/咳嗽、痤疮的重要基础用方，同时还能治疗诸多病种，而这诸多病种的病变证机必须切合寒郁热伏夹虚证，始可用之。

（1）鼻咽气管炎/咳嗽是临床中比较常见的症状之一。鼻咽气管炎的主要症状有鼻塞、鼻痒、流鼻涕、咳嗽、气喘、咳痰、咽喉不利、咳痰不利、喉中痰鸣等，并发症主要有鼻窦炎、支气管炎、肺炎等。

（2）痤疮是临床中比较常见的难治疾病之一。痤疮主要分为寻常性痤疮、聚合性痤疮、坏死性痤疮、热带痤疮，主要症状有白头粉刺、黑头粉刺、丘疹、脓疱、结节、囊肿，以及皮损融合成炎性斑块、窦道形成等，并发症主要有色素沉着、持久性红斑、凹陷性瘢痕、肥厚性瘢痕等。

麻杏石甘汤的主要作用有：①温宣散寒；②清泻郁热；③益气生津。麻杏石甘汤治疗鼻咽气管炎/咳嗽、痤疮的主要病变证机是：①寒郁不散；②热结不行；③正气不足。麻杏石甘汤是治疗鼻咽气管炎/咳嗽、痤疮属于寒郁热伏夹虚证的重要基础用方，欲取得最佳治疗效果必须重视经方合方。

【案例示范】 小儿鼻咽气管炎伴哮喘

田某，女，9岁。其母代诉：有4年鼻炎、咽炎、气管炎伴哮喘病史，服用中西药但未能有效控制症状，病情仍反复发作，经病友介绍前来诊治。

刻诊： 咳嗽，咽喉干燥，痰黄咳之不利，喉中痰鸣，鼻塞，鼻痒，手心冰凉，脚心发热，口渴欲饮热水，倦怠乏力，舌质淡红，苔黄腻夹白，脉沉弱。

中医辨证： 肺热夹寒、虚夹风痰证。

治疗原则： 清宣肺热，益气散寒，息风化痰。

治疗方药： 麻杏石甘汤、泽漆汤与参藜夏附藻草汤合方。

麻黄12g，杏仁10g，石膏24g，生半夏12g，紫参15g，泽漆40g，白前15g，枯芩10g，红参10g，桂尖10g，制附子10g，藜芦1.5g，羊栖藻24g，生姜10g，大枣12枚，炙甘草10g。6剂，以水1000～1200mL，浸泡30分钟，大火烧开，小火煎煮50分钟，去滓取药液，每日分早中晚3次服。

二诊： 咳嗽减轻，仍有咽喉干燥，前方变石膏为50g，6剂。

三诊： 脚心发热减轻，仍有鼻塞、鼻痒，前方变麻黄为15g、藜芦为3g，6剂。

四诊： 喉中痰鸣明显好转，仍有倦怠乏力，前方变红参为12g，6剂。

五诊： 诸症状较前缓解，以前方治疗30余剂，诸症状基本消除；又以前方治疗30余剂，诸症状消除；又继续以前方巩固治疗20余剂。随访1年，一切尚好。

用方体会： 根据咳嗽、咽喉干燥、痰黄咳之不利辨为肺热，倦怠乏力、脉沉弱辨为虚，手心冰凉、舌质淡红辨为寒，鼻塞、鼻痒、苔腻辨为风痰，以此辨为肺热夹寒、虚夹风痰证。选用麻杏石甘汤温宣散寒，清泻郁热，益气生津；泽漆汤清泻肺热，益气温通，降泄浊逆；参藜夏附藻草汤益气化阴，降逆浊逆，息风化痰。方药相互为用，以奏其效。

麻黄杏仁薏苡甘草汤（麻杏薏甘汤）

【方歌】 仲景麻杏薏甘汤，寒热并用基础方，温宣化湿能清热，经方合方效非常。

【组成】麻黄去节，汤泡，半两（1.5g） 杏仁（去皮尖，炒）十个（1.8g） 薏苡仁半两（1.5g） 甘草炙，一两（3g）

【用法】上锉，麻豆大，每服四钱匕，水盏半，煮八分，去滓。温服。有微汗，避风。

【功用】清热利湿，宣通散寒，益气生津。

【主治】湿热寒郁气虚证。

【解读方药】麻杏薏甘汤有 4 味药，由甘草麻黄汤、杏子汤为基础方所组成。麻黄既是宣肺第一要药又是解表散寒第一要药；杏仁既是降肺第一要药又是化痰药，还是润燥生津药；薏苡仁既是清热药又是利湿药，还是健脾益气、通利关节药；甘草既是益气药又是生津药，还是缓急药。从方中用药用量及调配关系可知麻杏薏甘汤是治疗湿热寒郁气虚证的重要基础用方，治疗各科常见病、多发病、疑难病属于湿热寒郁气虚证者，选用麻杏薏甘汤常常能取得预期治疗效果。

【案例导读】麻杏薏甘汤是治疗骨肉瘤、风湿性关节炎的重要基础用方，同时还能治疗诸多病种，而这诸多病种的病变证机必须切合湿热寒郁气虚证，始可用之。

（1）骨肉瘤是一种儿童和青少年高发的原发性恶性骨肿瘤，也是临床中比较常见的难治疾病之一，主要症状有骨骼或关节隐痛或持续性痛、肿块、肿胀、麻木、发热、肢端发冷、面色不荣、头晕目眩、倦怠乏力、全身不适等，并发症主要有骨转移、多脏器衰竭等。

（2）风湿性关节炎是临床中比较常见的难治疾病之一，主要症状有腕、膝、踝、肩、肘等关节游走性肿胀、发红、疼痛、压痛、灼热等，并发症主要有心肌炎、环形红斑、皮下结节、舞蹈症等。

麻杏薏甘汤的主要作用有：①清热利湿；②宣通散寒；③益气生津。麻杏薏甘汤治疗风湿性关节炎、骨肉瘤的主要病变证机是：①湿热浸淫；②寒郁筋骨；③正气不足。麻杏薏甘汤是治疗风湿性关节炎、骨肉瘤属于湿热寒郁气虚证的重要基础用方，欲取得最佳治疗效果必须重视经方合方。

【案例示范】

1. 右侧上臂骨肉瘤术后复发

许某，男，16 岁。主诉：2 年前右侧上臂骨肉瘤进行手术，术后 1 年复发，住院及门诊治疗，服用中西药但未能有效控制症状及病情发展，经病友介绍前来诊治。

刻诊： 右上臂持续性灼热隐痛，肿块肿胀，时有麻木，身体发热，右手指冰凉，面色潮红，头晕目眩，倦怠乏力，全身不适，口苦口腻，舌质淡红夹瘀紫，苔腻黄白夹杂，脉沉弱涩。

中医辨证： 热伏夹寒、虚瘀风痰证。

治疗原则： 清宣伏热，益气化湿，温通化瘀，息风化痰。

治疗方药： 麻杏薏甘汤、白虎加桂枝汤、乌头汤与参藜夏附藻草汤合方。

麻黄 10g，杏仁 8g，薏苡仁 5g，石膏 50g，知母 20g，粳米 20g，桂尖 10g，制川乌 10g，白芍 10g，黄芪 10g，红参 10g，藜芦 1.5g，生半夏 12g，制附子 10g，羊栖藻 24g，生姜 10g，大枣 12 枚，炙甘草 10g。6 剂，以水 1000 ~ 1200mL，浸泡 30 分钟，大火烧开，小火煎煮 50 分钟，去滓取药液，每日分早中晚 3 次服。

二诊： 灼热隐痛减轻，仍有肿块肿痛，前方变杏仁为 15g、薏苡仁为 30g，6 剂。

三诊： 面部潮红、身体发热好转，仍有倦怠乏力，前方变红参为 12g，6 剂。

四诊： 全身不适基本消除，仍有麻木，前方变白芍为 30g、藜芦为 3g，6 剂。

五诊： 诸症状较前趋于好转，以前方治疗 150 余剂，诸症状基本消除；又以前方治疗 160 余剂，经复查复发病灶较前减小；又以前方治疗 120 余剂，经复查复发病灶基本消除。随访 2 年，一切尚好。

用方体会： 根据上臂持续性灼热隐痛、肿块肿胀辨为热伏，右手指冰凉辨为寒，头晕目眩、倦怠乏力辨为虚，舌质夹瘀紫、脉涩辨为瘀，麻木、苔腻辨为风痰，以此辨为热伏夹寒、虚瘀风痰证。选用麻杏薏甘汤清热利湿，宣通散寒，益气生津；白虎加桂枝汤清泻伏热，益气生津；乌头汤温阳宣通，补益气血；参藜夏附藻草汤益气温阳，化瘀散结，息风化痰。方药相互为用，以奏其效。

2. 风湿性关节炎、滑膜炎

别某，男，63 岁。主诉：有多年风湿性关节炎、滑膜炎病史，服用中西药但未能有效控制症状，经病友介绍前来诊治。

刻诊：腕、膝、踝、肩、肘等关节游走性发热肿胀麻木僵硬疼痛，活动后或受凉后加重，休息后减轻，下蹲困难，倦怠乏力，怕冷，口苦口腻，舌质淡红夹瘀紫，苔黄腻夹白，脉沉弱涩。

中医辨证：湿热夹寒、气虚血瘀、风痰夹杂证。

治疗原则：清热化湿，益气温通，活血化瘀，息风化痰。

治疗方药：麻杏薏甘汤、白术附子汤、半夏泻心汤、乌头花粉汤与藜芦甘草汤合方。

麻黄10g，杏仁8g，薏苡仁5g，制附子15g，白术12g，桂尖10g，红参10g，黄连3g，枯芩10g，生半夏12g，干姜10g，制川乌10g，天花粉12g，藜芦1.5g，生姜10g，大枣12枚，炙甘草10g。6剂，以水1000～1200mL，浸泡30分钟，大火烧开，小火煎煮50分钟，去滓取药液，每日分早中晚3次服。

二诊：关节僵硬减轻，仍有关节发热肿胀，前方变薏苡仁为30g，变黄连、枯芩为各15g，6剂。

三诊：怕冷基本消除，仍有关节麻木，前方变制附子为10g、天花粉为24g、藜芦为2g，6剂。

四诊：下蹲困难减轻，仍有倦怠乏力，前方变红参为12g，6剂。

五诊：诸症状较前好转，以前方治疗100余剂，诸症状基本消除；又以前方治疗100余剂，诸症状消除，经复查各项指标正常；继续以前方巩固治疗30剂。随访1年，一切尚好。

用方体会：根据腕、膝、踝、肩、肘等关节游走性发热肿胀疼痛、口苦口腻辨为湿热；腕、膝、踝、肩、肘等关节游走性发热肿胀疼痛，活动后或受凉后加重辨为寒热夹虚；舌质淡红夹瘀紫、脉沉弱涩辨为寒热虚夹瘀；关节麻木、苔腻辨为风痰，以此辨为湿热夹寒、气虚血瘀、风痰夹杂证。选用麻杏薏甘汤清热利湿，宣通散寒，益气生津；白术附子汤益气温阳，通经化瘀；半夏泻心汤平调寒热，益气降逆；乌头花粉汤温阳化瘀，清热益阴；藜芦甘草汤益气息风化痰。方药相互为用，以奏其效。

麻黄升麻汤

【方歌】 麻黄升麻知当归，黄芩葳蕤芍天冬，苓桂术甘姜石膏，清温补泻能宣通。

【组成】麻黄去节，二两半（7.5g）　升麻一两一分（3.7g）　当归一两一分（3.7g）　知母十八铢（2.2g）　黄芩十八铢（2.2g）　葳蕤十八铢（2.2g）　芍药六铢（0.8g）　天门冬去心，六铢（0.8g）　桂枝去皮，六铢（0.8g）　茯苓六铢（0.8g）　甘草炙，六铢（0.8g）　石膏碎，绵裹，六铢（0.8g）　白术六铢（0.8g）　干姜六铢（0.8g）

【用法】上十四味，以水一斗，先煮麻黄一两沸，去上沫，内诸药，煮取三升，去滓。分温三服。相去如炊三斗米顷，令尽，汗出愈。

【功用】宣通清热，温阳滋阴，益气补血。

【主治】寒热伤气血阴证。

【解读方药】麻黄升麻汤有 14 味药，由甘草麻黄汤、甘草干姜汤、桂枝甘草汤、苓桂术甘汤、甘姜苓术汤为基础方所组成。麻黄、桂枝、干姜既是宣发营卫药又是温宣脏腑药；升麻、黄芩、石膏、知母旨在清泻郁热，升麻清热偏于宣透利咽，黄芩清热偏于降泄燥湿，石膏、知母泻热偏于益阴生津；葳蕤、天冬既是滋阴生津药又是消肿药；当归、芍药既是补血化阴药又是活血通经药；白术、茯苓、甘草补益正气，白术益气偏于燥湿，茯苓益气偏于利湿，甘草益气偏于生津缓急。从方中用药用量及调配关系可知麻黄升麻汤是治疗寒热伤气血阴证的重要基础用方，治疗各科常见病、多发病、疑难病属于寒热伤气血阴证者，选用麻黄升麻汤常常能取得预期治疗效果。

【案例导读】麻黄升麻汤是治疗直肠炎的重要基础用方，同时还能治疗诸多病种，而这诸多病种的病变证机必须切合寒热伤气血阴证，始可用之。

直肠炎是临床中比较常见的难治疾病之一，临床中分为炎症性直肠炎、溃疡性直肠炎、病毒性直肠炎、细菌性直肠炎、放射性直肠炎；主要症状有便血、肛门下坠、肛门直肠疼痛、腹痛、腹部坠胀、腹泻、便秘等；主要并发症有肛窦炎、肛管炎、直肠息肉、肠管狭窄、直肠恶性病变，以及缺铁性贫血等。

麻黄升麻汤的主要作用有：①宣通清热；②温阳滋阴；③益气补血。麻黄升麻汤治疗直肠炎的主要病变证机是：①郁热伤阴；②寒伤气血；③经脉不利。麻黄升麻汤是治疗直肠炎属于寒热伤气血阴证的重要基础用方，欲取得最佳治疗效果必须重视经方合方。

【案例示范】直肠炎、肛窦炎

郑某，女，66 岁。主诉：有多年直肠炎病史，在 3 年前经检查又诊断为肛窦炎，可内服外用中西药均未能有效控制症状，经病友介绍前来诊治。

刻诊：大便溏泻不爽夹杂脓血，肛内瘙痒潮湿异物感，小腹肛门发热坠胀疼痛，面色不荣，倦怠乏力，咽喉干燥，怕冷，手足不温，口苦口腻，舌质淡红，苔腻黄白夹杂，脉沉弱。

中医辨证：寒热伤血、虚夹风痰证。

治疗原则：清热除湿，补益气血，益阴温阳，息风化痰。

治疗方药：麻黄升麻汤、苓桂术甘汤、甘草干姜汤与藜芦人参汤合方。

麻黄20g，升麻12g，当归12g，知母7g，枯芩7g，玉竹7g，白芍3g，天冬3g，桂尖10g，茯苓12g，石膏3g，白术6g，干姜10g，红参10g，藜芦1.5g，生姜10g，大枣12枚，炙甘草12g。6剂，以水1000～1200mL，浸泡30分钟，大火烧开，小火煎煮50分钟，去滓取药液，每日分早中晚3次服。

二诊：大便带血减少，仍有怕冷、手足不温，前方变桂尖、干姜为各12g，6剂。

三诊：大便溏好转，仍有倦怠乏力、小腹肛门坠胀、肛内瘙痒，前方变白术、红参为各12g，变藜芦为3g，6剂。

四诊：大便带血未再出现，仍有口苦、咽喉干燥，前方变枯芩、玉竹、天冬为各12g，6剂。

五诊：诸症状较前趋于缓解，以前方治疗60余剂，诸症状基本消除；又以前方治疗30余剂，经复查直肠炎、肛窦炎痊愈。随访1年，一切尚好。

用方体会：根据小腹肛门发热坠胀疼痛辨为热，怕冷、手足不温辨为寒，大便溏泻不爽夹杂脓血辨为寒热伤血，面色不荣、倦怠乏力、咽喉干燥辨为气血阴虚，瘙痒、苔腻辨为风痰，以此辨为寒热伤血、虚夹风痰证。选用麻黄升麻汤宣通清热，温阳滋阴，益气补血；苓桂术甘汤益气温阳；甘草干姜汤益气温阳；藜芦人参汤益气生津，息风化痰。方药相互为用，以奏其效。

麻子仁丸

【**方歌**】麻子仁丸治脾约，麻仁杏仁芍药宜，枳朴大黄齐加入，热结伤阴皆能医。

【**组成**】麻仁二升（48g）　芍药半斤（24g）　枳实炙，半斤（24g）　大黄去皮，一斤（48g）　厚朴炙，去皮，一尺（30g）　杏仁去皮尖，熬，别作脂，一升（24g）

【**用法**】上六味，蜜和丸，如梧桐子大。饮服十丸，日三服，渐加，以知为度。

【功用】清泻热结，滋补阴津，行气降泄。

【主治】热结阴伤气滞证。

【解读方药】麻子仁丸有 6 味药。麻仁既是重要滋阴生津药又是补血养血药；大黄既是清泻热结药又是降泄浊逆药，还是祛瘀药；厚朴、枳实既是行气药又是平调寒热药，厚朴偏于温通，枳实偏于清降；芍药既是补血活血药又是敛阴化阴药，还是平调缓急药；杏仁既是降逆药又是润燥药。从方中用药用量及调配关系可知麻子仁丸是治疗热结阴伤气滞证的重要基础用方，治疗各科常见病、多发病、疑难病属于热结阴伤气滞证者，选用麻子仁丸常常能取得预期治疗效果。

【案例导读】麻子仁丸是治疗糖尿病胃大肠瘫的重要基础用方，同时还能治疗诸多病种，而这诸多病种的病变证机必须切合热结阴伤气滞证，始可用之。

糖尿病胃大肠瘫是糖尿病自主神经病变累及消化系统的常见临床症状之一，糖尿病高浓度的血糖可能损害自主神经，损伤胃肠黏膜上皮细胞，导致肠蠕动无力，引起饮食即脘腹胀满、大便秘结不通。糖尿病胃大肠瘫的主要症状有脘腹胀满、便秘等，常常伴有口渴，小便多，不思饮食。

麻子仁丸的主要作用有：①清泻热结；②滋补阴津；③行气降泄。麻子仁丸治疗糖尿病胃大肠瘫的主要病变证机是：①热结不通；②阴津损伤；③浊气壅滞。麻子仁丸是治疗糖尿病胃大肠瘫属于热结阴伤气滞证的重要基础用方，欲取得最佳治疗效果必须重视经方合方。

【案例示范】糖尿病胃大肠瘫

詹某，女，58 岁。主诉：有多年糖尿病病史，在 2 年前又出现脘腹胀满、不能饮食、大便干结非常困难（1 次 /5 ~ 6 天），血糖在 9 ~ 10mmol/L，诊断为糖尿病胃大肠瘫，服用中西药均未能有效控制症状，经病友介绍前来诊治。

刻诊：大便干结非常困难（1 次 /5 ~ 6 天），脘腹烦热胀满，胃中饥饿但不能饮食，饮食则脘腹胀满加重，口渴饮水比较多，小便多，身体烦热，倦怠乏力，面色不荣，皮肤瘙痒，手足不温，口苦口腻，舌质淡红，苔黄腻夹白，脉沉弱。

中医辨证：热结夹虚、气滞夹寒、风痰夹杂证。

治疗原则：清泻热结，益气化阴，行气温阳，息风化痰。

治疗方药：麻子仁丸、半夏泻心汤、黄连粉方、附子花粉汤与藜芦甘草汤合方。

麻仁 24g，白芍 12g，枳实 12g，大黄 24g，厚朴 15g，杏仁 12g，生半夏 12g，红参 10g，黄连 24g，枯芩 10g，干姜 10g，制附子 10g，天花粉 12g，藜芦 1.5g，生姜 20g，大枣 1 枚，炙甘草 12g。6 剂，以水 1000～1200mL，浸泡 30 分钟，大火烧开，小火煎煮 50 分钟，去滓取药液，每日分早中晚 3 次服。

二诊：大便较前通畅，仍有脘腹烦热胀满，前方变枳实、厚朴为各 24g，变枯芩为 30g，6 剂。

三诊：手足较前温和，仍有皮肤瘙痒，前方变藜芦为 3g，6 剂。

四诊：脘腹胀满明显减轻，血糖在 8.2mmol/L，仍有倦怠乏力，前方变红参为 12g，6 剂。

五诊：诸症状较前明显减轻，以前方治疗 50 余剂，血糖在 7.5mmol/L，诸症状基本消除；又以前方治疗 60 余剂，血糖在 6.4mmol/L；以前方断断续续巩固治疗效果。随访 2 年，一切尚好。

用方体会：根据大便干结非常困难（1 次 /5～6 天）、脘腹胀满辨为热结气滞，倦怠乏力、脉沉弱辨为虚，口渴饮水比较多辨为阴津损伤，怕冷、手足不温辨为寒，皮肤瘙痒、苔腻辨为风痰，以此辨为热结夹虚、气滞夹寒、风痰夹杂证。选用麻子仁丸清泻热结，滋补阴津，行气降泄；半夏泻心汤平调寒热，益气降逆；黄连粉方清热燥湿；附子花粉汤温阳散寒，益阴清热；藜芦甘草汤益气息风化痰。方药相互为用，以奏其效。

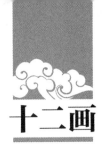

葛根汤

【方歌】太阳刚痓葛根汤，桂枝汤中加葛黄，寒郁气血或夹热，筋骨脏腑用之良。

【组成】葛根四两（12g） 麻黄去节，三两（9g） 桂枝去皮，二两（6g） 生姜切，三两（9g） 甘草炙，二两（6g） 芍药二两（6g） 大枣擘，十二枚

【用法】上七味，以水一斗，先煮麻黄、葛根，减二升，去白沫，内诸药，煮取三升，去滓。温服一升，覆取微似汗，余如桂枝法将息及禁忌，诸汤皆仿此。

【功用】温通宣散，舒达筋骨，补益气血，兼清夹热。

【主治】寒郁气血夹热证。

【解读方药】葛根汤中用药有7味，解表舒筋药有4味，治里药有7味，由甘草汤、桂枝甘草汤、芍药甘草汤、桂枝汤、甘草麻黄汤为基础方所组成。桂枝、生姜、葛根、麻黄既是重要治表药又是重要治脏腑药，还是重要通经柔筋药；芍药、大枣、甘草既是补益营卫药又是补益脏腑之气血药。从方中用药用量及调配关系可知葛根汤是治疗寒郁气血夹热证的重要基础用方，应用葛根汤并不局限于太阳刚痓证，更可辨治各科常见病、多发病、疑难病及疫病属于寒郁气血夹热证者。

张仲景设葛根汤与桂枝加葛根汤虽用药完全相同，用量完全相同，但桂枝加葛根汤主治以太阳柔痓证为主，张仲景设葛根汤主治以太阳刚痓证为主。张仲景组方用药寓意深刻，哲理玄妙，切合临床，用之行之有效。

【案例导读】葛根汤是治疗椎动脉型颈椎病的重要基础用方，同时还能治疗诸多病种，而这诸多病种的病变证机必须切合寒郁气血夹热证，始可用之。

椎动脉型颈椎病是临床中比较常见的难治疾病之一，主要症状有颈痛、后枕痛、偏头痛或钝痛或刺痛、颈部活动受限、耳鸣、听力减退、耳聋、眩晕、记忆力减退、视物模糊、健忘、失眠、多梦、声音嘶哑、口唇麻木、吞咽不利、抑郁焦虑、瞳孔缩小、眼睑下垂、眼球内陷等。

葛根汤的主要作用有：①温通宣散；②舒达筋骨；③补益气血；④兼清夹热。葛根汤治疗椎动脉型颈椎病的主要病变证机是：①寒郁筋脉；②骨节不利；③郁热化生；④正气虚弱。葛根汤是治疗椎动脉型颈椎病属于寒郁气血夹热证的重要基础用方，欲取得最佳治疗效果必须重视经方合方。

【案例示范】椎动脉型颈椎病

谢某，女，42岁。主诉：有多年椎动脉型颈椎病病史，服用中西药但未能有效控制症状，经病友介绍前来诊治。

刻诊：后枕及颈痛，颈部活动受限，左侧头刺痛，受凉加重，耳鸣，听力减退，眩晕，记忆力减退，视物模糊，健忘，失眠，多梦，心胸烦热，情绪低落，急躁易怒，口唇麻木，倦怠乏力，手足不温，口苦咽干，舌质淡红夹瘀紫，苔腻黄白夹杂，脉沉弱涩。

中医辨证：寒结夹瘀、气郁夹虚、心肾不交、热夹风痰证。

治疗原则：温通化瘀，行气益气，交通心肾，清热除烦，息风化痰。

治疗方药：葛根汤、乌头汤、小柴胡汤、桂枝加龙骨牡蛎汤、附子花粉汤与藜芦甘草汤合方。

葛根12g，麻黄10g，桂枝10g，白芍10g，制川乌10g，黄芪10g，柴胡24g，生半夏12g，红参10g，枯芩10g，龙骨10g，牡蛎10g，制附子10g，天花粉12g，藜芦1.5g，生姜10g，大枣12枚，炙甘草10g。6剂，以水1000~1200mL，浸泡30分钟，大火烧开，小火煎煮50分钟，去滓取药液，每日分早中晚3次服。

二诊：后枕及颈痛减轻，仍有耳鸣，前方变白芍、龙骨、牡蛎为各24g，6剂。

三诊：眩晕减轻，仍有心胸烦热，前方变葛根、枯芩为各24g，6剂。

四诊：左侧头痛基本消除，仍有倦怠乏力、口唇麻木，前方变红参为12g、变藜芦为3g，6剂。

五诊：诸症状较前明显趋于缓解，以前方治疗100余剂，诸症状消除，又以前方巩固治疗60余剂。随访1年，一切尚好。

用方体会：根据后枕及颈痛、左侧头刺痛、受凉加重辨为寒郁夹瘀，倦怠乏力、脉沉弱辨为虚，情绪低落、急躁易怒辨为郁，耳鸣、失眠多梦辨为心肾不交，心胸烦热、口苦咽干辨为热，口唇麻木、苔腻辨为风痰，以此辨为寒结夹瘀、气郁夹虚、心肾不交、热夹风痰证。选用葛根汤温通宣散，舒达筋骨，补益气血，兼清夹热；乌头汤宣散温通，补益气血；小柴胡汤平调寒热，益气行气；桂枝加龙骨牡蛎汤温通和阴，交通心肾；附子花粉汤温阳散寒，益阴清热；藜芦甘草汤益气息风化痰。方药相互为用，以奏其效。

葛根加半夏汤

【方歌】葛根半夏生姜汤，桂麻芍药草大枣，治表治里调气机，调配用量效果好。

【组成】葛根四两（12g） 麻黄去节，三两（9g） 甘草炙，二两（6g） 芍药二两（6g） 桂枝去皮，二两（6g） 生姜切，二两（6g） 半夏洗，半升（12g） 大枣擘，十二枚

【用法】上八味，以水一斗，先煮葛根、麻黄，减二升，去白沫。内诸药，煮取三升，去滓。温服一升。覆取微似汗。

【功用】温通宣散，降逆化痰，舒达筋骨，补益气血，兼清夹热。

【主治】寒热痰虚气逆证。

【解读方药】葛根加半夏汤有8味药，由甘草汤、桂枝甘草汤、芍药甘草汤、桂枝汤、甘草麻黄汤、葛根汤为基础方所组成。桂枝、生姜、麻黄既是解表散寒药又是温宣脏腑药，还是通经柔筋药；葛根既是清热药又是柔筋药，还是调理气机升降药；半夏既是和胃降逆药又是燥湿化痰药，还是调理气机升降药；芍药既是补血敛阴药又是活血药，还是柔筋缓急药；大枣、甘草既是补益营卫药又是补益脏腑药。从方中用药用量及调配关系可知葛根加半夏汤是治疗寒热痰虚气逆证的重要基础用方，治疗各科常见病、多发病、疑难病属于寒热痰虚气逆证者，选用葛根加半夏汤常常能取得预期治疗效果。

【案例导读】葛根加半夏汤是治疗腺样体肥大的重要基础用方，同时还能治疗诸多病种，而这诸多病种的病变证机必须切合寒热痰虚气逆证，始可用之。

腺样体肥大是临床中非常难治的疾病之一，腺样体肥大以鼻部症状、耳部症状、咽喉症状、下呼吸道症状、颌面骨发育异常为主，主要症状有鼻塞、流鼻涕、耳闷、耳痛、咽部不适，以及多梦、易惊醒、磨牙、反应迟钝、注意力不集中、性情暴躁、吞咽困难等。主要并发症有鼻炎、分泌性中耳炎、化脓性中耳炎、阻塞性睡眠呼吸暂停低通气综合征。

葛根加半夏汤的主要作用有：①温通宣散；②降逆化痰；③舒达筋骨；④补益气血；⑤兼清夹热。葛根加半夏汤治疗腺样体肥大的主要病变证机是：①寒邪肆虐；②痰结气逆；③郁热化生；④正气虚弱。葛根加半夏汤是治疗腺样体肥大属于寒热痰虚气逆证的重要基础用方，欲取得最佳治疗效果必须重视经方合方。

【案例示范】腺样体肥大、扁桃体肥大

向某，女，6岁。其母代诉：有2年腺样体肥大、扁桃体肥大病史，服用中西药但未能有效控制症状，经病友介绍前来诊治。

刻诊：咽部不利，打鼾，鼻塞，流鼻涕，鼻痒，咽痒，耳闷，耳胀，受凉加重，易惊醒，磨牙，注意力不集中，性情暴躁，吞咽不利，倦怠乏力，手足烦热，口苦咽干，舌质红，苔腻黄白夹杂，脉沉弱。

中医辨证：寒热郁窍、虚郁风痰证。

治疗原则：温宣开窍，清宣郁热，行气益气，息风化痰。

治疗方药：葛根加半夏汤、大青龙汤、桔梗汤、小柴胡汤、藜芦甘草汤与附子贝母汤合方。

葛根12g，麻黄18g，桂枝10g，白芍10g，生半夏12g，石膏50g，杏仁10g，桔梗10g，柴胡24g，红参10g，枯芩10g，制附子10g，浙贝12g，藜芦1.5g，生姜24g，大枣12枚，生甘草20g。6剂，以水1000～1200mL，浸泡30分钟，大火烧开，小火煎煮50分钟，去滓取药液，每日分早中晚3次服。

二诊：鼻塞、流鼻涕减轻，仍有打鼾，前方变桔梗为30g、浙贝为15g，6剂。

三诊：磨牙减轻，仍有耳闷、耳胀，前方变葛根为24g、麻黄为20g，6剂。

四诊：咽喉不利明显好转，仍有咽痒、鼻痒，前方变藜芦为2g、生甘草为24g，6剂。

五诊：诸症状较前明显减轻，以前方治疗60余剂，诸症状消除；又以前方巩固治疗50余剂，经复查腺样体肥大、扁桃体肥大痊愈。随访1年，一切尚好。

用方体会：根据咽部不利、打鼾、鼻塞、流鼻涕、受凉加重、手足烦热、舌质红辨为寒热郁窍，倦怠乏力、脉虚弱辨为虚，情绪急躁辨为郁，鼻痒、咽痒、苔腻辨为痰夹风痰，以此辨为寒热郁窍、虚郁风痰证。选用葛根加半夏汤温通宣散，降逆化痰，舒达筋骨，补益气血，兼清夹热；大青龙汤温宣清窍，清泻郁热；桔梗汤清宣利窍；小柴胡汤平调寒热，益气行气；藜芦甘草汤益气息风化痰；附子贝母汤温阳散寒，清热利咽。方药相互为用，以奏其效。

葛根芩连汤

【方歌】葛根黄芩黄连汤，再加甘草合成方，脏腑湿热诸般疾，清热燥湿益气好。

【组成】葛根半斤（24g）　甘草炙，二两（6g）　黄芩三两（9g）　黄连三两（9g）

【用法】上四味，以水八升，先煮葛根，减二升，内诸药，煮取二升，去滓。分温再服。

【功用】清热燥湿，升清降浊，补益正气。

【主治】湿热蕴结夹虚证。

【解读方药】葛根芩连汤有4味药。黄连、黄芩既是重要清热燥湿药又是降泄消肿药；葛根既是行散清热药又是生津药，还是和利筋脉药；甘草既是益气药又是生津药，还是缓急药。从方中用药用量及调配关系可知葛根芩连汤是治疗湿热蕴结夹虚证的重要基础用方，治疗各科常见病、多发病、疑难病属于湿热蕴结夹虚证者，选用葛根芩连汤常常能取得预期治疗效果。

【案例导读】葛根芩连汤是治疗食管溃疡的重要基础用方，同时还能治疗诸多病种，而这诸多病种的病变证机必须切合湿热蕴结夹虚证，始可用之。

食管溃疡是临床中比较难治的疾病之一，主要症状有呕吐、恶心、嗳气、泛酸、不思饮食、吞咽困难、胸骨后疼痛、脘腹疼痛等，并发症主要有食管纤维化、食管狭窄等。

葛根芩连汤的主要作用有：①清热燥湿；②升清降浊；③补益正气。葛根芩连汤治疗食管溃疡的主要病变证机是：①湿热蕴结；②浊气壅滞；③正气虚弱。葛根芩连汤是治疗食管溃疡属于湿热蕴结夹虚证的重要基础用方，欲取得最佳治疗效果必须重视经方合方。

【案例示范】食管溃疡

酒某，女，45岁。主诉：有多年食管溃疡病史，服用中西药但未能有效控制症状，经病友介绍前来诊治。

刻诊：吞咽不利，胸骨后疼痛，食凉加重疼痛，心胸烦热，泛酸，嗳气，呕吐，恶心，不思饮食，情绪低落，急躁易怒，倦怠乏力，手足不温，口苦口腻，舌质淡红，苔腻黄白夹杂，脉沉弱。

中医辨证：寒热气逆、虚郁夹痰证。

治疗原则：温降化痰，清热燥湿，行气益气。

治疗方药：葛根芩连汤、半夏泻心汤、小柴胡汤、橘皮汤与附子贝母汤合方。

葛根 24g，黄连 10g，枯芩 10g，干姜 10g，柴胡 24g，生半夏 24g，红参 10g，陈皮 12g，制附子 10g，浙贝 12g，生姜 24g，大枣 12 枚，炙甘草 10g。6 剂，以水 1000～1200mL，浸泡 30 分钟，大火烧开，小火煎煮 50 分钟，去滓取药液，每日分早中晚 3 次服。

二诊：吞咽不利减轻，仍有恶心、呕吐，前方变陈皮为 30g，6 剂。

三诊：胸骨后疼痛减轻，仍有心胸烦热、泛酸，前方变黄连、枯芩为各 15g，6 剂。

四诊：手足温和，仍有倦怠乏力、嗳气，前方变红参为 12g、陈皮为 40g，6 剂。

五诊：诸症状较前明显减轻，以前方治疗 50 余剂，诸症状消除；又以前方巩固治疗 30 余剂，经复查食管溃疡痊愈。随访 1 年，一切尚好。

用方体会：根据吞咽不利、胸骨后疼痛、食凉加重疼痛辨为寒，心胸烦热、口苦口腻辨为湿热，情绪低落、急躁易怒辨为郁，倦怠乏力辨为虚，苔腻黄白夹杂辨为痰夹寒热，以此辨为寒热气逆、虚郁夹痰证。选用葛根芩连汤清热燥湿，升清降浊，补益正气；半夏泻心汤平调寒热，益气降逆；小柴胡汤平调寒热，益气行气；橘皮汤行气降逆；附子贝母汤温阳散寒，清热利咽。方药相互为用，以奏其效。

温经汤

【方歌】温经归芍桂萸芎，姜夏麦冬与丹皮，参草益气胶益血，虚瘀寒热皆能医。

【组成】吴茱萸三两（9g）　当归二两（6g）　川芎二两（6g）　芍药二两（6g）　人参二两（6g）　桂枝二两（6g）　阿胶二两（6g）　生姜二两（6g）　牡丹皮去心，二两（6g）　甘草二两（6g）　半夏半升（12g）　麦门冬去心，一升（24g）

【用法】上十二味，以水一斗，煮取三升，分温三服。亦主妇人少腹寒，久不受胎；兼取崩中去血，或月水来过多，及至期不来。

【功用】温经散寒，活血化瘀，燥湿化痰，清热益阴，补益气血。

【主治】寒瘀虚痰夹热证。

【解读方药】温经汤有 12 味药，由桂枝甘草汤、芍药甘草汤、生姜半夏汤为基础方所组成。吴茱萸、桂枝既是温阳散寒药又是温通经脉药；当归、芍药既是补血药又是活血药；阿胶既是补血药又是化阴药，还是止血药；川芎既是活血药又是行气药；半夏、生姜既是温阳散寒药又是燥湿化痰药，还是辛开苦降调理气机药；牡丹皮既是清热药又是凉血化瘀药；麦冬既是清热药又是滋阴化阴药；人参、甘草既是益气药又是生津药，人参还是补气第一要药。从方中用药用量及调配关系可知温经汤是治疗寒瘀虚痰夹热证的重要基础用方，治疗各科常见病、多发病、疑难病属于寒瘀虚痰夹热证者，选用温经汤常常能取得预期治疗效果。

【案例导读】温经汤是治疗卵巢早衰、备孕的重要基础用方，同时还能治疗诸多病种，而这诸多病种的病变证机必须切合寒瘀虚痰夹热证，始可用之。

（1）卵巢早衰指女性在 40 岁前以性器官萎缩为主，是临床中比较常见的妇科难治疾病之一，主要症状有月经稀少、经期缩短、月经量减少、渐渐闭经、潮热、多汗、心烦、失眠、阴道干涩、性欲下降等，并发症主要有原发性不孕、继发性不孕、骨质疏松症、心脏病等。

（2）温经汤是女子备孕即女子准备妊娠的重要基础方，亦即在妊娠之前选择服用中药调理身体，主要有以下几种情况：子女月经正常，但是未能如期妊娠；女子月经正常，能够如期妊娠，可妊娠后即出现胎停现象；女子月经周期不规律，影响正常妊娠；女子经期月经量少，影响正常妊娠；子宫肌瘤、子宫腺肌病、子宫内膜异位症等病变影响正常妊娠。

温经汤的主要作用有：①温经散寒；②活血化瘀；③燥湿化痰；④补益气血；⑤清热益阴。温经汤治疗卵巢早衰、备孕的主要病变证机是：①寒凝血脉；②瘀阻经脉；③痰湿阻滞；④郁热伤阴；⑤气血虚弱。温经汤是治疗卵巢早衰、备孕属于寒瘀虚痰夹热证的重要基础用方，欲取得最佳治疗效果必须重视经方合方。

【案例示范】卵巢早衰、骨质疏松症

詹某，女，41 岁。主诉：有 3 年卵巢早衰病史，1 年前经检查又诊断为骨

质疏松症，服用中西药但未能有效控制症状，经病友介绍前来诊治。

刻诊：闭经 1 年余，怕冷，手足不温，阴道拘紧，性冷淡，腰背疼痛，肌肉麻木抽搐，倦怠乏力，头晕目眩，肌肤粗糙，口渴不欲饮水，舌质淡红夹瘀紫，苔腻黄白夹杂，脉沉弱涩。

中医辨证：寒瘀夹热、虚夹风痰证。

治疗原则：温通化瘀，补益气血，清热益阴，息风化痰。

治疗方药：温经汤、天雄散与藜芦甘草汤合方。

吴茱萸 10g，当归 6g，川芎 6g，白芍 15g，红参 6g，桂尖 20g，阿胶珠 6g，牡丹皮 6g，生半夏 12g，麦冬 24g，炮天雄 10g，白术 24g，龙骨 10g，藜芦 1.5g，生姜 10g，大枣 12 枚，炙甘草 10g。6 剂，以水 1000 ~ 1200mL，浸泡 30 分钟，大火烧开，小火煎煮 50 分钟，去滓取药液，每日分早中晚 3 次服。

二诊：怕冷、手足不温减轻，仍有倦怠乏力，前方变红参为 10g，6 剂。

三诊：腰背疼痛减轻，仍有头晕目眩，前方变当归、白芍为各 24g，6 剂。

四诊：阴道拘紧较前好转，仍有肌肉麻木抽搐，前方变白芍为 30g、生藜芦为 3g，6 剂。

五诊：诸症状较前明显好转，以前方治疗 90 余剂，月经来临但量较少；又以前方巩固治疗 100 余剂，月经恢复正常，经复查激素各项指标及血钙、磷和碱性磷酸酶数值正常；又以前方巩固治疗 60 余剂。随访 2 年，一切尚好。

用方体会：根据怕冷、舌质夹瘀紫、脉涩辨为寒瘀，闭经、倦怠乏力、头晕目眩、脉虚弱辨为气血虚，口渴不欲饮水、舌质淡红辨为寒夹热，肌肤粗糙辨为阴伤，肌肉麻木抽搐、苔腻辨为风痰，以此辨为寒瘀夹热、虚夹风痰证。选用温经汤温经散寒，活血化瘀，燥湿化痰，清热益阴，补益气血；天雄散温壮阳气，固涩阴精；藜芦甘草汤益气息风化痰。方药相互为用，以奏其效。

滑石代赭汤

【方歌】滑石代赭汤百合，阴虚夹热又夹湿，滋阴清利能降逆，阴虚湿热服之宜。

【组成】百合擘，七枚（14g）　滑石碎，绵裹，三两（9g）　代赭石碎，绵裹，如弹丸大一枚（15g）

【用法】上先以水洗百合，渍一宿，当白沫出，去其水，更以泉水二升，煎取一升，去滓。别以泉水二升煎滑石、代赭，取一升，去滓。后合和重煎，取一升五合，分温服。

【功用】滋阴化阴，清热利湿，降逆凉血。

【主治】阴虚湿热气逆证。

【解读方药】滑石代赭汤有3味药。百合既是滋阴化阴药又是补中益气药，还是通大便利小便药；滑石既是清热药又是利湿药；代赭石既是清热药又是降泄药，还是凉血止血药。从方中用药用量及调配关系可知滑石代赭汤是治疗阴虚湿热气逆证的重要基础用方，治疗各科常见病、多发病、疑难病属于阴虚湿热气逆证者，选用滑石代赭汤常常能取得预期治疗效果。

【案例导读】滑石代赭汤是治疗心房颤动的重要基础用方，同时还能治疗诸多病种，而这诸多病种的病变证机必须切合阴虚湿热气逆证，始可用之。

心房颤动是临床中比较常见的难治疾病之一，主要症状有心悸、倦怠乏力、头晕目眩、晕厥、心胸疼痛或压迫感、呼吸困难、多尿等。其主要并发症有脑动脉栓塞、肺栓塞、心功能不全、周围动脉栓塞、心脏性猝死等。

滑石代赭汤的主要作用有：①滋阴化阴；②清热利湿；③降逆凉血。滑石代赭汤治疗心房颤动的主要病变证机是：①阴虚不滋；②湿热浸淫；③浊气逆行。滑石代赭汤是治疗心房颤动属于阴虚湿热气逆证的重要基础用方，欲取得最佳治疗效果必须重视经方合方。

【案例示范】心房颤动

牛某，男，55岁。主诉：有多年心房颤动病史，服用中西药但未能有效控制症状，经病友介绍前来诊治。

刻诊：心悸，头晕目眩，晕厥，心胸疼痛，时有压迫感，活动后加重，倦怠乏力，盗汗，潮热，肢体烦热沉重，手指颤抖，呼吸不畅，口淡不欲饮水，舌质红，苔黄腻夹白，脉沉弱。

中医辨证：阴虚湿热、气虚风痰证。

治疗原则：益气滋阴，清热利湿，息风化痰。

治疗方药：滑石代赭汤、麦门冬汤、猪苓汤、附子花粉汤与藜芦甘草汤合方。

百合24g，滑石20g，代赭石30g，麦冬170g，生半夏24g，红参10g，粳米10g，茯苓10g，阿胶珠10g，猪苓10g，泽泻10g，制附子10g，天花粉12g，藜芦1.5g，生姜10g，大枣12枚，炙甘草10g。6剂，以水1000～1200mL，浸泡 30 分钟，大火烧开，小火煎煮 50 分钟，去滓取药液，每日分早中晚 3 次服。

二诊： 盗汗、潮热基本消除，仍有手指颤抖，前方变藜芦为 3g，6 剂。

三诊： 肢体沉重减轻，仍有倦怠乏力、心悸，前方变红参为 12g，6 剂。

四诊： 晕厥、心胸疼痛未再发作，仍有口淡不欲饮水，前方变制附子为 12g，6 剂。

五诊： 诸症状较趋于缓解，以前方治疗 50 余剂，诸症状基本消除；又以前方治疗 90 余剂，诸症状消除，经复查心电图正常。随访 1 年，一切尚好。

用方体会： 根据心悸、头晕目眩、盗汗、潮热辨为阴虚，肢体烦热沉重辨为湿热，口渴不欲饮水辨为寒，活动后加重、倦怠乏力辨为气虚，手指颤抖、苔腻辨为风痰，以此辨为阴虚湿热、气虚风痰证。选用滑石代赭汤滋阴化阴，清热利湿，降逆凉血；麦门冬汤益气滋阴，燥湿降逆；猪苓汤补血益阴，清热利湿；附子花粉汤温通阳气，清热益阴；藜芦甘草汤益气息风化痰。方药相互为用，以奏其效。

滑石白鱼散

【方歌】 滑石白鱼用乱发，清热化瘀能利湿，脏腑营卫水气证，湿热瘀血服之宜。

【组成】 滑石二分（6g）　乱发烧，二分（6g）　白鱼二分（6g）

【用法】 上三味，杵为散，饮服方寸匕，日三服。

【功用】 活血化瘀，清热利湿，通利消肿。

【主治】 瘀血水气证。

【解读方药】 滑石白鱼散有 3 味药。滑石既是清热药又是利湿利水药；乱发既是活血化瘀药又是通利小便药，还是定痫止痉药；白鱼既是活血消肿药又是通利水道药。从方中用药用量及调配关系可知滑石白鱼散是治疗瘀血水气证的重要基础用方，治疗各科常见病、多发病、疑难病属于瘀血水气证者，选用滑石白鱼散常常能取得预期治疗效果。

【案例导读】 滑石白鱼散是治疗前列腺结石的重要基础用方，同时还能治疗诸多病种，而这诸多病种的病变证机必须切合瘀血水气证，始可用之。

前列腺结石是临床中比较常见的难治疾病之一，主要症状有尿频、尿急、尿痛、尿失禁、排尿困难、尿细无力、尿等待、腰骶部会阴或阴茎部疼痛、阳痿、早泄，或小结石可随尿排出；并发症主要有慢性肾炎，尿毒症、前列腺炎症。

滑石白鱼散的主要作用有：①活血化瘀；②清热利湿；③通利消肿。滑石白鱼散治疗前列腺结石的主要病变证机是：①血脉阻滞；②湿热浸淫；③水气不化。滑石白鱼散是治疗前列腺结石属于瘀血水气证的重要基础用方，欲取得最佳治疗效果必须重视经方合方。

【案例示范】前列腺结石

杨某，男，39岁。主诉：有2年前列腺结石病史，服用中西药但未能有效控制症状，经病友介绍前来诊治。

刻诊：腰骶会阴阴茎困胀，时时刺痛，尿频，尿急，尿不利，尿细无力，小便灼热，阳痿，早泄，倦怠乏力，怕冷，手足不温，口苦口腻，舌质淡红夹瘀紫，苔黄腻夹白，脉沉弱涩。

中医辨证：湿热夹瘀、气虚夹痰证。

治疗原则：清热利湿，活血化瘀，益气化痰。

治疗方药：滑石白鱼散、当归贝母苦参丸、蒲灰散、葵子茯苓散与参藜夏附藻草汤合方。

滑石10g，乱发6g，白鱼6g，当归15g，浙贝15g，苦参15g，蒲黄20g，葵子50g，茯苓10g，制附子10g，生半夏12g，红参10g，羊栖藻24g，藜芦1.5g，生姜10g，大枣12枚，炙甘草10g。6剂，以水1000～1200mL，浸泡30分钟，大火烧开，小火煎煮50分钟，去滓取药液，每日分早中晚3次服。

二诊：小便灼热减轻，仍有尿不利，前方变滑石、茯苓为各30g，6剂。

三诊：腰骶会阴阴茎刺痛明显减轻，仍有口苦口腻，前方变浙贝、苦参为各20g，6剂。

四诊：怕冷、手足不温基本消除，仍有阳痿、早泄，前方变红参为12g，6剂。

五诊：诸症状较趋于缓解，以前方治疗60余剂，诸症状基本消除；又以前方治疗100余剂，诸症状消除，经复查前列腺结石消除。随访1年，一切尚好。

用方体会：根据腰骶会阴阴茎困胀、小便灼热辨为湿热，腰骶会阴阴茎时时刺痛、舌质淡红夹瘀紫辨为瘀，倦怠乏力、脉沉弱辨为虚，苔黄腻夹白辨为痰夹寒热，以此辨为湿热夹瘀、气虚夹痰证。选用滑石白鱼散活血化瘀，清热利湿，通利消肿；当归贝母苦参丸活血燥湿化痰；蒲灰散活血化瘀，清热利水；葵子茯苓散清热利水；参藜夏附藻草汤益气软坚，活血散结，息风化痰。方药相互为用，以奏其效。

硝石矾石散

【方歌】仲景硝石矾石散，化瘀清热能燥湿，湿热瘀血诸般证，经方合方最相宜。

【组成】硝石　矾石烧，等分

【用法】上二味，为散，以大麦粥汁和，服方寸匕，日三服。病随大小便去，小便正黄，大便正黑，是候也。

【功用】清热燥湿，散结化瘀。

【主治】湿热瘀血证。

【解读方药】硝石矾石散有2味药。硝石既是清热利湿药又是散结消食药；矾石既是清热燥湿药又是化瘀药，还是消疮收敛、强健筋骨药。从方中用药用量及调配关系可知硝石矾石散是治疗湿热瘀血证的重要基础用方，治疗各科常见病、多发病、疑难病属于湿热瘀血证者，选用硝石矾石散常常能取得预期治疗效果。

【案例导读】硝石矾石散是治疗胆汁淤积性黄疸的重要基础用方，同时还能治疗诸多病种，而这诸多病种的病变证机必须切合湿热瘀血证，始可用之。

胆汁淤积性黄疸是临床中比较常见的难治疾病之一，临床中分为肝外阻塞型胆汁淤积性黄疸和肝内阻塞型胆汁淤积性黄疸。肿瘤、结石、炎症、狭窄、梗阻、寄生虫等是引起胆汁淤积性黄疸的主要原因。其主要症状有胆绞痛、呕吐、寒战、高热、消瘦、肝大、黄疸、皮肤瘙痒、不思饮食、腹胀、脂肪泻、粪便呈白陶土色等，并发症主要有原发性胆汁淤积性肝硬化、胆总管结石、炎性水肿等。

硝石矾石散的主要作用有：①清热燥湿；②散结化瘀。硝石矾石散治疗胆汁淤积性黄疸的主要病变证机是：①湿热蕴结；②瘀血阻滞。硝石矾石散是治疗胆汁淤积性黄疸属于湿热瘀血证的重要基础用方，欲取得最佳治疗效果必须重视经方合方。

【案例示范】胆汁淤积性黄疸

郑某，男，51 岁。主诉：有 3 年胆汁淤积性黄疸病史，服用中西药未能有效控制症状，经病友介绍前来诊治。

刻诊：胁肋如针刺样痛，呕吐，怕冷，身体发热，心胸烦热，身目发黄，肢体沉重，皮肤瘙痒，不思饮食，腹胀，大便干结，粪便呈白陶土色，倦怠乏力，形体消瘦，情绪低落，急躁易怒，口苦咽干，舌质淡红夹瘀紫，苔黄腻夹白，脉沉弱涩。

中医辨证：湿热夹瘀、气虚气郁、寒夹风痰证。

治疗原则：清热利湿，活血行气，益气温阳，息风化痰。

治疗方药：硝石矾石散、茵陈蒿汤、小柴胡汤、橘皮汤、四逆散与参藜夏附藻草汤合方。

硝石 6g，矾石 6g，茵陈 20g，栀子 32g，大黄 6g，柴胡 24g，枳实 15g，白芍 15g，生半夏 12g，红参 10g，枯芩 10g，陈皮 10g，制附子 10g，羊栖藻 24g，藜芦 1.5g，生姜 24g，大枣 12 枚，炙甘草 15g。6 剂，以水 1000 ~ 1200mL，浸泡 30 分钟，大火烧开，小火煎煮 50 分钟，去滓取药液，每日分早中晚 3 次服。

二诊：胁肋如针刺样痛减轻，仍有大便干结，前方变大黄为 10g，6 剂。

三诊：身目发黄明显减轻，仍有呕吐、腹胀，前方变陈皮为 40g，6 剂。

四诊：身目发黄、怕冷、身体发热基本消除，仍有倦怠乏力、皮肤瘙痒，前方变红参为 12g、藜芦为 3g，6 剂。

五诊：诸症状基本缓解，以前方治疗 60 余剂，诸症状消除；又以前方治疗 50 余剂，经复查胆汁淤积性黄疸痊愈。随访 1 年，一切尚好。

用方体会：根据身体发热、心胸烦热、身目发黄、肢体沉重辨为湿热，胁肋针刺样痛、舌质淡红夹瘀紫辨为瘀，怕冷、倦怠乏力、脉沉弱辨为气虚夹寒，情绪低落、急躁易怒辨为郁，皮肤瘙痒、苔腻辨为风痰，以此辨为湿热夹瘀、气虚气郁、寒夹风痰证。选用硝石矾石散清热燥湿，散结化瘀；茵陈蒿汤泻热利湿祛瘀；小柴胡汤平调寒热，益气行气；橘皮汤行气降逆；四逆散调理气机，补益气血；参藜夏附藻草汤益气软坚，活血散结，息风化痰。方药相互为用，以奏其效。

雄黄熏方

【方歌】雄黄熏方基础方，温化寒湿经典方，寒湿瘀毒诸般证，调配内服治惊狂。

【组成】雄黄二两（6g）（用量引自《经方辨治疑难杂病技巧》）

【用法】上一味，为末，筒瓦二枚合之，烧，向肛熏之。

【功用】温化寒痰，化瘀消疮。

【主治】寒痰瘀毒证。

【解读方药】雄黄熏方仅有1味药。《神农本草经》认为，雄黄"味苦平寒。主寒热，鼠瘘恶疮，疽痔死肌，杀精物，恶鬼，邪气，百虫毒，胜五兵"。雄黄既是温通药又是燥湿化痰药，还是化瘀消疮药。从方中用药用量及调配关系可知雄黄熏方是治疗寒痰瘀毒证的重要基础用方，治疗各科常见病、多发病、疑难病属于寒痰瘀毒证者，选用雄黄熏方常常能取得预期治疗效果。

【案例导读】雄黄熏方是治疗肛门脓肿的重要基础用方，同时还能治疗诸多病种，而这诸多病种的病变证机必须切合寒痰瘀毒证，始可用之。

肛门脓肿是临床中比较常见的难治疾病之一，主要症状有肛周胀痛、或红肿疼痛硬块、排便加剧疼痛、发热、直肠出血、倦怠乏力、排尿困难等，并发症主要有肛瘘、脓毒血症、心律失常、急性呼吸窘迫综合征、肝肾衰竭、肺水肿等。

雄黄熏方的主要作用有：①温化寒痰；②化瘀消疮。雄黄熏方治疗肛门脓肿的主要病变证机是：①寒痰蕴结；②瘀血伤络。雄黄熏方是治疗肛门脓肿属于寒痰瘀毒证的重要基础用方，欲取得最佳治疗效果必须重视经方合方。

【案例示范】肛门脓肿

李某，男，28岁。主诉：有2年肛门脓肿病史，内服外用中西药但未能有效控制症状，经病友介绍前来诊治。

刻诊：肛周色泽暗淡肿胀硬结刺痛，瘙痒，排便或咳嗽加重疼痛，行走不便，坐卧不安，倦怠乏力，怕冷，口苦口腻，舌质淡红夹瘀紫，苔黄腻夹白，脉沉弱涩。

中医辨证：寒郁夹热、瘀夹风痰证。

治疗原则：温化寒郁，清热化瘀，息风化痰。

治疗方药一：雄黄熏方。

雄黄 6g，先把雄黄置入碗中，然后把碗置于火上，之后将雄黄燃烧冒烟熏肛周脓肿，肛周距雄黄 20 ~ 30cm，每次熏 3 ~ 5 分钟。

治疗方药二：蛇床子散、黄连粉方与参藜夏附藻草汤合方。

蛇床子 24g，黄连 12g，红参 10g，藜芦 1.5g，生半夏 12g，制附子 10g，羊栖藻 24g，生姜 10g，大枣 12 枚，炙甘草 10g。6 剂，以水 1000 ~ 1200mL，浸泡 30 分钟，大火烧开，小火煎煮 50 分钟，去滓取药液，每日分早中晚 3 次服。

二诊：肿胀减轻，仍有口苦口腻，前方二变黄连为 20g，6 剂；仍用外用方药。

三诊：肿胀疼痛减轻，仍有肛门瘙痒，前方二变藜芦为 3g，6 剂；仍用外用方药。

四诊：肛周色泽暗淡肿胀刺痛较前明显减轻，仍有肌周硬结，前方二变羊栖藻为 30g，6 剂；仍用外用方药。

五诊：诸症状基本好转，以前方二治疗 30 余剂，诸症状消除；又以前方二治疗 20 余剂，肛周痊愈；仍用外用方药。随访 1 年，一切尚好。

用方体会：根据肛周色泽暗淡肿胀辨为寒结，口苦口腻辨为湿热，肛周刺痛、舌质瘀紫辨为瘀，肛周瘙痒、苔腻辨为风痰，以此辨为寒郁夹热、瘀夹风痰证。选用雄黄熏方温化寒痰，化瘀消疮；蛇床子散温化寒湿；黄连粉方清热燥湿；参藜夏附藻草汤益气软坚，活血散结，息风化痰。方药相互为用，以奏其效。

紫参汤

【方歌】紫参汤中用甘草，清热解毒效果好，脏腑郁热夹气虚，先煮紫参疗效高。

【组成】紫参半斤（24g）　甘草三两（9g）

【用法】上二味，以水五升，先煮紫参，取二升，内甘草，煮取一升半。分温三服。

【功用】清热消积，益气生津。

【主治】热积气虚证。

【解读方药】紫参汤仅有 2 味药。紫参既是清热消积药又是通利九窍药；

甘草既是清热药又是益气药，还是生津缓急药。从方中用药用量及调配关系进一步可知紫参汤是治疗热积气虚证的重要基础用方，治疗各科常见病、多发病、疑难病属于热积气虚证者，选用紫参汤常常能取得预期治疗效果。

【案例导读】紫参汤是治疗外阴溃疡的重要基础用方，同时还能治疗诸多病种，而这诸多病种的病变证机必须切合热积气虚证，始可用之。

外阴溃疡是临床中比较难治的疾病之一，临床分为感染性外阴溃疡和非感染性外阴溃疡，主要症状有外阴皮肤黏膜破溃、瘙痒、疼痛、发热、倦怠乏力、尿急、排尿困难、外阴肿痛、丘疹、脓疱等，并发症主要有外阴癌、外阴结节、心脏损伤、肾损伤、关节炎等。

紫参汤的主要作用有：①清热消积；②益气生津。紫参汤治疗外阴溃疡的主要病变证机是：①湿热蕴结；②气虚津伤。紫参汤是治疗外阴溃疡属于热积气虚证的重要基础用方，欲取得最佳治疗效果必须重视经方合方。

【案例示范】外阴溃疡

梁某，女，35 岁。主诉：有 3 年外阴溃疡病史，内服外用中西药但未能有效控制症状，经病友介绍前来诊治。

刻诊：外阴皮肤肿痛发热，怕凉，丘疹，破溃，瘙痒，脓疱，尿急，倦怠乏力，手足不温，口苦口腻，舌质红，苔黄腻夹白，脉沉弱。

中医辨证：湿热夹寒、虚夹风痰证。

治疗原则：清热燥湿，益气散寒，息风化痰。

治疗方药：紫参汤、黄连粉方、苦参汤、蛇床子散、半夏泻心汤、附子白及汤与藜芦甘草汤合方。

紫参 24g，黄连 24g，苦参 20g，蛇床子 24g，红参 10g，生半夏 12g，枯芩 10g，干姜 10g，制附子 10g，白及 6g，藜芦 1.5g，生姜 10g，大枣 12 枚，炙甘草 10g。6 剂，以水 1000 ~ 1200mL，浸泡 30 分钟，大火烧开，小火煎煮 50 分钟，去滓取药液，每日分早中晚 3 次服。

二诊：外阴肿痛发热减轻，仍有丘疹，前方变枯芩为 30g，6 剂。

三诊：外阴怕凉基本消除，仍有瘙痒，前方变藜芦为 2g，6 剂。

四诊：外阴溃烂、脓疱基本消除，仍有倦怠乏力，前方变红参为 30g，6 剂。

五诊：诸症状基本好转，以前方治疗 30 余剂，诸症状消除，外阴溃疡基本痊愈；又以前方治疗 20 余剂，外阴溃疡痊愈。随访 1 年，一切尚好。

用方体会：根据外阴皮肤肿痛发热、脓疱辨为湿热，手足不温辨为寒，倦怠乏力、脉沉弱辨为虚，瘙痒、苔腻辨为风痰，以此辨为湿热夹寒、虚夹风痰证。选用紫参汤清热消积，益气生津；黄连粉方、苦参汤清热燥湿；蛇床子散温化寒湿；半夏泻心汤平调寒热，益气降逆；附子白及汤温阳散寒生肌；藜芦甘草汤益气息风化痰。方药相互为用，以奏其效。

越婢汤

【方歌】越婢汤麻黄生姜，石膏大枣和甘草，寒郁热蕴夹气虚，温清补益效果好。

【组成】麻黄六两（18g）　石膏半斤（24g）　生姜三两（9g）　甘草二两（6g）　大枣十五枚

【用法】上五味，以水六升，先煮麻黄，去上沫，内诸药，煮取三升，分温三服。恶风者加附子一枚，炮；风水加术四两。

【功用】温通散寒，清泻郁热，补益正气。

【主治】寒郁热蕴夹虚证。

【解读方药】越婢汤有5味药，由甘草麻黄汤为基础方所组成。麻黄、生姜既是温通宣发营卫药又是利水消肿药，麻黄又是宣发营卫第一要药；石膏既是清泻郁热药又是生津化阴药；大枣、甘草既是益气药又是生津药，还是缓急药。从方中用药用量及调配关系可知越婢汤是治疗寒郁热蕴夹虚证的重要基础用方，治疗各科常见病、多发病、疑难病属于寒郁热蕴夹虚证者，选用越婢汤常常能取得预期治疗效果。

【案例导读】越婢汤是治疗肾小球肾炎的重要基础用方，同时还能治疗诸多病种，而这诸多病种的病变证机必须切合寒郁热蕴夹虚证，始可用之。

肾小球肾炎是临床中比较常见的难治疾病之一。肾小球肾炎分为急性肾小球肾炎、慢性肾小球肾炎和急进性肾小球肾炎，又分为普通型、肾病型、高血压型、混合型。急性肾小球肾炎的主要症状有尿少、尿血、尿蛋白、水肿、高血压、肾功能异常，以及腰痛腰酸腰沉等；主要并发症有急性充血性心力衰竭、高血压脑病、急性肾衰竭等。

越婢汤的主要作用有：①温通散寒；②清泻郁热；③补益正气。越婢汤治疗肾小球肾炎的主要病变证机是：①寒郁不散；②热蕴不行；③正气虚弱。越婢汤是治疗肾小球肾炎属于寒郁热蕴夹虚证的重要基础用方，欲取得最佳治疗效果必须重视经方合方。

【案例示范】红斑狼疮性肾炎

夏某，女，23岁。主诉：有4年红斑狼疮性肾炎病史，经检查抗核抗体（ANA）阳性，抗 ds-DNA 抗体阳性，抗组蛋白抗体阳性，血压145/110mmHg，尿蛋白（+++），尿隐血（++），服用中西药均未能有效控制症状，经病友介绍前来诊治。

刻诊： 面部蝶形红斑，发热，四肢关节痛受凉加重，小便不利，下肢水肿，头晕目眩，头痛，不思饮食，恶心，倦怠乏力，情绪低落，不欲言语，怕冷，手足不温，夜间小腿抽筋，口苦咽干，舌质淡红，苔腻黄白夹杂，脉沉弱。

中医辨证： 寒热夹虚、血热水气、郁夹风痰证。

治疗原则： 清热散寒，益气利水，行气降逆，息风化痰。

治疗方药： 越婢汤、猪苓汤、百合地黄汤、小柴胡汤、附子半夏汤与藜芦甘草汤合方。

麻黄20g，石膏24g，猪苓12g，茯苓12g，泽泻12g，滑石10g，阿胶珠6g，百合15g，生地黄50g，红参10g，生半夏12g，枯芩10g，柴胡24g，制附子10g，藜芦1.5g，生姜10g，大枣12枚，炙甘草10g。6剂，以水1000～1200mL，浸泡30分钟，大火烧开，小火煎煮50分钟，去滓取药液，每日分早中晚3次服。

二诊： 面部蝶形红斑略有减轻，仍有小便不利、恶心，前方变猪苓、茯苓、滑石为各24g，变泽泻为50g，变生半夏为15g，6剂。

三诊： 下肢水肿好转，仍有怕冷、手足不温，前方变制附子为12g，6剂。

四诊： 血压132/97mmHg，头痛基本消除，仍有倦怠乏力，前方变红参为12g，6剂。

五诊： 诸症状较前明显好转，以前方治疗120余剂，诸症状基本消除，经复查抗核抗体（ANA）阴性，抗组蛋白抗体阴性，血压122/93mmHg，尿蛋白（+），尿隐血阴性；又以前方治疗120余剂，经复查抗 ds-DNA 抗体阴性，尿蛋白阴性。随访1年，一切尚好。

用方体会： 根据面部蝶形红斑发热辨为热，四肢关节痛受凉加重辨为寒，小便不利、下肢水肿辨为水气，倦怠乏力、脉沉弱辨为虚，情绪低落、不欲言语辨为郁，小腿抽筋、苔腻辨为风痰，以此辨为寒热夹虚、血热水气、郁夹风痰证。选用越婢汤温通散寒，清泻郁热，补益正气；猪苓汤清热利水，补血益阴；百合地黄汤清热滋阴凉血；小柴胡汤平调寒热，益气行气；附子半夏汤温阳散寒降逆；藜芦甘草汤益气息风化痰。方药相互为用，以奏其效。

越婢加术汤

【方歌】越婢加术汤麻黄，石膏甘草大枣姜，寒郁热蕴夹气虚，温清益气病可康。

【组成】麻黄六两（18g）　石膏半斤（24g）　生姜三两（9g）　大枣十五枚　甘草二两（6g）　白术四两（12g）

【用法】上六味，以水六升，先煮麻黄去沫，内诸药，煮取三升，分温三服。恶风加附子一枚，炮。

【功用】温通散寒，清泻郁热，燥湿利水，补益正气。

【主治】寒热水湿夹虚证。

【解读方药】越婢加白术汤有6味药，由甘草麻黄汤、越婢汤为基础方所组成。麻黄、生姜既是温通宣发营卫药又是利水消肿药，麻黄又是宣发营卫第一要药；石膏既是清泻郁热药又是生津化阴药；白术既是益气药又是燥湿药；大枣、甘草既是益气药又是生津药，还是缓急药。从方中用药用量及调配关系可知越婢加术汤是治疗寒热水湿夹虚证的重要基础用方，治疗各科常见病、多发病、疑难病属于寒热水湿夹虚证者，选用越婢加术汤常常能取得预期治疗效果。

【案例导读】越婢加术汤是治疗黏液性水肿的重要基础用方，同时还能治疗诸多病种，而这诸多病种的病变证机必须切合寒热水湿夹虚证，始可用之。

黏液性水肿是临床中比较难治的疾病之一，临床中分为内分泌系统疾病引起的黏液性水肿和自身免疫性疾病引起的黏液性水肿，主要症状有面颊眼睑及皮肤肿胀、倦怠乏力、怕冷、脱屑、皮肤增厚、表情淡漠、贫血、皮肤呈象牙色等。

越婢加术汤的主要作用有：①温通散寒；②清泻郁热；③燥湿利水；④补益正气。越婢加术汤治疗黏液性水肿的主要病变证机是：①寒郁不散；②热蕴不行；③水湿蕴结；④正气虚弱。越婢加术汤是治疗黏液性水肿属于寒热水湿夹虚证的重要基础用方，欲取得最佳治疗效果必须重视经方合方。

【案例示范】黏液性水肿

吴某，女，55岁。主诉：有多年颜面、眼睑、下肢黏液性水肿病史，近2年来症状加重，多次住院治疗但未能有效控制病情，服用中西药也未能达到控制症状的目的，经病友介绍前来诊治。

刻诊：颜面、眼睑、下肢水肿，按之凹陷，怕冷、无汗，手足不温，表情淡漠，情绪低落，记忆力减退，肌肉松弛麻木，倦怠乏力、面色不荣，口苦口干，口渴欲饮热水，舌质淡红夹瘀紫，苔腻黄白夹杂，脉沉弱。

中医辨证：寒郁夹热、风痰夹虚证。

治疗原则：宣通散寒，清热燥湿，行气活血，利水消肿，息风化痰。

治疗方药：越婢加术汤、真武汤、小柴胡汤、蒲灰散、甘草海藻汤与藜芦甘草汤合方。

麻黄20g，石膏24g，白术20g，制附子5g，白芍10g，茯苓10g，生半夏12g，柴胡24g，枯芩10g，红参10g，滑石10g，蒲黄20g，羊栖藻24g，藜芦1.5g，陈皮24g，生姜24g，大枣12枚，炙甘草12g。6剂，以水1000～1200mL，浸泡30分钟，大火烧开，小火煎煮50分钟，去滓取药液，每日分早中晚3次服。

二诊：表情淡漠略有好转，仍有手足不温，前方变制附子为10g，6剂。

三诊：手足不温较前减轻，仍水肿，前方茯苓、滑石为各24g，6剂。

四诊：颜面、眼睑、下肢水肿略有减轻，仍有肌肉麻木，前方变白芍为24g、藜芦为2g，6剂。

五诊：颜面、眼睑、下肢水肿较前有减轻，以前方治疗80余剂，水肿明显消退；又以前方治疗60余剂，水肿消退。随访1年，一切尚好。

用方体会：根据颜面、眼睑、下肢水肿、怕冷辨为寒，口苦口干、口渴欲饮热水辨为寒热夹杂，情绪低落辨为气郁，麻木、苔腻辨为风痰，倦怠乏力、面色不荣辨为虚，以此辨为寒郁夹热、风痰夹虚证。选用越婢加术汤温通散寒，清泻郁热，燥湿利水，补益正气；真武汤温阳化瘀利水，补益气血；小柴胡汤平调寒热，益气行气；蒲灰散活血消肿；甘草海藻汤益气软坚散结；藜芦甘草汤益气息风化痰。方药相互为用，以奏其效。

越婢加半夏汤

【**方歌**】越婢汤中加半夏，麻黄石膏姜枣草，寒热郁结夹痰湿，清温化痰效果好。

【**用法**】麻黄六两（18g）　石膏半斤（24g）　生姜三两（9g）　大枣十五枚　甘草二两（6g）　半夏半升（12g）

【**组成**】上六味，以水六升，先煮麻黄，去上沫，内诸药，煮取三升，分温三服。

【**功用**】温通散寒，清泻郁热，燥湿化痰，补益正气。

【**主治**】寒热痰湿夹虚证。

【**解读方药**】越婢加半夏汤有6味药，由甘草麻黄汤、越婢汤为基础方所组成。麻黄、生姜既是温通宣发营卫药又是利水消肿药，麻黄又是宣发营卫第一要药；石膏既是清泻郁热药又是生津化阴药；半夏既是降逆药又是燥湿化痰药，还是辛开苦降调理气机药；大枣、甘草既是益气药又是生津药，还是缓急药。从方中用药用量及调配关系可知越婢加半夏汤是治疗寒热痰湿夹虚证的重要基础用方，治疗各科常见病、多发病、疑难病属于寒热痰湿夹虚证者，选用越婢加半夏汤常常能取得预期治疗效果。

【**案例导读**】越婢加半夏汤是治疗睡眠呼吸暂停低通气综合征的重要基础用方，同时还能治疗诸多病种，而这诸多病种的病变证机必须切合寒热痰湿夹虚证，始可用之。

睡眠呼吸暂停低通气综合征是临床中比较难治的疾病之一，临床分为中枢型、阻塞型、混合型，主要症状先有鼾声，接着呼吸停止，继之喘气，再次鼾声，交替反复发作，睡眠多动不安，磨牙，噩梦，夜间小便多，或遗尿，醒后心慌，倦怠乏力，胸闷，心前区不适，口干咽燥，记忆力、判断力、应变能力下降，日间嗜睡。并发症主要有高血压、冠心病、心律失常、肺动脉高压、肺源性心脏病、缺血性脑梗、出血性脑梗、代谢综合征、左心衰竭。

越婢加半夏汤的主要作用有：①温通散寒；②清泻郁热；③燥湿化痰；④补益正气。越婢加半夏汤治疗睡眠呼吸暂停低通气综合征的主要病变证机是：①寒郁不散；②热蕴不行；③痰湿蕴结；④正气虚弱。越婢加半夏汤是治疗睡眠呼吸暂停低通气综合征属于寒热痰湿夹虚证的重要基础用方，欲取得最佳治疗效果必须重视经方合方。

【案例示范】睡眠呼吸暂停低通气综合征

程某，男，46岁。主诉：有多年睡眠呼吸暂停低通气综合征病史，近2年症状加重，服用中西药均未能有效控制症状，经病友介绍前来诊治。

刻诊： 先有鼾声，接着呼吸停止，憋醒后肌肤麻木，胸中烦热，情绪低落，躁动不安，磨牙，噩梦连篇，醒后心慌，倦怠乏力，记忆力下降，大便干结，小便多，怕冷，手足不温，口苦咽燥，舌质淡红，苔腻黄白夹杂，脉沉弱。

中医辨证： 寒郁夹热、心肾不交、气虚风痰证。

治疗原则： 宣散温阳，益气清热，交通心肾，息风化痰。

治疗方药： 越婢加半夏汤、大黄附子汤、桂枝加龙骨牡蛎汤、小柴胡汤与藜芦甘草汤合方。

麻黄20g，石膏24g，生半夏24g，大黄10g，制附子15g，细辛6g，桂尖10g，龙骨12g，牡蛎12g，白芍10g，红参10g，枯芩10g，柴胡24g，浙贝12g，藜芦1.5g，生姜10g，大枣12枚，炙甘草10g。6剂，以水1000～1200mL，浸泡30分钟，大火烧开，小火煎煮50分钟，去滓取药液，每日分早中晚3次服。

二诊： 倦怠乏力好转，仍有咽喉干燥，前方变浙贝为20g，6剂。

三诊： 手足不温好转，仍有胸中烦热，前方变石膏为50g，6剂。

四诊： 呼吸暂停较前减少、大便通畅，仍有鼾声、噩梦连篇，前方变龙骨、牡蛎为各30g，藜芦为3g，6剂。

五诊： 诸症状较前趋于好转，以前方治疗60余剂，诸症状基本消除；又以前方治疗30余剂，诸症状消除。随访1年，一切尚好。

用方体会： 根据呼吸停止、怕冷、手足不温辨为寒，胸中烦热、口苦咽燥辨为热，情绪低落、躁动不安辨为郁，倦怠乏力、脉沉弱辨为虚，心慌、磨牙、噩梦辨为心肾不交，肌肤麻木、苔腻辨为风痰，以此辨为寒郁夹热、心肾不交、气虚风痰证。选用越婢加半夏汤温通散寒，清泻郁热，燥湿化痰，补益正气；大黄附子汤温阳清热通泻；桂枝加龙骨牡蛎汤温阳潜阳，交通心肾；小柴胡汤平调寒热，益气行气；藜芦甘草汤益气息风化痰。方药相互为用，以奏其效。

葶苈大枣泻肺汤

【方歌】葶苈大枣泻肺汤，清泻郁热能益气，郁热气虚诸般疾，经方合方最相宜。

【组成】葶苈子熬令黄色，捣丸如弹子大，二十枚（10g）　大枣十二枚

　　按：仲景方中大枣无剂量，本书引用剂量源于《千金要方》《外台秘要》。

【用法】上先以水三升，煮枣取二升，去枣，内葶苈，煮取一升，顿服。

【功用】活血消癥，通利水道，行气散结，调理脾胃，补益气血。

【主治】瘀热水气夹虚证。

【解读方药】葶苈大枣泻肺汤有2味药。葶苈子既是活血消癥药又是通利水道药，还是行气散结、调理脾胃药；大枣既是益气药又是补血药。从方中用药用量及调配关系可知葶苈大枣泻肺汤是治疗瘀热水气夹虚证的重要基础用方，治疗各科常见病、多发病、疑难病属于瘀热水气夹虚证者，选用葶苈大枣泻肺汤常常能取得预期治疗效果。

【案例导读】葶苈大枣泻肺汤是治疗上腔静脉阻塞综合征的重要基础用方，同时还能治疗诸多病种，而这诸多病种的病变证机必须切合瘀热水气夹虚证，始可用之。

上腔静脉阻塞综合征是临床中比较难治的疾病之一，临床分为肿瘤病变引起的上腔静脉阻塞综合征和炎性病变引起的上腔静脉阻塞综合征，主要症状有咳嗽、痰中带血、胸痛、声嘶、呼吸急促、卧位加重呼吸困难、端坐呼吸、头面上肢及上半身皮肤发紫、水肿等。

葶苈大枣泻肺汤的主要作用有：①活血消癥；②通利水道；③行气散结；④调理脾胃；⑤补益气血。葶苈大枣泻肺汤治疗上腔静脉阻塞综合征的主要病变证机是：①血脉瘀滞；②水气侵扰；③热蕴气结；④水道不利；⑤气血虚弱。葶苈大枣泻肺汤是治疗上腔静脉阻塞综合征属于瘀热水气夹虚证的重要基础用方，欲取得最佳治疗效果必须重视经方合方。

【案例示范】上腔静脉阻塞综合征

常某，女，38岁。主诉：在5年前因呼吸困难，声音嘶哑，经检查诊断为上腔静脉阻塞综合征，住院及门诊治疗，服用中西药但未能有效控制症状，经病友介绍前来诊治。

刻诊：呼吸困难卧位加重，胸中烦热，呼吸急促，喜端坐呼吸，咽痒咳嗽，胸闷，声音嘶哑，头面上肢皮肤青紫，倦怠乏力，手足不温，舌质淡红夹瘀紫，苔黄腻夹白，脉沉弱涩。

中医辨证：热伏夹寒、气滞夹瘀、气虚风痰证。

治疗原则：清泻郁热，行气化瘀，益气温通，息风化痰。

治疗方药：葶苈大枣泻肺汤、射干麻黄汤、麻杏石甘汤、橘皮汤、附子白及汤与藜芦人参汤合方。

葶苈子 10g，射干 40g，麻黄 24g，细辛 10g，紫菀 10g，款冬花 10g，五味子 12g，生半夏 24g，杏仁 10g，石膏 24g，红参 10g，制附子 10g，白及 6g，陈皮 12g，藜芦 1.5g，生姜 24g，大枣 12 枚，炙甘草 10g。6 剂，以水 1000 ~ 1200mL，浸泡 30 分钟，大火烧开，小火煎煮 50 分钟，去滓取药液，每日分早中晚 3 次服。

二诊：呼吸困难减轻，仍有手足烦热，前方变葶苈子为 20g、石膏为 50g，6 剂。

三诊：声音嘶哑好转，仍有胸闷，前方变陈皮为 40g，6 剂。

四诊：呼吸困难较前又有减轻，仍有皮肤青紫，前方变白及为 10g，6 剂。

五诊：诸症状较前缓解，以前方治疗 100 余剂，诸症状消除；又以前方治疗 30 余剂，诸症状消除，经复查上腔静脉阻塞综合征基本消除。随访 1 年，一切尚好。

用方体会：根据呼吸困难卧位加重、胸中烦热辨为热，手足不温辨为寒，端坐呼吸、胸闷辨为气滞，倦怠乏力、脉沉弱辨为虚，头面上肢皮肤青紫、脉涩辨为瘀，更因咽痒咳嗽、苔腻辨为风痰，以此辨为热伏夹寒、气滞夹瘀、气虚风痰证。选用葶苈大枣泻肺汤活血消癥，通利水道，行气散结，调理脾胃，补益气血；射干麻黄汤宣降温通，清泻化痰；麻杏石甘汤清宣益气调气；橘皮汤行气降逆；附子白及汤温阳化瘀；藜芦人参汤益气息风化痰。方药相互为用，以奏其效。

葶苈丸

【方歌】仲景名方葶苈丸，郁热水气基础方，脏腑营卫水气证，经方合方效非常。

【组成】葶苈子二斤（100g）（编者注：原方无用量，此乃编者所加）

【用法】上一味，捣碎，以蜜为丸，共为二十丸，温服一丸，日分三服；又可作为汤剂，汤剂用量可根据治病需要选用12g、24g或30g。（编者注：原方无用法，此乃编者所加）

【功用】活血消癥，通利水道，行气散结，调理脾胃。

【主治】瘀热气结水气证。

【解读方药】葶苈丸仅有1味药。《神农本草经》认为，葶苈子"味辛寒。主癥瘕积聚，结气，饮食，寒热，破坚"。葶苈子既是活血消癥药又是通利水道药，还是行气散结、调理脾胃药。从方中用药用量及调配关系可知葶苈丸是治疗瘀热气结水气证的重要基础用方，治疗各科常见病、多发病、疑难病属于瘀热气结水气证者，选用葶苈丸常常能取得预期治疗效果。

【案例导读】葶苈丸是治疗慢性心包炎的重要基础用方，同时还能治疗诸多病种，而这诸多病种的病变证机必须切合瘀热气结水气证，始可用之。

慢性心包炎是临床中比较难治的疾病之一，临床分为慢性非缩窄性心包炎和慢性缩窄性心包炎，主要症状有胸腔积液、腹水、呼吸困难、端坐呼吸、倦怠乏力、不思饮食、眩晕、消瘦、心悸、咳嗽、上腹疼痛、水肿等。

葶苈丸的主要作用有：①活血消癥；②通利水道；③行气散结；④调理脾胃。葶苈丸治疗慢性心包炎的主要病变证机是：①血脉瘀滞；②水气侵扰；③热蕴气结；④水道不利。葶苈丸是治疗慢性心包炎属于瘀热气结水气证的重要基础用方，欲取得最佳治疗效果必须重视经方合方。

【案例示范】慢性缩窄性心包炎

李某，女，54岁。主诉：有3年慢性缩窄性心包炎病史，服用中西药未能有效控制症状，经病友介绍前来诊治。

刻诊：心悸，呼吸困难，端坐呼吸，活动加重，胸闷烦热（胸腔积液），腹部胀大（腹水），脘腹疼痛，头晕目眩，不思饮食，形体消瘦，咳嗽气喘，下肢水肿，倦怠乏力，身体肌肉蠕动，手足不温，口苦口腻，舌质红夹瘀紫，苔腻黄白夹杂，脉沉弱涩。

中医辨证：热伏夹瘀、气虚夹水、瘀夹风痰证。

治疗原则：清热散瘀，益气利水，温通阳气，息风化痰。

治疗方药：葶苈丸、木防己汤、麻杏石甘汤、半夏泻心汤、附子白及汤与藜芦甘草汤合方。

葶苈子 30g，木防己 10g，石膏 50g，桂枝 6g，红参 12g，麻黄 12g，杏仁 10g，黄连 3g，生半夏 24g，干姜 10g，枯芩 10g，制附子 10g，白及 6g，藜芦 1.5g，生姜 10g，大枣 12 枚，炙甘草 10g。6 剂，以水 1000 ~ 1200mL，浸泡 30 分钟，大火烧开，小火煎煮 50 分钟，去滓取药液，每日分早中晚 3 次服。

二诊：呼吸困难、端坐呼吸、胸闷减轻，仍有口苦口腻，前方变黄连为 10g，6 剂。

三诊：心悸、倦怠乏力好转，仍有脘腹疼痛，前方变桂枝为 12g，6 剂。

四诊：下肢水肿、手足不温明显好转，仍有四肢肌肉蠕动，前方变藜芦为 3g，6 剂。

五诊：诸症状较前好转，以前方治疗 50 余剂，诸症状基本消除；又以前方治疗 100 余剂，诸症状消除，经复查慢性缩窄性心包炎较前明显恢复。随访 1 年，一切尚好。

用方体会：根据呼吸困难、胸中烦热辨为热伏，舌质红夹瘀紫、脉涩辨为瘀热，倦怠乏力、活动加重辨为虚，腹部胀大、下肢水肿辨为水气内结，手足不温、怕冷辨为寒，身体肌肉蠕动、苔腻辨为风痰，以此辨为热伏夹瘀、气虚夹水、瘀夹风痰证。选用葶苈丸活血消癥，通利水道，行气散结，调理脾胃；木防己汤清热温通，益气利水；麻杏石甘汤清宣益气降逆；半夏泻心汤平调寒热，益气降逆；附子白及汤温阳化瘀；藜芦甘草汤益气息风化痰。方药相互为用，以奏其效。

葵子茯苓散

【方歌】仲景葵子茯苓散，清热益气利水气，脏腑营卫水气病，经方合方功效奇。

【组成】葵子一斤（48g）　茯苓三两（9g）

【用法】上二味，杵为散，饮服方寸匕，日三服。小便利则愈。

【功用】通利小便，益气化水。

【主治】水气夹气虚证。

【解读方药】葵子茯苓散有 2 味药。葵子既是清热药又是通利小便药，还是益气药；茯苓既是利水化湿药又是益气药，还是安神药。从方中用药用量及调配关系可知葵子茯苓散是治疗水气夹气虚证的重要基础用方，治疗各科常见病、多发病、疑难病属于水气夹气虚证者，选用葵子茯苓散常常能取得预期治疗效果。

【案例导读】葵子茯苓散是治疗输尿管炎的重要基础用方，同时还能治疗诸多病种，而这诸多病种的病变证机必须切合水气夹气虚证，始可用之。

输尿管炎是临床中比较难治的疾病之一，临床中分为慢性输尿管炎和急性输尿管炎，主要症状有尿频、尿急、尿痛、腰酸、腰痛、血尿、脓尿、发热等，并发症主要有尿路梗阻、尿潴留、败血症等。

葵子茯苓散的主要作用有：①通利小便；②益气化水。葵子茯苓散治疗输尿管炎的主要病变证机是：①水气内停；②气不化水。葵子茯苓散是治疗输尿管炎属于水气夹气虚证的重要基础用方，欲取得最佳治疗效果必须重视经方合方。

【案例示范】慢性输尿管炎

蒋某，女，47岁。主诉：有多年输尿管炎病史，服用中西药未能有效控制症状，经病友介绍前来诊治。

刻诊：小便灼热，尿频，尿急，尿痛，血尿，脓尿，腰腹酸痛，小腹坠胀拘急麻木，怕冷，手足不温，倦怠乏力，情绪低落、急躁易怒，口苦咽干，舌质淡红，苔腻黄白夹杂，脉沉弱。

中医辨证：湿热夹寒、郁虚风痰证。

治疗原则：清热利湿，益气散寒，行气解郁，息风化痰。

治疗方药：葵子茯苓散、真武汤、猪苓散、泽泻汤、小柴胡汤、薏苡附子败酱散与藜芦甘草汤合方。

葵子50g，茯苓10g，白芍10g，制附子5g，白术12g，猪苓12g，泽泻15g，红参10g，柴胡24g，生半夏24g，枯芩10g，薏苡仁30g，败酱草15g，藜芦1.5g，生姜10g，大枣12枚，炙甘草10g。6剂，以水1000～1200mL，浸泡30分钟，大火烧开，小火煎煮50分钟，去滓取药液，每日分早中晚3次服。

二诊：腰腹酸痛减轻，仍有尿频、尿急，前方变茯苓、白芍、猪苓、泽泻为各24g，6剂。

三诊：未再出现血尿，仍有轻微脓尿，前方变枯芩为24g、薏苡仁为40g，6剂。

四诊：尿频、尿急痛、尿痛、脓尿基本消除，仍有手足不温，前方变制附子为 10g，6 剂。

五诊：诸症状较前趋于好转，以前方治疗 50 余剂，诸症状基本消除；又以前方治疗 20 余剂，诸症状消除。随访 1 年，一切尚好。

用方体会：根据小便灼热、小腹坠胀辨为湿热，怕冷、手足不温辨为寒，倦怠乏力、脉沉弱辨为虚，情绪低落、急躁易怒辨为郁，小腹麻木、苔腻辨为风痰，以此辨为湿热夹寒、郁虚风痰证。选用葵子茯苓散通利小便，益气化水；真武汤温通阳气，益气补血，渗利水气；猪苓散、泽泻汤益气温通，清热利水；小柴胡汤平调寒热，益气行气；薏苡附子败酱散温阳清热利湿；藜芦甘草汤益气息风化痰。方药相互为用，以奏其效。

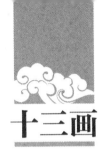

十三画

蜀漆散

【方歌】经典名方蜀漆散，龙骨云母合成方，清热化痰能安神，脏腑营卫病可康。

【组成】蜀漆洗，去腥　云母烧二日　夜龙骨等分

【用法】上三味，杵为散，未发前以浆水服半钱。温疟加蜀漆半分，临发时，服一钱匕。

【功用】清热化痰，消癥散结。

【主治】痰热瘀结证。

【解读方药】蜀漆散有3味药。蜀漆既是清热药又是利湿化痰药，还是消癥散结、安神定志药；龙骨既是清热药又是潜阳安神药，还是化痰软坚药；云母既是平调寒热药又是益气生肌药，还是明目药。从方中用药用量及调配关系可知蜀漆散是治疗痰热瘀结证的重要基础用方，治疗各科常见病、多发病、疑难病属于痰热瘀结证者，选用蜀漆散常常能取得预期治疗效果。

【案例导读】蜀漆散是治疗房室交界性期前收缩的重要基础用方，同时还能治疗诸多病种，而这诸多病种的病变证机必须切合痰热瘀结证，始可用之。

房室交界性期前收缩是临床中比较难治的疾病之一，主要症状有心悸、心烦、心律不齐、胸闷、心前区不适、头昏、乏力等。

蜀漆散的主要作用有：①清热化痰；②消癥散结。蜀漆散治疗房室交界性期前收缩的主要病变证机是：①痰热蕴结；②血行不利。蜀漆散是治疗房室交界性期前收缩属于痰热瘀结证的重要基础用方，欲取得最佳治疗效果必须重视经方合方。

【案例示范】房室交界性期前收缩、心肌炎

詹某，女，60岁。主诉：有多年房室交界性期前收缩、心肌炎病史，服用中西药未能有效控制症状，经病友介绍前来诊治。

刻诊：心悸，胸闷烦热，心前区不适，身体发热，咽痛，不思饮食，肌肉酸痛，头昏，倦怠乏力，怕冷，手足不温，情绪低落、不欲言语，口苦咽干，舌质淡红夹瘀紫，苔腻黄白夹杂，脉沉弱涩。

中医辨证：痰热夹瘀、气虚寒郁证。

治疗原则：清热化痰，行气化瘀，益气散寒。

治疗方药：蜀漆散、枳实薤白桂枝汤、小柴胡汤、附子贝母汤与藜芦甘草汤合方。

蜀漆 10g，云母 10g，龙骨 10g，枳实 4g，薤白 24g，桂尖 3g，全栝楼 30g，厚朴 12g，红参 10g，柴胡 24g，生半夏 24g，枯芩 10g，制附子 10g，浙贝 12g，藜芦 1.5g，生姜 10g，大枣 12 枚，炙甘草 10g。6 剂，以水 1000 ~ 1200mL，浸泡 30 分钟，大火烧开，小火煎煮 50 分钟，去滓取药液，每日分早中晚 3 次服。

二诊：胸闷烦热减轻，仍有手足不温，前方变桂尖为 10g，6 剂。

三诊：身体发热基本消除，仍有咽痛、胸闷，前方变枳实、厚朴为各 24g，变浙贝为 20g，6 剂。

四诊：头昏、肌肉酸痛基本消除，仍有心悸，前方变红参为 12g，6 剂。

五诊：诸症状较前好转，以前方治疗 60 余剂，诸症状基本消除；又以前方治疗 40 余剂，诸症状消除，经复查各项指标恢复正常、心电图正常。随访 1 年，一切尚好。

用方体会：根据胸闷烦热、苔腻辨为痰热，舌质夹瘀紫、脉涩辨为瘀，倦怠乏力、脉沉弱辨为虚，情绪低落、不欲言语辨为郁，手足不温辨为寒，以此辨为痰热夹瘀、气虚寒郁证。选用蜀漆散清热化痰，消癥散结；枳实薤白桂枝汤清热化痰，温通化瘀；小柴胡汤平调寒热，益气行气；附子贝母汤温阳化痰，清热化痰；藜芦甘草汤益气息风化痰。方药相互为用，以奏其效。

蒲灰散

【方歌】蒲灰散中用滑石，清热化瘀能利湿，湿热瘀血诸般疾，经方合方最相宜。

【组成】蒲灰七分（21g） 滑石三分（9g）

【用法】上二味，杵为散，饮服方寸匕，日三服。

【功用】瘀热水结证。

【主治】活血化瘀，清热利水，益气止血。

【解读方药】蒲灰散有 2 味药。蒲灰既是活血化瘀药又是利水消肿药，还是益气止血药；滑石既是清热药又是利水消肿药。从方中用药用量及调配关系可知蒲灰散是治疗瘀热水结证的重要基础用方，治疗各科常见病、多发病、疑难病属于瘀热水结证者，选用蒲灰散常常能取得预期治疗效果。

【案例导读】蒲灰散是治疗膀胱颈挛缩的重要基础用方，同时还能治疗诸多病种，而这诸多病种的病变证机必须切合瘀热水结证，始可用之。

膀胱颈挛缩是临床中比较难治的疾病之一，临床分为先天性膀胱挛缩和后天性膀胱挛缩，主要症状有排尿缓慢、排尿费力、排尿时间延长、尿不尽感、尿流变细或呈点滴状排尿或尿潴留或尿失禁或尿路感染；并发症主要有膀胱炎、男子前列腺炎、膀胱颈梗阻、双肾积水、肾功能不全等。

蒲灰散的主要作用有：①活血化瘀；②清热利水；③益气止血。蒲灰散治疗膀胱颈挛缩的主要病变证机是：①瘀热阻滞；②水气内结。蒲灰散是治疗膀胱颈挛缩属于瘀热水结证的重要基础用方，欲取得最佳治疗效果必须重视经方合方。

【案例示范】膀胱颈挛缩、尿道炎

马某，女，35岁。主诉：有多年膀胱颈挛缩、尿道炎病史，服用中西药未能有效控制症状，经病友介绍前来诊治。

刻诊：小腹困热，排尿缓慢费力，排尿时间延长，尿不尽，尿流变细，尿频，尿急，尿痛，尿道干涩困坠灼热刺痒，怕冷，手足不温，倦怠乏力，口渴不欲饮水，舌质淡红夹瘀紫，苔腻黄白夹杂，脉沉弱涩。

中医辨证：湿热伤阴、气虚夹瘀、寒夹风痰证。

治疗原则：清热化痰，行气化瘀，益气散寒。

治疗方药：蒲灰散、真武汤、栝楼瞿麦丸、葵子茯苓散与参藜夏附藻草汤合方。

蒲灰20g，滑石10g，茯苓20g，白芍10g，制附子10g，白术12g，天花粉6g，山药10g，瞿麦3g，冬葵子50g，生半夏24g，红参10g，羊栖藻24g，藜芦1.5g，生姜10g，大枣12枚，炙甘草10g。6剂，以水1000～1200mL，浸泡30分钟，大火烧开，小火煎煮50分钟，去滓取药液，每日早中晚3次服。

二诊：尿道灼热、尿痛减轻，仍有排尿无力，前方变红参为12g，6剂。

三诊：尿频、尿急减轻，仍有尿道干涩，前方变天花粉为24g，6剂。

四诊：怕冷、手足不温好转，仍有刺痒，前方变藜芦为2g，6剂。

五诊：诸症状较前趋于好转，以前方治疗60余剂，诸症状基本消除；又以前方治疗 60 余剂，诸症状消除。随访 1 年，一切尚好。

用方体会：根据小腹困热、排尿缓慢费力辨为湿热夹虚，尿道干涩困坠灼热辨为湿热伤阴，倦怠乏力、脉沉弱辨为虚，舌质夹瘀紫、脉涩辨为瘀，手足不温辨为寒，刺痒、苔腻辨为风痰，以此辨为湿热伤阴、气虚夹瘀、寒夹风痰证。选用蒲灰散益气化瘀，清热利水；真武汤温阳利水，益气化阴；栝楼瞿麦丸益气温阳，益阴利水；葵子茯苓散益气清热利水；参藜夏附藻草汤益气生津，软坚化瘀，息风化痰。方药相互为用，以奏其效。

十四画

蜜煎导

【方歌】滋阴润燥蜜煎导，内服外用皆可宜，脏腑肌肤诸般疾，经方合方功效奇。

【组成】食蜜七合（50mL）

【用法】上一味，于铜器内，微火煎，当须凝如饴状，搅之勿令焦著，欲可丸，并手捻作挺，令头锐，大如指，长二寸许，当热时急作，冷则硬，以内谷道中，以手急抱，欲大便时乃去之。

注：根据治病需要既可作为外用剂又可作为内服剂。

【功用】益气滋阴，安神止痉，祛邪解毒，缓急止痛。

【主治】气阴两虚证。

【解读方药】蜜煎导仅有1味药。《神农本草经》认为，蜜"味甘平。主心腹邪气，诸惊痫痉，安五脏，诸不足，益气补中，止痛解毒，除众病，和百药。久服，强志轻身，不饥不老"。蜜既是益气药又是滋阴药，还是安神止痉、祛邪解毒、缓急止痛药。从方中用药用量及调配关系可知蜜煎导是治疗气阴两虚证的重要基础用方，治疗各科常见病、多发病、疑难病属于气阴两虚证者，选用蜜煎导常常能取得预期治疗效果。

【案例导读】蜜煎导是治疗手足皲裂的重要基础用方，同时还能治疗诸多病种，而这诸多病种的病变证机必须切合气阴两虚证，始可用之。

手足皲裂是临床中比较难治的疾病之一，主要症状有皮肤干燥、皮肤发紧、脱皮、干裂、疼痛、出血等，并发症主要有冻疮、蜂窝织炎、淋巴管炎等。

蜜煎导的主要作用有：①益气滋阴；②安神止痉；③祛邪解毒；④缓急止痛。蜜煎导治疗手足皲裂的主要病变证机是：①气虚不温；②阴虚不滋。蜜煎导是治疗手足皲裂属于气阴两虚证的重要基础用方，欲取得最佳治疗效果必须重视经方合方。

【案例示范】手足皲裂

郑某，女，41岁。主诉：有多年手足皲裂病史，服用中西药但未能有效控制症状，经病友介绍前来诊治。

刻诊：指屈面、手掌、足跟、足跗外侧皮肤干燥瘙痒，裂隙灼热刺痛，按之疼痛加重，手皲裂甚于足，冬秋甚于春夏，怕冷，手足不温，倦怠乏力，口苦口腻，舌质淡红夹瘀紫，苔腻黄白夹杂，脉沉弱涩。

中医辨证：阴虚湿热、气虚生寒、瘀夹风痰证。

治疗原则：滋阴清热，益气散寒，活血化瘀，息风化痰。

治疗方药：蜜煎导、黄连阿胶汤、当归四逆汤、四逆汤与藜芦人参汤合方。

食蜜 50mL，黄连 12g，枯芩 6g，白芍 10g，阿胶珠 6g，当归 10g，桂尖 10g，细辛 10g，通草 6g，生附子 5g，干姜 5g，红参 10g，藜芦 1.5g，生姜 10g，大枣 12 枚，炙甘草 10g。6 剂，以水 1000～1200mL，浸泡 30 分钟，大火烧开，小火煎煮 40 分钟左右，把火关上，将生附子加入药中，浸泡 5 分钟左右，再把火打开，大火烧开后再以小火煎煮 10 分钟，去滓取药液，每日分早中晚 3 次服。服药时加入搅匀的鸡子黄 1 枚，一并服用。

二诊：皮肤干燥减轻，仍有怕冷，前方变生附子为 6g、干姜为 10g，6 剂。

三诊：灼热刺痛减轻，仍有瘙痒，前方变藜芦为 3g，6 剂。

四诊：冻疮较前明显好转，仍有倦怠乏力，前方变红参为 12g，6 剂。

五诊：诸症状较前明显好转，以前方治疗 20 余剂，诸症状基本消除；又以前方治疗 20 余剂，冻疮痊愈；为了巩固疗效，又治疗一个月。随访 2 年，一切尚好。

用方体会：根据皮肤干燥、裂隙灼热、口苦口腻辨为阴虚湿热，倦怠乏力、手足不温辨为气虚生寒，刺痛、脉涩辨为瘀，瘙痒、苔腻辨为风痰，以此辨为阴虚湿热、气虚生寒、瘀夹风痰证。选用蜜煎导益气滋阴润燥；黄连阿胶汤清热燥湿，补血育阴；当归四逆汤温通补血，益气活血；四逆汤温壮阳气，活血化瘀；藜芦人参汤益气息风化痰。方药相互为用，以奏其效。

蜘蛛散

【方歌】蜘蛛散中用桂枝，清热消肿能通阳，热伤寒结阴狐疝，经方合方病可康。

【组成】蜘蛛熬焦，十四枚　桂枝半两（1.5g）

【用法】上二味，为散，取八分一匕，饮和服。日再服，蜜丸亦可。

【功用】清热消肿，温通化瘀。

【主治】寒热瘀气滞证。

【解读方药】蜘蛛散有2味药。蜘蛛既是清热解毒药又是化瘀消肿药，还是升清降浊药；桂枝既是温通阳气药又是通经化瘀药，还是调理气机药。从方中用药用量及调配关系可知蜘蛛散是治疗寒热瘀气滞证的重要基础用方，治疗各科常见病、多发病、疑难病属于寒热瘀气滞证者，选用蜘蛛散常常能取得预期治疗效果。

【案例导读】蜘蛛散是治疗精索静脉曲张的重要基础用方，同时还能治疗诸多病种，而这诸多病种的病变证机必须切合寒热瘀气滞证，始可用之。

精索静脉曲张是临床中比较难治的疾病之一，临床分为原发性精索静脉曲张和继发性精索静脉曲张，主要症状有站立时一侧或两侧阴囊下垂，局部坠胀坠痛牵引腹股沟、下腹部、腰部及会阴部；并发症主要有男性不育等。

蜘蛛散的主要作用有：①清热消肿；②温通化瘀。蜘蛛散治疗精索静脉曲张的主要病变证机是：①热结不通；②寒结不行；③血脉瘀滞。蜘蛛散是治疗精索静脉曲张属于寒热瘀气滞证的重要基础用方，欲取得最佳治疗效果必须重视经方合方。

【案例示范】精索静脉曲张、睾丸坠胀

郑某，男，41岁。主诉：有多年精索静脉曲张、睾丸坠胀病史，服用中西药均未能有效控制症状，经病友介绍前来诊治。

刻诊： 睾丸及阴囊坠胀、酸沉、刺痛牵引腹股沟、下腹部、腰部及会阴部，阴囊瘙痒，怕冷，手足不温，倦怠乏力，口苦口腻，舌质红夹瘀紫，苔腻黄白夹杂，脉沉弱涩。

中医辨证： 寒热夹瘀、气虚风痰证。

治疗原则： 清热燥湿，温通阳气，益气活血，息风化痰。

治疗方药： 蜘蛛散、桂枝茯苓丸、半夏泻心汤、附子花粉汤与藜芦甘草汤合方。

蜘蛛3g，桂尖20g，桃仁20g，丹皮20g，白芍20g，茯苓20g，黄连3g，枯芩10g，干姜5g，红参10g，生半夏12g，制附子10g，天花粉12g，藜芦1.5g，生姜10g，大枣12枚，炙甘草10g。6剂，以水1000～1200mL，浸泡30分钟，大火烧开，小火煎煮50分钟，去滓取药液，每日分早中晚3次服。

二诊：睾丸酸沉减轻，仍有怕冷，前方变制附子为 12g，6 剂。

三诊：睾丸疼痛减轻，仍有口苦口腻，前方变黄连为 10g，6 剂。

四诊：睾丸坠胀减轻，仍有倦怠乏力，前方变红参为 12g，6 剂。

五诊：诸症状较前趋于减轻，以前方治疗 60 余剂，诸症状基本消除；又以前方治疗 60 余剂，诸症状消除；又以前方巩固治疗 30 余剂，经复查精索静脉曲张基本消除。随访 1 年，一切尚好。

用方体会：根据睾丸阴囊酸沉、舌质红辨为湿热，睾丸坠胀、手足不温辨为寒，刺痛、脉涩辨为瘀，瘙痒、苔腻辨为风痰，倦怠乏力、脉沉弱辨为虚，以此辨为寒热夹瘀、气虚风痰证。选用蜘蛛散清热消肿，温通化瘀；桂枝茯苓丸活血补血，化瘀利水；半夏泻心汤平调寒热，益气降逆；附子花粉汤温阳化瘀，清热益阴；藜芦甘草汤益气息风化痰。方药相互为用，以奏其效。

酸枣仁汤

【方歌】酸枣仁汤用知母，茯苓川芎甘草方，心肝血虚夹郁热，调补气血效非常。

【组成】酸枣仁二升（48g）　甘草一两（3g）　知母二两（6g）　茯苓二两（6g）川芎二两（6g）

【用法】上五味，以水八升，煮酸枣仁，得六升，内诸药，煮取三升，分温三服。

【功用】补肝舍魂，养心安神，益气清热，行气活血。

【主治】心肝血虚夹郁热证。

【解读方药】酸枣仁汤有 5 味药。酸枣仁既是补肝舍魂第一要药又是养心安神第一要药，还是重要补血化阴药；茯苓既是益气安神药又是渗利降泄药；知母既是清热药又是滋阴药；川芎既是行气解郁药又是活血化瘀药；甘草既是益气生津药又是缓急药。从方中用药用量及调配关系可知酸枣仁汤是治疗心肝血虚夹郁热证的重要基础用方，治疗心肝病变属于心肝血虚夹郁热证者，选用酸枣仁汤常常能取得预期治疗效果。

【案例导读】酸枣仁汤是治疗焦虑症、失眠的重要基础用方，同时还能治疗诸多病种，而这诸多病种的病变证机必须切合心肝血虚夹郁热证，始可用之。

（1）焦虑症又称焦虑性神经症，是临床中比较常见的难治疾病之一，临床中以广泛性、持续性、反复性紧张、易怒、焦虑、恐惧、注意力不集中等为主要特征，有的人可能夹杂精神神经症状，有的人可能夹杂消化道症状，有的人可能夹杂心血管症状，有的人可能夹杂肌肉症状，女子可能夹杂妇科症状，男子可能夹杂男科症状。

（2）失眠属于睡眠障碍，是临床中的常见病、多发病，又属于疑难杂病。顽固性失眠治疗难度非常大，有的人夜间几乎难以入睡，有的人夜间能睡一两个小时，有的人夜间能睡两三个小时，有的人因失眠导致精神溃散，有的人因失眠演变为抑郁焦虑，更有甚者出现精神抑郁狂躁的特殊表现。

酸枣仁汤的主要作用有：①补肝舍魂；②养心安神；③益气清热；④行气活血。酸枣仁汤治疗焦虑症 / 失眠的病变证机是：①肝不舍魂；②心不藏神；③郁热内生；④气血不利。酸枣仁汤是治疗焦虑症 / 失眠属于心肝血虚夹郁热证的重要基础用方，欲取得最佳治疗效果必须重视经方合方。

【案例示范】抑郁焦虑症

郑某，女，41 岁。主诉：有多年抑郁焦虑病史，服用中西药但未能有效控制症状，经病友介绍前来诊治。

刻诊：心胸烦热易怒，噩梦连篇，怕冷，手足不温，疑心多思，强烈自卑感，头痛脑胀，肌肉抽搐，月经量少夹血块，小腹冰凉，性欲冷淡，头晕目眩，倦怠乏力，口渴不欲饮水，舌质淡红夹瘀紫，苔腻黄白夹杂，脉沉弱涩。

中医辨证：血虚夹热、气虚夹寒、瘀夹风痰证。

治疗原则：补血清热，益气温阳，活血化瘀，息风化痰。

治疗方药：酸枣仁汤、温经汤、附子半夏汤与藜芦甘草汤合方。

酸枣仁 50g，知母 6g，茯苓 6g，川芎 12g，吴茱萸 10g，当归 6g，白芍 6g，红参 6g，桂尖 6g，阿胶珠 6g，牡丹皮 6g，生半夏 12g，麦冬 24g，制附子 10g，藜芦 1.5g，生姜 10g，大枣 12 枚，炙甘草 10g。6 剂，以水 1000 ~ 1200mL，浸泡 30 分钟，大火烧开，小火煎煮 50 分钟，去滓取药液，每日分早中晚 3 次服。

二诊：疑心多思略有减轻，仍有心胸烦热易怒，前方变知母、牡丹皮为各 24g，6 剂。

三诊：手足不温略有好转，仍有肌肉抽搐、倦怠乏力，前方变藜芦为 3g、红参为 10g、桂尖为 12g，6 剂。

四诊：噩梦连篇明显减少，月经来临仍夹血块，前方变酸枣仁为 12g，变川芎、当归、白芍为各 24g，6 剂。

五诊：抑郁焦虑较前明显减轻，以前方治疗 60 余剂，月经基本正常，诸症状基本消除；又以前方治疗 50 余剂，诸症状消除。随访 1 年，一切尚好。

用方体会：根据心胸烦热易怒、噩梦连篇辨为心肝郁热，怕冷、手足不温辨为寒，月经量少夹血块、脉涩辨为瘀，倦怠乏力、头晕目眩、脉沉弱辨为气血虚，肌肉抽搐、苔腻辨为风痰，以此辨为血虚夹热、气虚夹寒、瘀夹风痰证。选用酸枣仁汤补肝舍魂，养心安神，益气清热，行气活血；温经汤补益气血，温通散寒，活血化瘀，清热益阴；附子半夏汤温阳降逆；藜芦甘草汤益气息风化痰。方药相互为用，以奏其效。

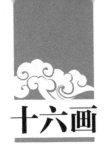

十六画

薏苡附子散

【方歌】胸痹薏苡附子散，胸痛时缓及时急，急则痛剧夹汗出，温阳逐寒能通痹。

【组成】薏苡仁十五两（45g） 大附子炮，十枚（80g）

【用法】上二味，杵为散，服方寸匕，日三服。

【功用】温阳化瘀，利湿清热，补益正气。

【主治】寒瘀湿热夹虚证。

【解读方药】薏苡附子散有2味药，由头风摩散为基础方所组成。薏苡仁既是清热药又是利湿药，还是健脾益气药；附子既是温阳散寒第一要药又是活血消癥第一要药，还是升清降浊药。从方中用药用量及调配关系可知薏苡附子散是治疗寒瘀湿热夹虚证的重要基础用方，治疗各科常见病、多发病、疑难病属于寒瘀湿热夹虚证者，选用薏苡附子散常常能取得预期治疗效果。

【案例导读】薏苡附子散是治疗高脂血症的重要基础用方，同时还能治疗诸多病种，而这诸多病种的病变证机必须切合寒瘀湿热夹虚证，始可用之。

高脂血症是临床中比较常见的难治疾病之一。高脂血症分为原发性高脂血症、继发性高脂血症，又分为高胆固醇血症、高甘油三酯血症、混合型高脂血症、低高密度脂蛋白血症。高脂血症的主要症状有头晕目眩、头痛、头昏、肢体酸困、倦怠乏力，以及黄色瘤等。其主要并发症有高血压、冠心病、糖尿病、胰腺炎等。

薏苡附子散的主要作用有：①温阳化瘀；②利湿清热；③补益正气。薏苡附子散治疗高脂血症的主要病变证机是：①阴寒凝结；②湿热蕴结；③正气不足。薏苡附子散是治疗高脂血症属于寒瘀湿热夹虚证的重要基础用方，欲取得最佳治疗效果必须重视经方合方。

【案例示范】高脂血症

许某，男，48岁。主诉：有多年高脂血症病史，总胆固醇7.2mmol/L，低密度脂蛋白胆固醇4.8mmol/L，甘油三酯4.2mmol/L，高密度脂蛋白胆固醇0.8mmol/L，服用中西药均未能有效控制症状，经病友介绍前来诊治。

刻诊：头晕，头痛，头昏，头沉，头热，脚心发热，肢体麻木，手心冰凉，怕冷，倦怠乏力，肢体困重，口苦口腻，舌质淡红夹瘀紫，苔腻黄白夹杂，脉沉弱涩。

中医辨证：湿热夹寒、虚瘀风痰证。

治疗原则：清热祛湿，益气化瘀，息风化痰。

治疗方药：薏苡附子散、泽泻汤、半夏泻心汤、麻杏石甘汤与藜芦甘草汤合方。

薏苡仁10g，制附子20g，泽泻15g，白术6g，黄连3g，生半夏12g，红参10g，枯芩10g，干姜10g，麻黄12g，杏仁10g，石膏24g，藜芦1.5g，生姜10g，大枣12枚，炙甘草10g。6剂，以水1000～1200mL，浸泡30分钟，大火烧开，小火煎煮50分钟，去滓取药液，每日分早中晚3次服。

二诊：手心冰凉、怕冷减轻，仍有头热，前方变石膏为50g，6剂。

三诊：头晕减轻，仍有头沉，前方变泽泻为50g，白术为20g，6剂。

四诊：脚心发热、手心冰凉明显减轻，肢体沉重基本消除，仍有口苦口腻，前方变黄连为10g，6剂。

五诊：诸症状较前明显减轻，以前方治疗60余剂，经复查总胆固醇、低密度脂蛋白胆固醇、甘油三酯、高密度脂蛋白胆固醇均恢复正常，又以前方治疗30剂。随访1年，一切尚好。

用方体会：根据头热、口苦口腻辨为湿热，怕冷、手心冰凉辨为寒，倦怠乏力、脉沉弱辨为虚，舌质夹瘀紫、脉涩辨为瘀，肢体麻木、苔腻辨为风痰，以此辨为湿热夹寒、虚瘀风痰证。选用薏苡附子散温阳化瘀，利湿清热，补益正气；泽泻汤益气温阳清热；半夏泻心汤平调寒热，益气降逆；麻杏石甘汤益气温宣清热；藜芦甘草汤益气息风化痰。方药相互为用，以奏其效。

薏苡附子败酱散

【**方歌**】薏苡附子败酱散，辨治寒热夹瘀证，治病用药细审斟，用量变化须调整。

【**组成**】薏苡仁十分（30g）　附子二分（6g）　败酱五分（15g）

【**用法**】上三味，杵为散，取方寸匕，以水二升，煎减半，顿服，小便当下。

【功用】温阳散寒，清热解毒，化瘀散结，益气利湿。

【主治】寒热郁结夹瘀证。

【解读方药】薏苡附子败酱散由薏苡附子散为基础方所组成。薏苡仁既是重要健脾利湿药又是重要清热药，附子既是温阳散寒药又是活血消癥药，败酱草既是清热解毒药又是化瘀消痈药，附子、败酱草既是重要化瘀药又是重要平调寒热药，薏苡仁、败酱草既是重要清热解毒药又是重要消痈排脓药。从方中用药用量及调配关系可知薏苡附子败酱散是治疗寒热郁结夹瘀证的重要基础用方，治疗各科常见病、多发病、疑难病属于寒热郁结夹瘀证者，选用薏苡附子败酱散常常能取得预期治疗效果。

【案例导读】薏苡附子败酱散是治疗慢性阑尾炎的重要基础用方，同时还能治疗诸多病种，而这诸多病种的病变证机必须切合寒热郁结夹瘀证，始可用之。

慢性阑尾炎是临床中比较常见的难治疾病之一。慢性阑尾炎分为原发性胆囊炎和继发性阑尾炎，主要症状有持续性腹痛或间歇性腹痛，饮食不当或剧烈活动诱发腹痛，常常伴有上腹部不舒服，不思饮食，大便干结或大便溏泻等。

薏苡附子败酱散的主要作用有：①温阳散寒；②清热解毒；③化瘀散结；④益气利湿。薏苡附子败酱散治疗慢性阑尾炎的主要病变证机是：①寒郁蕴结；②郁热肆虐；③湿浊浸淫；④血行不利。薏苡附子败酱散是治疗慢性阑尾炎属于寒热郁结夹瘀证的重要基础用方，欲取得最佳治疗效果必须重视经方合方。

【案例示范】化脓性阑尾炎术后综合征

司某，男，62岁。主诉：在3年前因化脓性阑尾炎术后，症状更甚于未手术之前，经检查未发现明显器质性病变，服用中西药但未能有效控制症状，经病友介绍前来诊治。

刻诊：右少腹肌肉麻木抽搐，有时刺痛，有时隐痛，有时冷痛，有时热痛，大便干结，倦怠乏力，手足不温，口苦口腻，舌质淡红夹瘀紫，苔腻黄白夹杂，脉沉弱涩。

中医辨证：寒热夹瘀、虚夹风痰证。

治疗原则：温通清热，益气化瘀，息风化痰。

治疗方药：薏苡附子败酱散、半夏泻心汤、大黄牡丹汤与藜芦甘草汤合方。

薏苡仁 30g，制附子 6g，败酱草 15g，黄连 3g，生半夏 12g，红参 10g，枯芩 10g，干姜 10g，大黄 12g，牡丹皮 3g，桃仁 10g，冬瓜子 12g，芒硝 8g，藜芦 1.5g，生姜 10g，大枣 12 枚，炙甘草 10g。6 剂，以水 1000～1200mL，浸泡 30 分钟，大火烧开，小火煎煮 50 分钟，去滓取药液，每日分早中晚 3 次服。

二诊： 大便通畅，仍有时时冷痛，前方变制附子为 10g，6 剂。

三诊： 右少腹未再出现刺痛，仍有时时热痛，前方变败酱草、冬瓜子为各 30g，变黄连为 10g，6 剂。

四诊： 右少腹疼痛基本消除，仍有肌肉麻木抽搐，前方变藜芦为 3g，6 剂。

五诊： 诸症状基本消除，以前方治疗 40 余剂，诸症状消除，又以前方巩固治疗 20 余剂。随访 1 年，一切尚好。

用方体会： 根据少腹时时热痛、口苦口腻辨为湿热，少腹时时冷痛、手足不温辨为寒，倦怠乏力、脉沉弱辨为虚，少腹时时刺痛、舌质夹瘀紫、脉涩辨为瘀，肌肉麻木抽搐、苔腻辨为风痰，以此辨为寒热夹瘀、虚夹风痰证。选用薏苡附子败酱散温阳散寒，清热解毒，化瘀散结，益气利湿；半夏泻心汤平调寒热，益气降逆；大黄牡丹汤清热凉血，软坚泻瘀；藜芦甘草汤益气息风化痰。方药相互为用，以奏其效。

橘皮汤

【方歌】 橘皮汤中用生姜，寒湿气逆基础方，脏腑气滞诸般疾，调理气机病可康。

【组成】 橘皮四两（12g） 生姜半斤（24g）

【用法】 上二味，以水七升，煮取三升。温服一升，下咽即愈。

【功用】 行气降气，温通散寒。

【主治】 寒气壅滞证。

【解读方药】 橘皮汤有 2 味药。橘皮既是温化调理脾气升清药又是温化调理胃气降浊药，生姜既是温通阳气药又是调理气机升降药。从方中用药用量及调配关系可知橘皮汤是治疗寒气壅滞证的重要基础用方，治疗各科常见病、多发病、疑难病属于寒气壅滞证者，选用橘皮汤常常能取得预期治疗效果。

【案例导读】 橘皮汤是治疗胃麻痹的重要基础用方，同时还能治疗诸多病种，而这诸多病种的病变证机必须切合寒气壅滞证，始可用之。

胃麻痹又称胃轻瘫综合征，是临床中比较难治的疾病之一，临床分为原发性胃麻痹和继发性胃麻痹，主要症状有餐后饱胀感、脘腹疼痛、恶心、呕吐、消瘦、倦怠乏力、手足抽搐等，并发症主要有脱水、电解质紊乱、营养不良等。

橘皮汤的主要作用有：①行气降气；②温通散寒。橘皮汤治疗消化不良的主要病变证机是：①浊气壅滞；②寒气内结。橘皮汤是治疗胃麻痹属于寒气壅滞证的重要基础用方，欲取得最佳治疗效果必须重视经方合方。

【案例示范】胃麻痹即食后胃脘饱胀如鼓

樊某，女，54岁。主诉：有多年胃麻痹病史，服用中西药但未能有效控制症状，经病友介绍前来诊治。

刻诊：食后胃脘饱胀如鼓，时时疼痛，恶心，呕吐，大便干结，腹中烦热，急躁易怒，形体消瘦，头晕目眩，倦怠乏力，小腿抽搐，手足不温，口苦咽干，舌质淡红，苔黄腻夹白，脉沉弱。

中医辨证：寒热气滞、虚夹风痰证。

治疗原则：温通清热，益气行气，息风化痰。

治疗方药：橘皮汤、枳术汤、大承气汤、小柴胡汤、附子半夏汤与藜芦甘草汤合方。

陈皮12g，枳实10g，白术10g，大黄12g，芒硝8g，厚朴24g，生半夏24g，红参10g，枯芩10g，柴胡24g，制附子10g，藜芦1.5g，生姜24g，大枣12枚，炙甘草10g。6剂，以水1000～1200mL，浸泡30分钟，大火烧开，小火煎煮50分钟，去滓取药液，每日分早中晚3次服。

二诊：恶心、呕吐减轻，仍有食后饱胀，前方变陈皮为40g、枳实为15g，6剂。

三诊：大便较前通畅，仍有头晕目眩、倦怠乏力，前方变红参、白术为各12g，6剂。

四诊：恶心、呕吐未再出现，腹中烦热基本消除，仍有小腿抽筋，前方变藜芦为2g，6剂。

五诊：诸症状较前明显减轻，以前方治疗30余剂，诸症状基本消除；又以前方治疗30余剂，诸症状消除，之后又以前方巩固治疗20余剂。随访1年，一切尚好。

用方体会：根据食后胃脘饱胀如鼓、急躁易怒辨为气郁气滞，大便干结、腹中烦热辨为热，倦怠乏力、脉沉弱辨为虚，手足不温辨为寒，小腿抽筋、苔腻辨为风痰，以此辨为寒热气滞、虚夹风痰证。选用橘皮汤行气降气，温通散寒；枳术汤益气温通清热；大承气汤清泻热结，温通行气；小柴胡汤平调寒热，益气行气；附子半夏汤温阳散寒，燥湿降逆；藜芦甘草汤益气息风化痰。方药相互为用，以奏其效。

橘枳姜汤

【方歌】橘枳姜汤治气滞，浊气壅滞夹寒郁，治心治肺治脾胃，行气降逆病可除。

【组成】橘皮一斤（48g）　枳实三两（9g）　生姜半斤（24g）

【用法】上三味，以水五升，煮取二升。分温三服。

【功用】行气降气，温通散寒，兼清郁热。

【主治】寒气壅滞夹热证。

【解读方药】橘枳姜汤有3味药，由橘皮汤为基础方所组成。橘皮既是温化调理脾气升清药又是温化调理胃气降浊药，枳实既是行气降浊药又是行气清热药，生姜既是温通阳气药又是调理气机升降药。从方中用药用量及调配关系可知橘枳姜汤是治疗寒气壅滞夹热证的重要基础用方，治疗各科常见病、多发病、疑难病属于寒气壅滞夹热证者，选用橘枳姜汤常常能取得预期治疗效果。

【案例导读】橘枳姜汤是治疗消化不良的重要基础用方，同时还能治疗诸多病种，而这诸多病种的病变证机必须切合寒气壅滞夹热证，始可用之。

消化不良是临床中比较常见的难治疾病之一。消化不良分为功能性消化不良和器质性消化不良。引起消化不良的主要原因有社会心理因素、精神神经因素、外界环境因素，以及消化道功能紊乱、炎症、溃疡、肿瘤等。消化不良的主要症状有餐后饱胀、不思饮食、上腹痛、上腹烧灼感，以及恶心、呕吐，失眠、焦虑、抑郁、头痛、注意力不集中等。

橘枳姜汤的主要作用有：①行气降气；②温通散寒；③兼清郁热。橘枳姜汤治疗消化不良的主要病变证机是：①浊气壅滞；②寒气内结；③寒郁化热。橘枳姜汤是治疗消化不良属于寒气壅滞夹热证的重要基础用方，欲取得最佳治疗效果必须重视经方合方。

【案例示范】消化不良、胃功能性动力障碍

夏某，女，46岁。主诉：有多年消化不良病史，因胃中憋闷胀满、嗳气，多次检查未发现器质性病变，服用中西药未能有效控制症状，经病友介绍前来诊治，以此诊断为胃功能性动力障碍。

刻诊：胃脘憋闷胀满，不思饮食，嗳气，恶心，呕吐，大便干结，脘腹冰凉，形体消瘦，面色不荣，倦怠乏力，肢体麻木，手足不温，心胸烦热，口苦口腻，舌质淡红，苔腻黄白夹杂，脉沉弱。

中医辨证：寒结气滞、湿热气虚、风痰夹杂证。

治疗原则：温通降气，清热燥湿，益气和中，息风化痰。

治疗方药：橘枳姜汤、三物备急丸、半夏泻心汤、附子半夏汤与藜芦甘草汤合方。

陈皮50g，枳实10g，大黄3g，干姜10g，巴豆3g，黄连3g，生半夏24g，红参10g，枯芩10g，制附子10g，藜芦1.5g，生姜24g，大枣12枚，炙甘草10g。6剂，以水1000～1200mL，浸泡30分钟，大火烧开，小火煎煮50分钟，去滓取药液，每日分早中晚3次服。

二诊：嗳气减轻，仍有食后胃中憋胀、不思饮食，前方加山楂30g，变枳实为20g，6剂。

三诊：恶心、呕吐基本消除，大便正常，仍有口苦口腻，前方变黄连为10g，6剂。

四诊：大便溏泻，仍有脘腹冰凉，前方变干姜、制附子为各12g，变巴豆为1g，6剂。

五诊：诸症状较前明显减轻，以前方治疗40余剂，诸症状消除，又以前方巩固治疗30余剂。随访1年，一切尚好。

用方体会：根据胃脘憋闷胀满、大便干结、脘腹冰凉辨为寒结气滞，心胸烦热、口苦口腻辨为湿热，面色不荣、倦怠乏力、脉沉弱辨为虚，肢体麻木、苔腻辨为风痰，以此辨为寒结气滞、湿热气虚、风痰夹杂证。选用橘枳姜汤行气降气，温通散寒，兼清郁热；三物备急丸温通兼清；半夏泻心汤平调寒热，益气降逆；附子半夏汤温阳散寒，燥湿降逆；藜芦甘草汤益气息风化痰。方药相互为用，以奏其效。

橘皮竹茹汤

【方歌】橘皮竹茹汤人参，甘草大枣与生姜，气虚气逆夹寒热，温补清降效非常。

【组成】橘皮二升（48g）　竹茹二升（48g）　大枣三十枚　人参一两（3g）　生姜半斤（24g）　甘草五两（15g）

【用法】上六味，以水一斗，煮取三升。温服一升，日三服。

【功用】补益正气，理气温中，清降胃气。

【主治】气虚气逆寒热证。

【解读方药】橘皮竹茹汤有6味药，由橘皮汤为基础方所组成。人参、大枣、甘草既是重要补气药又是生津药，橘皮既是醒脾升清药又是和胃降逆药，生姜既是温中散寒药又是调理脾胃药，竹茹既是清热药又是降逆药。从方中用药用量及调配关系可知橘皮竹茹汤是治疗气虚气逆寒热证的重要基础用方，治疗各科常见病、多发病、疑难病属于气虚气逆寒热证者，选用橘皮竹茹汤常常能取得预期治疗效果。

【案例导读】橘皮竹茹汤是治疗反流性食管炎的重要基础用方，同时还能治疗诸多病种，而这诸多病种的病变证机必须切合气虚气逆寒热证，始可用之。

反流性食管炎是临床中比较常见的难治疾病之一。引起反流性食管炎的主要原因有抗反流屏障减弱、食管清除作用减弱、食管黏膜屏障功能下降等。其主要症状有烧心、嘈杂、吞酸、胃食管反流、胸痛、吞咽困难、胸骨后异物感等。常见并发症有食管狭窄、巴雷特食管、上消化道出血、贫血，以及哮喘、咳嗽、睡醒后声音嘶哑、中耳炎等。

橘皮竹茹汤的主要作用有：①补益正气；②理气温中；③清降胃气。橘皮竹茹汤治疗反流性食管炎的主要病变证机是：①正气虚弱；②阴寒内生；③郁热蕴结。橘皮竹茹汤是治疗反流性食管炎属于气虚气逆寒热证的重要基础用方，欲取得最佳治疗效果必须重视经方合方。

【案例示范】反流性食管炎、巴雷特食管

华某，男，51岁。主诉：有多年反流性食管炎病史，经复查又诊断为巴雷特食管，住院及门诊治疗，服用中西药仍未能有效控制症状，经病友介绍前来诊治。

刻诊：泛酸，恶心，烧心，胃脘嘈杂，心胸烦热，胸痛，胸骨后疼痛伴异物虫行感，吞咽不利，大便干结，倦怠乏力，怕冷，手足不温，口苦口腻，舌质淡红，苔腻黄白夹杂，脉沉弱。

中医辨证：寒热气逆、气虚风痰证。

治疗原则：温通清泻，益气降逆，息风化痰。

治疗方药：橘皮竹茹汤、黄连汤、栀子豉汤、附子泻心汤、附子贝母汤与藜芦甘草汤合方。

陈皮 50g，竹茹 50g，红参 10g，黄连 12g，生半夏 24g，干姜 10g，枯芩 10g，桂尖 10g，栀子 30g，淡豆豉 10g，制附子 10g，大黄 6g，浙贝 12g，藜芦 1.5g，生姜 24g，大枣 30 枚，炙甘草 15g。6 剂，以水 1000 ～ 1200mL，浸泡 30 分钟，大火烧开，小火煎煮 50 分钟，去滓取药液，每日分早中晚 3 次服。

二诊：吞咽不利减轻，仍有烧心、泛酸，前方变黄连、枯芩为各 24g，6 剂。

三诊：心胸烦热基本消除，仍有吞咽不利，前方变浙贝为 15g，6 剂。

四诊：大便正常、手足不温基本消除，仍有倦怠乏力，前方变红参为 12g，6 剂。

五诊：诸症状较前趋于缓解，以前方治疗 60 余剂，诸症状消除；又以前方巩固治疗 100 余剂，经复查反流性食管炎、巴雷特食管基本痊愈。随访 1 年，一切尚好。

用方体会：根据泛酸、心胸烦热、烧心辨为热，怕冷、手足不温辨为寒，恶心、烧心辨为气逆，倦怠乏力、脉沉弱辨为气虚，胸背虫行感、苔腻辨为风痰，以此辨为寒热气逆、气虚风痰证。选用橘皮竹茹汤补益正气，理气温中，清降胃气；黄连汤温通清热，益气降逆；栀子豉汤清宣郁热；附子泻心汤温通燥湿泻热；附子贝母汤温阳散寒，清热利咽；藜芦甘草汤益气息风化痰。方药相互为用，以奏其效。

薯蓣丸

【方歌】薯蓣丸归桂曲地，草参芎芍术麦仁，柴桔苓胶姜敛防，大枣黄卷效如神。

【组成】薯蓣三十分（90g） 当归 桂枝 曲 干地黄 豆黄卷各十分（各 30g） 甘草二十八分（84g） 人参七分（21g） 川芎 芍药 白术 麦门冬 杏

仁各六分（18g）　柴胡　桔梗　茯苓各五分（15g）　阿胶七分（21g）　干姜三分（9g）　白蔹二分（6g）　防风六分（18g）　大枣百枚为膏

【用法】上二十一味，末之，炼蜜为丸，如弹子大，空腹酒服一丸，一百丸为剂。

【功用】益气温阳，补血滋阴，清解郁热，温通散寒，活血行气，降泄通利。

【主治】寒热虚瘀郁证。

【解读方药】薯蓣丸有 21 味药，由胶姜汤、桂枝甘草汤、桂枝人参汤、芍药甘草汤、苓桂术甘汤、桔梗汤、杏子汤为基础方所组成。人参、白术、薯蓣、大枣、甘草以补气为主，人参、甘草偏于补气生津，人参又是补气第一要药，白术偏于补气燥湿，薯蓣偏于补气化阴，大枣偏于补气化血；当归、阿胶、白芍、干地黄以补血为主，当归偏于补血活血，阿胶偏于补血化阴止血，芍药偏于补血活血敛阴，干地黄偏于补血清热凉血化阴；干姜、桂枝、防风以温通行散为主；柴胡、桔梗、白蔹以清热疏散为主；曲、豆黄卷以调理脾胃为主；麦门冬以清热滋阴为主；杏仁以肃降化痰为主；川芎以活血行气为主；茯苓以利湿益气为主。从方中用药用量及调配关系可知薯蓣丸是治疗寒热虚瘀郁证的重要基础方，治疗各科常见病、多发病、疑难病属于寒热虚瘀郁证者，选用薯蓣丸常常能取得预期治疗效果。

【案例导读】薯蓣丸是治疗肿瘤化疗、放疗导致骨髓抑制的重要基础用方，同时还能治疗诸多病种，而这诸多病种的病变证机必须切合寒热虚瘀郁证，始可用之。

肿瘤化疗、放疗导致的骨髓抑制是临床中比较常见的难治病变之一。其主要症状有发热、怕冷、面色苍白、头晕目眩、倦怠乏力、胸闷、气短、恶心、呕吐、不思饮食、心悸、咳嗽、皮肤出血点、瘀斑、牙龈出血、鼻出血、内脏出血、耳鸣、口腔溃疡等。

薯蓣丸的主要作用有：①益气温阳；②补血滋阴；③清解郁热；④温通散寒；⑤活血行气；⑥降泄通利。薯蓣丸治疗肿瘤化疗、放疗导致骨髓抑郁的主要病变证机是：①气虚伤阳；②血虚伤阴；③郁热内生；④阴寒内扰；⑤气血不利；⑥浊气不降。薯蓣丸是治疗肿瘤化疗、放疗导致的骨髓抑制属于寒热虚瘀郁证的重要基础用方，欲取得最佳治疗效果必须重视经方合方。

【案例示范】肝癌肝内肝外转移化疗放疗所致骨髓抑制

任某，女，58岁。主诉：1年前发现肝癌肝内肝外转移，经化疗、放疗引起骨髓抑制，即白细胞 1.2×10^9/L，血红蛋白 54 g/L，血小板 24×10^9/L，经中医、西药以及输血等方法治疗，白细胞、血红蛋白、血小板有时恢复基本接近正常，但之后很快又下降，经病友介绍前来诊治。

刻诊：身体烦热，全身怕冷，手足不温，面色苍白，头晕目眩，倦怠乏力，自汗，盗汗，气短，恶心，呕吐，不思饮食，胸闷，情绪低落，不欲言语，心悸，全身肌肉蠕动抽搐，咽喉干燥，口渴不欲饮水，舌质淡红，苔腻黄白夹杂，脉沉弱。

中医辨证：气虚损阳、血虚损阴、郁夹风痰证。

治疗原则：益气温阳，补血化阴，宣畅气机，息风化痰。

治疗方药：薯蓣丸、附子半夏汤与藜芦甘草汤合方。

山药30g，当归10g，桂尖10g，神曲10g，生地黄10g，豆黄卷10g，甘草30g，红参7g，川芎6g，白芍6g，白术6g，麦冬6g，杏仁6g，柴胡5g，桔梗5g，茯苓5g，阿胶7g，干姜3g，白蔹2g，防风6g，制附子10g，生半夏12g，藜芦1.5g，大枣20枚。6剂，以水1200～1500mL，浸泡30分钟，大火烧开，小火煎煮50分钟，去滓取药液，每日分早中晚3次服。

二诊：胸闷、恶心、呕吐减轻，仍有头晕目眩、倦怠乏力，前方变红参为10g，6剂。

三诊：心悸好转，仍有怕冷、手足不温，前方变干姜、制附子为各12g，6剂。

四诊：经复查白细胞 2.7×10^9/L，血红蛋白 65 g/L，血小板 41×10^9/L；身体烦热、全身怕冷明显好转，仍有肌肉蠕动抽搐，前方变白芍为30g、藜芦为3g，6剂。

五诊：诸症状较前趋于缓解，以前方治疗50余剂，诸症状基本消除，经复查白细胞 3.6×10^9/L，血红蛋白 79 g/L，血小板 85×10^9/L；后又以前方巩固治疗100余剂，经复查白细胞 6.1×10^9/L，血红蛋白 102 g/L，血小板 112×10^9/L；之后又酌情调整方中用药用量以治疗肝癌肝内肝外转移。随访3年，一切尚好。

用方体会：根据面色苍白、头晕目眩、倦怠乏力辨为气血虚弱，全身怕冷、手足不温辨为气虚伤阳，咽喉干燥、盗汗辨为血虚伤阴，情绪低落、不欲言语辨为郁，肌肉蠕动抽搐、苔腻辨为风痰，以此辨为气虚损阳、血虚损阴、郁夹风痰证。选用薯蓣丸益气温阳，补血滋阴，清解郁热，温通散寒，活血行气，降泄通利；附子半夏汤温阳散寒，降逆化痰；藜芦甘草汤益气息风化痰。方药相互为用，以奏其效。

十八画

藜芦甘草汤

【方歌】经典藜芦甘草汤，风痰气虚服之宜，各科杂病明病机，经方合方功效奇。

【组成】藜芦一两（3g）　甘草二两（6g）

【用法】以水二升，煮取一升五合，分二服，温服之。（注：仲景原方无用量及用法，此处为编者所加）

【功用】祛风息风，燥湿化痰，解毒疗疮，降泄浊逆，涩止泄痢，杀诸虫毒，祛腐生肌，益气生津。

【主治】风痰气虚证。

【解读方药】藜芦甘草汤有2味药。藜芦既是祛风息风药又是燥湿化痰药，还是解毒疗疮、降泄浊逆、涩止泄痢、杀诸虫毒、祛腐生肌药；甘草既是益气药又是生津药，还是缓急解毒药。从方中用药用量及调配关系可知藜芦甘草汤是治疗风痰气虚证的重要基础用方，治疗各科常见病、多发病、疑难病属于风痰气虚证者，选用藜芦甘草汤常常能取得预期治疗效果。

【案例导读】藜芦甘草汤是治疗帕金森病的重要基础用方，同时还能治疗诸多病种，而这诸多病种的病变证机必须切合风痰气虚证，始可用之。

帕金森病是临床中非常难治的神经系统疾病之一，又称为震颤麻痹病，主要症状有静止性震颤，以拇指、食指及中指为主，身体肌肉僵直，运动迟缓，特殊姿势，肩颈部、头部、腰部疼痛，感觉异常，吞咽困难，言语障碍等；常见并发症状有自主神经功能紊乱症状、高级神经功能紊乱症状、膀胱刺激症状等。

藜芦甘草汤的主要作用有：①祛风息风；②燥湿化痰；③解毒疗疮；④降泄浊逆；⑤涩止泄痢；⑥杀诸虫毒；⑦祛腐生肌；⑧益气生津。藜芦甘草汤治疗帕金森病的主要病变证机是：①风痰浸淫；②正气虚弱；③升降逆乱。藜芦甘草汤是治疗帕金森病属于风痰气虚证的重要基础用方，欲取得最佳治疗效果必须重视经方合方。

【案例示范】帕金森病

詹某，男，61岁。主诉：有多年帕金森病病史，近2年来症状加重，住院及门诊治疗，服用中西药但未能有效控制症状，经病友介绍前来诊治。

刻诊： 静止状态两手两腿颤动不止，身体肌肉麻木、酸困、胀痛、僵直，行动困难，吞咽不畅，言语不利，指甲凹陷，皮肤粗糙，倦怠乏力，情绪低落，急躁易怒，心胸烦热，全身怕冷，手足不温，口苦咽干，舌质淡红夹瘀紫，苔白腻夹黄，脉沉弱涩。

中医辨证： 寒热夹瘀、气血虚弱、郁夹风痰证。

治疗原则： 温通清热，补益气血，行气化瘀，息风化痰。

治疗方药： 藜芦甘草汤、乌头汤、四逆汤、当归散与小柴胡汤合方。

藜芦3g，制川乌10g，麻黄10g，白芍24g，黄芪10g，生附子5g，干姜5g，柴胡24g，红参10g，枯芩35g，生半夏24g，当归24g，白术12g，川芎24g，生姜10g，大枣12枚，炙甘草10g。6剂，以水1000~1200mL，浸泡30分钟，大火烧开，小火煎煮40分钟左右，把火关上，将生附子加入药中，浸泡5分钟左右，再把火打开，大火烧开后再以小火煎煮10分钟，去滓取药液，每日分早中晚3次服。

二诊： 情绪低落好转，仍有倦怠乏力、全身怕冷，前方变生附子为6g、干姜为10g、红参为12g，6剂。

三诊： 肌肉僵硬好转，仍有倦怠乏力，前方变白术为24g，6剂。

四诊： 静止状态两手两腿颤动不止略有减轻，仍有语言不利，前方变麻黄为12g、川芎为30g，6剂。

五诊： 诸症状较前趋于好转，以前方治疗100余剂，诸症状明显好转；又以前方巩固治疗100余剂，诸症状基本消除；仍以前方继续巩固疗效，病情趋于稳定。随访2年，患者对治疗效果满意。

用方体会： 根据静止状态两手两腿颤动不止、全身怕冷辨为寒，静止状态两手两腿颤动不止、心胸烦热辨为热，指甲凹陷、皮肤粗糙、倦怠乏力辨为气血虚弱，舌质夹瘀紫、脉涩辨为瘀，情绪低落、急躁易怒辨为郁，身体肌肉麻木酸困胀痛僵直、苔腻辨为风痰，以此辨为寒热夹瘀、气血虚弱、郁夹风痰证。选用藜芦甘草汤益气息风化痰；乌头汤补益气血，温通散寒，活血化瘀；四逆汤益气温阳化痰；当归散补益气血，清热燥湿；小柴胡汤平调寒热，行气益气。方药相互为用，以奏其效。

十九画

鳖甲煎丸

【方歌】鳖甲煎丸乌芩胡，桂葶妇姜大黄芍，石厚丹麦紫夏参，虫胶蜂硝蜣螂桃。

【组成】鳖甲炙，十二分（36g）　乌扇烧，三分（9g）　黄芩三分（9g）　柴胡六分（18g）　鼠妇熬，三分（9g）　干姜三分（9g）　大黄三分（9g）　芍药五分（15g）　桂枝三分（9g）　葶苈熬，一分（3g）　石韦去毛，三分（9g）　厚朴三分（9g）　牡丹去心，五分（15g）　瞿麦二分（6g）　紫葳三分（9g）　半夏一分（3g）　人参一分（3g）　䗪虫熬，五分（15g）　阿胶炙，三分（9g）　蜂窝炙，四分（12g）　赤硝十二分（36g）　蜣螂熬，二分（6g）　桃仁二分（6g）

【用法】上二十三味，为末。取煅灶下灰一斗，清酒一斛五斗，浸灰，候酒尽一半，着鳖甲于中，煮令泛烂如胶漆，绞取汁，内诸药，煎如丸，如梧子大，空心服七丸。日三服。

【功用】软坚散结，活血消癥，清热散寒，燥湿化痰，补益气血。

【主治】寒热瘀痰夹虚证。

【解读方药】鳖甲煎丸有23味药。鳖甲既是清热滋阴药又是软坚散结药，乌扇、黄芩、柴胡、大黄以清泻郁热为主，干姜、桂枝以温阳散寒为主，鼠妇、䗪虫、蜣螂、桃仁、牡丹皮、紫葳以活血化瘀消癥为主，葶苈子、石韦、瞿麦以通利泻湿为主，厚朴以行气为主，半夏以燥湿化痰为主，蜂窝以化痰通窍、定痛止痉为主，赤石以泻热消食活血散结为主，阿胶以补血为主，人参、甘草以补气为主。从方中用药用量及调配关系可知鳖甲煎丸是治疗寒热瘀痰夹虚证的重要基础用方，治疗各科常见病、多发病、疑难病属于寒热瘀痰夹虚证者，选用鳖甲煎丸常常能取得预期治疗效果。

【案例导读】鳖甲煎丸是治疗骨髓纤维化的重要基础用方，同时还能治疗诸多病种，而这诸多病种的病变证机必须切合寒热瘀痰夹虚证，始可用之。

骨髓纤维化是临床中非常难治的疾病之一，临床中分为原发性骨髓纤维化和继发性骨髓纤维化。骨髓纤维化早期无明显症状，随着病情发展变化有低热、消瘦、倦怠乏力、盗汗、皮肤苍白、紫癜、心悸、气短、骨痛、听力下降等；并发症主要有脾功能亢进、门脉高压症、髓外造血、痛风、急性白血病、出血等。

鳖甲煎丸的主要作用有：①软坚散结；②活血消癥；③清热散寒；④燥湿化痰；⑤补益气血。鳖甲煎丸治疗骨髓纤维化的主要病变证机是：①寒热夹杂；②气郁血瘀；③痰湿蕴结；④气血虚弱。鳖甲煎丸治疗骨髓纤维化属于寒热瘀痰夹虚证的重要基础用方，欲取得最佳治疗效果必须重视经方合方。

【案例示范】骨髓纤维化

马某，男，72岁。主诉：有多年骨髓纤维化病史，服用中西药未能有效控制症状，经病友介绍前来诊治。

刻诊：低热，消瘦，倦怠乏力，盗汗，皮肤瘀斑，骨痛如针刺，心悸，气短，面色苍白，听力下降，情绪低落，急躁易怒，大便干结，全身怕冷，手足不温，夜间小腿抽筋，心胸烦热，口苦咽干，舌质淡红夹瘀紫，苔白腻夹黄，脉沉弱涩。

中医辨证：瘀伤气血、寒热夹郁、虚夹风痰证。

治疗原则：活血化瘀，补益气血，温阳清热，行气解郁，息风化痰。

治疗方药：鳖甲煎丸、附子半夏汤与藜芦人参汤合方。

鳖甲20g，射干10g，枯芩10g，柴胡20g，鼠妇10g，干姜10g，大黄10g，白芍15g，桂尖10g，葶苈子3g，石韦10g，厚朴10g，牡丹皮15g，瞿麦6g，紫葳10g，生半夏3g，红参10g，土元15g，阿胶珠10g，蜂窝12g，赤硝20g，蜣螂6g，桃仁6g，制附子10g，藜芦1.5g。6剂，以水1200~1500mL，浸泡30分钟，大火烧开，小火煎煮50分钟，去滓取药液，每日分早中晚3次服。

二诊：低热基本消退，仍有盗汗，前方白芍、牡丹皮为各24g，6剂。

三诊：全身怕冷好转，仍有骨痛如针刺，前方变土元为20g，变蜣螂为12g，6剂。

四诊：皮肤瘀斑减轻、大便通畅，仍有情绪低落、急躁易怒，前方变柴胡、厚朴为各24g，6剂。

五诊：诸症状较前趋于缓解，以前方治疗100余剂，诸症状基本消除；又以前方巩固治疗100余剂，诸症状消除，经复查各项指标较前均有明显恢复；继续以前方继续巩固疗效。随访1年，一切尚好。

用方体会：根据皮肤瘀斑、骨痛如针刺辨为瘀，心悸、气短、面色苍白辨为气血虚弱，全身怕冷手足不温辨为寒，心胸烦热、口苦咽干辨为热，情绪低落、急躁易怒辨为郁，夜间小腿抽筋、苔腻辨为风痰，以此辨为瘀伤气血、寒热夹郁、虚夹风痰证。选用鳖甲煎丸软坚散结，活血消癥，清热散寒，燥湿化痰，补益气血；附子半夏汤温阳化瘀，燥湿化痰；藜芦人参汤益气息风化痰。方药相互为用，以奏其效。